北京市高等教育精品教材立项项目
医 学 高 等 专 科 学 校 教 材
中央广播电视大学医科类大专教材

医用基础化学

（第二版）

主 编 吕以仙 李荣昌

编 者 李荣昌 刘湘陶
杨晓改 吕以仙

北京大学医学出版社

YIYONG JICHU HUAXUE

图书在版编目(CIP)数据

医用基础化学/吕以仙，李荣昌编. —2版.—北京：北京大学医学出版社，2004.6（2021.4重印）

ISBN 978-7-81071-537-9

Ⅰ.医… Ⅱ.①吕…②李… Ⅲ.医用化学－教材 Ⅳ.R313

中国版本图书馆CIP数据核字(2004)第014104号

医用基础化学（第2版）

主　　编：吕以仙　李荣昌

出版发行：北京大学医学出版社

地　　址：(100191) 北京市海淀区学院路 38 号 北京大学医学部院内

电　　话：发行部 010-82802230；图书邮购 010-82802495

网　　址：http://www.pumpress.com.cn

E-mail：booksale@bjmu.edu.cn

印　　刷：中煤（北京）印务有限公司

经　　销：新华书店

责任编辑：安　林　刘　燕　**责任校对**：于　明　**责任印制**：罗德刚

开　　本：787mm × 1092mm　1/16　**印张**：21.25　**插页**：1　**字数**：537千字

版　　次：2004 年 7 月第 2 版　2021 年 4 月第 25 次印刷

书　　号：ISBN 978-7-81071-537-9

定　　价：35.00 元

前　言

《医用基础化学》是普通化学与基础有机化学为一体的一门大专层次的教科书。第一版由张法浩和吕以仙主编，于1998年出版。几年来，中央广播电视大学和全国许多高等医学院校一直使用此书，并得到广大师生的好评。第二版是在吸取了部分师生的意见与建议之后，基于第一版的基础上修订、编写而成的。全书共分15章，主要在以下几方面做了修改：

1. 突出了医学专业大专层次化学的知识点，删除了第一版中的第八章"单质与无机化合物"和第九章"有机化学的基础知识"。避免了学科之间、章节之间的重复内容和不必要内容的出现。

2. 内容的编写注重学生实践能力和应用能力的培养，可有可无的内容不出现。全书绝大多数章内以插入框的形式增添了与课程有关的阅读材料，目的是期望增强学生的阅读能力，扩大知识面。

3. 加强了内容的直观性和可读性：对重点的较抽象的内容和图示采用双色显示，并适当加了一些标注。企图能使较为复杂的内容简明化。

另外，为便于自学，每章篇头备有学习要求；正文之后有总结；章末附习题与参考答案。

本书第1、2、4、6章由李荣昌教授编写；第3、5章由刘湘陶教授编写；第7、8章由杨晓改博士编写；第9～15章由吕以仙教授编写。

此书可作为临床医学、口腔、预防医学、护理等医学专业大专学生的教材，也可作为药学专业大专教材，还可供其他专业的学生和教师参考。

由于我们的水平有限，不妥之处在所难免，诚请广大师生批评指正。

编　者

2004年3月

目 录

附录

第一章　溶液和胶体

学习要求

了解分散系的定义及分类，掌握物质的量浓度及质量浓度，并能熟练地进行有关浓度的计算；了解渗透现象和渗透压及其在医学中的重要意义，掌握渗透压定律及有关的计算；了解溶胶的性质、胶团结构及影响其稳定性的因素，了解高分子溶液的形成及其一般特性。

溶液(solution)特别是水溶液对人类生产、生活甚至生存都具有极其重要的意义。海洋、湖泊、江河都是水溶液，大多数化学反应需要在溶液中进行，人体的体液如胃液、肠液、尿液、泪液都是水溶液，食物的消化和吸收、营养物质的运输和转化、代谢物的排泄都离不开溶液。

胶体在自然界特别是在生物体内普遍存在。血液，细胞内液等都属胶体，许多药物只有制成胶体才容易被吸收。因此掌握溶液和胶体的一些基本知识对学习医药科学是极为重要的。

第一节　分散系统

一、分散系统的定义

一种或几种物质以较小颗粒分散在另一种物质中，所形成的系统叫分散系统(dispersion system)。其中被分散的物质称为分散相，容纳分散相的物质叫分散介质。例如葡萄糖水溶液就是葡萄糖分散在水中的分散系统，葡萄糖是分散相，水是分散介质。

从物质的聚集状态看，分散系统可以是液态的，如生理盐水、医用酒精等；也可以是气态的，如空气；甚至是固态的，如合金。从另一角度看，分散系统可分为均相分散系统和多相分散系统。如果分散相和分散介质间不存在界面，这种分散系统称为均相分散系统，如酒精、空气、合金等；如分散相与分散介质之间存在着界面，这种分散系统称为多相分散系统，如泥浆、烟尘、牛奶等。

二、分散系统的分类

按照分散相粒子的大小，可将分散系统分为三类：

1. 分子或离子分散系统　分散相粒子的直径小于1nm，其尺寸相当于分子或离子的大小。分散相粒子与分散介质间无界面，属均相分散系统，也称真溶液。严格说来溶液不仅限于液态，也有气态溶液和固态溶液。如空气和合金，它们是以分子(如O_2、CO_2等)或原子(C、Mn、Cr等)分散到分散介质中。但是，按习惯，我们所说的溶液是指液态溶液。溶液系统是稳定的，即长期密封静置，不对系统做任何干扰，其分散相和分散介质不会自动分离。

2. 粗分散系统　分散相粒子的直径大于100nm，这种分散系统用普通显微镜，甚至肉眼即可观察到分散相粒子，如泥浆，某些组织器官用匀浆器粉碎后分散到水溶液中制成的悬浮液等。这些是不稳定的多相系统，长期静置后，分散相和分散介质会自动分离。

3. 胶体分散系统　分散相粒子的直径介于上述二者之间。这类分散系统又分为两类：溶胶和高分子溶液。溶胶属不稳定的多相分散系统，如 $Fe(OH)_3$ 溶胶，AgI 溶胶等。高分子溶液属分子分散系统，是稳定的均相系统，这两类分散系统的性质既有明显的区别，又有某些共性。分散系统的一般分类情况总结于表 1–1 中。

表 1–1　分散系统的分类

分散相粒子大小	分散系统类型		分散相粒子的组成	一般性质	实　例
< 1nm	真溶液		低分子或离子	均相；稳定系统；分散相粒子扩散快，能透过滤纸和半透膜，形成真溶液	NaCl、NaOH、$C_6H_{12}O_6$ 等水溶液
1～100nm	胶体分散系	溶胶	胶粒(分子、离子、原子的聚集体)	非均相；不稳定系统；分散相粒子扩散慢，能透过滤纸；不能透过半透膜	氢氧化铁、硫化砷、碘化银及金、银、硫等单质溶胶
		高分子溶液	高分子	均相；稳定系统；分散相粒子扩散慢，能透过滤纸，不能透过半透膜，形成溶液	蛋白质、核酸等水溶液，橡胶的苯溶液
> 100nm	粗分散系(乳状液、悬浮液)		粗粒子	非均相；不稳定系统；分散相粒子不能透过滤纸和半透膜	乳汁、泥浆等

第二节　溶液组成的表示方法

溶液是由溶质和溶剂两部分组成。表示溶液组成的方法有多种，在这里将介绍质量分数，质量浓度和物质的量浓度。

一、溶液组成的表示方法

(一) 质量分数

物质 B 的质量分数是指 B 的质量 m_B 与混合物或溶液的质量 m 之比，用符号 ω_B 表示：

$$\omega_B = \frac{m_B}{m} \tag{1-1}$$

质量分数无单位，其值用小数表示。

例 1–1　将 10g NaCl 溶于 100g 水中配成溶液，计算此溶液中 NaCl 的质量分数。

解：$m(NaCl) = 10g$　　　　m ＝ 100+10 ＝ 110(g)

$$\omega(NaCl) = \frac{m(NaCl)}{m} = \frac{10g}{110g} = 0.091$$

(二) 质量浓度

物质B的质量浓度定义为B的质量m_B与混合物或溶液的体积V之比，用符号ρ_B表示：

$$\rho_B = \frac{m_B}{V}$$

质量浓度ρ_B的SI单位为$kg \cdot m^{-3}$，但化学及医学中常用的单位为$g \cdot L^{-1}$，$mg \cdot L^{-1}$或$\mu g \cdot L^{-1}$等。应该指出，质量浓度单位中分子可以改变，如用g，mg等，但分母只能用dm^3或L，有的文献中表示为$mg \cdot (ml)^{-1}$或$g \cdot (ml)^{-1}$是不合适的。

例1−2 临床上纠正酸中毒的针剂乳酸钠($C_3H_5O_2Na$)，其规格为20.0ml/支，每支含2.24g $C_3H_5O_2Na$，求其质量浓度。

解：$m(C_3H_5O_2Na) = 2.24g$

$$V = \frac{20.0ml}{1000ml/L} = 0.0200L$$

$$\rho(C_3H_5O_2Na) = \frac{m_B}{V} = \frac{2.24g}{0.0200L} = 112g \cdot L^{-1}$$

(三) 物质的量浓度

1. 物质的量

在SI单位制中，物质的量是表示物质数量的基本物理量，用符号n表示，单位是摩尔(mole)，符号为mol。它的定义如下：“摩尔是一系统的物质的量，该系统中所含的基本单元数与0.012kg ^{12}C的原子数目相等”。这个定义表明，摩尔是物质的量这一量的单位，不是质量(mass)的单位。只要系统中基本单元的数目与0.012kg核素^{12}C的原子数目(即阿伏伽德罗常数$6.022 \times 10^{23} mol^{-1}$)一样多，其$n_B$就等于1mol，下标B表示基本单元B，它可以是原子、分子、离子、电子或其他粒子，或者是这些粒子的特定组合。所以基本单元应该用粒子符号，物质的化学式或它们的特定组合表示。例如$n(H_2SO_4) = 1mol$，$n(1/2H_2SO_4) = 1mol$及$n(H_2+1/2O_2) = 1mol$都是正确的表示，因为它们都指明了基本单元。但n(硫酸) = 1mol，n(水) = 1mol，n(氢+氧) = 1mol的表示是不正确的，因为它们没有用化学式或它们的组合表示出基本单元。另外，“物质的量”是一个整体的专用名词，文字上不能分开使用和理解。

例1−3 1mol(H_2SO_4)和1mol($1/2H_2SO_4$)各为多少克硫酸?

解：H_2SO_4的摩尔质量$M(H_2SO_4) = 98g \cdot mol^{-1}$

1mol(H_2SO_4)的质量$m = n_B M(H_2SO_4) = 1mol \times 98g/mol = 98g$

$1/2H_2SO_4$摩尔质量$M = M(1/2H_2SO_4) = 49g \cdot mol^{-1}$

1mol($1/2H_2SO_4$)的质量$m = n_B M(1/2H_2SO_4) = 1mol \times 49g/mol = 49g$

从例1−3可以看出，1mol(H_2SO_4)与1mol($1/2H_2SO_4$)其物质的量是相同的，都是1mol，都含有6.022×10^{23}个基本单元。但由于基本单元的具体表示不同，所含的硫酸质量不同。

2. 物质的量浓度

物质的量浓度定义为：物质B的物质的量n_B除以混合物(或溶液)的体积V，用符号c_B表示：

$$c_B = \frac{n_B}{V} \tag{1-3}$$

c_B的SI单位是$mol \cdot m^{-3}$，由于此单位太大，不太适用，在化学和医学中常用$mol \cdot dm^{-3}$，$mol \cdot L^{-1}$，$mmol \cdot L^{-1}$等，在国家标准中，物质的量浓度简称浓度。在本书中，还用[B]表示物质B的平衡浓度。

需要强调的是，在使用物质的量浓度时，也必须指明物质的基本单元。如$c(H_2SO_4) = 1mol \cdot L^{-1}$，$c(1/2H_2SO_4) = 1mol \cdot L^{-1}$，$c(1/5KMnO_4) = 1mol \cdot L^{-1}$等都是正确的表示。

例1－4 正常人血浆中每100ml含Na^+0.326g，求其物质的量浓度(用$mol \cdot L^{-1}$表示)

解：因为 $$n(Na^+) = \frac{m}{M(Na^+)} = \frac{0.326g}{23.0g/mol} = 0.0142mol$$

$$V = \frac{100ml}{1000ml/L} = 0.100L$$

$$c(Na^+) = \frac{n(Na^+)}{V} = \frac{0.0142mol}{0.100L} = 0.142mol \cdot L^{-1}$$

二、浓度相互换算

(一) 质量浓度与物质的量浓度间的换算

根据质量浓度和物质的量浓度的定义，可以求出它们之间的关系：

因为 $$\rho_B = \frac{m_B}{V},\quad c_B = \frac{n_B}{V},\quad n_B = \frac{m_B}{M_B}$$

所以 $$c_B = \frac{m_B}{VM_B} = \frac{\rho_B}{M_B} \tag{1-4}$$

式(1－4)中，若质量m_B的单位为g，物质B的摩尔质量M_B单位为$g \cdot mol^{-1}$，则ρ_B的单位为$g \cdot L^{-1}$，c_B单位为$mol \cdot L^{-1}$。

例1－5 100ml $NaHCO_3$注射液中含有5.00g $NaHCO_3$，计算此注射液的质量浓度和物质的量浓度。

解：因为溶液体积$V = 100ml = 0.100L$

$NaHCO_3$质量$m = 5.00g$

所以 $$\rho(NaHCO_3) = \frac{5.00g}{0.100L} = 50.0g \cdot L^{-1}$$

$$c(NaHCO_3) = \frac{\rho(NaHCO_3)}{M(NaHCO_3)} = \frac{50.0g \cdot L^{-1}}{84.0g \cdot mol^{-1}} = 0.595mol \cdot L^{-1}$$

(二) 质量分数与质量浓度、物质的量浓度间的换算

根据质量分数ω_B的定义，它不涉及溶液的体积，而ρ_B，c_B均与溶液体积有关。所以ω_B需要通过溶液的密度才能与ρ_B及c_B联系起来。溶液的密度可以直接测定，也可以查阅有关手册。

例1−6 市售98.0%的H_2SO_4的密度为$1.84kg \cdot L^{-1}$，求它的质量浓度和物质的量浓度$c(H_2SO_4)$和$c(1/2\ H_2SO_4)$。

解：1L H_2SO_4溶液的质量为：

$$m = 1L \times 1.84 \times 1000g/L = 1840g$$

1L 98% 的H_2SO_4溶液含H_2SO_4的质量为：

$$m(H_2SO_4) = 1840g \times 98\% = 1803g$$

因为 $$\rho_B = \frac{m(H_2SO_4)}{V} = \frac{1803g}{1L} = 1803g \cdot L^{-1}$$

所以 $$c(H_2SO_4) = \frac{\rho_B}{M_B} = \frac{1803g \cdot L^{-1}}{98g \cdot mol^{-1}} = 18.4mol \cdot L^{-1}$$

$$c(\frac{1}{2}H_2SO_4) = \frac{1803g \cdot L^{-1}}{49g \cdot mol^{-1}} = 36.8mol \cdot L^{-1}$$

(三) 溶液的稀释

在实验室中，常常需要将某物质的量浓度c_1稀释到另一所需浓度c_2，由于稀释时溶质的物质的量不变，所以有：

$$c_1V_1 = c_2V_2 \qquad (1-5)$$

对于质量浓度也有：

$$\rho_{B1}V_1 = \rho_{B2}V_2 \qquad (1-6)$$

利用(1−5)及(1−6)进行计算时，等式两边的浓度及体积单位要一致。

例 1−7 市售 HCl 溶液的浓度为 $12mol \cdot L^{-1}$，欲配制 $0.60mol \cdot L^{-1}$ 的 HCl 1000ml，需取市售 HCl 溶液多少 ml？

解：设需取市售 HCl 溶液 V_1ml

因为 $$c_1(HCl) = 12mol \cdot L^{-1}$$

$$c_2(HCl) = 0.60mol \cdot L^{-1}$$

$$V_2 = 1000ml$$

$$c_1(HCl)V_1 = c_2(HCl)V_2$$

所以 $$V_1 = \frac{c_2(HCl)V_2}{c_1(HCl)} = \frac{0.60mol \cdot L^{-1} \times 1000ml}{12mol \cdot L^{-1}} = 50ml$$

取 50ml 市售浓 HCl 溶液稀释至 1000ml，即可得到 $0.60mol \cdot L^{-1}$ 的 HCl 溶液。

第三节　溶液的渗透压

一、渗透现象和渗透压

在日常生活中我们会观察到一些有趣的现象：因失水而发蔫的花草蔬菜,浇水后可重新复原，淡水鱼和海水鱼不能互换生活环境，人在淡水中游泳，会觉得眼球胀痛等等，这些现象都与细胞膜的半透膜性质及溶液的渗透压有关。

图1−1是产生渗透现象的一个简单装置示意图。若用一种只允许溶剂(如水)分子透过而溶质(如蔗糖)分子不能透过的半透膜(semipermeab1e membrane)把溶液和纯溶剂隔开，由于膜两侧单位体积内溶剂分子数不等，因此在单位时间内由纯溶剂进入溶液中的溶剂分子数要比由溶液进入纯溶剂的多，其净结果是溶液一侧的液面升高(如图1−1a)。溶液液面升高后，静水压增大，驱使溶液中的溶剂分子加速通过半透膜，当静水压增大至一定值后，单位时间内从膜两侧透过的溶剂分子数相等，达到渗透平衡。

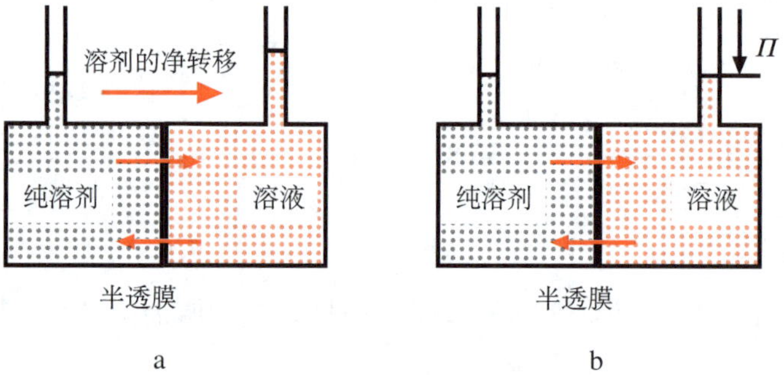

图 1−1　溶液渗透装置

产生渗透现象必须具备两个条件：一是存在不允许溶质粒子透过的半透膜；二是在半透膜两边的溶液浓度不相同。渗透方向总是溶剂分子从纯溶剂一方往溶液一方，或者从稀溶液一方往浓溶液一方进行，从而缩小溶液的浓度差。

为了使渗透现象不发生，必须在溶液面上施加一超额压力。国家标准规定：为维持只允许溶剂通过的膜所隔开的溶液与纯溶剂之间的渗透平衡而需要的超额压力称为渗透压(如图1−1b 所示)。渗透压的符号 Π，单位为 Pa 或 kPa。如果用半透膜将稀溶液和浓溶液隔开，为了阻止渗透现象发生，必须在浓溶液面上施加一压力，但此压力并不代表任一溶液的渗透压，它是两溶液渗透压之差。

半透膜的种类是多种多样的。理想的半透膜是一种水分子能自由透过而所有溶质分子或离子都不能透过的薄膜。人工制备的棉胶膜、玻璃纸及羊皮纸等，不仅溶剂(水)分子可以通过，溶质小分子、离子也可缓慢透过，但高分子化合物不能透过。在生化实验中应用的透析袋、超滤膜也是用半透膜制成的，它们有不同规格(如微孔大小不同)，可以阻止大于某个相对分子质量的溶质分子透过。至于生物膜(如细胞膜、毛细血管壁等)其透过性能就更为特殊和复杂。

若选用一种高强度且耐高压的半透膜把纯溶剂和溶液隔开，在溶液上施加的外压大于渗透压，溶液中将有更多的溶剂分子通过半透膜进入溶剂一侧。这种使渗透作用逆向进行的过程称为反向渗透。反向渗透可用于从海水中提取淡水和在三废治理中处理废水。

二、渗透压定律

实验表明，在一定温度下，渗透压(Π)与浓度(c)成正比；当浓度一定时，渗透压与温度(T)成正比。1886年，荷兰化学家范特荷夫(van't Hoff)根据实验结果，提出了渗透压与溶液浓度及温度的关系式：

$$\Pi = cRT \tag{1-7}$$

式中，Π为溶液的渗透压，单位为kPa；c为溶液的物质的量浓度，单位为$mol \cdot L^{-1}$；R为气体常数，其值为$8.314kPa \cdot L \cdot mol^{-1} \cdot K^{-1}$，$T$为绝对温度，单位为K(K = 273.15 + t℃)。式(1−7)称为范特荷夫公式，又称为渗透压定律。

从式(1−7)可以看出，在一定温度下，渗透压与溶液的浓度成正比，也就是说与单位体积溶液中溶质粒子的数目成正比，而与溶质的本性无关。例如在相同温度下，$0.01mol \cdot L^{-1}$的葡萄糖($C_6H_{12}O_6$)水溶液与$0.01mol \cdot L^{-1}$蔗糖($C_{12}H_{22}O_{12}$)水溶液的渗透压相等。

应该指出，式(1−7)只适用于非电解质稀溶液。由于电解质在水溶液中解离，溶液中溶质的质点数目多于未解离前的分子数目，因此，在计算电解质稀溶液时，范特荷夫公式要改写为：

$$\Pi = icRT \tag{1-8}$$

式中i称为校正因子。对于AB型强电解质(如NaCl，$CaSO_4$)及AB_2或A_2B型强电解质(如$MgCl_2$、Na_2SO_4等)，在近似处理情况下，i分别为2和3。

例1−8 将2.00g蔗糖($C_{12}H_{22}O_{11}$)溶于水，配成50.0ml溶液，求溶液在37℃时的渗透压。

解：$C_{12}H_{22}O_{11}$的摩尔质量为$342g \cdot mol^{-1}$，则

$$c(C_{12}H_{22}O_{11}) = \frac{n}{V} = \frac{2.00g}{342g \cdot mol^{-1} \times 0.05000L} = 0.117mol \cdot L^{-1}$$

$$\Pi = cRT = 0.117mol \cdot L^{-1} \times 8.314kPa \cdot L \cdot mol^{-1} \cdot K^{-1} \times 310K = 302kPa$$

例1−9 临床上常用的生理盐水是$9.00g \cdot L^{-1}$的NaCl溶液，求此溶液在37℃时的渗透压。

解：因为 $c_B = \dfrac{\rho_B}{M_B}$

$$c(NaCl) = \frac{9.00g}{58.5g \cdot mol^{-1} \times L} = 0.154mol \cdot L^{-1}$$

所以 $\Pi=icRT=2 \times 0.154mol \cdot L^{-1} \times 8.314kPa \cdot L \cdot mol^{-1} \cdot K^{-1} \times 310K=793kPa$

通过测定溶液的渗透压，利用范特荷夫公式可求出溶质的摩尔质量。这种方法在测定生物大分子的相对分子的质量时有独到的优点。因为用量少，准确，在常温下即可测定。

例1−10 将1.00g血红素溶于水，配制成100ml溶液，在20℃时测得该溶液的渗透压为0.366kPa，求血红素的摩尔质量。

解：∵ $c_B=\frac{n_B}{V}=\frac{m_B/M_B}{V}=\frac{m_B}{M_B\times V}$

$$\Pi=c_BRT=\frac{m_BRT}{M_B\times V}$$

∴

$$M_B=\frac{m_BRT}{\Pi\times V}$$

$$=\frac{1.00g\times 8.314kPa\cdot L\cdot mol^{-1}\cdot K^{-1}\times(273+20)K}{0.366kPa\times 0.100L}=6.66\times 10^4 g\cdot mol^{-1}$$

即血红素的摩尔质量为 $6.66\times 10^4 g\cdot mol^{-1}$

三、渗透压在医学上的意义

(一) 渗透浓度

生物体液(如血浆、细胞内液等)的渗透压是由体液中的电解质组分、非电解质组分及大分子组分等各种溶质决定的。这些具有渗透效应的物质统称为渗透活性物质。

医学上常用渗透浓度表示血浆等体液的渗透压大小，它是指溶液中渗透活性物质的质点总浓度。可用符号 c_{os} 表示，其常用单位也是 $mol\cdot L^{-1}$ 或 $mmol\cdot L^{-1}$。

在计算溶液的渗透浓度时，应注意，对于强电解质溶液，其渗透浓度等于溶液中溶质的离子总浓度；对于弱电解质，其渗透浓度等于溶液中未解离的弱电解质分子的浓度和解离出的离子浓度的总和；而对于非电解质，其渗透浓度等于其溶液浓度。

例1−11 计算医院补液时常用的 $50.0g\cdot L^{-1}$ 葡萄糖溶液和 $9.00g\cdot L^{-1}$ NaCl溶液(生理盐水)的渗透浓度(单位用 $mmol\cdot L^{-1}$)。

解：葡萄糖($C_6H_{12}O_6$)是一种非电解质，它的渗透浓度等于 $C_6H_{12}O_6$ 的物质的量浓度。

$$c_{os}=\frac{n(C_6H_{12}O_6)}{V}=\frac{50.0g\cdot L^{-1}\times 1000mmol\cdot mol^{-1}}{180g\cdot mol^{-1}}=278mmol\cdot L^{-1}$$

NaCl 是强电解质，则

$$c_{os}=c(Na^+)+c(Cl^-)=2c(NaCl)$$

$$c(NaCl)=\frac{n(NaCl)}{V}=\frac{9.00g\cdot L^{-1}}{58.5g\cdot mol^{-1}}=0.154mol\cdot L^{-1}$$

$$c_{os}=2c(NaCl)=2\times 154mmol\cdot L^{-1}=308mmol\cdot L^{-1}$$

表1−2列出了正常人血浆、细胞内液和组织间液中各种物质的渗透浓度。

表 1-2　正常人血浆、组织间液和细胞内液中各种物质的渗透浓度

渗透活性物质	血浆中浓度 mmol · L^{-1}	组织间液中浓度 mmol · L^{-1}	细胞内液中浓度 mmol · L^{-1}
Na^+	144	137	10
K^+	5	4.7	141
Ca^{2+}	2.5	2.4	
Mg^{2+}	1.5	1.4	31
Cl^-	107	112.7	4
HCO_3^-	27	28.3	10
HPO_4^{2-}、$H_2PO_4^-$	2	2	11
SO_4^{2-}	0.5	0.5	1
磷酸肌酸			45
肌肽			14
氨基酸	2	2	8
肌酸	0.2	0.2	9
乳酸盐	1.2	1.2	1.5
三磷酸腺苷			5
一磷酸己糖			3.7
葡萄糖	5.6	5.6	
蛋白质	1.2	0.2	4
尿素	4	4	4
总渗透浓度 /mmol · L^{-1}	303.7	302.2	302.2

(二) 等渗、高渗和低渗溶液

溶液渗透压的高低是相对的。医学上的等渗、高渗、低渗溶液是以血浆的渗透压(或渗透浓度)为标准确定的。临床上规定渗透浓度在 280～320mmol · L^{-1} 范围内的溶液为等渗溶液；渗透浓度大于 320mmol · L^{-1} 的溶液为高渗溶液；渗透浓度小于 280 mmol · L^{-1} 的溶液为低渗溶液。在实际应用时，可略超出此范围，如 50g · L^{-1} 葡萄糖溶液渗透浓度为 278mmol · L^{-1} 也仍视为等渗溶液。

渗透压在医学上有重要意义。临床治疗为病人大量补液时，若忽视补液的浓度，将会使体液内水分的调节发生紊乱及细胞的变形和破坏。现以红细胞在不同浓度的氯化钠溶液中的形态变化为例加以说明。

将红细胞置于渗透浓度为 280～320 mmol · L^{-1} 的氯化钠溶液中，在显微镜下观察，可见红细胞仍保持正常的形态[图 1-2(a)]。这是因为红细胞膜内、外溶液的渗透浓度相等，处于渗透平衡状态。

将红细胞置于渗透浓度低于 280 mmol · L^{-1} 的氯化钠溶液中，在显微镜下观察，可见红细胞逐渐胀大，最后破裂[图 1-2(b)]。这是因为红细胞内溶液渗透浓度高于细胞外氯化钠溶液渗透浓度，氯化钠溶液中的水分子透过细胞膜进入红细胞内所致。

将红细胞置于渗透浓度高于 320 mmol · L^{-1} 的氯化钠溶液中，在显微镜下观察，可见红细胞逐渐皱缩[图 1-2(c)]。这是因为红细胞内液渗透浓度低于细胞外的氯化钠溶液渗透浓度，于

是细胞内液中的水分子透过细胞膜进入氯化钠溶液。

临床上大量补液用的生理盐水和 $50g \cdot L^{-1}$ 葡萄糖溶液，对血浆或细胞内外液是等渗溶液，因而红细胞不会变形破坏，仍保持正常的生理功能。

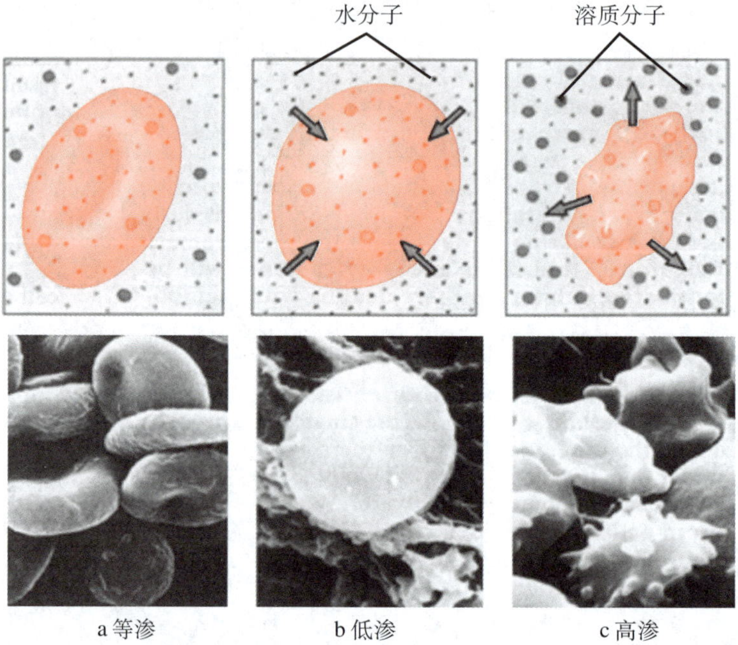

图 I–2 红细胞在不同浓度氯化钠溶液中的形态示意图
(a) 在生理盐水中 (b) 在低渗 NaCl 溶液中 (c) 在高渗 NaCl 溶液中

(三) 晶体渗透压和胶体渗透压

生物体液中既有小分子物质(如 NaCl、葡萄糖)，也有大分子物质(如蛋白质、核酸等)。在医学上，通常把由小分子物质产生的渗透压称为晶体渗透压；由大分子物质产生的渗透压称为胶体渗透压。正常人血浆的总渗透压约为 770kPa，其中晶体渗透压约为 766kPa，胶体渗透压仅约为 4kPa。由于生物半透膜(如细胞膜、毛细血管壁)对各种溶质的通透性不同，晶体渗透压和胶体渗透压具有不同的生理功能。

细胞膜是一种间隔细胞内、外液的半透膜，它只允许水分子自由通透。由于晶体渗透压远大于胶体渗透压，因此细胞内、外液中水分子的渗透方向主要取决于晶体渗透压。当人体由于某种原因缺水时，细胞外溶液浓度升高，晶体渗透压增大，于是细胞内液的水分子将向细胞外液渗透，造成细胞失水。如果大量饮水或输入过多的葡萄糖溶液(葡萄糖在血液中因氧化而逐渐失去渗透活性)，则使细胞外液浓度降低，晶体渗透压减小，致使细胞外液的水分子向细胞内渗透，使细胞肿胀，严重时可引起水中毒。

毛细血管壁是间隔血液和组织间液的一种半透膜，它允许水分子及小分子物质自由通透，因此血液和组织间液间渗透压差及水盐平衡仅取决于胶体渗透压。如果因某种原因导致血浆蛋白质减少时，血浆胶体渗透压降低，血浆中的水分子和其他小分子、小离子就会透过毛细管壁进入组织间液，导致血容量(人体血液总量)降低，组织间液增多，这是形成水肿的原因之一。临床上对大面积烧伤或由于失血过多而造成血容量降低的患者进行补液时，除补以生理盐水外，还需同时输入血浆或右旋糖酐等代血浆，才能恢复血浆胶体渗透压和增加血容量。

第四节　溶　　胶

一、溶胶的基本性质

溶胶是胶体的一种类型。溶胶的分散相是许多原子(或分子、离子)构成的固相聚集体，其粒子的直径在1nm～100nm之间，常见的是以水为分散介质的水溶胶，多相性、高度分散性和聚结不稳定性是溶胶的基本特性，其光学性质、电学性质及动力学性质都与这些基本特性有关。

(一) 溶胶的光学性质

在暗室里将一束经聚焦的光射入溶液，在与光束垂直的方向上可以看到一条发亮的光柱(图1–3)。这种现象称为丁铎尔(Tyndall)现象。

一束光照射在分散相粒子上时，会发生反射、散射现象。这与分散相粒子大小及入射光的波长有关。如果分散相粒子直径远大于入射光的波长时，则发生光的反射，系统呈现浑浊；如果分散相粒子直径小于入射光的波长，则发生光的散射。此时分散相粒子就好像一个个小光源，向各个方向发射出光线，这种光称为散射光(又称乳光)。溶胶的分散相粒子直径在1～100nm之间，而可见光的波长在400～700nm之间，故可见光照射在溶胶上时，会发生明显的散射作用而产生丁铎尔现象。

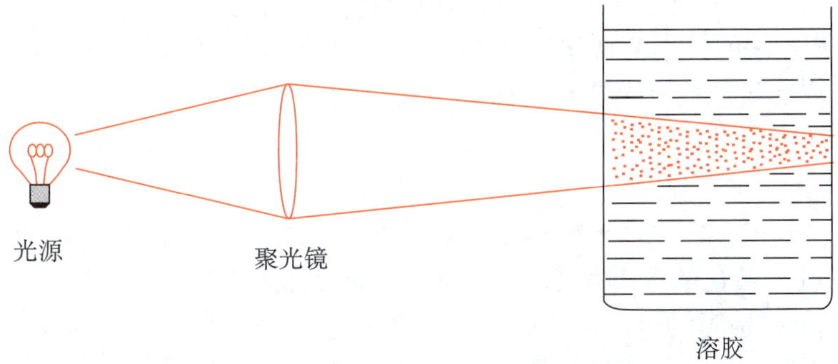

图1–3　溶胶的Tyndall现象示意图

散射光的强度与分散相粒子大小成正比，即在粒子直径小于入射光的波长的条件下，粒子越大，散射光越强；粒子越小，散射光越弱。由于分子分散系(溶液)的分散相粒子直径太小(<1nm)，其散射光极弱，肉眼观察不到丁铎尔现象。因此可利用丁铎尔现象区别溶胶和溶液。

利用光散射作用，人们设计制造了超显微镜。但是用超显微镜观察到的不是粒子本身，而是它们散射出来的乳光。

(二) 溶胶的动力学性质

1. 布朗运动

在超显微镜下观察，可以看到溶胶中的分散相粒子在分散介质中不停地作不规则的折线运动。这种运动方式最早由美国植物学家布朗(Brown)在观察悬浮在水中的花粉微粒时发现，故称布朗运动。布朗运动的本质来源于分子的热运动。当不断作热运动的介质分子对微粒从不同方向撞击时，微粒由于受力不平衡而产生不规则的运动。布朗运动是对抗胶粒聚结沉降的原因之一。

2. 扩散

溶胶的分散相粒子由于布朗运动，将自动地从高浓度处缓慢地移动至低浓度处，这种现象称为扩散(diffusion)。

扩散速率与温度、粒子大小有关。温度越高、分散相粒子越小，扩散速率就越快。扩散作用促使分散相粒子的分布趋向均匀一致。扩散作用在生物体内的物质输送或物质的分子跨细胞膜运动中起着重要作用。

3. 沉降

溶胶在放置过程中，在重力作用下分散相粒子下沉的现象称为沉降(sedimentation)。在溶胶中，扩散和沉降是同时存在的两种相反作用。当两种作用达到平衡时，溶胶粒子会形成相对稳定的浓度梯度分布，即越靠近容器的底部，单位体积溶胶中分散相粒子数目越多；越是靠近容器的上方，单位体积溶液中的分散相粒子数目越少。这种状况称作沉降平衡。如图 1–4 所示。

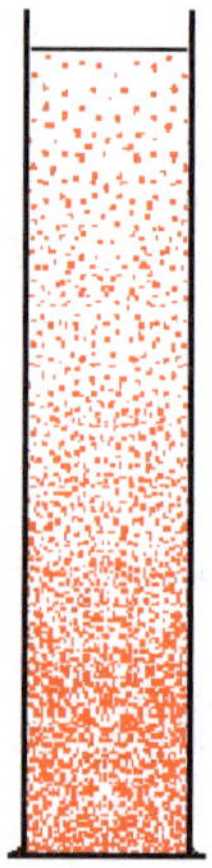
图 1–4　沉降平衡示意图

由于溶胶中胶粒很小，在重力场中沉降速度很慢，需要很长时间才能达到沉降平衡。瑞典物理学家西德伯格(Svedberg)首创了超速离心机，在比地球重力场大数十万倍的离心力场作用下，可使溶胶中的胶粒迅速达到沉降平衡。用超速离心机可以测定溶胶中分散相粒子的大小及高分子溶液中溶质高分子的相对分子质量。超速离心机已成为医药科学研究中常用的工具。

(三) 溶胶的电学性质

1. 电泳

在直流电场作用下，溶胶的分散相粒子在分散介质中的定向移动称为电泳(electrophoresis)。在一“U”形管内注入黄色的AgI溶胶，小心地在液面上加入少许水，使溶胶和水间保持清晰的界面。然后在上层水中插入电极，接通直流电源，可以看出“U”形管中一侧的界面下降，另一侧的界面上升，如图 1–5 所示。

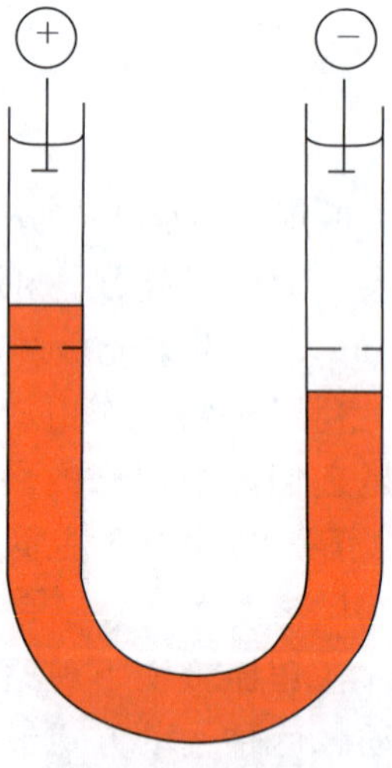

图 I-5 电泳示意图

溶胶能产生电泳现象，说明溶胶粒子带有电荷，如果带有正电荷(称为正溶胶)，电泳时将移向负极；如果带有负电荷(称为负溶胶)，电泳时则移向正极。此实验表明，AgI 溶胶的胶粒带负电荷。

2. 溶胶粒子带电的原因

溶胶分散相粒子带有电荷的主要原因有两种：

(1) 吸附作用：吸附是指物质(主要是固体物质)将周围介质中的分子或离子吸在其表面的现象。吸附作用与固体物质的表面积和温度有关，表面积越大、温度越低，吸附能力就越强。

(2) 解离作用：有些溶胶的粒子是通过其表面基团的解离而产生电荷的。例如，在硅酸($H_2S_iO_3$)溶胶中，由于分散相粒子表面上的硅酸分子在水分子的作用下解离：

$$H_2SiO_3 = SiO_3^{2-} + 2H^+$$

H^+ 离子扩散至介质中，SiO_3^{2-} 离子留在粒子表面，结果使粒子表面带负电荷，生成负溶胶。

二、溶胶的结构

溶胶的许多性质是由溶胶的结构决定的。现以AgI溶胶为例说明溶胶的形成和结构。若将 $AgNO_3$ 稀溶液与过量 KI 稀溶液混合，将发生如下反应：

$$AgNO_3 + KI(过量) = AgI + K^+ + NO_3^-$$

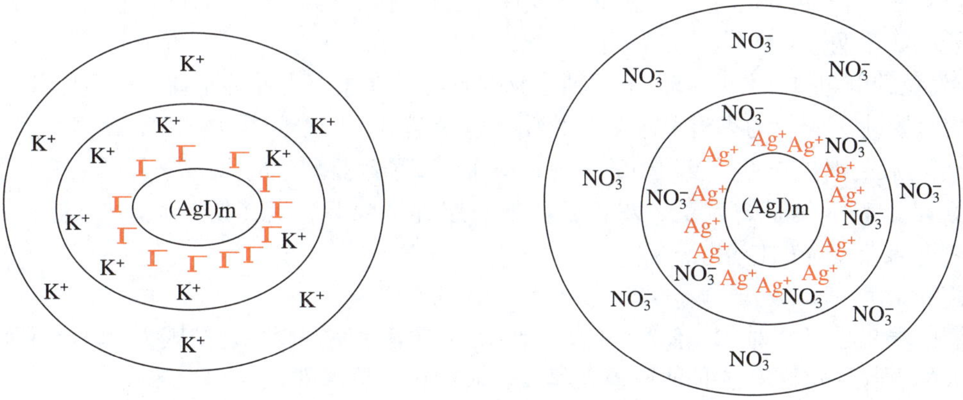

a　　b

图 1–6　AgI 溶胶胶团结构示意图

生成的 m(约为 10^3)个 AgI 分子聚集成固体粒子，它是分散相粒子的核心，称为胶核(在图 1–6a 中以最内部小圆表示)。胶核具有很大比表面，因而具有很强的吸附能力，它可以吸附溶胶中的各种离子。但实验表明，胶核优先选择吸附与自身组成相同的离子。由于KI过量，胶核优先选择吸附 n 个 I^- 离子而带负电荷。按静电作用原理，在被强烈吸附的 n 个 I^- 离子周围将排布着 n 个电荷相反的离子(简称反离子)，在这里反离子是 K^+。由于热运动，部分反离子将扩散到远处形成一个扩散层(在图中以最外面的大圆表示)。在胶核与扩散层之间是由 n 个 I^- 离子和 $(n-x)K^+$ 离子形成的吸附层(图中以中间的大圆表示)。胶核与吸附层构成胶粒，胶粒与扩散层构成胶团。胶团的结构可表示为：

$$[(AgI)_m \cdot nI^-, (n-x)K^+]^{x-} \cdot xK^+$$

胶核　吸附层　扩散层

胶粒

胶团

由于吸附层中的离子与胶核结合紧密，在电泳时，它们将随胶核一起移向某一电极，而扩散层离子则移向相反的电极。

如果在制备AgI溶胶时$AgNO_3$过量，胶核将优先选择吸附Ag^+离子，进入吸附层的反离子为NO_3^-，则形成正溶胶(如图1–6中的b所示)。胶团结构为：

$$[(AgI)_m \cdot nAg^+ \cdot (n-x)NO_3^-]^{x+} \cdot xNO_3^-$$

三、溶胶的稳定因素和聚沉

(一) 溶胶的稳定因素

溶胶是不稳定体系，胶粒有自发地相互聚集成大颗粒而沉降析出的趋势，这称为溶胶的聚结不稳定性。然而实际上经过纯化的溶胶往往可保持数月甚至更长时间也不会沉降析出。其原因主要有如下两点：

(1) 胶粒的静电排斥作用：由于同种溶胶的胶粒带有相同电性的电荷，同性电荷间的相互排斥作用，阻止了胶粒的靠近、聚集。胶粒荷电量越多，胶粒间斥力越大，溶胶越稳定。

(2) 水化膜的保护作用：胶粒中的吸附离子和反离子都是水化的(即离子外围包裹着水分子)，所以胶粒是带有水化膜的粒子。水化膜犹如一层弹性隔膜，起了防止运动中的胶粒在碰撞时互相合并聚集变大的作用。

(二) 溶胶的聚沉

溶胶的稳定性是相对的、有条件的，只要减弱或消除使溶胶稳定的因素，就能促使胶粒聚集成较大的颗粒而沉降。这种使胶粒聚集成较大颗粒而沉降的现象称为聚沉。

1. 电解质对溶胶的聚沉作用

在溶胶系统中加入少量电解质后，增加了系统中离子的浓度，将有较多的反离子“挤入”吸附层，从而减少甚至完全中和了胶粒所带电荷，使胶粒之间的相互斥力减少甚至完全丧失，导致胶粒聚集合并变大，最终从溶胶中聚沉下来。

不同电解质对溶胶的聚沉能力是不同的。由聚沉实验结果，可得出如下规律：

(1) 电解质对溶胶的聚沉作用主要由与胶粒电性相反的离子引起的，这种离子的价数越高，其聚沉能力越大，例如，聚沉负溶胶时，有关电解质的聚沉能力次序为：$AlCl_3>MgCl_2>NaCl$；而聚沉正溶液时，有关电解质的聚沉能力次序$K_3[Fe(CN)_6]>K_2SO_4>KCl$。

(2) 同价离子的聚沉能力虽然接近，但也略有不同。如用碱金属离子聚沉负溶胶时，其聚沉能力的次序为：$Cs^+>Rb^+>K^+>Na^+>Li^+$。

(3) 一些有机物离子具有非常强的聚沉能力。这可能是有机物离子能被胶粒强烈吸附，使胶粒更易接近，聚结变大的缘故。

2. 溶胶的相互聚沉作用

将两种带相反电荷的溶胶以适当的比例混合，也会发生聚沉。与电解质聚沉作用不同之处在于只有两种溶胶的胶粒所带电荷完全中和时，才会完全聚沉，否则可能聚沉不完全，甚至不聚沉。

溶胶的聚沉有很大的实际意义。如在制药过程中，经常需要将药液中的某一药物成分以沉淀的形式析出来，如果此时欲沉析的物质以溶胶状态存在，一方面将吸附大量杂质离子，导致不纯；另一方面，不容易过滤，使操作时间过长。这种情况下，就需加入少量电解质破坏溶胶的稳定性，促使溶胶聚沉。天然水中的悬浮粒子一般为带负电的胶粒，若在水中加入明矾 $KAl(SO_4)_2 \cdot 12H_2O$ 后，明矾解离出的 Al^{3+} 离子水解生成 $Al(OH)_3$ 正溶胶，它与水中带负电的杂质胶粒发生相互聚沉，再加上 $Al(OH)_3$ 絮状物的吸附作用，就可达到消除污物，净化水的目的。

第五节 高分子溶液

一、高分子化合物的结构特点

通常高分子化合物是指相对分子质量在 10^4 以上的大分子。蛋白质、核酸、糖原等都是与生命有关的生物高分子，天然橡胶、聚苯乙烯、淀粉，纤维素等也都是高分子化合物。

高分子化合物一般具有碳链，碳链由大量的一种或多种小的结构单位连接而成。例如天然橡胶就是由数千个异戊二烯单位连接而成，它的化学式可写成 $(C_5H_8)n$，聚糖类高分子化合物(纤维素、淀粉、糖原或高分子右旋糖酐)是由许多葡萄糖聚合而成，它们的通式可写成 $(C_6H_{10}O_5)n$；蛋白质是由各种氨基酸按一定顺序通过肽键连结起来的大分子；而核酸是以核糖核酸或脱氧核糖核酸为基本结构单元聚合而成的大分子。由于高分子链具有一定的柔性，它们可以卷曲、折叠成不同的形状。在溶液中，高分子的形态还受溶剂性质的影响。如果溶剂与高分子亲和力强，高分子化合物在此种介质中表现舒展松弛；如果溶剂与高分子间的亲和力弱，高分子在此种介质中往往呈现团缩的形态。高分子化合物的这些性质使得高分子溶液具有某些与小分子溶液不同的性质。

二、高分子溶液

高分子化合物溶解于水或其他溶剂所形成的溶液称为高分子溶液。在这种溶液中，高分子化合物是以分子状态分散到介质中，分散相和分散介质之间没有界面存在，属均相系统。但是由于高分子化合物的相对分子质量大，高分子溶液中的分散相粒子大小已进入胶体分散系统的范围之内，使高分子溶液也具有某些溶胶的性质。对于蛋白质、核酸这类高分子，由于它们具有大量的亲水基团，因此水化作用极强。强水化作用是这些高分子溶液稳定的主要原因，分散相粒子间的电性排斥作用对稳定性的贡献是次要的。表1–3比较了高分子溶液与溶胶的异同。

表 1–3 高分子溶液与溶胶性质的比较

高分子溶液	溶 胶
高分子的大小在 1～100nm 范围	胶团的大小在 1～100nm 范围
扩散慢；不能透过半透膜	扩散慢；不能透过半透膜
均相系统	多相系统
稳定，不会自发聚结沉淀	不稳定，自发聚结沉降
溶液粘度大	溶液粘度小
对电解质不太敏感	对电解质敏感
Tyndall 现象不明显	Tyndall 现象明显

三、高分子溶液稳定性的破坏

虽然高分子溶液是稳定的真溶液，但改变温度及介质的pH值，或改变高分子的水合程度，可使高分子溶液的稳定性降低，甚至使高分子溶质从溶液中析出。

前面已提到，水合作用是蛋白质、核酸等高分子溶液稳定性的主要因素。如果往这些高分子溶液中加入大量的具有强烈水合作用的无机盐，将导致大分子化合物的水合作用降低而从溶液中析出。用加入大量无机盐使蛋白质从溶液中析出的方法叫盐析(salting out)。盐析的过程是蛋白质脱水的过程。最常用的无机盐是$(NH_4)_2SO_4$，它的溶解度大，盐析作用强，但对蛋白质作用温和，不会使蛋白质变性。

与对溶胶的作用不同，在盐析作用中，无机离子的价数不太重要，盐析能力主要与离子的种类有关。阴离子起主要作用。当阳离子相同时，阴离子的盐析能力顺序为：$SO_4^{2-} > C_6H_5O_7^{3-} > C_4H_4CO_6^{2-} > CH_3COO^- > Cl^- > NO_3^- > Br^- > I^- > CNS^-$。

阳离子的盐析能力顺序为：

$$NH_4^+ > K^+ > Na^+ > L_i^+$$

上述离子盐析能力顺序称为感胶离子序。

除无机盐外，往蛋白质溶液中加入某些有机试剂如乙醇、甲醇、丙酮等也可使蛋白质从溶液中析出。这些有机试剂也有很强的水合作用，它们可使蛋白质的水合程度大大降低，从而使蛋白质溶液稳定性破坏而析出。

用无机盐的盐析作用及用某些有机化合物使蛋白质溶液沉淀的方法，在蛋白质的分离、纯化中已广泛应用。

阅读材料

胶体化学与医药科学

胶体化学对医药科学的重要性正日益受到人们的重视。现在，胶体化学已经深入到制药学、生理学、临床医学及生物医学工程等医药学领域的许多方面。

人工肝　吸附型人工肝实际上是一个装满吸附剂的血液灌流器，它通过净化血流进行解毒。其原理是利用吸附剂的吸附作用清除掉某些外源性或内源性毒物，血液经净化后再由静脉输回体内。人工肝主要用于过量药物急救及肝功能衰竭病人的治疗。人工肝的关键材料是吸附剂。它们必须无毒；具有化学稳定性；无颗粒脱落；具有良好的血液相溶性。用白蛋白，交联明胶等高分子材料制备成薄膜将活性炭包裹，形成包膜活性炭，可以满足人工肝对吸附剂的要求，已应用于临床。除活性炭外，可用于吸附型人工肝的医用吸附剂还有树脂，氧化淀粉等。

控制释放给药　控释给药的许多剂型都是根据胶体化学原理设计的。控释给药装置可以按预定的时间和程序有控制地将药物释放入血液循环或病灶区域，使血药浓度维持在有效治疗浓度范围之内。控制给药主要有控制扩散，控制溶解，控制渗透压，控制分配等不同途径。例如用合适的高分子材料包裹固体或液体药物，制成半透性或密封的微型胶囊微粒，直径一般介于5～400nm之间，长效避孕药复方甲地孕酮微囊针剂就属于控释微囊制剂。

渗透泵是以渗透压为动力的药物控释装置。当泵内固体药物未溶完时，其释药速度不变。因此，可以通过改变半透膜的渗透性和泵内药物的含量等方法控制释药速度和时间。

透皮给药是利用药物在皮肤两侧的浓度差，经扩散使药物透过皮肤进入局部靶组织或血液循环系统，从而发挥治疗作用的一种给药方式。已应用的有东莨菪碱透皮制剂和硝酸甘油透皮制剂。前者贴于耳后，用于防治晕船；后者贴在左胸部，用于防治心绞痛。

定向给药　又称靶向给药。它是将药物与合适的载体结合，制成某种剂型，利用载体对靶组织的亲和性使药物在靶部位集中，从而达到降低剂量，提高疗效和减少毒副作用的目的。在定向给药中，载体起着十分重要的作用 。很多载体，如乳剂、混悬剂、微囊、脂质体都属于胶体或粗分散系。

例如微球制剂就是以高分子材料制备的含药分散系统。可以通过在微球表面接上特异性抗体或在微球中包入磁性物质等方法将药物导向靶部位，称为“导弹制剂”。纳米囊是以天然或合成高分子材料包裹药物形成的微粒分散系统，其粒径介于50～200nm之间，很易被网状内皮系统吸收，对这些组织的病变具有靶向性。

小　结

一种或几种物质以较小颗粒分散在另一物质中所形成的系统称为分散系统。可根据分散相粒子大小将分散系统分为粗分散系、胶体分散系、分子分散系(溶液)。

溶液由溶剂和溶质组成。由于用途的不同，溶液组成有不同的表示方法。常用的有物质的量浓度($c_B = n_B/V$)、质量浓度($\rho_B = m_B/V$)和质量分数($\omega_B = m_B/m$)。从各种浓度的基本定义出发，可进行各种浓度的换算。

用半透膜将溶液与溶剂或浓溶液与稀溶液隔开时将发生渗透现象。渗透的结果是减小了膜两边的浓度差。溶液渗透压可用范特荷夫公式：$\Pi = cRT$计算。Π与溶液中溶质的质点(分子或离子)数目成正比，与溶质的本性无关。利用范特荷夫公式可以测定溶质的相对分子质量。渗透现象在医学上具有重要意义，对于维持细胞形态及体内水盐平衡起重要作用。

溶胶具有丁铎尔现象、布朗运动、电泳等特性。胶粒带有电荷及水化膜是溶胶具有一定稳定性的原因。电解质可引起溶胶聚沉。

高分子溶液属于胶体分散系统又是稳定的真溶液。溶剂化作用是高分子溶液稳定的主要原因。用无机盐和某些有机溶剂可使高分子从溶液中析出。

习　题

1. 说明下列概念：分散系统、分散相、胶体、高分子溶液。
2. 称取0.432g$KMnO_4$，配成500ml溶液，求质量浓度和物质的量浓度$c(KMnO_4)$和$c(1/5KMnO_4)$。

   (答：$\rho_B = 0.864g \cdot L^{-1}$；$c(KMnO_4) = 0.00547mol \cdot L^{-1}$；
   $c(\frac{1}{5}KMnO_4) = 0.0273mol \cdot L^{-1}$)

3. 在90g质量分数为0.15的NaCl溶液里加入10g水或10gNaCl，分别计算用这两种方法配制的NaCl溶液的质量分数。

(答：0.14；0.24)

4. 已知质量分数为3.00%的Na_2CO_3溶液的密度为$1.03g \cdot ml^{-1}$，如配制500ml 3.00%的Na_2CO_3溶液，需称取多少克Na_2CO_3固体？此溶液的物质的量浓度$c(Na_2CO_3)$和质量浓度ρ_B各是多少？

(答：15.4g，$0.29mol \cdot L^{-1}$，$30.9g \cdot L^{-1}$)

5. 某患者需补0.050mol Na^+，应补多少克NaCl，若用生理盐水($9.0g \cdot L^{-1}$NaCl)溶液，则需要多少ml？

(答：2.93g，325ml)

6. 市售NH_3水的物质的量浓度为$14.8\ mol \cdot L^{-1}$，若将此溶液10.0ml稀释至250ml，求稀释后溶液的$c(NH_3)$和质量浓度。

(答：$0.592mol \cdot L^{-1}$；$10.1g \cdot L^{-1}$)

7. 计算下列各溶液在37℃时的渗透压：
(1) $10.0g \cdot L^{-1}$ 葡萄糖($C_6H_{12}O_6$)溶液；
(2) $10.0g \cdot L^{-1}$NaCl溶液
(3) $10.0g \cdot L^{-1}$$MgCl_2$溶液。

(答：143kPa；881kPa；814kPa)

8. 将2.00g白蛋白溶于水，制备成100ml溶液，在25℃测得此溶液的渗透压为0.717kPa，试求白蛋白的相对分子质量。

(答：6.19×10^4)

9. 什么叫渗透现象？产生渗透现象的条件是什么？

10. 树身内部树汁的上升是由渗透压造成的。若树汁渗透浓度为$0.20mol \cdot L^{-1}$，树汁小管外部水溶液的渗透浓度为$0.010mol \cdot L^{-1}$，已知10.2cm水柱产生的压力为1kPa，试估算25℃时树汁上升的高度。

(答：48m)

11. 溶胶有哪些性质？这些性质与溶胶的组成和结构有什么关系？

12. 临床上输液时，常将两种或两种以上等渗液混合后使用，试证明所得混合溶液仍为等渗溶液。

13. 将12ml $0.02mol \cdot L^{-1}$KCl溶液和100ml $0.05mol \cdot L^{-1}$$AgNO_3$溶液混合制备AgCl溶胶，试写出AgCl溶胶的胶团结构式，并指出溶胶中胶粒的电泳方向。

14. 有甲、乙两种AgI溶胶，分别是将$0.008mol \cdot L^{-1}$KI与$0.01mol \cdot L^{-1}$$AgNO_3$溶液等体积混合和将$0.01\ mol \cdot L^{-1}$ KI与$0.008\ mol \cdot L^{-1}$ $AgNO_3$溶液等体积混合制备的。请回答：
(1) 这两种AgI溶胶有什么不同？
(2) 如将$MgSO_4$、$AlCl_3$、$K_3[Fe(CN)_6]$三种电解质分别加入这两种AgI溶胶中，其聚沉能力

大小顺序分别是怎样的？

15. 试比较高分子溶液与溶胶的异同。

16. 什么是盐析作用？用$(NH_4)_2SO_4$使蛋白质从溶液中析出的方法有何优点。

第二章　化学热力学和化学动力学基础

学习要求

初步了解内能 U、焓 H、熵 S、吉布斯自由能 G 等状态函数及热 Q 和功 W 的概念；了解热力学第一定律、盖斯定律及反应热的简单计算；了解吉布斯自由能变 $\Delta_r G_m$ 及自发进行的化学反应方向的判断；掌握化学反应速率的定义、表示方法；熟悉活化能的概念及温度、浓度、催化剂对化学反应速率的影响；掌握化学平衡的概念及标准平衡常数 K^θ 和实验浓度平衡常数 K_c 的表示方法；熟悉温度、浓度和压力对化学平衡的影响。

从事化学研究的人常常关心如下问题：①物质A与物质B放在一起，它们能发生反应形成新物质C吗？②如果此反应能够发生，它是放热的还是吸热的？③这个反应的最大产率是多少？④这个反应的速率多大？⑤这个反应是怎样发生的，即反应的机理是什么？前三个问题属于化学热力学研究的范围，后两个问题要依靠化学动力学的研究才能回答。

热力学是研究各种形式的能量(如热能、电能、化学能等)转换规律的科学。化学热力学是研究化学反应的物质转变和能量变化规律的科学，是热力学在化学科学中的应用。化学动力学是研究反应速率及反应机理的科学。它们都是化学科学中的重要分支。本章只对它们的一些基本概念做一简单介绍，因为在后续课程的学习中将会应用到这些知识和概念。

第一节　热力学第一定律

一、热力学的几个基本概念

(一) 系统和环境

系统是被研究的对象。系统以外且与系统相联系的部分称为环境。例如我们要研究烧杯中的盐酸与氢氧化钠溶液的反应，烧杯中的盐酸和氢氧化钠混合液称之为系统，此溶液以外的部分包括烧杯壁称之为环境。

(二) 状态和状态函数

在一定条件下，当系统的所有性质(如温度、压力、体积、化学组成、物质的量等等)都有确定的数值并且不随时间而变化时，系统就处在一定的状态。热力学上把决定系统状态的那些性质(或物理量)称为状态函数。例如对于理想气体，只要温度 T、体积 V、压力 P 确定了，系统的状态也就确定了。因为 $pV = nRT$，系统的物质的量 n 也就确定了。因此 T、P、V、n 都是状态函数。状态函数有一个基本的性质，即当系统发生变化时，状态函数也随之而变，但状态函数的变化只与系统的始态和终态有关，而与系统经历的中间变化过程无关。例如温度 T 是状态函数，100g 20℃的水(始态)变为100g 50℃的水(终态)，无论中间过程怎样变化，其 ΔT 都为30℃。

(三) 热和功

在热力学中，热是系统和环境之间由于温度差而交换的能量形式，常用符号 Q 表示。系统和环境之间除了热以外的一切能量交换形式都称之为功，常用符号W表示，如膨胀功、电功等。热力学规定：系统向环境放热，Q为负值，系统从环境吸热，Q为正值；系统对环境作功，W为负值，系统从环境得功(即环境对系统作功)，W为正值。

(四) 内能

内能又称热力学能。内能是系统内部一切能量形式的总和，常用符号U表示。它包括系统内部分子的平动能，分子间的势能，分子内部的转动能和振动能，电子运动能，核能等等。到目前为止，我们还不能确定一个系统内能的绝对值。可以证明，内能是状态函数，它的变化值ΔU只与系统的始态和终态有关，即$\Delta U = U$(终态) − U(始态)，而与系统经历的中间过程无关。对于封闭系统(即系统与环境之间只有能量交换而无物质交换的系统)，系统内能的变化ΔU可以通过系统与环境间传递的能量(热和功)的数值来确定。

二、热力学第一定律

热力学第一定律就是能量守恒与转化定律。这个定律是人类大量实践经验的总结。它表述为：自然界的一切物质都具有能量，能量有各种不同的形式，并且能够从一种形式转化为另一种形式，在转化中，能量的总值不变。

如果系统由状态1变化为状态2，在此过程中系统从环境吸收热量Q，环境对系统做功W，按能量守恒定律，系统内能的变化为：

$$\Delta U = U_2 - U_1 = Q + W \qquad (2-1)$$

式(2−1)是热力学第一定律的数学表示式。

三、焓与等压反应热

利用式(2−1)可以计算系统在发生物理变化或化学反应时内能的改变。许多物理变化和化学反应都是在恒压条件下进行的，如在恒定大气压条件下冰转变成水及许多在敞开口的烧杯及试管内进行的溶液反应，如果不利用特殊的装置(如组装成原电池)，这些变化除了因体积变化做膨胀功外不做其它功，这时系统和环境交换的热用Q_p表示。下标p表示恒压，Q_p称为恒压反应热。通过热力学上简单的推导可得出：

$$Q_p = \Delta(U + pV) \qquad (2-2)$$

式(2−2)中，U、p和V分别表示系统的内能、压力和体积，令

$$H = U + pV \qquad (2-3)$$

则 $Q_p = \Delta H$　(2−4)

H称为焓。由于U、p和V都是状态函数，所以H也是状态函数。由式(2−3)可以看出，焓H是与系统内能有关的物理量。式(2−4)表明，在不做非体积功(如电功等)的等压过程中，系统从环境吸收的热Q_p等于系统的焓变。由于焓H是状态函数，ΔH只与系统的始态和终态有关，而与中间过程无关。恒压过程的热效应Q_p值也只与系统的始态和终态有关，与变化过程无关。在热化学中，常常用ΔH表示恒压反应热。

第二节　化学反应的热效应

一、热化学方程式

化学反应常常伴随着热能的释放和吸收。在不做非体积功的条件下，化学反应释放或吸收的热量称为化学反应的热效应或反应热。标明热效应的化学方程式称为热化学方程式。如前所述，等压条件的热效应等于焓变ΔH。下面是几个热化学方程式的例子：

$$2H_2(g)+O_2(g) \longrightarrow 2H_2O(g) \qquad \Delta_r H_m^\theta = -483.6kJ \cdot mol^{-1} \tag{2-5}$$

$$H_2(g) + \frac{1}{2}O_2(g) \longrightarrow H_2O(g) \qquad \Delta_r H_m^\theta = -241.8kJ \cdot mol^{-1} \tag{2-6}$$

$$H_2O(g) \longrightarrow \frac{1}{2}O_2(g)+H_2(g) \qquad \Delta_r H_m^\theta = 241.8kJ \cdot mol^{-1} \tag{2-7}$$

$$CaCO_3(s) \longrightarrow CaO(s)+ CO_2(g) \qquad \Delta_r H_m^\theta = 178.3kJ \cdot mol^{-1} \tag{2-8}$$

$$C(\text{石墨})+O_2(g) \longrightarrow CO_2(g) \qquad \Delta_r H_m^\theta = -393.5kJ \cdot mol^{-1} \tag{2-9}$$

对热化学方程式的书写及它的意义需要做如下说明：

(1) 要标明反应的温度和压力。如反应是在标准状态下进行的，即压力为标准压力$p^\theta = 100kP$，温度为298.15K，则反应的焓变称为标准焓变，记做$\Delta_r H_m^\theta$，上标“θ”表示标准状态，下标r和m分别表示反应(reaction)和摩(mol)，即按所写的化学反应方程式完成了1mol反应的热效应。

这里要提请读者注意，热力学标准状态与标准状况不同。标准状态指的是压力为标准压力，即$p^\theta = 100kPa$，溶液浓度为标准浓度，即$c^\theta = 1mol \cdot L^{-1}$，温度一般为298.15K，而标准状况指的是压力为100kPa，温度为273.15K，上面五个反应的反应热都是标准状态下的反应热。

(2) 要标明反应物和产物的物理状态。(s)、(l)、(g)分别表示固态、液态和气态。如果固态有不同晶形，如碳有金刚石、石墨和无定形碳，还应标明它是什么晶体，如反应(2−9)所示。

(3) 放热反应$\Delta_r H_m$为负值，如反应(2−5)、(2−6)和(2−9)，吸热反应$\Delta_r H_m$为正值，如反应(2−7)和(2−8)。在相同条件下正向反应和逆向反应的$\Delta_r H_m$数值相等，符号相反，如反应(2−6)和(2−7)。

(4) 同一反应，如反应式中化学式前的计量系数不同，则反应热$\Delta_r H_m$也不相同，如反应(2−5)和(2−6)。

二、反应热的计算

反应热可以实验测定。但化学反应成千上万，如果每一个反应的反应热都要通过实验测定，其工作量之浩繁简直难以想像。而且有些反应的反应热很难通过实验测定。如反应：

$$C(\text{石墨})+\frac{1}{2}O_2(g) \longrightarrow CO(g) \tag{2-10}$$

由于碳燃烧时不仅生成CO，也有CO_2生成，而且实验上很难控制不生成CO_2。因此这个反应的反应热$\Delta_r H_m$不能通过实验直接测定。化学家们研究了大量的化学反应及它们的热效应之后，提出了多种计算化学反应热效应 $\Delta_r H_m$ 的方法。在这里我们介绍两种：

(一) 利用盖斯(Hess)定律计算反应热

19 世纪中叶俄国化学家盖斯(Hess)分析了大量的实验数据后，总结出了一条反应热加合定律。又称盖斯定律：对于等压或等容条件下进行的化学反应，不管反应是一步完成，或者是分几步完成，其反应热都是相等的。

利用盖斯定律，我们可以利用一些已知反应的反应热求出另外一个反应的反应热，甚至是不能通过实验直接测定的反应的反应热。例如反应(2–10)的反应热就可以利用盖斯定律求出。

例 2–1　已知下列反应的 $\Delta_r H_m^\theta$

① $C(石墨)+O_2(g) \longrightarrow CO_2(g)$　　$\Delta_r H_m^\theta(1) = -393.5kJ \cdot mol^{-1}$

② $CO(g)+\frac{1}{2}O_2(g) \longrightarrow CO_2(g)$　　$\Delta_r H_m^\theta(2) = -283.0kJ \cdot mol^{-1}$

求 $C(石墨)+\frac{1}{2}O_2(g) \longrightarrow CO(g)$ 的 $\Delta_r H_m^\theta(3)=?$

解：根据盖斯定律：

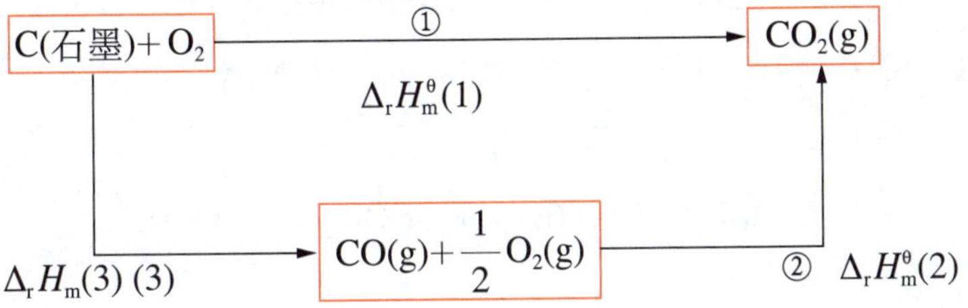

$$\Delta_r H_m^\theta(1) = \Delta_r H_m^\theta(3) + \Delta_r H_m^\theta(2)$$

$$\Delta_r H_m^\theta(3) = \Delta_r H_m^\theta(1) - \Delta_r H_m^\theta(2)$$

$C(石墨)+O_2(g) \longrightarrow CO_2(g)$　　$\Delta_r H_m^\theta(1) = -393.5kJ \cdot mol^{-1}$

$-\ CO(g)+\frac{1}{2}O_2(g) \longrightarrow CO_2(g)$　　$\Delta_r H_m^\theta(2) = -283.0kJ \cdot mol^{-1}$

$C(石墨)+\frac{1}{2}O_2(g) \longrightarrow CO(g)$　　$\Delta_r H_m^\theta(3) = -110.5kJ \cdot mol^{-1}$

从例 2–1 可以看出，盖斯定律可以看成是“热化学方程式的代数加减法”。“同类项”(即物质和它的状态均相同)可以合并、消去，移项后要改变物质前系数的符号。

(二) 利用标准生成热计算反应热

对于等压下的任一反应

$$aA+bB \longrightarrow dD+eE \qquad (2\text{–}11)$$

式中 A、B 和 D、E 分别代表反应物和产物的化学式，a，b 和 d，e 分别代表相应反应物和产物的化学计量数。其反应热 $\Delta_r H_m$ 应为产物(终态)和反应物(始态)焓值之差，即

$$\Delta_r H_m = [dH_m(D)+eH_m(E)]-[aH_m(A)+bH_m(B)]$$
$$= \sum H_m(产物)- \sum H_m(反应物) \tag{2-12}$$

如果各反应物和产物焓的绝对值是已知的话，反应的$\Delta_r H_m$即可求出。但是，物质的绝对焓值无法求出，因为$H = U+pV$，内能U的绝对值无法确定。但是我们需求出的是焓变$\Delta_r H_m$，即这种物质(或终态)的焓比另外一种物质(或始态)的焓高多少。这正像测量山的高度一样，我们无法测定山的绝对高度，现在测定山的高度都是以海平面为比较标准，即把海平面的高度定为零进行测定，因此测出的山的高度都是相对值。为了有一个物质的焓值高低的共同比较标准，热力学上规定：在标准状态下，由稳定单质生成1mol某物质的焓变叫该物质的标准生成焓，记为$\Delta_f H_m^\theta$，单位为$kJ \cdot mol^{-1}$，下标f表示形成(formation)，而稳定单质的标准摩尔生成焓定为零。标准状态下，碳的稳定单质是石墨而不是金刚石。各种物质的标准摩尔生成焓$\Delta_f H_m^\theta$可以从本书附录中查到。利用$\Delta_f H_m^\theta$，即可计算在标准状态下反应的热效应$\Delta_f H_m^\theta$，对任一反应：

$$aA+bB \longrightarrow dD+eE$$

$$\Delta_r H_m^\theta = [d\Delta_f H_m^\theta(D)+e\Delta_f H_m^\theta(E)] - [a\Delta_f H_m^\theta(A)+b\Delta_f H_m^\theta(B)]$$
$$= \sum \Delta_f H_m^\theta(产物) - \sum \Delta_f H_m^\theta(反应物) \tag{2-13}$$

例2-2 葡萄糖的氧化是体内重要的能量来源。试用标准摩尔生成焓计算此反应的标准反应热。

$$C_6H_{12}O_6(s)+6O_2(g) \longrightarrow 6CO_2(g)+6H_2O\ (l)$$

解：查附录可得：

$\Delta_f H_m^\theta[C_6H_{12}O_6(s)] = -1273.3kJ \cdot mol^{-1}$

$\Delta_f H_m^\theta[CO_2\ (g)] = -393.5kJ \cdot mol^{-1}$

$\Delta_f H_m^\theta[H_2O\ (l)] = -285.8kJ \cdot mol^{-1}$

根据式(2-13)有：

$$\Delta_r H_m^\theta = 6\Delta_f H_m^\theta[(CO_2(g))]+6\Delta_f H_m^\theta[H_2O(l)]-6\Delta_f H_m^\theta[C_6H_{12}O_6(s)]-6\Delta_f H_m^\theta[O_2(g)]$$
$$= 6 \times (-393.5)+6 \times (-285.8)-(-1273.3)-6 \times 0=-2802.5(kJ \cdot mol^{-1})$$

第三节 化学反应的方向和限度

热力学第一定律在化学中的应用主要是求算反应热。例如下列反应：

(1) $2Fe(s)+\frac{3}{2}O_2(g) \longrightarrow Fe_2O_3(s)$ $\qquad \Delta_r H_m^\theta = -824.2kJ \cdot mol^{-1}$

(2) $Fe_2O_3(s) \longrightarrow 2Fe(s)+\frac{3}{2}O_2(g)$ $\qquad \Delta_r H_m^\theta = 824.2kJ \cdot mol^{-1}$

热力学第一定律仅仅告诉我们，如果按反应(1)进行，它将向环境放热824.2kJ · mol^{-1}；如果发生逆反应，即按反应(2)进行，它将从环境吸热824.2kJ · mol^{-1}。热力学第一定律并不能告诉我们可能自动发生的是哪一个反应(虽然根据经验我们知道能够自动发生的是第(1)个反应)，即它不能告诉我们化学反应自发进行的方向。回答反应进行的方向和限度的问题是热力学第二定律的任务。

一、自发过程

在一定条件下，不需要任何外力推动就能自动进行的过程叫自发过程。自然界存在许多自发过程。如水从高处(高度h_1)自动地流向低处(h_2)，直至水位差等于零时不再流动，这时达到平衡状态，热从高温(T_1)物体自动向低温(T_2)物体传递，直到温度差等于零时不再传递，达到平衡。气体由高压(p_1)处向低压(p_2)处自动膨胀，直至压力差等于零不再膨胀，达到平衡。这些自发过程进行的可能性及限度的判断依据可以总结成表 2-1。

表 2-1 一些自发过程进行可能性及限度的判据

自发过程	自发进行可能性判据	达到平衡态判据
水的自发流动	水位差 $\Delta h = (h_2-h_1) < 0$	$\Delta h = 0$
热的自发传递	温度差 $\Delta T = (T_2-T_1) < 0$	$\Delta T = 0$
气体自发膨胀	压力差 $\Delta p = (p_2-p_1) < 0$	$\Delta p = 0$

许多化学反应也是自发进行的，如空气中许多金属被氧化，如 Mg 被氧化：

$$Mg+O_2 \longrightarrow 2MgO$$

氢氧化钠遇上盐酸即自发地发生中和反应：

$$NaOH+HCl \longrightarrow NaCl+H_2O$$

$AgNO_3$ 溶液与 NaCl 溶液混合时自发发生沉淀反应：

$$AgNO_3+NaCl \longrightarrow AgCl\downarrow +NaNO_3$$

类似的自发反应的例子还很多。那么我们能否找到类似表2-1中那样的判据来判断一个化学反应能否自发进行及进行的限度呢？答案是肯定的。热力学已经导出了这样的判据。下面我们首先讨论决定化学反应自发进行方向的因素，然后给出这样的判据。

二、决定化学反应自发进行方向的因素

(一) 反应热

100多年前化学家们认为决定化学反应自发进行方向的是反应热。他们认为所有自发反应都是放热的。等温、等压下化学反应的反应热等于焓变$\Delta_r H_m$，因此，他们认为$\Delta_r H_m$为负值的反应都是自发反应。这种看法是有一定道理的。焓H实际上也是与系统能量状态有关的物理量，系统处于高能态(即高焓值)不如处于低能态(低焓值)稳定，因此，系统有自动从高能态转变为低能态的趋势，即$\Delta_r H_m<0$是有利于反应自发的。事实上，绝大多数放热反应都是自发的。

但是，也有些吸热反应是自发的。大家所熟知的KNO_3溶于水的过程是吸热的，但它是自发进行的。碳酸钙的分解反应：

$$CaCO_3(s) \longrightarrow CaO(s)+CO_2(g) \quad (2-14)$$

大约在840℃以上也是自发进行的，可是它是吸热反应，$\Delta_r H_m > 0$。又如下面的反应：

$$CoCl_2 \cdot 6H_2O(s)+6SOCl_2(l) \longrightarrow CoCl_2(s)+6SO_2(g)+12HCl(g) \quad (2-15)$$

$$N_2O_4(g) \longrightarrow 2NO_2(g) \quad (2-16)$$

其$\Delta_r H_m^\theta > 0$，也是自发反应。因此，在等温等压不做有用功的条件下，反应热$\Delta_r H_m$是决定反应自发进行方向的重要因素之一，但不是唯一的因素。

(二) 熵

考察KNO_3溶于水及反应(2−14)、(2−15)及(2−16)等吸热而又自发进行的过程，我们发现它们都有一个共同特点，即这类过程都导致系统的混乱度增大。固体KNO_3溶于水使离子的混乱度增大。固体$CaCO_3$分解不仅产生固态的CaO(s)(它的微粒的有序性大体与$CaCO_3$相当)，而且产生了自由运动的气体分子CO_2。反应(2−15)及(2−16)也产生了大量的气体，或气体分子数增加，使混乱度增加。因此，混乱度增大是决定反应自发方向的另一个重要因素。

在热力学中，系统的混乱度是用熵来量度的。熵用符号S表示，单位$J \cdot K^{-1} \cdot mol^{-1}$。

系统混乱度越大，S值越大。热力学已经证明，熵S是状态函数。因此，系统的熵变ΔS只与系统的始态和终态有关，与中间过程无关。在标准压力(p^θ)和指定温度下，1mol某物质的熵值称为该物质的标准摩尔熵，用S_m^θ表示。书末附表给出了一些物质的标准摩尔熵S_m^θ值。对于在标准状态下的任意反应：

$$aA+bB \longrightarrow dD+eE$$

其标准熵变$\Delta_r S_m^\theta$为：

$$\Delta_r S_m^\theta = [d S_m^\theta(D)+e S_m^\theta(E)]-[a S_m^\theta(A)+b S_m^\theta(B)]$$

$$= \sum S_m^\theta(产物)-\sum S_m^\theta(反应物) \quad (2-17)$$

例2−3 求标准状态下葡萄糖氧化反应的标准摩尔熵变$\Delta_r S_m^\theta$

$$C_6H_{12}O_6(s)+6O_2(g) \longrightarrow 6CO_2(g)+6H_2O(l)$$

解：查附录4得

$S_m^\theta[C_6H_{12}O_6(s)] = 212.1J \cdot K^{-1} \cdot mol^{-1}$

$S_m^\theta[O_2(g)] = 205.2J \cdot K^{-1} \cdot mol^{-1}$

$S_m^\theta[CO_2(g)] = 213.8J \cdot K^{-1} \cdot mol^{-1}$

$S_m^\theta[H_2O(l)] = 70.0J \cdot K^{-1} \cdot mol^{-1}$

据式(2−15)得：

$$\Delta_r S_m^\theta = 6S_m^\theta[CO_2(g)]+6S_m^\theta[H_2O(1)]-S_m^\theta[C_{16}H_{12}O_6(s)]-6S_m^\theta[O_2(g)]$$

$$=6\times 213.8+6\times 70.0-212.1-6\times 205.2=259.5(J\cdot K^{-1}\cdot mol^{-1})$$

三、吉布斯自由能与化学反应的方向和限度

1876年，美国科学家吉布斯(Gibbs)导出了一个方程，把在等温等压及不做有用功条件下决定化学反应自发进行方向两个根本因素 $\Delta_r H_m$ 和 $\Delta_r S_m$ 及温度 T 的影响联系起来：

$$\Delta_r G_m = \Delta_r H_m - T\Delta_r S_m \tag{2-18}$$

这就是著名的吉布斯方程。式(2−18)中 G 称为吉布斯函数，又称吉布斯自由能，$\Delta_r G_m$ 是系统的摩尔吉布斯自由能的变化。G 定义为：

$$G = H - TS \tag{2-19}$$

式(2−19)中 H 为焓，T 为绝对温度，S 为熵。由于 H、T 和 S 都是状态函数，因此 G 也是状态函数。从式(2−19)还可以看出 G 是与系统能量有关的一个状态函数。吉布斯自由能也是一种能量，相当于一种化学势能。它的变化与系统可做有用功(如电功)的大小有关。

利用 $\Delta_r G_m$ 可以判断等温度等压、不做有用功条件下化学反应自发进行的方向：

$\Delta_r G_m < 0$，正向反应可自发进行。

$\Delta_r G_m > 0$，正向反应不能自发进行，但逆向反应自发进行。

$\Delta_r G_m = 0$，系统达到平衡，这也是反应可能进行的最大限度。

通常，化学反应都是在等温等压及不做有用功的条件下进行的，因此吉布斯自由能变 $\Delta_r G_m$ 是一个非常方便的化学反应自发进行方向和限度的判据。这个判据与表2−1中所列的水的自发流动，热的自动传递及气体的自发膨胀等自发过程的方向和限度的那些判据在形式上是完全类似的。正像处于高水位的水有自发流向低水位处的趋势一样，处于高吉布斯自由能(即高化学势能)的反应物也有自发变成低吉布斯自由能(即低化学势能)的产物的趋势，因此如 $\Delta_r G_m < 0$，此反应将是自发的。当反应物和产物的吉布斯自由能(化学势能)相同时，即 $\Delta_r G_m = 0$，系统就处于平衡态了。

四、标准状态下吉布斯自由能变的计算

与内能 U 和焓 H 类似，系统的吉布斯自由能 G 的绝对值是无法求得的，因此只能求其相对值。热力学中规定：由稳定单质生成 1mol 物质时的吉布斯自由能称为该物质的摩尔生成自由能，用 $\Delta_f G_m$ 表示，单位为 $kJ\cdot mol^{-1}$。在标准状态下的摩尔生成自由能称为标准摩尔生成自由能，用符号 $\Delta_f G_m^\theta$ 表示。稳定单质的标准摩尔生成自由能定为零。各种物质的 $\Delta_f G_m^\theta$ 见附表。

对于在标准状态下的任一反应：

$$aA+bB \longrightarrow dD+eE$$

$$\Delta_f G_m^\theta = [d\Delta_f G_m^\theta(D)+e\Delta_f G_m^\theta(E)]-[a\Delta_f G_m^\theta(A)+b\Delta_f G_m^\theta(B)]$$

$$\Delta_f G_m^\theta = \sum \Delta_f G_m^\theta(\text{产物}) - \sum \Delta_f G_m^\theta(\text{反应物}) \quad (2-20)$$

利用式(2-20)及附表中$\Delta_f G_m^\theta$的数据，可以很方便地求算标准状态下反应的吉布斯自由能变$\Delta_r G_m^\theta$。

例 2-4 在 298K，标准状态下葡萄糖的氧化反应：

$$C_6H_{12}O_6(s)+6O_2(g) \longrightarrow 6CO_2(g)+6H_2O(l)$$

求反应的标准摩尔吉布斯自由能变 $\Delta_r G_m^\theta$，并判断此反应是否自发？

解：查附表得

$$\Delta_f G_m^\theta[C_6H_{12}O_6(s)] = -910.6 kJ \cdot mol^{-1}$$

$$\Delta_f G_m^\theta[CO_2(g)] = -394.4 kJ \cdot mol^{-1}$$

$$\Delta_f G_m^\theta[H_2O(l)] = -237.1 kJ \cdot mol^{-1}$$

根据式(2-18)，

$$\Delta_r G_m^\theta = 6\Delta_f G_m^\theta[CO_2(g)]+6\Delta_f G_m^\theta[H_2O(l)] - \Delta_f G_m^\theta[C_6H_{12}O_6(s)] - 6\Delta_f G_m^\theta[O_2(g)]$$

$$= 6\times(-394.4)+6\times(-237.1)-(-910.6)-6\times 0 = -2366.4-1422.6+910.6$$

$$= -2878.4(kJ \cdot mol^{-1})<0$$

由于$\Delta_r G_m^\theta<0$，因此，此反应是自发的。

第四节 化学反应速率

前面我们已经讨论过如何判断一个化学反应能否自发进行。例如在298K，标准状态下的下列反应：

$$2H_2+O_2 \longrightarrow 2H_2O(l) \qquad \Delta_r G_m^\theta = -474.2 kJ \cdot mol^{-1}$$

由于$\Delta_r G_m^\theta<0$，并且绝对值很大，因此它是一个自发性很强的反应。但是在常温常压下，此反应进行得极慢，实际上很难察觉。热力学讨论化学反应的自发性时，只考虑它是否可能发生，而不考虑此反应实际上是否已经发生。可能性不等于现实性。如果按照热力学的判据，高山上的石头都可能自发地滚到山脚下，因为$\Delta h<0$，但并不是所有山上的石头都能滚到山脚下，否则，山上将不会有任何石头。对化学反应进行热力学的研究是重要的，如果热力学上证明此反应根本不可能发生，那么就不必再花费精力和财力去研究它。但仅仅有热力学上的研究还不够，化学反应速率和反应机理的研究同样重要。对那些我们需要的反应，我们希望加快它的速度，如合成氨的反应，在常温常压下反应速度极慢，几乎得不到氨。但在750K和高压下，使用铁催化剂加速此反应，可以得到较高的转化率。对那些不利的反应，如铁的生锈，橡胶或塑料的老化，药物的氧化等，我们应该采取措施尽量减小其反应速度，以减少损失。

本节将讨论化学反应速率的表示方法，化学反应速率理论及影响化学反应速率的因素。

一、化学反应速率的表示方法

化学反应的速率是用单位时间内反应物浓度的减少或生成物浓度的增加来表示。例如对任一反应：

$$aA+bB \longrightarrow dD+eE$$

反应速率可以用任意一反应物或产物单位时间内浓度的变化表示：

$$v=-\frac{1}{a}\frac{\Delta c(A)}{\Delta t}=-\frac{1}{b}\frac{\Delta c(B)}{\Delta t}=\frac{1}{d}\frac{\Delta c(D)}{\Delta t}=\frac{1}{e}\frac{\Delta c(E)}{\Delta t} \tag{2-21}$$

这里A、B和D、E分别代表反应物和产物的化学式，a，b和d，e分别表示相应物质的化学计量系数。$\Delta c(A)$，$\Delta c(B)$，和$\Delta c(D)$，$\Delta c(E)$分别表示反应物及生成物浓度的变化，Δt表示时间间隔。当用反应物浓度单位时间内的减少来表示反应速率时，由于$\Delta c(A)$，$\Delta c(B)$为负值，为使速率v为正值，在分式前加负号。

式(2−21)表示的是平均速率。若要表示每一时刻的速率，需要使时间间隔Δt无限小，这时v表示瞬时速率。

例 2−5 今有合成氨的反应，其中各种物质浓度变化如反应式下所列：

	N_2	$+3H_2$	$=2NH_3$
起始浓度 /$(mol \cdot L^{-1})$	1.0	3.0	0
5 秒时浓度 /$(mol \cdot L^{-1})$	0.5	1.5	1.0

求此合成氨的平均反应速率。

解：如用单位时间内N_2浓度的减少表示：

$$v(N_2)=-\frac{\Delta c(N_2)}{3\Delta t}=-\frac{0.5-1.0}{5}=0.1(mol \cdot L^{-1} \cdot s^{-1})$$

如用H_2浓度改变表示：

$$v(H_2)=-\frac{\Delta c(H_2)}{3\Delta t}=-\frac{1.5-3.0}{3\times 5}=0.1(mol \cdot L^{-1} \cdot s^{-1})$$

如用NH_3浓度变化表示：

$$v(NH_3)=\frac{\Delta c(NH_3)}{2\Delta t}=\frac{1.0-0}{2\times 5}=0.1(mol \cdot L^{-1} \cdot s^{-1})$$

因此，用式(2−21)定义的反应速率表示式，对同一反应方程式，无论用何种反应物浓度或生成物浓度在单位时间内的变化来表示反应速率，其数值都是相同的。

各种化学反应速率差别很大，有的瞬间完成，甚至以爆炸反应的形式完成，有的慢到难以察觉。决定反应速率的根本原因主要是反应的本性，表现为反应活化能的大小。但是，即使是同一反应，也会因外界条件不同而呈现不同的反应速率。这些外界影响因素主要是浓度、温度、催化剂。下面我们将分别予以讨论。

二、反应速率理论简介

为什么不同的化学反应有不同的速率？决定反应速率的根本原因是什么？为了解决这些问题，从19世纪后半期开始化学家们已做了大量的探索，提出了多种学说。其中比较重要的是有效碰撞理论和过渡状态理论。

(一) 有效碰撞理论

有效碰撞理论给出了化学反应发生的必需条件。此理论的要点归纳如下：

1. 为了发生化学反应，反应物分子必须碰撞。

2. 不是所有的碰撞都能发生反应。只有具有足够高的能量的那些分子的碰撞才能发生反应。那些能够发生反应的碰撞叫有效碰撞，不能够发生反应的碰撞叫弹性碰撞。能够发生有效碰撞的分子叫活化分子。活化分子必须具有的最低能量与普通反应物分子具有的平均能量的差值叫活化能。通常活化分子占的百分数是很小的。

3. 在许多情况下，特别是在反应物为非球形分子及多原子分子或离子之间的反应，碰撞的方向特别重要。只有沿着某个特定的方向碰撞才能发生反应。例如对于A-B+C-D→A-C+B-D的反应，可能的碰撞方式有三种

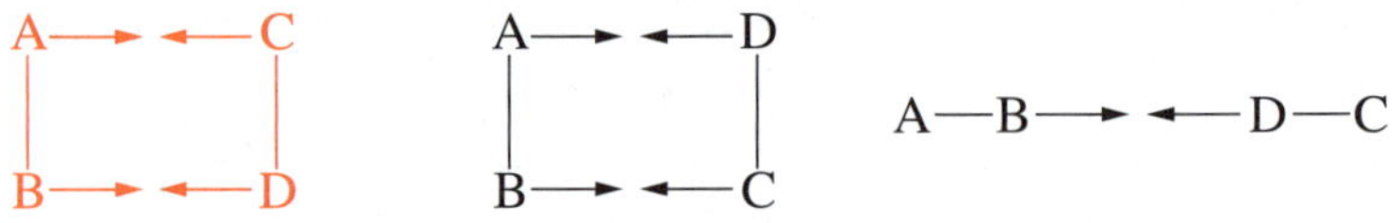

(a) (b) (c)

显然，方式(a)的碰撞对发生反应是最为有利的。方式(b)和(c)的碰撞发生反应的可能性极小，除非A−B和C−D分子具有特别高的能量，碰撞时把旧键完全打开，原子重新组合。

根据有效碰撞理论，活化能对化学反应速度具有决定性的意义。温度一定时，活化能越小的反应，活化分子数越多，发生有效碰撞的次数也越多，反应就越快；反之，如果反应的活化能越大，活化分子数就越少，有效碰撞次数也越少，反应就慢。一般说来，化学反应的活化能在50～250kJ · mol^{-1}之间。活化能小于40 kJ · mol^{-1}，反应速率极大，用一般方法很难准确测定。而活化能大于250 kJ · mol^{-1}的反应，速率极慢，甚至难以察觉。

有时为了启动某个反应，需要提供能量使反应物分子活化。例如划火柴时就是通过摩擦生热(机械能转变为热能)使某些反应物分子活化，这些活化了的分子发生反应形成产物并释放出大量的热，使得更多的分子又发生活化，从而迅速发生反应，导致火柴燃烧。

(二) 过渡状态理论

有效碰撞理论在解释简单的气体分子间的反应时比较成功，但在处理比较复杂的分子间的反应时却遇到了困难。这是因为碰撞理论过于简化，没有考虑到反应物分子具有复杂的内部结构。在20世纪30年代，艾林(H · Eyring)和波兰尼(M · Polaniyi)等人提出了过渡状态理论。过渡状态理论认为，化学反应是旧键的破裂和新建的形成，但这中间要经历反应物分子彼此靠近，反应物内部结构改变，形成高能量的中间活化络合物，再变成产物这样一个复杂的过程。如任一反应：AB + CD ⟶ AC + BD，其反应进程图示如下：

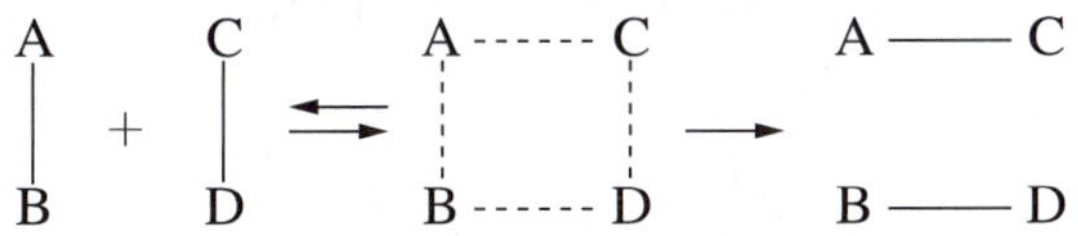

首先是AB和CD的接近，由于分子间的相互作用导致A—B和C—D旧键的松弛，A和C间及B和D间逐渐形成新的键，并形成一个不太稳定的、高能态的中间活化络合物。此活化络合物可以分解再形成反应物，也可以形成产物。反应物和活化络合物之间可快速达到平衡，而活化络合物分解为产物这一步常常是比较慢的过程。如果以势能为纵坐标，反应进程为横坐标，可得图2–1。

按照过渡状态理论，只有具有高能量的反应物分子相互接近才能形成中间活化络合物。活化络合物具有的最低能量与反应物分子的平均能量之差为活化能。在图2–1中，活化能为E_a。从图2–1可以看到，反应物要发生反应变成产物，必须越过一个“能垒”(E_a)。因此，活化能E_a越大，能越过能垒E_a的分子数越少，反应越慢。反之，E_a越小，反应越快。

如果发生逆反应，即AC+BD ⟶ AB + CD，也要经历如图2–1所示的反应过程。这时活化能是E_a'而不是E_a。显然正反应的活化能E_a和逆反应的活化能E_a'是不同的。因此，正反应的速度与逆反应的速度也是不同的。

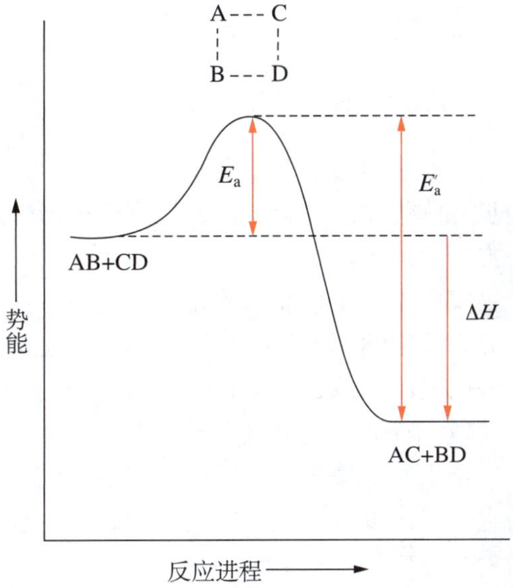

图2–1　反应过渡状态理论示意图

三、浓度对反应速率的影响

化学反应可以分为两大类：一类是简单反应，这是一步就完成的反应，又称元反应。另一类是复杂反应，是通过多步骤完成的反应。不论是元反应还是复杂反应，当反应物浓度增加时反应速率也增大。对于任意一元反应。

$$aA + bB \longrightarrow dD + eE$$

反应速率v与反应物浓度$c(A)$及$c(B)$的关系为：

$$v = kc^a(A)c^b(B) \tag{2-22}$$

式(2–22)称为反应速率方程。式中k称为速率常数，它在数值上等于单位浓度(即$c(A)$和$c(B)$均为1mol · L^{-1})时的反应速率。式(2–22)可叙述为：对于元反应，当温度不变时，化学反应速率与各反应物浓度幂(以化学反应中相应的系数做指数)的乘积成正比。这就是1863年化学家古德堡(Guldberg)和瓦格(Waage)总结出的质量作用定律。

对于复杂反应，我们不能根据反应方程式直接写出反应速率方程，而要根据实验测定的结果。例如对于如下反应：

$$2NO+2H_2 = N_2+2H_2O \qquad (2-23)$$

实验测得的速率方程式是

$$v = kc^2(NO)c(H_2)$$

而不是

$$v = kc^2(NO)c^2(H_2)$$

这说明反应(2−23)不是元反应，而是一个复杂反应。研究表明它是通过两步完成的:

(a) $2NO+H_2 = N_2+H_2O_2$ (慢反应)

(b) $H_2O_2+H_2 = 2H_2O$ (快反应)

当反应是通过多步骤完成时,其中最慢的步骤总是决定着整个反应的速度。因此这个最慢的步骤称为速度决定步骤。反应(2−23)中，反应(a)是速度决定步骤。由于它是元反应，所以速率方程为前式。

实际上，至今知道的元反应很少。而且一个反应是否是元反应也是通过大量实验确定的。因此，反应速率方程都是通过实验确定的。在任意一速率方程 $v = kc^a(A)c^b(B)$中，我们把 a+b = n 称为反应级数，n = 1，叫一级反应，n = 2 叫二级反应，如此等等。大量实验表明，n 可以为整数、小数、也可以为零。

当书写速率方程式时还要注意：纯固态或纯液态反应物的浓度不要写入速率方程式中,因为它们的浓度可以看作常数。如碳的燃烧反应：

$$C(s)+O_2(g) \longrightarrow CO_2(g)$$

$$v = kc(O_2)$$

固体碳的浓度不在方程式中出现。这是属于多相反应，反应速率不仅与温度和 O_2 的浓度(或分压)有关，而且还与碳的颗粒大小有关。一定量的物质被粉碎得越细，颗粒越小，总接触面积就越大，反应速率也越大，甚至以爆炸的形式反应。因此，煤矿坑里弥漫着碳的粉尘，面粉厂车间里弥漫着面粉尘粒是危险的。

浓度对反应速率的影响可以用有效碰撞理论解释。在一定温度下，加大反应物浓度，将增加反应物分子的碰撞次数，也增加了有效碰撞的次数，所以反应速率增加。

四、温度对反应速率的影响

对于绝大多数化学反应，升高温度，反应速率增大。例如氢气和氧气化合形成水的反应：

$$H_2+\frac{1}{2}O_2 \longrightarrow H_2O$$

在室温下，反应慢到难以察觉。如果温度升高至400℃，大约80天才能完全化合，在500℃时只需2小时左右，而600℃以上则以爆炸的形式完成。日常生活中，温度对化学反应速度的影响随处可见。夏天，由于气温高，食物易变质。把食物放置在冰箱中，由于温度低，反应速度慢，可延长食物的保存时间。用高压锅煮饭可以缩短煮饭的时间，是因为高压锅内可以得到高于100℃的温度。范特荷夫(van't Hoff)由许多实验总结出一规则：温度每升高10℃，化学反应速率一般增加2至4倍。

温度对化学反应速率的影响可用有效碰撞理论解释：①温度升高，反应物分子运动速度加快，单位时间内反应物分子的碰撞总次数增加，有效碰撞次数增加，因此反应速率增大。②升高温度导致活化分子百分比增加，有效碰撞次数大大增加，从而加大了反应速率。在上面两个原因中，第一个是次要的，第二个是主要的。从化学反应速率方程 $v=kc^n$(A)看，温度改变对反应物浓度 c(A)影响不大，它主要是改变了速率常数 k。

五、催化剂对反应速率的影响

在化学工业中，催化剂得到了极为广泛的应用。硝酸、硫酸、合成氨及塑料的生产都离不开催化剂。催化剂是能改变化学反应速率的物质，它在反应前后的质量和化学组成不变。能加大反应速率的催化剂叫正催化剂，能减慢化学反应速率的物质叫负催化剂或抑制剂。例如，为防止塑料、橡胶老化及药物变质，常添加某种物质以减慢反应速率，这些被添加的物质就是抑制剂。通常我们所说的催化剂是指正催化剂。催化剂的基本特征是：它虽然参与反应但在反应后其质量和化学组成不变；用量小但对反应速率影响大；有一定的选择性，一种催化剂只催化一种或少数几种反应；既催化正反应，也催化逆反应。催化剂只能催化热力学上能够发生的反应，它不能使非自发的反应变成自发反应。

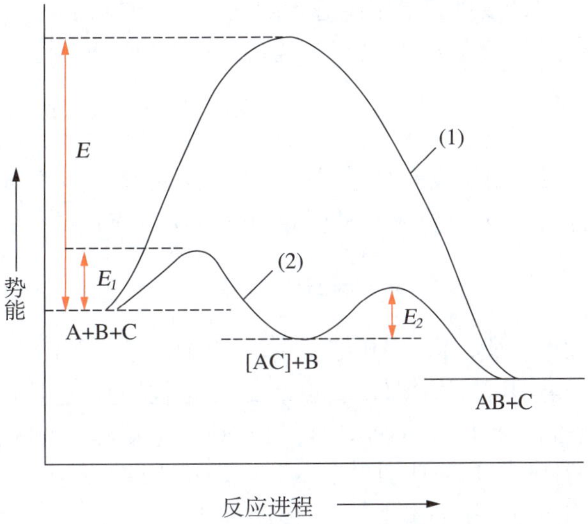

图2−2　催化剂降低反应活化能的示意图

催化剂之所以能够加快反应的速率，是因为它改变了反应的途径，降低了反应的活化能。如图2−2所示：当无催化剂时，反应的活化能为E，当催化剂参与反应，由于反应途径改变，反应活化能分别为E_1和E_2，由于活化能E_1和E_2都低于E，活化分子数增大，有更多的反应物分子能越过能垒发生反应，因而反应速度加快。

催化作用对生命体系也特别重要。生物体内进行的许多生物化学反应都是由特定酶进行催化的。这些生物催化剂—酶是蛋白质大分子。被酶催化的反应的反应物称为底物。酶催化作用除了一般催化剂的催化特性外，还具有如下一些特征：

1. 高选择性

一种酶往往只催化一种反应，甚至只作用于一种底物，如尿酶能催化尿素水解成NH_3和CO_2，但不能催化甲基尿素的水解。转氨酶只能催化氨基酸和酮酸间的转氨作用。

2. 高的催化效率

如在37℃，蔗糖水解成葡萄糖和果糖的反应既可用酸催化也可用蔗糖转化酶催化，其活化能分别为109kJ · mol^{-1}和48.1kJ · mol^{-1}，酶催化速率比酸催化速率大约高10^{10}倍。

3. 酶对介质pH及温度变化的敏感性

酶要在一定的pH范围及一定的温度范围内才能有效地发挥作用。酶催化往往都有一个最佳的pH值，过高或过低都将降低催化效率。酶对温度的变化非常敏感，通常在机体的正常温度下发挥其高的催化效率。由于酶是蛋白质，温度过高可使蛋白质变性，导致酶活性完全丧失。

第五节 化学平衡

一、不可逆反应与可逆反应，化学平衡

化学反应可分为两类：不可逆反应和可逆反应。不可逆反应是可以进行到底的反应，也就是说这种反应可以不断进行直到一种或多种反应物消耗完。例如浓硝酸与锌之间的反应：

$$Zn + 4HNO_3 = Zn(NO_3)_2 + 2NO_2 + 2H_2O$$

当有足量的硝酸时，锌将全部消耗掉。而且这个反应是不能逆向进行的，即我们不可能将二氧化氮通入硝酸锌溶液而得到锌和硝酸。因此，这是一个不可逆反应。这类反应不少，如锌从盐酸溶液中置换出氢气，氯酸钾在二氧化锰存在下加热分解等等都是不可逆反应。

许多反应是不能进行到底的，它们属于可逆反应。例如，如果在一个密闭容器中，把等摩尔量的气态H_2和气态I_2混合，它们将发生反应：

$$H_2 + I_2 \longrightarrow 2HI$$

开始，由于没有HI存在，因此只发生形成气态HI的反应。然而随着时间的推移，HI的浓度增大，HI分子将彼此碰撞并引起逆向反应：

$$2HI \longrightarrow H_2 + I_2$$

初始阶段，由于HI浓度小，逆向反应速度(v_r)也小。随着HI浓度增加，v_r也增加，最后逆向反应速度等于正向反应速度(v_f)，即形成HI的速度等于HI的分解速度，反应达到平衡，此过程如图2–3所示。在达到反应平衡的系统中，如果条件不变，反应物和产物的浓度不再随时间而变化。

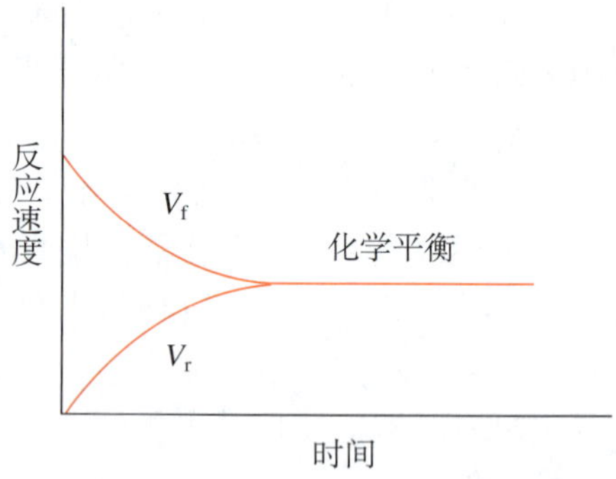

图2–3 可逆反应与化学平衡

通常，可逆反应用双箭头表示：

$$H_2 + I_2 \rightleftharpoons 2HI$$

从上面的例子我们可以看到，在可逆反应中，当正向反应与逆向反应的速率相等时，系统即达到平衡态，这种平衡称为化学平衡。当到达化学平衡时，虽然微观上化学反应仍在进行，但系统中各物种(即各种反应物、生成物)的浓度不再发生变化。化学平衡是一种动态平衡。

二、标准平衡常数和实验平衡常数

在我国公布的现行国家标准中，用标准平衡常数来表示反应达到平衡时反应物和产物间量

的关系。对于溶液中任一反应：

$$aA + bB \rightleftharpoons dD + eE$$

达到平衡时有

$$K^{\theta} = \frac{([D]/c^{\theta})^{d}([E]/c^{\theta})^{e}}{([A]/c^{\theta})^{a}([B]/c^{\theta})^{b}} \tag{2-24}$$

K^{θ}称为标准平衡常数，[A]、[B]、[D]、[E]表示相应物种的平衡浓度，单位为$mol \cdot L^{-1}$，c^{θ}表示标准浓度，为$1mol \cdot L^{-1}$。由于各浓度项都除以c^{θ}，消去了单位，因此K^{θ}是没有单位的。

对于气体反应：

$$aA + bB \rightleftharpoons dD + eE$$

在一定温度下达到平衡时，标准平衡常数表示为：

$$K^{\theta} = \frac{(p_D/p^{\theta})^{d}(p_E/p^{\theta})^{e}}{(p_A/p^{\theta})^{a}(p_B/p^{\theta})^{b}} \tag{2-25}$$

式(2−25)中，p_A、p_B、p_D、p_E分别为各反应物和产物的平衡分压*，p^{θ}为标准压力，$p^{\theta} = 100kPa$。

式(2−24)及(2−25)所表示的可逆反应达到平衡时反应物和产物间量的关系不仅为大量的实验事实所证实，而且也可由热力学导出。

标准平衡常数K^{θ}与反应物浓度或分压无关，但与温度有关。温度改变，K^{θ}也将变化。K^{θ}的数值取决于可逆反应的本性。K^{θ}值越大，产物的平衡浓度(或分压)越大，反应物的平衡浓度(或分压)就越小，可逆反应向右进行得越彻底。反之，K^{θ}值越小，可逆反应向右进行的程度就越小。因此，标准平衡常数K^{θ}是一定温度下，可逆反应可能进行的最大限度的量度。

在书写标准平衡常数表达式时应该注意以下几点：

(1)如果在反应体系中有固体或纯液体参加，不要把它们写入表达式中。例如：

$$CaCO_3(s) \rightleftharpoons CaO(s) + CO_2(g)$$

$$K^{\theta} = p(CO_2)/p^{\theta}$$

固体$CaCO_3$和CaO不写入表达式。

$$2NOBr(g) \rightleftharpoons 2NO(g) + Br_2(l)$$

$$K^{\theta} = \frac{(p(NO)/p^{\theta})^2}{(p(NOBr)/p^{\theta})^2}$$

纯液体Br_2不写入表达式。

---

*混合气体的总压等于各组分分压的加合，即$P_{总} = P_1+P_2+P_3......+p_i$，第i种组分分压与它在混合气体中的摩尔分数成正比。

(2) 在稀溶液中进行的反应，若溶剂参与反应，由于溶剂的量很大，浓度基本不变，可以看成一个常数，也不写入表达式中，如醋酸(HAc)的电离：

$$HAc + H_2O \rightleftharpoons H_3O + Ac^-$$

$$K^\theta = \frac{([H_3O^+]/c^\theta)([Ac^-]/c^\theta)}{([HAc]/c^\theta)}$$

溶剂 H_2O 虽然参加反应，但不写入表达式中。

(3) 标准平衡常数的表达式及 K^θ 的数值与反应方程式的写法有关。如：

$$N_2(g)+3H_2(g) \rightleftharpoons 2NH_3(g)$$

$$K_1^\theta = \frac{(p[NH_3]/p^\theta)^2}{(p[N_2]/p^\theta)(p(H_2)/p^\theta)^3}$$

若反应式写成

$$\frac{1}{2}N_2(g)+\frac{3}{2}H_2(g) \rightleftharpoons NH_3(g)$$

$$K_2^\theta = \frac{(p[NH_3]/p^\theta)}{(p[N_2]/p^\theta)^{\frac{1}{2}}(p(H_2)/p^\theta)^{\frac{3}{2}}}$$

K_1^θ 和 K_2^θ 数值不同，它们之间的关系为 $K_1^\theta=(K_2^\theta)^2$

(4) 正、逆反应的标准平衡常数互为倒数。如 NH_3 的电离：

$$NH_3+H_2O \rightleftharpoons NH_4^++OH^-$$

$$K_{正}^\theta = \frac{([NH_4^+]/c^\theta)([OH^-]/c^\theta)}{([NH_3]/c^\theta)}$$

逆反应，

$$NH_4^++OH^- \rightleftharpoons NH_3+H_2O$$

$$K_{逆}^\theta = \frac{([NH_3]/c^\theta)}{([NH_4^+]/c^\theta)([OH^-]/c^\theta)}$$

显然，$K_{正}^\theta = 1/K_{逆}^\theta$

这里应该指出，在以往的教材及现今的许多文献中，对于溶液中的可逆反应：

$$aA + bB \rightleftharpoons dD + eE$$

当达到平衡时，反应物和产物的平衡浓度间的关系是用下面的关系式来表示：

$$K_C = \frac{[D]^d[E]^e}{[A]^a[B]^b} \tag{2-26}$$

式(2−26)中，[A]、[B]和[D]、[E]分别表示反应物和产物的平衡浓度，单位为$mol \cdot L^{-1}$，a、b和d、e是相应的化学计量系数。K_c称为浓度平衡常数。如果a+b=d+e，则K_c无单位。如a+b≠d+e，K_c有单位(但一般不写出)。比较式(2−26)和(2−24)可以看出，K_c和K^θ在数值上总是相等的。

对于气体反应：

$$aA + bB \rightleftharpoons dD + eE$$

$$K_p = \frac{p^d(D)p^e(E)}{p^a(A)p^b(B)} \tag{2-27}$$

式(2−27)中，$p(A)$，$p(B)$和$p(D)$，$p(E)$分别为反应物和产物的平衡分压，单位为kP_a，K_p称为压力平衡常数。比较(2−27)及(2−25)两式可以看出，当a+b = d+e时，K_p无单位，K_p在数值上与K^θ相同；当a+b ≠ d+e时，K_p有单位，K_p在数值上不等于K^θ，K_c和K_P称为实验平衡常数。在本书中，除在本章使用K^θ外，为书写简便，在其他章中，对于在溶液中的反应，仍用K_c；对于气体反应，则用K^θ表示。

例2−6 在273K，$0.2129mol \cdot L^{-1}$的HAc在水溶液中电离达到平衡后，测得$[H_3O^+]$为$2.0 \times 10^{-3} mol \cdot L^{-1}$，求HAc电离的标准平衡常数$K^\theta$。

解：HAc在水溶液中的电离平衡及各种物种的浓度如下所示：

$$HAc + H_2O \rightleftharpoons H_3O^+ + Ac^-$$

	HAc	H_3O^+	Ac^-
初始浓度 /(mol/L)	0.2129	0	0
平衡浓度 /(mol/L)	$0.2129-2.0 \times 10^{-3}$	2.0×10^{-3}	2.0×10^{-3}

$$K^\theta_{HAc} = \frac{([H_3O^+]/c^\theta)([Ac^-]/c^\theta)}{([HAc]/c^\theta)}$$

由于$c^\theta = 1mol \cdot L^{-1}$，代入后仅仅是消去单位，所以可以直接代入平衡浓度数值计算K^θ_{HAc}，

$$K^\theta_{HAc} = \frac{(2.0 \times 10^{-3})(2.0 \times 10^{-3})}{(0.2129-2.0 \times 10^{-3})} = \frac{4.0 \times 10^{-6}}{0.2129} = 1.9 \times 10^{-5}$$

注意，由于是稀溶液，所以溶剂H_2O的浓度不写入标准平衡常数表达式中。

例2−7 已知698.1K时，下列反应

$$I_2(g)+H_2(g) \rightleftharpoons 2HI(g)$$

反应达到平衡时，I_2的分压$p(I_2) = 4.278kPa$，H_2和HI的分压分别为$p(H_2) = 26.47kPa$，$p(HI) = 78.54kPa$，求标准平衡常数K^θ。

解：据式(2−25)

$$K^\theta = \frac{(p(HI)/p^\theta)^2}{(p(H_2)/p^\theta)(p(I_2)/p^\theta)} = \frac{(78.54/100)^2}{(26.47/100)(4.278/100)} = 54.47$$

三、影响化学平衡的因素

化学平衡是相对的，有条件的。当条件改变时，化学平衡就会被破坏，各种物质的浓度(或分压)就会改变，反应继续进行，直到建立新的平衡。这种由于条件变化导致平衡移动的过程，称为化学平衡的移动。下面讨论浓度、压力和温度对化学平衡的影响。

(一) 浓度对化学平衡的影响

对于在溶液中的任一反应：

$$aA + bB \rightleftharpoons dD + eE$$

$$令\ Q = \frac{(c_D/c^\theta)^d(c_E/c^\theta)^e}{(c_A/c^\theta)^a(c_B/c^\theta)^b}$$

式中 c_A、c_B 和 c_D、c_E 分别为各反应物和生成物的任意浓度，Q 称为反应商。如果它们都等于平衡浓度，则 $Q = K^\theta$。反过来说，如果 $Q \neq K^\theta$，则反应未达到平衡。如果往已达到平衡的系统中加入反应物 A 和 B，即增加反应物浓度，由于 $Q<K^\theta$，平衡被破坏，反应将向右进行，随着反应物 A 和 B 浓度的减小和生成物 D 和 E 浓度的增加，Q 值增大，当 $Q = K^\theta$ 时，反应又达到一个新的平衡。在新的平衡系统中，A、B、D、E 的浓度不同于原来平衡系统中的浓度。同理，如果往平衡系统中增加生成物的 D 和 E 的浓度，或者减少反应物 A 和 B 的浓度，由于 $Q > K^\theta$，平衡将向左移动，直到 $Q = K^\theta$，建立新的平衡为止。

我们可以把浓度对化学平衡的影响归纳为：浓度的改变不影响 K^θ 值，但将导致平衡的移动；增加反应物的浓度或减少生成物的浓度，平衡将向右移动；增加生成物的浓度或减少反应物的浓度，平衡将向左移动。

(二) 压力对化学平衡的影响

压力的变化对液相和固相的反应的平衡位置几乎没有影响。但对于有气体参加的反应就可能有影响，对于有气体参与的任一反应：

$$aA + bB \rightleftharpoons dD + eE$$

$$令\ Q = \frac{(p_D/p^\theta)^d(p_E/p^\theta)^e}{(p_A/p^\theta)^a(p_B/p^\theta)^b}$$

p_A、p_B 和 p_D、p_E 分别为各反应物和产物的分压。如果它们都等于平衡分压，则 $Q = K^\theta$。如果增大反应物的分压或减小产物的分压，平衡将向右移动。反之，增大产物的分压或减小反应物的分压，平衡将向左移动。这与浓度对化学平衡的影响完全相同。

如果对一个已达平衡的气体化学反应，增加系统的总压或减小总压，对化学平衡会不会有影响呢？这里有两种情况：① 如果反应物气体分子总数与生成物的气体分子总数相等，即 $a+b = d+e$，增加总压或减小总压都不会改变 Q 值，即仍然有 $Q = K^\theta$，平衡不发生移动。② 如果反应物气体分子总数与生成物气体分子总数不等，即 $a+b \neq d+e$，则改变平衡系统总压将导致平衡移动。例如：

$$N_2 + 3H_2 \rightleftharpoons 2NH_3$$

增加总压力，平衡将向分子数减少的方向(即形成NH_3的方向)移动。减小总压力，平衡将向分子数增加的方向(即产生N_2和H_2的方向)移动。

(三) 温度对化学平衡的影响

温度对化学平衡的影响与浓度或压力改变对化学平衡的影响完全不同，因为浓度或压力改变只改变Q值，而不改变反应的标准平衡常数K^θ。但是，温度改变，标准平衡常数K^θ也将改变。

温度对化学平衡的影响与反应的热效应有关。若正向反应为放热反应($\Delta_r H_m<0$)，则逆向反应必为吸热反应，升高温度将使平衡向吸热方向移动，降低温度将使平衡向放热的方向移动。

在工业生产中，要综合考虑影响化学平衡及反应速率的各种因素，采用合适的反应条件以提高产率。例如对合成氨的反应：

$$N_2(g)+3H_2(g) \rightleftharpoons 2NH_3(g) \qquad \Delta_r H_m^\theta = -92.22\text{kJ} \cdot \text{mol}^{-1}$$

这是一个分子数减小的反应，因此增加总压将使平衡向生成NH_3的方向移动；这是一个放热反应，降低温度将使平衡向放热的方向移动，有利于NH_3的形成。但降低温度将减小反应速率，导致NH_3的单位时间产率下降。因此，合成氨是在高压(10～30MPa)，不太低的温度(一般为500℃)下进行。

四、查德里(Le・Chatelier)原理

对于浓度、压力、温度等因素所引起的平衡系统移动的方向，吕・查德里在1885年总结出一条普遍的规律，称为吕・查德里原理，即：平衡向着消除外来影响，恢复原有状态的方向移动。

根据这一原理，我们可以对浓度、压力、温度对化学平衡的影响作出统一的解释。在平衡系统中增加任何作用物的浓度则平衡将向着减少该物质浓度的方向移动；减少某一物质的浓度则平衡向产生此物质的方向移动，以尽力消除浓度改变带来的影响，恢复原有状态。增高温度平衡将向吸热方向移动，以尽力恢复原来系统的低温；降低温度平衡向放热方向移动，以尽力恢复原来系统的高温。增加压力，平衡向气体分子总数减少(也降低总压力)的方向移动，以尽力恢复原系统的低压状态；减小压力，平衡向增加气体分子总数(也增加总压力)的方向移动，以尽力恢复原来系统的高压状态。

吕・查德里原理不仅适用于化学平衡，也适用于物理平衡，但它只适用于已经达到平衡的系统，对于非平衡系统，其变化方向只有一个，那就是自发地向着平衡状态的方向移动。

阅读材料

吉布斯 (Gibbs，JW，1839–1903)

100多年前，化学实际上是一门实验科学。那时的化学理论本质上是叙述性的。在那个时代，有两位杰出的理论工作者由于导出了某些可以定量说明物理和化学过程的数学定律而改变了化学的面貌。这两个学者一个是建立了气体分子运动论的麦克斯韦尔(Maxwell)，另一个就是吉布斯。

吉布斯自1871年始直至1903年去世，任美国耶鲁大学教授。在任耶鲁大学教授的头十年他义务授课，未领取任何薪俸。1876年他在一个很普通的杂志“康乃狄格科学院院报”上发表了《论非均相物质之平衡》的著名论文的第一部分。这篇长达323页的论文1878年完成。这篇论文奠定了热力学的基础。在这篇论文中首次提出了我们在本章中用来讨论反应

自发性的自由能的概念(后来称为Gibbs自由能)，还讨论了化学平衡、相平衡及稀溶液定律、表面吸附的本质等等。

吉布斯在1901年发表的著作《统计力学中的基本原理》中，应用支配系统性质的统计原理阐明了他在事业开始之际从完全不同的观点导出的热力学方程。他确立了矢量分析的学科，对天文学和数学也作出了巨大的贡献.

吉布斯是一位地道的“在自己的本土上不享受荣誉的先知”。他的美国同行们直到他的晚年也不了解他的工作的意义。1920年，他已经去世17年了，当他首次被提名进入纽约大学的美国名人馆时，他仅仅得了9票而落选，直到1950年他才被选入该馆。吉布斯的工作在美国多年不受重视可能与他的论文艰深难懂有关。而他又从不为自己的工作做些宣传解释工作。吉布斯属于那种似乎内心并不要求得到同时代的人承认的罕见的人物中的一个。他只为能够解决自己脑海中所存在的问题而感到满足和快乐。

早在吉布斯的工作在本国受到重视之前，吉布斯在欧洲已经得到承认。麦克斯韦尔反复引证吉布斯的工作。奥斯特瓦尔德(Ostwald，W)称赞吉布斯：“从内容到形式，他赋予物理化学整整一百年。”1892年奥斯特瓦尔德将吉布斯的论文译成了德文。七年之后，里·查德里(Le Chatlier)又将它译成了法文。

小　结

热力学把描述系统状态的那些物理量叫状态函数。例如温度T，压力p，体积V，物质的量n等都是状态函数。状态函数的变化只与系统的始态和终态有关，与中间过程无关。

热力学第一定律就是能量守恒－转化定律。它的数学表示式为$\Delta U = Q+W$，即系统内能的变化等于系统吸收的热与得到的功的加合。内能U是状态函数，但热和功不是状态函数，它们的数值与过程有关。系统放热，Q为负值；系统吸热，Q为正值。系统对外做功W为负值，系统得功W为正值。

焓H是与系统能量有关的一个物理量，是状态函数。在等温等压下的化学反应热等于焓变$\Delta_r H_m$. $\Delta_r H_m$可以利用盖斯(Hess)定律计算，也可以利用物质的标准生成焓$\Delta_f H_m^\theta$计算标准状态下的反应热：

$$\Delta_r H_m^\theta = \sum \Delta_f H_m^\theta(\text{生成物}) - \sum \Delta_f H_m^\theta(\text{反应物})$$

决定化学反应自发方向的因素有反应热$\Delta_r H_m$及混乱度。系统混乱度的大小可以用熵S来表示。熵S是状态函数。吉布斯方程把$\Delta_r H_m$及熵变$\Delta_r S_m$联系起来，$\Delta_r G_m=\Delta_r H_m - T\Delta_r S_m$，$G$称为吉布斯自由能，也是状态函数，是与系统能量有关的一个物理量。对于在标准状态下的反应，$\Delta_r G_m$可以用标准摩尔生成自由能$\Delta_f G_m^\theta$计算：

$$\Delta_r G_m^\theta = \sum \Delta_f G_m^\theta(\text{生成物}) - \sum \Delta_f G_m^\theta(\text{反应物})$$

利用自由能变$\Delta_r G_m$可以判断等温、等压不做有用功的化学反应自发进行的方向，即：

$$\Delta_r G_m \begin{cases} <0 & \text{反应正向自发} \\ >0 & \text{反应逆向自发} \\ =0 & \text{反应达到平衡} \end{cases}$$

化学反应速度定义为单位时间内反应物浓度的减少或生成物浓度的增加。对于反应：

$$aA + bB \longrightarrow dD + eE$$

$$v = -\frac{\Delta c(A)}{a\Delta t} = -\frac{\Delta c(B)}{b\Delta t} = \frac{\Delta c(D)}{d\Delta t} = \frac{\Delta c(E)}{e\Delta t}$$

活化能E_a是活化分子具有的最低能量与反应物分子具有的平均能量的差值。活化能E_a是决定反应速度的根本原因。E_a越大，反应速率越小，E_a越小，反应速率越大。对于大多数反应，增加反应物浓度将使反应速率增大，因为有效碰撞次数增加。增高温度，将使活化分子百分数增加，有效碰撞次数增加，碰撞总次数也增加，这都使反应速率增大。催化剂加速反应是因为催化剂参加反应，改变了反应历程，降低了活化能。

当一个可逆的化学反应其正反应的速度等于逆反应的速度时即达到了化学平衡。对一可逆反应：

$$aA+bB \rightleftharpoons dD+eE$$

当达到化学平衡时，反应物和生成物间的量的关系可用标准平衡常数K^θ表示，对溶液反应：

$$K^\theta = \frac{([D]/c^\theta)^d([E]/c^\theta)^e}{([A]/c^\theta)^a([B]/c^\theta)^b}$$

对气体反应：

$$K^\theta = \frac{(p_D/p^\theta)^d(p_E/p^\theta)^e}{(p_A/p^\theta)^a(p_B/p^\theta)^b}$$

对于溶液中的可逆反应，实验平衡常数K_c为

$$K_C = \frac{[D]^d(E)^e}{[A]^a[B]^b}$$

K_c在数值上与K^θ相等。

化学平衡是相对的，有条件的，条件改变将导致化学平衡的移动。对于一个已达到平衡的反应，增加反应物浓度平衡向形成生成物方向移动。增加生成物的浓度，平衡向形成反应物的方向移动。对于有气体参加的反应，增加总压力，平衡将向气体总分子数减少的方向移动，减小总压力，平衡向增加气体总分子数的方向移动。升高温度平衡向吸热方向移动，降低温度，平衡向放热方向移动。外界条件改变对平衡系统的影响可用吕 · 查德里原理解释。

习　题

1. P、V、T、U、H、S、G、Q、W中哪些是状态函数？状态函数的基本特征是什么？
2. 什么是热力学第一定律？它的数学表达式是什么？热(Q)和功(W)的符号如何规定？
3. U、H、G的绝对值能测定吗？$\Delta_r H_m$及$\Delta_r H_m^\theta$的意义及单位是什么？

4. 什么是盖斯(Hess)定律?
5. 热力学中标准态的标准压力 p^θ 及标准浓度 c^θ 的值为多少?
6. $\Delta_f H_m$ 和 $\Delta_f G_m$ 的意义是什么?稳定单质的 $\Delta_f H_m^\theta$ 的值是多少?
7. 试用盖斯定律求 $Cu(s) + \frac{1}{2} O_2(g) \longrightarrow CuO(s)$ 的标准反应热 $\Delta_r H_m^\theta$，已知：

① $CuO(s) + Cu(s) \longrightarrow Cu_2O(s) \qquad \Delta_r H_{m,1}^\theta = -11.5 kJ \cdot mol^{-1}$

② $Cu_2O(s) + \frac{1}{2} O_2(g) \longrightarrow 2CuO(s) \qquad \Delta_r H_{m,2}^\theta = -143.7 kJ \cdot mol^{-1}$

(答：$-155.2 kJ \cdot mol^{-1}$)

8. 用附表中的标准生成热数据求下列反应的标准反应热 $\Delta_r H_m^\theta$。

$CO(g) + 2H_2(g) \longrightarrow CH_3OH(l)$ (答：$-128.8 kJ \cdot mol^{-1}$)

9. 试用附表中的标准生成热数据求下列反应的 $\Delta_r H_m^\theta$,

① $NO_2(g) \longrightarrow NO(g) + \frac{1}{2} O_2(g)$

② $C_2H_5OH(l) \longrightarrow CH_3CHO(l) + H_2(g)$

(答：① $58.1 kJ \cdot mol^{-1}$，② $85.4 kJ \cdot mol^{-1}$)

10. 系统的混乱度是以什么状态函数表示的？它的单位是什么？ S_m^θ 的意义是什么?标准状态下稳定单值的 S_m^θ 的值为零吗?
11. 葡萄糖 $C_6H_{12}O_6(s)$ 在无氧条件下酵解可生成乳酸 $C_3H_6O_3(s)$，也可生成乙醇和 CO_2；在氧气存在下可发生氧化反应生成 CO_2 和 H_2O，三种反应如下：

① $C_6H_{12}O_6(s) \longrightarrow 2C_3H_6O_3(s)$

② $C_6H_{12}O_6(s) \longrightarrow 2C_2H_5OH(l) + 2CO_2(g)$

③ $C_6H_{12}O_6(s) + 6O_2(g) \longrightarrow 6CO_2(g) + 6H_2O_2(l)$

已知 298K 时 $\Delta_f G_m^\theta[C_3H_6O_3(s)] = -557.1 kJ \cdot mol^{-1}$，其余物质的 $\Delta_f G_m^\theta$ 可查附表，试求此三个反应在 298K 下的标准自由能变 $\Delta_r G_m^\theta$，并判断它们能否自发进行?

(答：① $-203.6 kJ \cdot mol^{-1}$，② $-227.8 kJ \cdot mol^{-1}$，③ $-2878.4 kJ \cdot mol^{-1}$ 反应都能自发)

12. 试用反应物或生成物浓度随时间的变化表示下列反应的速率,

① $2NO + Cl_2 = 2NOCl$

② $HBr(g) = \frac{1}{2} Br_2(g) + \frac{1}{2} H_2(g)$

13. 在有效碰撞理论中,化学反应的活化能的意义是什么？为什么活化能越大,反应速度越小?
14. 实验表明，下面反应是元反应：

$$CO(g) + H_2O(g) \longrightarrow CO_2(g) + H_2(g)$$

请写出速率方程，此反应是几级反应？

15. 请写出下列反应的标准平衡常数的表示式：

① 丙酸在水溶液中的电离

$$CH_3CH_2COOH+H_2O \rightleftharpoons CH_3CH_2COO^- + H_3O^+$$

② $CaCO_3(s) \rightleftharpoons CaO(s) + CO_2(g)$

③ $NO(g) + \frac{1}{2}O_2(g) \rightleftharpoons NO_2(g)$

16. 蔗糖水解反应如下：

$C_{12}H_{22}O_{11} + H_2O \rightleftharpoons C_6H_{12}O_6$(葡萄糖) + $C_6H_{12}O_6$(果糖)

若蔗糖的起始浓度为0.10mol · L^{-1}，反应达到平衡时蔗糖水解了一半，求浓度平衡常数K_c。

(答：0.050)

17. 在葡萄糖异构酶催化下，葡萄糖−6−磷酸酯(G−6−P)可转化为果糖−6−磷酸酯(F−6−P)，

$$G-6-P \rightleftharpoons F-6-P$$

在298K时，$K^\theta = 0.43$，如果反应开始时的浓度为0.10mol · L^{-1}，计算反应在298K达到平衡时G−6−P和F−6−P的浓度。

(答：c(G−6−P) = 0.070mol · L^{-1}；c(F−6−P) = 0.030mol · L^{-1})

18. 设下列反应分别在密闭容器中达到平衡，其反应的热效应用Qv表示，如加压或升高温度各有何影响？

① $CO_2(g) + H_2O(1) \rightleftharpoons H_2CO_3(aq)$ $\quad Qv < 0$

② $CaCO_3(s) \rightleftharpoons CaO(s) + CO_2(g)$ $\quad Qv > 0$

③ $N_2(g) + O_2(g) \rightleftharpoons 2NO(g)$ $\quad Qv > 0$

④ $PCl_5(s) \rightleftharpoons PCl_3(1) + Cl_2(g)$ $\quad Qv > 0$

⑤ $N_2(g) + 3H_2(g) \rightleftharpoons 2NH_3(g)$ $\quad Qv < 0$

19. 升高温度使反应速度加快的原因是什么？

20. $CaCO_3(s) = CaO(s) + CO_2(g)$是一吸热反应，根据吉布斯方程讨论温度变化对此反应自发性的影响。

第三章　电解质溶液

学习要求

掌握水溶液中的酸碱平衡及一元弱酸(碱)溶液中H^+离子浓度和pH值的简单计算；熟悉酸碱质子理论；了解同离子效应及有关计算。

掌握缓冲溶液pH值的有关计算，缓冲溶液的配制原则、方法；熟悉缓冲溶液的组成、缓冲原理；了解缓冲容量及其影响因素，了解血液中的主要缓冲系及其作用。

掌握溶度积与溶解度的关系，并能用溶度积规则判断沉淀的生成和溶解；了解难溶电解质的沉淀溶解平衡及K_{sp}的意义。

水溶液或熔融状态下能导电的物质叫电解质，不能导电的物质叫非电解质。根据水溶液导电能力的强弱又可分为强电解质和弱电解质。强电解质在水溶液中完全解离成离子。强酸(如HCl、HNO_3、H_2SO_4)、强碱(如NaOH、KOH)和绝大多数盐类(如NaCl、KCl、$NaNO_3$等)都是强电解质。弱电解质在水溶液中只能部分地解离成离子。弱酸(如HAc、H_2CO_3)、弱碱(如$NH_3 \cdot H_2O$、CH_3NH_2)及少数盐类(如Hg_2Cl_2、$Pb(Ac)_2$等)都是弱电解质。

人体体液和组织液中含有多种电解质离子，如K^+、Na^+、Ca^{2+}、Mg^{2+}、HCO_3^-、CO_3^{2-}、$H_2PO_4^-$、HPO_4^{2-}、PO_4^{3-}、SO_4^{2-}、Cl^-离子等。这些离子对维持体内的渗透平衡、酸碱平衡以及神经、肌肉等组织中的生理、生化过程起着重要作用。

第一节　酸碱平衡

我们已经熟悉的酸碱概念是瑞典物理化学家阿仑尼乌斯(Arrhenius)于19世纪末提出的经典电离理论，该理论认为：凡在水溶液中电离出的阳离子全部是H^+离子的化合物叫酸，电离出的阴离子全部是OH^-离子的化合物叫碱。这一理论对化学科学的发展，对酸碱本质的认识起了积极作用，至今仍普遍使用。但这一理论也存在很大的局限性：第一，有些物质如NH_4Cl水溶液具有酸性，Na_2CO_3、Na_3PO_4等物质的水溶液呈碱性，但前者并不含H^+，后者也不含有OH^-；其次，该理论只限于水溶液，对非水系统和无溶剂系统中酸碱性的说明则无能为力。为此，后来又相继产生了多种酸碱理论。酸碱质子论就是其中之一种。

一、酸碱质子理论

(一) 酸碱的定义

1923年，丹麦物理化学家布朗斯特(Briönsted)和英国化学家劳里(Lowry)同时提出了酸碱质子理论。该理论认为：化学反应中，凡能提供质子(H^+)的任何分子或离子是酸。凡能接受质子(H^+)的分子或离子是碱。酸和碱的关系可用下式表示：

$$HB \rightleftharpoons H^+ + B^-$$

$$\text{酸} \rightleftharpoons \text{质子} + \text{碱}$$

酸给出质子后，剩余的部分就是碱，碱接受质子后便是酸。在这类反应中，酸被看成是质子的给予体，碱是质子的接受体。例如：

酸 ⇌	质子 +	碱
HCl	H^+	Cl^-
NH_4^+	H^+	NH_3
$H_2PO_4^-$	H^+	HPO_4^{2-}
HPO_4^{2-}	H^+	PO_4^{3-}
H_2SO_4	H^+	HSO_4^-
HSO_4^-	H^+	SO_4^{2-}
H_3O^+	H^+	H_2O
H_2O	H^+	OH^-
$[Al(H_2O)_6]^{3+}$	H^+	$[Al(H_2O)_5(OH)]^{2+}$

(3−1)

左边的反应物都是酸，它可以是分子、正离子或负离子；右边的产物是 H^+ 和碱，碱可以是分子、正离子或负离子。

根据酸碱质子理论，酸和碱不是孤立的，而是对立统一体。酸与其释放一个 H^+ 后产生的碱称为共轭酸碱对，如 $HCl—Cl^-$，$H_2PO_4^-—HPO_4^{2-}$ 等共轭酸碱对。由于酸解离出 H^+ 后就变成它的共轭碱，所以酸比它的共轭碱永远多一个 H^+ 质子。共轭的酸和碱必定同时存在。另外，某些物质如 HPO_4^{2-}，HSO_4^- 以及 H_2O 在某一共轭酸碱对中是酸，在另一共轭酸碱对中是碱，因此这类分子或离子称为两性物质。

(二) 酸碱反应实质

酸碱反应的发生必须有两个共轭酸碱对才能实现。这是因为酸释放出的 H^+ 不能单独存在(因为 H^+ 的半径极小，又带正电荷，所以不可能以游离状态存在)。事实上，质子在水溶液中的平均寿命约 10^{-14} 秒。因此，必须有另一物质接受这个 H^+ 质子。这种物质最常见的就是溶剂 H_2O 分子。

$$\underset{\text{质子}}{H^+} + \underset{\text{碱}}{H_2O} \rightleftharpoons \underset{\text{酸}}{H_3O^+}$$

这是一个共轭酸碱对，其中 H_2O 分子就是质子论中的碱。显然，在溶液中，式(3−1)中各反应(严格地说是半反应)的实现必须依靠另一种共轭酸碱对的反应(半反应)：

共轭酸碱对 1：
$$\underset{\text{酸}_1}{HAc} \rightleftharpoons H^+ + \underset{\text{碱}_1}{Ac^-}$$

共轭酸碱对 2：
$$H^+ + \underset{\text{碱}_2}{H_2O} \rightleftharpoons \underset{\text{酸}_2}{H_3O^+}$$

两式相加总反应：

$$\underset{\text{酸}_1}{HAc} + \underset{\text{碱}_2}{H_2O} \rightleftharpoons \underset{\text{酸}_2}{H_3O^+} + \underset{\text{碱}_1}{Ac^-} \quad (3-2)$$

H^+（由酸₁传递给碱₂）

由式(3−2)可见，通过两个共轭酸碱对的反应，净结果是HAc把H^+质子传递给了H_2O分子，如果没有H_2O分子接受这个H^+，则HAc就不能发生在水中的解离。可见，任何酸碱反应的实质都是质子在两共轭酸碱对之间的传递。

共轭酸碱对中，若酸越强，则它给出质子的能力越强，它的共轭碱接受H^+的能力就越弱，它的碱性就越弱。反之亦然。例如，HCl是强酸，它的共轭碱Cl^-就是弱碱。H_2O是弱酸，而它的共轭碱OH^-就是强碱。

酸碱的强弱不仅与酸碱授受质子的能力有关，在很大程度上也与溶剂(H_2O)授受H^+的能力有关。例如HAc在H_2O中是弱酸，但在氨中就是强酸，这是因为NH_3比H_2O更易接受HAc解离出来的质子。

酸碱反应的方向及程度取决于酸碱的相对强弱。一般说来，酸碱反应总是由较强的酸和较强的碱作用向着生成较弱的酸和较弱的碱的方向进行。相互作用的酸和碱愈强，反应进行得愈完全。例如：

$$HCl + OH^- \rightleftharpoons Cl^- + H_2O$$

HCl的酸性比H_2O强，OH^-的碱性比Cl^-强，故上述反应强烈地向右进行。又如：

$$HCN + NH_3 \rightleftharpoons CN^- + NH_4^+$$

因HCN的酸性略强于NH_4^+，NH_3的碱性略强于CN^-，故上述反应向右进行，但反应很不完全，体系中有较多的HCN和NH_3存在。

二、水的质子自递平衡

(一) 水的质子自递平衡

纯水难解离，但用精密仪器仍可测出纯水有微弱的导电性。H_2O是极微弱的电解质，是两性溶剂，既可给出质子，也能接受质子。

H^+（由第一个H_2O传递给第二个H_2O）

$$H_2O + H_2O \rightleftharpoons H_3O^+ + OH^-$$

这种发生在水分子之间的质子传递反应叫做水的质子自递反应(autoprotolysis)。为方便起见，一般常用简式表示

$$H_2O \rightleftharpoons H^+ + OH^-$$

一定温度下，达到平衡时，有如下关系：

$$K_W \rightleftharpoons [H^+][OH^-] \quad (3-3)$$

式中：K_w称为水的离子积常数，简称水的离子积。

$[H^+]$ ⟶ 水中H^+(或H_3O^+)的平衡浓度($mol \cdot L^{-1}$)

$[OH^-]$ ⟶ 水中OH^-的平衡浓度($mol \cdot L^{-1}$)

水的质子自递反应是吸热反应，温度升高，K_w值随之增大。不同温度下的K_w值见附录。25℃时的纯水中：$K_w = 1.00 \times 10^{-14}$

$$[H^+] = [OH^-] = \sqrt{K_w} = 1.00 \times 10^{-7}(mol \cdot L^{-1})$$

(二) 水溶液的pH值

由式(3-3)可知，一定温度下，纯水中H^+离子和OH^-离子浓度的乘积为一常数。亦即无论在纯水中，还是在酸溶液中或碱溶液中，H^+离子和OH^-离子都是同时存在的，并且其浓度的乘积等于K_w，一种离子的浓度随另一种离子浓度的升高而降低，甚至可以降至极小的浓度，但决不会等于零！

室温下纯水中，$[H^+] = [OH^-] = 1.00 \times 10^{-7}(mol \cdot L^{-1})$。若向纯水中加入酸，则溶液中$H^+$离子浓度增大，$OH^-$离子浓度就降低，结果是$[H^+] > [OH^-]$，溶液显酸性；若向纯水中加入碱，则溶液中的$OH^-$离子浓度增大，$H^+$离子浓度就降低，结果是$[H^+] < [OH^-]$，溶液显碱性。因此，水溶液的酸碱性与溶液中$H^+$离子浓度和$OH^-$离子浓度的关系可归纳如下：

中性溶液 $[H^+] = [OH^-] = 1.00 \times 10^{-7} mol \cdot L^{-1}$

酸性溶液 $[H^+] > [OH^-], [H^+] > 1.00 \times 10^{-7} mol \cdot L^{-1}$

碱性溶液 $[H^+] < [OH^-], [H^+] < 1.00 \times 10^{-7} mol \cdot L^{-1}$

当H^+离子浓度或OH^-离子浓度大于或等于$1mol \cdot L^{-1}$时，直接用H^+离子或OH^-离子浓度表示溶液的酸碱性是合适的。但当H^+离子或OH^-离子浓度小于$1mol \cdot L^{-1}$时，使用和记忆都很不方便。为简便起见，常用pH值表示低H^+离子浓度溶液的酸碱性。pH定义为：

$$pH = -\lg[H^+] \tag{3-4}$$

与pH相对应的还有pOH和pK_w，分别定义为：

$$pOH = -\lg[OH^-] \tag{3-5}$$

$$pK_w = -\lg K_w \tag{3-6}$$

又因为$[H^+][OH^-] = K_w$，若等式两边同取负对数，得

$$-\lg[H^+] - \lg[OH^-] = -\lg K_w$$

即 $pH + pOH = pK_w$

pH和pOH都可以表示溶液的酸碱性，但习惯上采用pH，由式(3-4)可知，pH越小，溶液中H^+离子浓度越大，溶液的酸性越强；反之，pH值越大，溶液的碱性越强。

溶液的酸碱性与pH值有如下关系：

$pH = 7$ 溶液显中性

$pH > 7$ 溶液显碱性

$pH < 7$ 溶液显酸性

三、弱酸弱碱的解离平衡

(一) 一元弱酸(碱)的解离平衡

一元弱酸(包括HB，NH_4^+)只能部分地解离，在水溶液中存在着HB和H_2O分子之间的质子传递反应。

$$HB + H_2O \rightleftharpoons H_3O^+ + B^-$$

可简写为

$$HB \rightleftharpoons H^+ + B^-$$

当正、逆两过程速率相等时，达到动态平衡或叫弱电解质的解离平衡，此时，分子和离子间存在下列关系：

$$K_a = \frac{[H^+][B^-]}{[HB]} \tag{3-7}$$

K_a称做弱酸解离常数(简称酸常数)，K_a只随温度而变，不随浓度改变。K_a值的大小，表示弱酸的相对强弱。K_a值越大，该弱酸相对越强。

例如：25℃，$HAc \rightleftharpoons H^+ + Ac^-$ $K_a = 1.7 \times 10^{-5}$

$HCN \rightleftharpoons H^+ + CN^-$ $K_a = 6.2 \times 10^{-10}$

$NH_4^+ \rightleftharpoons H^+ + NH_3$ $K_a = 5.6 \times 10^{-10}$

则这三种弱酸的相对强弱顺序是：$HAc \gg HCN > NH_4^+$。

同理，一元弱碱(如NH_3及B^-)在溶液中存在着B^-与H_2O分子之间的质子传递。

$$B^- + H_2O \rightleftharpoons HB + OH^-$$

达到平衡时，则

$$K_b = \frac{[HB][OH^-]}{[B^-]} \tag{3-8}$$

K_b称为弱碱的解离常数。K_b值的大小，表示弱碱的相对强弱。

例如：$CN^- + H_2O \rightleftharpoons HCN + OH^-$ $K_b = 1.6 \times 10^{-5}$

$Ac^- + H_2O \rightleftharpoons HAc + OH^-$ $K_b = 5.7 \times 10^{-10}$

$NH_3 + H_2O \rightleftharpoons NH_4^+ + OH^-$ $K_b = 1.8 \times 10^{-5}$

则这三种碱的相对强弱顺序是：$NH_3 > CN^- \gg Ac^-$，一些常见弱酸、弱碱的解离常数见附录。

(二) 多元弱酸(碱)的解离平衡

多元酸在水溶液中的解离是分步进行的，每一步都有各自相应的解离常数。例如H_3PO_4在水溶液中有如下三步解离平衡关系式：

第一步　$H_3PO_4 \rightleftharpoons H^+ + H_2PO_4^-$

$$K_{a1} = \frac{[H^+][H_2PO_4^-]}{[H_3PO_4]} = 6.9 \times 10^{-3}$$

第二步　$H_2PO_4^- \rightleftharpoons H^+ + HPO_4^{2-}$

$$K_{a2} = \frac{[H^+][HPO_4^{2-}]}{[H_2PO_4^-]} = 6.2 \times 10^{-8}$$

第三步　$HPO_4^{2-} \rightleftharpoons H^+ + PO_4^{3-}$

$$K_{a3} = \frac{[H^+][PO_4^{3-}]}{[HPO_4^{2-}]} = 4.8 \times 10^{-13}$$

K_{a1}、K_{a2}、K_{a3}分别称为H_3PO_4的一级、二级、三级解离常数。各解离常数值大小规律：$K_{a1} \gg K_{a2} \gg K_{a3}$，说明溶液中$H^+$离子主要来自于第一步解离。所以，比较多元弱酸的相对强弱，只要比较K_{a1}就可以了。K_{a1}越大，该多元弱酸酸性相对越强。

同理，多元弱碱在水溶液中也是分步解离的。例如，S^{2-}离子碱在水溶液中可发生如下解离：

第一步　$S^{2-} + H_2O \rightleftharpoons HS^- + OH^-$

$$K_{b1} = \frac{[HS^-][OH^-]}{[S^{2-}]} = 8.9 \times 10^{-3}$$

第二步　$HS^- + H_2O \rightleftharpoons H_2S + OH^-$

$$K_{b2} = \frac{[H_2S][OH^-]}{[HS^-]} = 1.1 \times 10^{-7}$$

因为，$K_{b1} \gg K_{b2}$，多元弱碱的强弱也只取决于K_{b1}。K_{b1}越大，该多元弱碱的碱性越强，反之亦然。

(三) 共轭酸碱对的 K_a、K_b 关系

共轭酸碱对HAc−Ac^-在水溶液中存在如下解离反应：

$$HAc \rightleftharpoons H^+ + Ac^-$$

$$Ac^- + H_2O \rightleftharpoons HAc + OH^-$$

达到平衡时：　$K_a = \frac{[H^+][Ac^-]}{[HAc]}$

$$K_b = \frac{[HAc][OH^-]}{[Ac^-]}$$

以上两式相乘得： $K_a \cdot K_b = \frac{[H^+][Ac^-]}{[HAc]} \cdot \frac{[HAc][OH^-]}{[Ac^-]} = [OH^-][H^+] = K_w$

即： $K_a \cdot K_b = K_w$ (3−9)

因此，只要知道共轭酸碱对中弱酸的 K_a 或弱碱的 K_b 就可以利用(3−9)式求得其共轭碱的 K_b 或共轭酸的 K_a。

由式(3−9)还可看出，共轭酸越强(K_a 越大)，它的共轭碱越弱(K_b 越小)。反之亦然。

例 3−1 已知，25℃ NH_3 的 $K_b = 1.8 \times 10^{-5}$，计算 NH_4^+ 的 K_a。

解：NH_4^+ 离子是 NH_3 的共轭酸，则有：$K_a = \frac{K_w}{K_b} = \frac{1.0 \times 10^{-14}}{1.8 \times 10^{-5}} = 5.6 \times 10^{-10}$

例 3−2 已知 H_2CO_3 的 $K_{a1} = 4.5 \times 10^{-7}$，$K_{a2} = 4.7 \times 10^{-11}$，计算 CO_3^{2-} 的 K_{b1} 和 HCO_3^- 的 K_{b2}。

解：

$$CO_3^{2-} + H_2O \underset{K_{a2}}{\overset{K_{b1}}{\rightleftharpoons}} HCO_3^- + OH^-$$

$$HCO_3^- + H_2O \underset{K_{a1}}{\overset{K_{b2}}{\rightleftharpoons}} H_2CO_3 + OH^-$$

$$\therefore \quad K_{b1} = \frac{K_w}{K_{a2}} = \frac{1.0 \times 10^{-14}}{4.7 \times 10^{-11}} = 2.1 \times 10^{-4}$$

$$K_{b2} = \frac{K_w}{K_{a1}} = \frac{1.0 \times 10^{-14}}{4.5 \times 10^{-7}} = 2.2 \times 10^{-8}$$

四、酸(碱)溶液 pH 值的计算

(一) 强酸(碱)溶液 pH 值的计算

强酸强碱在水溶液中是完全解离的。

$$HCl \rightleftharpoons H^+ + Cl^-$$

$$NaOH \rightleftharpoons Na^+ + OH^-$$

溶液中 H^+ 离子和 OH^- 离子除主要来自于强酸和强碱外，还有微小的一部分来自于 H_2O 分子的微弱解离：

$$H_2O \rightleftharpoons H^+ + OH^-$$

因此，只要酸或碱的浓度不是太低，就可以忽略水分子解离出的 H^+ 离子和 OH^- 离子。即一元强酸溶液的 H^+ 离子浓度等于该酸的浓度；一元强碱溶液的 OH^- 离子浓度等于该碱的浓度。

(二) 一元弱酸溶液 pH 值的计算

在一元弱酸溶液中存在着下列两个平衡：

$$HB \rightleftharpoons H^+ + B^- \qquad K_a = \frac{[H^+][B^-]}{[HB]}$$

$$H_2O \rightleftharpoons H^+ + OH^- \qquad K_w = [H^+][OH^-]$$

在平衡体系中，H^+、OH^-、B^-、HB这四种粒子的浓度都是未知的。显然，要精确计算$[H^+]$是相当麻烦的。其严格求解的方法这里不做介绍。

我们在实际工作中，碰到的大多数情况都可采取合理的近似处理。这样既能简化计算过程，所得结果与精确计算值也相当接近。

设酸HB的起始浓度为$c(HB)$，当$K_a \cdot c(HB) \gg 20K_w$时，可以忽略水的解离。这时，只需考虑

$$HB \rightleftharpoons H^+ + B^-$$

因 $[H^+] \approx [B^-], [HB] \approx c[HB] - [H^+]$

故 $K_a = \dfrac{[H^+][B^-]}{[HB]} = \dfrac{[H^+]^2}{c(HB) - [H^+]}$

整理得：$[H^+]^2 + K_a[H^+] - K_a c(HB) = 0$

解一元二次方程得：

$$[H^+] = \frac{-K_a + \sqrt{K_a^2 + 4K_a c(HB)}}{2} \tag{3-10}$$

上式是计算一元弱酸溶液中$[H^+]$的近似式。

当弱酸$c(HB) \cdot K_a \geqslant 20K_w$，$c(HB)/K_a \gg 500$时，已解离的酸极少，与酸的原始浓度$c(HB)$相比，可以忽略不计，因此$[H^+] \ll c(HB)$，故$[HB] = c(HB) - [H^+] \approx c(HB)$

$$K_a = \frac{[H^+]^2}{c(HB) - [H^+]} = \frac{[H^+]^2}{c(HB)}$$

$$[H^+] = \sqrt{K_a \cdot c(HB)} \tag{3-11}$$

式(3-11)是计算一元弱酸溶液$[H^+]$的最简公式。在本教材中，我们只要求用式(3-11)最简式计算。

例3-3 计算$0.10 mol \cdot L^{-1}$ NH_4Cl溶液的pH值。

解：NH_4Cl为强电解质，在溶液中完全解离

$$NH_4Cl \rightleftharpoons NH_4^+ + Cl^-$$

Cl^-离子是极弱碱，溶液的pH值主要取决于离子酸NH_4^+。又因为NH_4^+—NH_3为共轭酸碱对，已知$K_b(NH_3) = 1.8 \times 10^{-5}$，故

$$K_a(NH_4^+) = \frac{K_w}{K_b(NH_3)} = \frac{1.0 \times 10^{-14}}{1.8 \times 10^{-5}} = 5.6 \times 10^{-10}$$

$\because \quad c(NH_4^+)/K_a = \dfrac{0.10}{5.6\times10^{-10}} \gg 500$，可采用最简式：

$\therefore \quad [H^+] = \sqrt{K_a \cdot c(NH_4^+)} = \sqrt{5.6\times10^{-10}\times0.10} = 7.5\times10^{-6}(mol\cdot L^{-1})$

$pH = -\lg[H^+] = -\lg(7.5\times10^{-6})=5.12$

(三) 一元弱碱溶液 pH 值计算

与一元弱酸类似，可推导出浓度为 $c(B)$ 的一元弱碱溶液 $[OH^-]$ 近似计算公式和最简计算公式如下：

$$[OH^-] = \frac{-K_b+\sqrt{K_b^2+4K_b c(B)}}{2} \qquad (3-12)$$

$$[OH^-] = \sqrt{K_b c(B)} \qquad (3-13)$$

同理，只要 $c(B)\cdot K_b \geqslant 20K_w$，$c(B)/K_b \gg 500$，便可使用(3-13)最简式进行计算。在本教材中，我们只要求用最简式(3-13)进行计算。

例 3-4 计算 $0.10mol\cdot L^{-1}$ NH_3 溶液的 pH 值。

解：已知 $c(NH_3) = 0.10\ mol\cdot L^{-1}$，$K_b(NH_3) = 1.8\times10^{-5}$

$\because \quad c(NH_3)/K_b = \dfrac{0.10}{1.8\times10^{-5}} \gg 500$，可用最简式

$\therefore \quad [OH^-] = \sqrt{K_b\cdot c(B)} = \sqrt{1.8\times10^{-5}\times0.10} = 1.3\times10^{-3}\ (mol\cdot L^{-1})$

$pOH = -\lg[OH^-] = -\lg(1.3\times10^{-3}) = 2.89$

$pH = 14 - pOH = 11.11$

例 3-5 计算 $0.010mol\cdot L^{-1}$ NaAc 溶液的 pH 值。

解：NaAc 为强电解质，完全解离成 Na^+ 和 Ac^-，Na^+ 不参与酸碱平衡，所以溶液的 pH 仅决定于离子碱 Ac^-，已知 HAc 的 $K_a=1.7\times10^{-5}$，所以其共轭碱(Ac^-)的解离常数：

$$K_b(Ac^-) = \frac{K_w}{K_a(HAc)} = \frac{1\times10^{-14}}{1.7\times10^{-5}} = 5.9\times10^{-10}$$

$\because \quad c(B)/K_b = \dfrac{0.010}{5.9\times10^{-10}} \gg 500$，可用最简式计算。

$\therefore \quad [OH^{-1}] = \sqrt{K_b\cdot c(B)} = \sqrt{5.9\times10^{-10}\times0.010} = 2.4\times10^{-6}\ (mol\cdot L^{-1})$

$pOH = -\lg[OH^-] = -\lg(2.4\times10^{-6}) = 5.62$

$pH = 14 - pOH = 8.38$

(四) 多元弱酸(碱)溶液 pH 的计算

多元弱酸(碱)的 $K_{a1} \gg K_{a2} \gg K_{a3}$，所以溶液中 H^+ 离子(或 OH^-)离子主要来自于第一步解离，

如果 $K_{a1}/K_{a2}>100$ 时，可以忽略第二步以后的解离。计算溶液的pH值时，实际上就变成了一元弱酸(碱)溶液 pH 的计算。

例 3−6 计算 $0.20mol\cdot L^{-1}$ 的 Na_2CO_3 溶液的 pH 值。

解：由 Na_2CO_3 强电解质解离产生的 CO_3^{2-} 离子为二元弱碱，在水中发生下列反应：

$$CO_3^{2-}+H_2O \underset{K_{a2}}{\overset{K_{b1}}{\rightleftharpoons}} HCO_3^-+OH^-$$

$$HCO_3^-+H_2O \underset{K_{a2}}{\overset{K_{b1}}{\rightleftharpoons}} H_2CO_3+OH^-$$

HCO_3^-—CO_3^{2-}，H_2CO_3—HCO_3^- 分别为共轭酸碱对，查表可知，H_2CO_3 的 $K_{a1}=4.5\times10^{-7}$，$K_{a2}=4.7\times10^{-11}$

所以：CO_3^{2-}、HCO_3^- 的解离常数分别为：

$$K_{b1}=\frac{K_w}{K_{a2}}=\frac{1\times10^{-14}}{4.7\times10^{-11}}=2.1\times10^{-4}$$

$$K_{b2}=\frac{K_w}{K_{a1}}=\frac{1\times10^{-14}}{4.5\times10^{-7}}=2.2\times10^{-8}$$

$$\because\quad K_{b1}/K_{b2}=\frac{2.1\times10^{-4}}{2.2\times10^{-8}}\gg100$$

$$\text{又}\because\quad c(B)/K_{b1}=\frac{0.20}{2.1\times10^{-4}}=952>500$$

$$\therefore\quad [OH^-]=\sqrt{K_{b1}\cdot c(B)}=\sqrt{2.1\times10^{-4}\times0.20}=6.5\times10^{-3}$$

$$pOH=-\lg[OH^-]=-\lg(6.5\times10^{-3})=2.19$$

$$pH=14-pOH=11.81$$

(五) 同离子效应和盐效应

一元弱酸(HAc)在水溶液中的平衡

$$HAc+H_2O \rightleftharpoons H_3O^++Ac^-$$

简写成：

$$HAc \rightleftharpoons H^++Ac^-$$

其解离度(α)可表示为：

$$\alpha=\frac{[H^+]}{c(A)}$$

若在已达平衡的HAc溶液中加入强电解质(NaAc)，由于NaAc完全解离，使溶液中 Ac^- 离子浓度大大地增加，根据化学平衡移动原理，HAc 的解离平衡将向逆方向(向左)移动。

$$\xleftarrow{\quad} \text{平衡移动方向}$$

$$HAc \rightleftharpoons H^+ + \boxed{Ac^-}$$

$$NaAc \rightleftharpoons Na^+ + \boxed{Ac^-}$$

同理，若在已达平衡的NH_3溶液中加入强电解质NH_4Cl，由于溶液中NH_4^+离子浓度大大增加，NH_3的解离平衡也将向逆向移动。

$$\xleftarrow{\quad} \text{平衡移动方向}$$

$$NH_3 \cdot H_2O \rightleftharpoons OH^- + \boxed{NH_4^+}$$

$$NH_4Cl \longrightarrow Cl^- + \boxed{NH_4^+}$$

由于平衡向逆方向移动，从而大大降低了HAc或NH_3的解离程度。这种在弱电解质溶液中加入与该弱电解质有共同离子的强电解质，使弱电解质的解离度降低的现象，称为同离子效应(common ion effect)。

例3−7 计算在1升$0.10mol \cdot L^{-1}$的NH_3溶液中加入0.10mol NH_4Cl固体后(忽略体积变化)，溶液的OH^-离子浓度及解离度。

解：已知$K_b(NH_3) = 1.8 \times 10^{-5}$，$c(NH_3) = 0.10mol \cdot L^{-1}$

① 未加入NH_4Cl前

$$\because \quad c(NH_3)/K_b = \frac{0.10}{1.8\times10^{-5}} > 500$$

$$\therefore \quad [OH^-] = \sqrt{K_b c(B)} = \sqrt{1.8\times10^{-5}\times0.10} = 1.3\times10^{-3}(mol \cdot L^{-1})$$

$$\alpha = \frac{[OH^-]}{c(B)} = \frac{1.3\times10^{-3}}{0.10} = 1.3\times10^{-2} = 1.3\%$$

② 加入NH_4Cl后，溶液中有大量NH_4^+离子存在，$[OH^-] \neq [NH_4^+]$，故不能用计算纯弱碱溶液$[OH^-]$的公式，由于同离子效应NH_4^+抑制了NH_3的解离。此时，$[NH_3] = c(NH_3)$，$[NH_4^+] = c(NH_4Cl)$，故

$$K_b = \frac{[OH^-][NH_4^+]}{[NH_3]}$$

$$[OH^-] = K_b \cdot \frac{[NH_3]}{[NH_4^+]} = K_b \cdot \frac{c[NH_3]}{c(NH_4Cl)} = 1.8\times10^{-5}\times\frac{0.10}{0.10} = 1.8\times10^{-5}(mol \cdot L^{-1})$$

$$\alpha = \frac{[OH^-]}{c(B)} = \frac{1.8\times10^{-5}}{0.10} = 1.8\times10^{-4} = 0.018\%$$

由此可见，同离子效应对弱酸(碱)的解离度影响很大，它使弱酸(碱)的解离度大大降低。

如果在NH_3溶液中加入不含相同离子的强电解质如NaCl，则因溶液中离子浓度大大增加，离子间相互牵制作用增大，离子结合成分子的机会反而减少，因此，达到平衡时，NH_3的解离

度反而略有增加，这种作用称为盐效应(salt effect)。例如在0.10mol · L^{-1} NH_3溶液中加入NaCl，使其浓度为0.1mol · L^{-1}，则溶液中的$[OH^-]$由1.3×10^{-3}mol · L^{-1}增大为1.8×10^{-3}mol · L^{-1}，即NH_3的解离度由1.3%增大为1.8%。产生同离子效应的同时，必伴有盐效应，但同离子效应的影响要大得多，对稀溶液，一般不考虑盐效应的影响。

第二节　缓冲溶液

许多化学反应，只有在一定的pH值条件下才能正常进行。人体血液的pH值总是严格保持在7.35～7.45范围内。如果pH值小于7.35或大于7.45，就有可能发生酸中毒或碱中毒。正常生理状态下，虽然组织细胞在代谢过程中不断产生酸性物质，进入体内的某些食物(如食醋等)或药物(如V_C、$NaHCO_3$等)也有酸性或碱性作用，但血液的pH值仍稳定地保持在上述狭窄范围内。显然，血液具有调节pH值的机制，血液本身就是一种pH缓冲溶液。

一、缓冲溶液的组成和缓冲作用

(一) 缓冲溶液及其缓冲作用

让我们观察下面的实验：分别往10ml 0.1mol · L^{-1}NaCl溶液中和10ml 0.1mol · L^{-1}HAc与0.1mol · L^{-1} NaAc混合液中，加入1ml 0.1mol · L^{-1}强酸(HCl)或1ml 0.1mol · L^{-1}强碱(NaOH)，混合均匀后测定溶液pH值结果如表3-1。

表3-1　溶液pH测定结果

溶液	0.1mol · L^{-1} NaCl	0.1mol · L^{-1} HAc～NaAc
起始pH值	7.0	4.75
加入HCl后pH值	2.0	4.65
加入NaOH后pH值	12.0	4.85

实验结果表明：在NaCl溶液中加入少量强酸或强碱，溶液pH值改变了5个pH单位，发生了显著变化；而在HAc和NaAc混合溶液中加入少量强酸或强碱后，溶液pH值仅改变了0.1个pH单位。

这种能抵抗外加少量强酸或强碱，而保持其本身pH值基本不变的溶液称为缓冲溶液(buffer solution)。缓冲溶液的抗酸、抗碱作用称为缓冲作用。构成缓冲溶液的物质(如HAc～NaAc)称为缓冲系或缓冲对。

(二) 缓冲溶液的组成

缓冲溶液一般由两种物质组成。如：

弱酸及其盐：HAc—NaAc，H_2CO_3—$NaHCO_3$

弱碱及其盐：NH_3—NH_4Cl

多元酸酸式盐及其次一级盐(相差一个H^+)：NaH_2PO_4—Na_2HPO_4

$NaHCO_3$—Na_2CO_3

按照酸碱质子理论，缓冲溶液均由共轭弱酸和它的共轭碱组成。如：

$$HAc—NaAc \rightarrow HAc—Ac^-$$

$$NH_4Cl—NH_3 \rightarrow NH_4^+—NH_3$$

$$NaH_2PO_4—Na_2HPO_4 \rightarrow H_2PO_4^-—HPO_4^{2-}$$

$$NaHCO_3—Na_2CO_3 \rightarrow HCO_3^-—CO_3^{2-}$$

(三) 缓冲机理

为什么含有共轭酸碱对的溶液能抗酸抗碱而保持其 pH 值基本不变呢？现以 HAc—NaAc 缓冲溶液为例加以说明。

NaAc 是强电解质，在溶液中完全以 Na^+ 和 Ac^- 离子状态存在。HAc 是弱电解质，在溶液中只能部分地解离。而且由于 Ac^-(来自 NaAc)的同离子效应，使 HAc 几乎完全以分子状态存在，其关系可如下表示：

$$HAc \rightleftharpoons H^+ + Ac^-$$

$$NaAc \longrightarrow Na^+ + Ac^-$$

达到平衡时，溶液中存在着大量HAc分子和 Ac^- 离子，当向溶液中加入少量强酸时，溶液中大量存在的 Ac^- 便接受 H^+

$$H^+ + Ac^- \rightleftharpoons HAc$$

形成难解离的HAc分子，使平衡向生成HAc方向移动，并同时阻止HAc进一步解离，从而不使 H^+ 浓度明显升高，而保持溶液pH值基本不变。故 Ac^- 为抗酸成分，医学上称为碱储备。相反，如果向溶液中加入少量强碱，则 OH^- 离子就会与HAc解离出来的 H^+ 结合成难电离的 H_2O 分子。

$$OH^- + HAc \rightleftharpoons Ac^- + H_2O$$

这时，$[H^+]$似应大大降低，但溶液中存在的大量HAc会进一步电离，使平衡向着生成 H^+ 离子的方面移动，补充 H^+，从而不会使$[H^+]$因加入强碱而明显改变，溶液的pH值仍基本保持不变。在这里 HAc 为抗碱成分，医学上称为酸储备。

总之由于缓冲溶液中含有的抗酸成分(碱储备)和抗碱成分(酸储备)，可对抗并消耗掉外来的少量强酸和强碱，使溶液中的 H^+ 离子或 OH^- 离子浓度不会发生明显变化，因而具有缓冲作用。

二、缓冲溶液的 pH 值

以HB—MB(M^+ 为 Na^+、K^+ 等离子)共轭酸碱对组成的缓冲溶液为例推导缓冲溶液pH值计算公式。

溶液中存在着下列平衡关系：

$$HB \rightleftharpoons H^+ + B^-$$

$$MB \rightleftharpoons M^+ + B^- \quad , \quad K_a = \frac{[H^+][B^-]}{[HB]}$$

设HB和MB的起始浓度为c(HB)和c(MB)，达到平衡时，$[HB]=c(HB)-[H^+]\approx c(HB)$；$[B^-]$有两个来源，一是MB的解离，其浓度等于$c$(MB)；二是HB的解离，其浓度等于$H^+$浓度，由于HB是弱酸，又有同离子效应，HB解离出来的B^-浓度极小，可以忽略，所以有：

$$[B^-]=c(MB)+[H^+]\approx c(MB)=c(B^-)$$

$$[H^+]=K_a\cdot\frac{[HB]}{[B^-]} \tag{3-14}$$

等式两边取负对数，得：

$$pH=pK_a+\lg\frac{[共轭碱]}{[共轭酸]}=pK_a+\lg\frac{c(B^-)}{c(HB)} \tag{3-15}$$

式(3-15)就是计算缓冲溶液pH值的缓冲公式，或称亨德生公式(Henderson-Hasselbalch)。在缓冲溶液理论中，把$c(B^-)/c(HB)$称为缓冲比，把$c(B^-)+c(HB)$称为缓冲溶液的总浓度。显然，缓冲溶液的pH值主要决定于共轭酸的解离常数，其次也与缓冲比有关。

例3-8 0.10mol·L^{-1}HAc溶液与0.25mol·L^{-1}NaAc等体积混合，计算混合溶液的pH值(已知$K_a(HAc)=1.8\times10^{-5}$)。

解：缓冲对的浓度分别为：

$$c(HAc)=\frac{0.10}{2}=0.050mol\cdot L^{-1}$$

$$c(Ac^-)=\frac{0.25}{2}=0.125mol\cdot L^{-1}$$

$$pK_a=-\lg K_a=-\lg1.8\times10^{-5}=4.74$$

代入(3-15)式，得：

$$pH=pK_a+\lg\frac{c(Ac^-)}{c(HAc)}=4.74+\lg\frac{0.125}{0.050}=4.74+0.40=5.14$$

例3-9 0.10mol NaH_2PO_4溶液10.0ml与0.10mol·$L^{-1}Na_2HPO_4$溶液20.0ml混合，求混合溶液的pH值。

解：此混合溶液是$H_2PO_4^-$—HPO_4^{2-}缓冲溶液

查表知：$H_2PO_4^-$的$pK_{a2}=7.21$

混合液$H_2PO_4^-$和HPO_4^{2-}的浓度分别为：

$$c(H_2PO_4^-)=\frac{0.10\times10.0}{20.0+10.0}=0.033(mol\cdot L)^{-1}$$

$$c(HPO_4^{2-})=\frac{0.10\times20.0}{20.0+10.0}=0.067(mol\cdot L)^{-1}$$

代入(3-15)式，得：

$$pH=pK_a+\lg\frac{c(HPO_4^{2-})}{c(H_2PO_4^-)}=7.21+\lg\frac{0.033}{0.067}=7.21-0.31=6.90$$

三、缓冲容量与缓冲范围

(一) 缓冲容量的定义

任何缓冲溶液都具有缓冲作用，但其缓冲能力是有限的，而不是无限的。当外加强酸或强碱的量过大，接近缓冲溶液中共轭碱或共轭酸的量时，缓冲溶液的pH值将发生较大变化，从而丧失缓冲能力。不同的缓冲溶液，其缓冲能力不同。1922年，施莱克(van Slyke)提出用缓冲容量(buffer capacity)来衡量缓冲溶液缓冲能力的大小。缓冲容量在数值上等于使单位体积(L)的缓冲溶液的pH值改变一个单位时，所需加入的一元强酸或一元强碱的物质的量(mol)，可表示如下：

$$\beta=\frac{\Delta n}{V|\Delta pH|} \tag{3-16}$$

式中，β– 缓冲容量，单位 $mol\cdot L^{-1}$；

Δn – 加入一元强酸或一元强碱的物质的量，单位mol；

V – 缓冲溶液的体积，单位L。

$|\Delta pH|$– 缓冲溶液pH改变的绝对值。

由式(3–16)可知，β值越大，缓冲溶液的缓冲能力越强；反之亦然。

例3–10 在10.0mlpH值为4.73的缓冲溶液中加入 $0.20mol\cdot L^{-1}$NaOH 0.15ml后，pH值变成了4.78，求该缓冲液的缓冲容量β。

解：$\Delta n=0.15\times0.20=0.030(mmol)$，$V=10.0ml$

$|\Delta pH|=4.78-4.73=0.05$

$$\beta=\frac{\Delta n}{V|\Delta pH|}=\frac{0.03}{10.0\times0.05}=0.06(mol\cdot L^{-1})$$

实验和理论推导都证明，缓冲容量与缓冲溶液的总浓度及缓冲比有关，对于pH在3～11，浓度不太小的缓冲溶液，其关系为：

$$\beta=2.3\times\frac{c(B^-)\cdot c(HB)}{c(B^-)+c(HB)} \tag{3-17}$$

(二) 缓冲容量与总浓度的关系

当缓冲比一定时，缓冲容量的大小与缓冲溶液的总浓度有关。总浓度越大，其缓冲容量就越大。反之亦然。

例3–11 计算下列缓冲溶液的缓冲容量：

(1) $0.10mol\cdot L^{-1}$ HAc—$0.10mol\cdot L^{-1}$ NaAc溶液；

(2) $0.50mol\cdot L^{-1}$ HAc—$0.50mol\cdot L^{-1}$ NaAc溶液。

解：根据式(3–17)

(1) $c(Ac^-)+c(HAc)=0.10+0.10=0.20(mol\cdot L^{-1})$

$$\frac{c(Ac^-)}{c(HAc)}=\frac{0.1mol\cdot L^{-1}}{0.1mol\cdot L^{-1}}=1$$

$$\beta = 2.3 \times \frac{c(Ac^-) \times c(HAc)}{c(Ac^-)+c(HAc)} = 2.3 \times \frac{0.10 \times 0.10}{0.10+0.10} = 0.12(mol \cdot L^{-1})$$

(2) $c(Ac^-)+c(HAc)=0.50+0.50=1.0(mol \cdot L^{-1})$

$$\frac{c(Ac^-)}{c(HAc)} = \frac{0.50mol \cdot L^{-1}}{0.50mol \cdot L^{-1}} = 1$$

$$\beta = 2.3 \times \frac{c(Ac^-) \times c(HAc)}{c(Ac^-)+c(HAc)} = 2.3 \times \frac{0.50 \times 0.50}{0.50+0.50} = 0.58(mol \cdot L^{-1})$$

计算结果表明：同一共轭酸碱对组成的缓冲溶液，当缓冲比相同时，总浓度较大的缓冲容量也较大。

(三) 缓冲容量与缓冲比的关系

当缓冲溶液的总浓度一定时，缓冲容量与缓冲比有关，缓冲比越接近于1，缓冲容量越大。

例 3-12 计算下列缓冲溶液的缓冲容量：

(1) $0.10mol \cdot L^{-1}$ HAc — $0.10mol \cdot L^{-1}$ NaAc 溶液；

(2) $0.15mol \cdot L^{-1}$ HAc — $0.050mol \cdot L^{-1}$ NaAc 溶液；

(3) $0.010mol \cdot L^{-1}$ HAc — $0.19mol \cdot L^{-1}$ NaAc 溶液。

解：三种缓冲溶液的总浓度均为 $0.20mol \cdot L^{-1}$

(1) $$\frac{c(Ac^-)}{c(HAc)} = \frac{0.10mol \cdot L^{-1}}{0.10mol \cdot L^{-1}} = 1$$

$$\beta = 2.3 \times \frac{0.10 \times 0.10}{0.10+0.10} = 0.12(mol \cdot L^{-1})$$

(2) $$\frac{c(Ac^-)}{c(HAc)} = \frac{0.050mol \cdot L^{-1}}{0.15mol \cdot L^{-1}} = \frac{1}{3}$$

$$\beta = 2.3 \times \frac{0.050 \times 0.15}{0.050+0.15} = 0.086(mol \cdot L^{-1})$$

(3) $$\frac{c(Ac^-)}{c(HAc)} = \frac{0.19mol \cdot L^{-1}}{0.010mol \cdot L^{-1}} = 19$$

$$\beta = 2.3 \times \frac{0.19 \times 0.01}{0.19+0.01} = 0.022(mol \cdot L^{-1})$$

计算结果表明：同一共轭酸碱对组成的缓冲溶液，当总浓度相同时，缓冲比越接近于1，缓冲容量越大；而当缓冲比等于 1 时，缓冲容量最大。

通常把缓冲比为 1 的缓冲容量称为最大缓冲容量，用符号 β_{max} 表示，由式(3-17)可推导出缓冲溶液的最大缓冲容量与总浓度的关系为：

$$\beta_{max} = 0.575 \times [c(HB)+C(B^-)] \tag{3-18}$$

(四) 缓冲范围

当缓冲溶液总浓度一定时，共轭酸与其共轭碱的浓度相差越大，缓冲容量越小，甚至失去缓冲能力。当共轭酸与共轭碱浓度相差10倍以上，即缓冲比大于10或小于0.1时，可以认为缓冲溶液已基本失去了缓冲能力。因此，只有当缓冲比在0.1～10范围内，缓冲溶液才能发挥缓冲作用。通常把缓冲溶液能发挥缓冲作用(缓冲比为0.1～10)的pH范围称为缓冲范围。根据式(3－15)可计算出此时缓冲溶液对应的pH值分别为$pH = pK_a + \lg\frac{10}{1} = pK_a + 1$ 和 $pH = pK_a + \lg\frac{1}{10} = pK_a - 1$ 。故某一具有缓冲能力的缓冲溶液的缓冲范围为：

$$pH = pK_a \pm 1 \tag{3-19}$$

利用式(3－19)可计算出任意缓冲溶液的缓冲范围。例如HAc的$pK_a = 4.76$。所以，由足够浓度$HAc-Ac^-$组成的缓冲溶液的pH缓冲范围为3.76～5.76，超出此范围就不具有缓冲能力了。此外，由式(3－19)计算出的值是理论缓冲范围，实际缓冲范围略有差异。

四、缓冲溶液的配制

(一) 缓冲溶液的配制方法

实际工作中，常需配制一定pH值的缓冲溶液，为使所配缓冲溶液符合要求，应根据以下原则和步骤进行：

1. 选择合适的缓冲对　其原则是所配缓冲溶液的pH值在所选缓冲对的缓冲范围内($pH = pK_a \pm 1$)，并尽量接近共轭酸的pK_a值，这样所配缓冲溶液有较大缓冲容量。其次，所选缓冲对物质不能与溶液中主物质发生作用。

2. 缓冲溶液的总浓度要适当　总浓度太低，缓冲容量太小；总浓度太高，造成浪费且无必要。实际工作中，一般在$0.1 \sim 0.5 mol \cdot L^{-1}$之间为宜。

3. 计算所需共轭酸碱的量　当缓冲对及其总浓度确定后，可按(3－15)式计算出所需共轭酸和共轭碱的量，若共轭酸和共轭碱的浓度相同时，只需取不同体积混合即可。

4. 校正　按以上方法计算、配制的缓冲溶液，其实际pH值与计算值会有差异，因此必须校正。一般可用精密pH试纸或pH计对所配缓冲溶液进行校正。

例3－13　配制pH＝7.36的缓冲溶液200ml应取$0.100 mol \cdot L^{-1} NaH_2PO_4$溶液和$0.100 mol \cdot L^{-1} Na_2HPO_4$溶液各多少ml？如何配制？(已知$H_3PO_4$的$pK_{a2} = 7.21$)

解：NaH_2PO_4和Na_2HPO_4在水溶液中完全解离

$$NaH_2PO_4 \longrightarrow Na^+ + H_2PO_4^-$$

$$Na_2HPO_4 \longrightarrow 2Na^+ + HPO_4^{2-}$$

又：$H_2PO_4^- \rightleftharpoons H^+ + HPO_4^{2-}$

此缓冲体系由$H_2PO_4^- — HPO_4^{2-}$组成，又因共轭酸碱对浓度相同，只需取不同体积混合即成。设应取NaH_2PO_4 $x$ml，Na_2HPO_4为$(200-x)$ml

$$\because\quad pH = pK_a + \lg\frac{V(HPO_4^{2-})}{V(H_2PO_4^-)} = 7.21 + \lg\frac{200-x}{x}$$

$$\therefore\ \lg\frac{200-x}{x} = 7.36 - 7.21 = 0.15$$

$$\frac{200-x}{x} = 1.41$$

$$x = 82.9(ml)$$

$$200 - x = 117.1(ml)$$

分别取 0.100mol · L^{-1} NaH_2PO_4 溶液 82.9ml 和 0.100mol · L^{-1} Na_2HPO_4 溶液 117.1ml 混合，即得 200ml pH = 7.36 的缓冲溶液。

实际工作中，可根据需要从手册中查找缓冲溶液的配方。

(二) 标准缓冲溶液

使用pH计测定溶液的pH值时，必须先用标准缓冲溶液校正仪器。一些常用标准缓冲溶液的pH值及温度系数见表3–2。

表3–2　标准缓冲溶液

溶　液	浓度 /(mol · L^{-1})	pH(25℃)	温度系数 /(ΔpH · $℃^{-1}$)
酒石酸氢钾 ($KHC_4H_4O_6$)	饱和，25℃	3.557	−0.001
邻苯二甲酸氢钾 ($KHC_8H_4O_4$)	0.05	4.008	+0.001
KH_2PO_4–Na_2HPO_4	0.025，0.025	6.865	−0.003
KH_2PO_4–Na_2HPO_4	0.008695，0.03043	7.413	−0.003
硼砂 ($Na_2B_4O_7 \cdot 10H_2O$)	0.01	9.180	−0.008

表中温度系数 > 0，表示缓冲溶液的pH随温度升高而增大，温度系数 < 0，则表示缓冲溶液pH值随温度升高而减小。例如，酒石酸氢钾标准缓冲液的温度系数为 −0.001，表示温度每升高 1℃，其缓冲溶液的 pH 值减小 0.001pH 单位。如在 37℃时，酒石酸氢钾标准缓冲溶液的 pH 值应为 3.557−0.001 × 12 = 3.545。

在生理学和生物化学中，最常采用的缓冲体系是三(羟甲基)甲胺(Tris)及其盐酸盐(Tris · HCl)。Tris 的结构式如下：

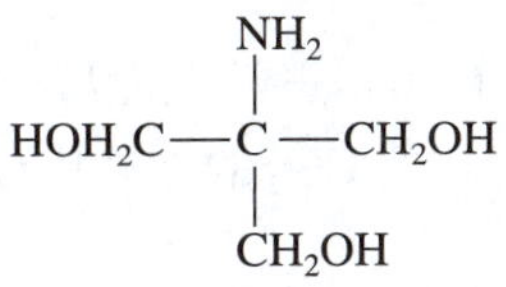

用“Tris”和“Tris · HCl”配制的缓冲体系如表3–3。

表 3–3 “Tris”和“Tris · HCl”组成的缓冲溶液

缓冲溶液组成 /($mol \cdot kg^{-1}$)			pH 值	
Tris	Tris · HCl	NaCl	25℃	37℃
0.02	0.02	0.14	8.220	7.904
0.05	0.05	0.11	8.225	7.908
0.006 667	0.02	0.14	7.745	7.428
0.016 67	0.05	0.11	7.745	7.427
0.05	0.05		8.173	7.851
0.016 67	0.05		7.699	7.382

Tris 和 Tris · HCl 体系中加入 NaCl 是为了使缓冲溶液与生理盐水等渗。Tris · H^+ 的 pKa 可从 0℃的 8.85 至 50℃时的 7.44，可以应用于许多生物体系的 pH 条件的控制。

五、血液中的缓冲系及缓冲作用

本节的开头指出正常人血液的pH值维持在7.35～7.45之间，pH < 7.35 就有发生酸中毒危险，而 pH > 7.45 又将发生碱中毒。而要严格维持血液的 pH，就要靠缓冲物质的缓冲作用以及肺和肾的调节功能。血液本身就是一种缓冲溶液，含有多种缓冲物质。其中

血浆中： H_2CO_3 — $NaHCO_3$

NaH_2PO_4 — Na_2HPO_4

HHb — NaHb（血红蛋白及其钠盐）

HA — NaA （有机酸及其钠盐）

红细胞中：H_2CO_3 — $KHCO_3$

HA — KA

HHb — KHb

$HHbO_2$ — $KHbO_2$(氧合血红蛋白及其钾盐)

上面诸多缓冲系中，以 H_2CO_3 — HCO_3^- 浓度最高，缓冲能力最强，对维持血液pH值最重要。H_2CO_3 在溶液中主要以溶解状态的 $CO_2(aq)$形式存在：

$$\begin{array}{c} CO_2(g) \\ \Big\updownarrow K \\ CO_2(aq)+H_2O \underset{}{\overset{pK_{a1}' = 6.10}{\rightleftharpoons}} HCO_3^-+H^+ \end{array}$$

溶液的 pH 值为：

$$pH = pK_{a1}' + \lg \frac{[HCO_3^-]}{[CO_2(aq)]} \tag{3-20}$$

37℃，经校正的 H_2CO_3 的 $pK_{a1}' = 6.10$；正常人血液中$[HCO_3^-] = 24mmol/L$；肺部 CO_2 的分压 $P_{CO_2} = 40mmHg$，$K = 0.03$，所以溶解的 CO_2 的浓度$[CO_2(aq)] = K \cdot P_{CO_2} = 1.2mmol/L$，将以上数据代入式(3–20)，可得血液 pH：

$$pH = 6.10 + \lg \frac{24}{1.2} = 6.10 + \lg \frac{20}{1} = 7.40$$

可见血液的pH值主要决定于$\frac{[HCO_3^-]}{[CO_2(aq)]}$比值，当比值大于$\frac{20}{1}$，$HCO_3^-$过多，pH升高，有碱中毒危险；比值小于$\frac{20}{1}$时，$CO_2(aq)$过多，pH降低，有酸中毒危险；比值$=\frac{20}{1}$时，血液保持正常pH值。

在这里，$\frac{[HCO_3^-]}{[CO_2(aq)]}=\frac{20}{1}$，大大超出了缓冲溶液的有效缓冲范围。但由于在生物体内，缓冲体系是一个敞开体系，当$HCO_3^- \sim CO_2(aq)$发生缓冲作用后，HCO_3^-和$CO_2(aq)$浓度的改变可由呼吸作用和肾脏的生理功能获得补充或调节，从而使得血液中HCO_3^-和$CO_2(aq)$浓度保持相对稳定。

如果机体发生疾病，代谢发生障碍，如充血性心力衰竭、支气管炎、糖尿病或因低碳水化合物或高脂肪食物引起代谢性酸增加时，

$$H^+ + HCO_3^- \longrightarrow H_2CO_3$$

$$\qquad\qquad \longrightarrow H_2O + CO_2\uparrow \text{ 由肺部呼出}$$

当高烧、严重呕吐、气喘或摄入过量碱性物质(如蔬菜、果类)时，都会引起血液碱量增加。此时，

$$OH^- + H_2CO_3 \longrightarrow H_2O + HCO_3^-$$

$$\qquad\qquad \longrightarrow \text{由肾脏经尿排出}$$

从而使血液pH值保持基本不变。

总之，由于生物体内缓冲系的作用及肺的呼吸和肾脏调节，使正常人血液的pH值维持在7.35～7.45的狭窄范围内。

如果某些原因导致体内积聚的酸性物质或碱性物质超过了缓冲体系的缓冲能力，就会发生酸中毒或碱中毒。因为H_2CO_3—HCO_3^-缓冲系中，HCO_3^-离子浓度最高，且H_2CO_3—HCO_3^-可以通过呼吸作用进行调节。所以，在临床检验中，常把HCO_3^-离子的浓度看作是血液中的“碱储量”，作为一种常规来检查。

第三节　沉淀溶解平衡

物质在水中的溶解作用是一种较为复杂的物理—化学过程。溶解度的大小受多种因素影响，如晶格能、水合焓、溶解温度、外加可溶性盐、酸度等均对溶解度有影响。各种不同物质在水中溶解度不同。绝对不溶的物质是没有的。通常把溶解度小于0.01g/100g H_2O的物质叫难溶物或微溶物。$AgCl(s)$、$PbCl_2(s)$、$CaCO_3(s)$等这类物质虽然溶解度很小，但溶解的部分都是完全解离的，溶液中不存在未解离的分子，故常称为难溶强电解质或简称难溶盐。此类物质属本节讨论内容。

一、沉淀溶解平衡

(一) 沉淀溶解平衡常数

一定温度下，将难溶电解质如AgCl放入水中，某些水分子以其偶极的负端，取向AgCl固体表面的Ag^+离子周围，而有些水分子则以偶极的正端，取向于AgCl固体表面的Cl^-离子周围。由于水分子的取向作用而大大削弱了固体中Ag^+和Cl^-离子之间的吸引力，从而使得一部分Ag^+和Cl^-离子离开AgCl固体表面，成为水合离子进入溶液，这个过程称为溶解。另一方面，溶液中水合的Ag^+和Cl^-离子处在无序的运动中，其中有些相互碰撞到固体AgCl表面时，受到固体表面的吸引力又会重新析出或回到固体表面上来，这个过程叫沉淀。

溶解和沉淀是两个相互矛盾的过程。开始时，溶液中水合Ag^+和Cl^-离子浓度极小，AgCl溶解速度较大，这时溶液是未饱和的，随着溶解作用的继续进行，水合Ag^+和Cl^-离子浓度逐渐增大，相互碰撞再返回固体表面的机会增多，即沉淀的速度增大。当溶解的速度和沉淀的速度相等，便达到了动态平衡，这时的溶液叫饱和溶液(saturated solution)。此时，溶液中的离子浓度不再改变，未溶解的固体AgCl与溶液中的Ag^+和Cl^-离子之间存在以下平衡：

$$AgCl(s) \underset{\text{沉淀}}{\overset{\text{溶解}}{\rightleftharpoons}} Ag^+(aq)+Cl^-(aq)$$

根据化学平衡原理，温度一定时，

$$K=\frac{[Ag^+][Cl^-]}{[AgCl(s)]}$$

因[AgCl(s)]为常数，将其并入常数项

$$K[AgCl(s)] = K_{sp} = [Ag^+][Cl^-]$$

对于A_mB_n型难溶电解质，则有：

$$A_mB_n \rightleftharpoons mA^{n+}(aq)+nB^{m-}(aq)$$

$$K_{sp} = [A^{n+}]^m[B^{m-}]^n \qquad (3-21)$$

式(3-21)表明：温度一定时，难溶电解质的饱和溶液中各离子浓度幂之乘积为一个常数(K_{sp})，称为溶度积常数，简称溶度积(solubility product)。与其他平衡常数一样，溶度积只与难溶电解质的本性和温度有关，而与沉淀的量及溶液中离子的浓度变化无关，附录列出了一些常见难溶电解质的溶度积数据。

(二) 溶度积与溶解度的关系

以S_0表示难溶强电解质的摩尔溶解度

$$\begin{array}{lcc} AgCl(s) \rightleftharpoons & Ag^+(aq) & +\ Cl^-(aq) \\ & S_o & S_o \end{array}$$

$$K_{sp} = [Ag^+][Cl^-] = S_o^2,\ S_o = \sqrt{K_{sp}}$$

对于A_mB_n型难溶电解质，则有：

$$A_mB_n(s) \rightleftharpoons mA^{n+} + nB^{m-}$$
$$mS_o \quad nS_o$$

$$K_{sp} = (mS_o)^m(nS_o)^n = m^mS_o^m \cdot n^nS_o^n = m^mn^nS_o^{m+n}$$

$$S_o = \sqrt[m+n]{\frac{K_{sp}}{m^m \times n^n}} \tag{3-22}$$

式(3−22)只适用于难溶强电解质(如 AgCl，$BaSO_4$ 等)，不适用于难溶弱电解质(如 Hg_2Cl_2，CdS 等)及溶解的离子易发生水解的电解质，如 Fe_2S_3，$Ca_3(PO_4)_2$ 等，因 Fe^{3+}、S^{2-}、PO_4^{3-} 易发生水解。

例 3−14 298K 时，AgCl 的溶解度为 $1.91 \times 10^{-3}g \cdot L^{-1}$，求 AgCl 的溶度积?

解：AgCl 的摩尔质量为 $143.4g \cdot mol^{-1}$，则其摩尔溶解度

$$S_o = \frac{1.91 \times 10^{-3}g \cdot L^{-1}}{143.4g \cdot mol^{-1}} = 1.33 \times 10^{-5}mol \cdot L^{-1}$$

因为 AgCl 为难溶强电解质，生成的 Ag^+ 和 Cl^- 离子数目等于溶解的 AgCl 分子数目，故在 AgCl 饱和溶液中

$$[Ag^+] = [Cl^-] = 1.33 \times 10^{-5}(mol \cdot L^{-1})$$

$$K_{sp} = [Ag^+][Cl^-] = S_o^2 = 1.77 \times 10^{-10}$$

例 3−15 298K 时，$Ag_2Cr_2O_4$ 的溶解度 S_o 为 $1.34 \times 10^{-4}mol \cdot L^{-1}$，试计算其溶度积。

解： $Ag_2Cr_2O_4 \rightleftharpoons 2Ag^+(aq) + Cr_2O_4^{2-}(aq)$

$$2S_o \qquad S_o$$

$$K_{sp} = [Ag^+]^2[Cr_2O_4^{2-}] = [2S_o]^2[S_o] = 4S_o^3 = 4 \times (1.34 \times 10^{-4})^3 = 9.62 \times 10^{-12}$$

例 3−16 298K 时，$Mg(OH)_2$ 的 $K_{sp} = 5.61 \times 10^{-12}$，求该温度时 $Mg(OH)_2$ 的溶解度。

解： $Mg(OH)_2 \rightleftharpoons Mg^{2+} + 2OH^-$

$$S_o \qquad 2S_o$$

$$K_{sp} = [Mg^{2+}][OH^-]^2 = 4S_o^3$$

$$S_o = \sqrt[3]{\frac{K_{sp}}{4}} = \sqrt[3]{\frac{5.61 \times 10^{-12}}{4}} = 1.12 \times 10^{-4}(mol \cdot L^{-1})$$

以上计算结果表明：一般情况下，K_{sp}、S_o 都能反映物质的溶解能力。一定温度下，同类型(m+n 相等)难溶电解质 K_{sp} 越大，S_o 越大；反之亦然。例如，$Ag_2Cr_2O_4$(A_2B 型)和 $Mg(OH)_2$(AB_2 型)就是如此。不同类型的难溶电解质(如 AB 型与 A_2B 或 AB_2 型)，不能认为 K_{sp} 越大，S_o 就越大。例如，AgCl(AB 型)的 $K_{sp}(1.77 \times 10^{-10})$大于 $Ag_2Cr_2O_4$(A_2B 型)的 $K_{sp}(9.62 \times 10^{-12})$，但 AgCl 的溶解度($1.33 \times 10^{-5}mol \cdot L^{-1}$)却小于 $Ag_2Cr_2O_4$ 的溶解度($1.34 \times 10^{-4}mol \cdot L^{-1}$)。

二、沉淀的生成和溶解

(一) 溶度积规则

K_{sp}表示对任何沉淀与溶解达到平衡的系统各离子浓度幂之乘积。若用Q_i表示难溶电解质溶液中任一时刻的离子浓度之乘积，即，则$Q_i = c^m(A^{n+})c^n(B^{m-})$，则$Q_i$与$K_{sp}$有如下三种关系。

1. $Q_i = K_{sp}$，表示溶液处于沉淀溶解平衡状态，溶液为饱和溶液，此时既无新的沉淀析出也无沉淀溶解。

2. $Q_i < K_{sp}$，表示此溶液为不饱和溶液，若溶液中有固体存在，固体将会溶解直至溶液达到饱和为止。

3. $Q_i > K_{sp}$，表示溶液为过饱和，此时将有沉淀生成，直至溶液达到饱和为止。

以上三条称为溶度积规则。利用这个原则可以判断沉淀的生成与溶解。

(二) 沉淀的生成

在一定温度下，难溶电解质的K_{sp}为定值。根据溶度积规则，使沉淀生成的条件是$Q_i > K_{sp}$。因此可通过增加溶液中有关离子的浓度来提高Q_i值。通常可采用的方法有：

1. 加入沉淀剂。例如，在饱和$CaCO_3$溶液中，加入Na_2CO_3，使CO_3^{2-}离子浓度增加，从而使$Q_i > K_{sp}$，使$CaCO_3$以沉淀析出。

例 3-17　在1.0×10^{-5}mol · L^{-1}的$BaCl_2$溶液中加入等体积的1.0×10^{-3}mol · L^{-1}的Na_2SO_4，是否有$BaSO_4$沉淀生成？若有沉淀析出，平衡后，溶液中Ba^{2+}浓度是多少？已知$K_{sp}(BaSO_4) = 1.08 \times 10^{-10}$。

解：① 两溶液等体积混合后，则

$$[Ba^{2+}] = \frac{1.0 \times 10^{-5}}{2} = 5.0 \times 10^{-6}\ \text{mol} \cdot \text{L}^{-1}$$

$$[SO_4^{2-}] = \frac{1.0 \times 10^{-3}}{2} = 5.0 \times 10^{-4}\ \text{mol} \cdot \text{L}^{-1}$$

$$[Ba^{2+}][SO_4^{2-}] = (5.0 \times 10^{-6})(5.0 \times 10^{-4}) = 2.5 \times 10^{-9} > K_{sp}(BaSO_4)$$

∴ 有$BaSO_4$沉淀生成。

② 重新达到平衡后

$$\because\ [SO_4^{2-}] = 5.0 \times 10^{-4}\text{mol} \cdot \text{L}^{-1}$$

$$\therefore\ [Ba^{2+}] = \frac{K_{sp}}{[SO_4^{2-}]} = \frac{1.08 \times 10^{-10}}{5.0 \times 10^{-4}} = 2.2 \times 10^{-7}(\text{mol} \cdot \text{L}^{-1})$$

可见，在待沉淀的溶液中加入足量的沉淀剂，可使沉淀析出。随着加入沉淀剂的量越多，沉淀越完全。由于溶液中总是存在着沉淀溶解平衡，总有极少量待沉淀离子残留在溶液中。实际工作中，只要剩余离子浓度不超过1.0×10^{-6}mol · L^{-1}，就可以认为沉淀完全了。所以，加入沉淀剂的量，不是越多越好。由于盐效应，极过量的沉淀剂反而会使沉淀溶解度增加。这可以从表 3-4 $PbSO_4$在Na_2SO_4溶液中的溶解度看出，当Na_2SO_4浓度大于 0.10mol · L^{-1}时，$PbSO_4$的溶解度开始增加。

表 3–4　$PbSO_4$(s)在 Na_2SO_4 溶液中的溶解度

Na_2SO_4(mol · L^{-1})	0	0.001	0.01	0.02	0.04	0.1	0.2
S_0(mol · L^{-1})	1.5×10^{-4}	2.4×10^{-5}	1.6×10^{-5}	1.4×10^{-5}	1.3×10^{-5}	1.6×10^{-5}	2.2×10^{-5}

2. 调节 pH。溶液的 pH 值往往影响沉淀的溶解度。

例 3–18　计算使 0.01mol · L^{-1} Fe^{3+} 离子开始沉淀和沉淀完全时的 pH 值，已知 $K_{sp}(Fe(OH)_3) = 2.79\times10^{-39}$。

解：　$[Fe^{3+}][OH^-]^3 = K_{sp} = 2.79\times10^{-39}$

① 开始沉淀时，OH^- 离子的浓度为：

$$[OH^-]=\sqrt[3]{\frac{K_{sp}}{[Fe^{3+}]}}=\sqrt[3]{\frac{2.79\times10^{-39}}{0.01}}=6.5\times10^{-13}(\text{mol}\cdot\text{L}^{-1})$$

$$\therefore\ \text{pH} = 14-\text{pOH} = 1.8$$

② 沉淀完全时,$[Fe^{3+}]\leqslant 1.0\times10^{-6}$mol · L^{-1}，此时，$OH^-$ 离子浓度为：

$$[OH^-]\geqslant\sqrt[3]{\frac{K_{sp}}{[Fe^{3+}]}}\geqslant\sqrt[3]{\frac{2.79\times10^{-39}}{1.0\times10^{-6}}}\geqslant1.4\times10^{-11}(\text{mol}\cdot\text{L}^{-1})$$

$$\therefore\ \text{pH}\geqslant 14-\text{pOH}\geqslant 14-10.9\geqslant 3.1$$

pH 为 1.8 时，Fe^{3+} 开始以 $Fe(OH)_3$ 形式沉淀，当 pH 为 3.1 时，Fe^{3+} 以 $Fe(OH)_3$ 形式沉淀完全。只要控制 pH 就可以除去溶液中 Fe^{3+} 离子。在化工生产中经常用控制 pH 的方法来除去杂质离子。

例 3–19　在含有 0.100mol · L^{-1} 的 Cl^- 和 0.100mol · L^{-1} 的 I^- 的混合溶液中，逐滴加入 $AgNO_3$ 试剂。① Cl^- 和 I^- 哪个先沉淀？②当第二种离子开始沉淀时，溶液中第一种离子是否沉淀完全(忽略体积变化)？

已知，$K_{sp}(AgCl) = 1.77\times10^{-10}$，$K_{sp}(AgI) = 8.51\times10^{-17}$

解：①　AgCl 开始沉淀时所需 Ag^+ 离子浓度：

$$[Ag^+]\geqslant\frac{K_{sp}(AgCl)}{[Cl^-]}=\frac{1.77\times10^{-10}}{0.100}=1.77\times10^{-9}(\text{mol}\cdot\text{L}^{-1})$$

AgI 开始沉淀时所需 Ag^+ 离子浓度

$$[Ag^+]\geqslant\frac{K_{sp}(AgI)}{[I^-]}=\frac{8.51\times10^{-17}}{0.100}=8.51\times10^{-16}(\text{mol}\cdot\text{L}^{-1})$$

显然，沉淀 I^- 比沉淀 Cl^- 离子所需 Ag^+ 离子浓度小得多，故 AgI 首先沉淀。

②　当 AgCl 开始沉淀时，此时 Ag^+ 的浓度应同时满足两个平衡，即

$$AgI(s) \rightleftharpoons Ag^+(aq)+I^-(aq) \qquad [Ag^+]=\frac{K_{sp}(AgI)}{[I^-]}$$

$$AgCl(s) \rightleftharpoons Ag^+(aq)+Cl^-(aq) \qquad [Ag^+]=\frac{K_{sp}(AgCl)}{[Cl^-]}$$

$$[I^-]=\frac{K_{sp}(AgI)}{K_{sp}(AgCl)}\cdot[Cl^-]=\frac{8.51\times10^{-17}}{1.77\times10^{-10}}\times0.1=4.81\times10^{-8}(mol\cdot L^{-1})$$

可见当AgCl开始沉淀时，I^- 离子浓度已由 $0.1mol\cdot L^{-1}$ 降到 $4.81\times10^{-8}mol\cdot L^{-1}$，已经沉淀完全。这种先达到溶度积者，先沉淀的现象叫分级沉淀。

(三) 沉淀的溶解

与沉淀的生成相反，欲使沉淀溶解，原则是降低溶液中离子浓度，使 $Q_i<K_{sp}$，常采用的措施有：

1. 加入适当的试剂，生成弱电解质(如 H_2O，弱酸或弱碱等)，使沉淀溶解。如要使 $Mg(OH)_2$ 沉淀溶解，可以降低 OH^- 离子浓度，其方法有二，第一可加入强酸，使 H^+ 与 OH^- 作用生成难电离的 H_2O，反应如下：

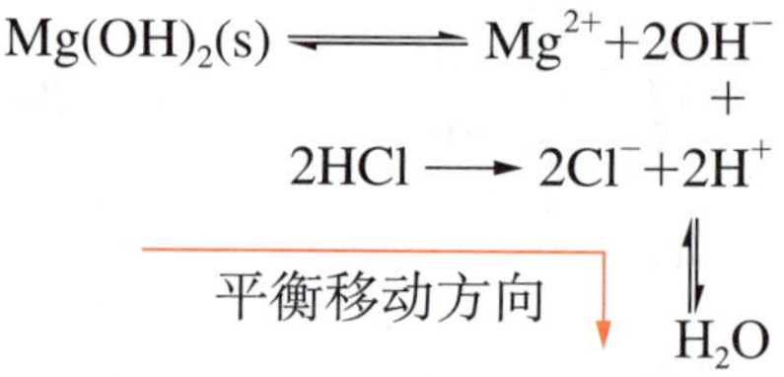

第二可加入比水更强的酸，如铵盐，使 OH^- 与 NH_4^+ 作用生成难电离的 $NH_3\cdot H_2O$，从而降低 OH^- 离子浓度，反应如下：

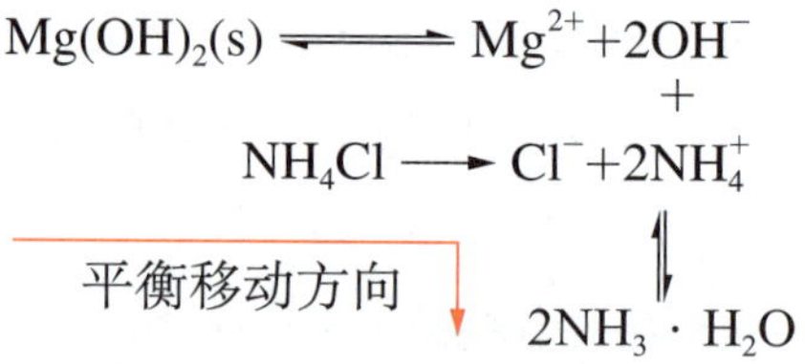

由于 NH_4^+ 解离出来的 H^+ 很少，所以只有少数溶解度较大的氢氧化物能溶于铵盐，而像 $Fe(OH)_3$ 等溶解度小的氢氧化物只能溶于强酸。

2. 难溶的弱酸盐溶于强酸，例如 $CaCO_3$，可溶于HCl，H^+ 与溶液中 CO_3^{2-} 先结合成难电离的 HCO_3^{2-}，并进一步与 H^+ 结合生成 CO_2 气体和 H_2O，使溶液中 $[CO_3^{2-}]$ 降低，导致 $Q_i<K_{sp}$，从而沉淀溶解。反应如下：

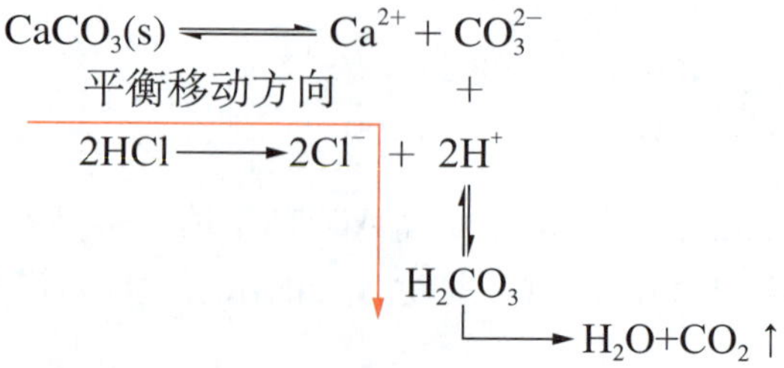

3. 难溶的强酸盐，如AgCl沉淀，不溶于强酸但可溶于$NH_3 \cdot H_2O$，主要是Ag^+与NH_3形成了配合物，从而使$[Ag^+]$降低，使AgCl溶解，还有的难溶盐需要通过氧化还原反应，降低金属离子及阴离子的浓度使沉淀溶解。如CuS不溶于盐酸，但可溶于HNO_3溶液，因HNO_3可将S^{2-}离子氧化为S，极大地降低了S^{2-}浓度，使沉淀溶解。

小 结

按照酸碱质子理论，酸和碱通过质子的授受相互依存、相互转化，酸给出质子后变成了碱，碱接受质子后变成了酸，是对立统一体。所以酸和碱具有共轭关系。酸碱反应的实质是两对共轭酸碱对之间质子的传递反应。酸碱的强弱是相对的，在水溶液中，强酸(碱)或弱酸(碱)是相对于水而言的。

任何水溶液中都有H^+和OH^-离子共存，而且有如下关系：

$$[H^+][OH^-] = K_w \quad (298\text{K时，}K_w=1.0 \times 10^{-14})$$

$$pH = -\lg[H^+],\ pOH = -\lg[OH^-],\ pH+pOH = 14$$

对于一元弱酸(碱)溶液

$$K_a = \frac{[H^+][B^-]}{[HB]}\text{，当}cK_a \geqslant 20K_w\text{，}c/K_a \geqslant 500\text{时}, [H^+] = \sqrt{c(HB) \cdot K_a}$$

$$K_b = \frac{[OH^-][HB]}{[B^-]}\text{，当}cK_b \geqslant 20K_w\text{，}c/K_b \geqslant 500\text{时}[OH^-] = \sqrt{c(B^-) \cdot K_b}$$

共轭酸碱的 $K_a \cdot K_b = K_w$

多元酸(碱)溶液，当$K_{a1}/K_{a2} > 100$时，可利用上述公式计算出$[H^+]$或$[OH^-]$离子浓度。

缓冲溶液由共轭酸碱对组成。其中共轭酸为抗碱成分，共轭碱为抗酸成分。缓冲溶液的$pH = pK_a + \lg\frac{c(B^-)}{c(HB)}$；缓冲容量$\beta = 2.3 \times \frac{c(HB) \cdot c(B^-)}{c(HB)+c(B^-)}$，定义为$\beta = \frac{\Delta n}{V|\Delta pH|}$，缓冲范围：$pH = pK_a \pm 1$。

难溶强电解质的溶度积$K_{sp} = [A^{n+}]^m[B^{m-}]^n$，其溶解度与溶度积之间有如下关系：

$S_o = \sqrt[m+n]{\frac{K_{sp}}{m^m \cdot n^n}}$，因此，可以相互换算。利用溶度积规则可以判断沉淀的生成和溶解。

$Q_i = K_{sp}$，饱和溶液，平衡状态。

$Q_i > K_{sp}$，过饱和溶液，将有沉淀生成。

$Q_i < K_{sp}$，不饱和溶液，将有沉淀溶解。

习 题

1. 根据酸碱质子理论，指出下列物质中哪些是酸，哪些是碱，哪些是两性物质？并分别写出酸的共轭碱及碱的共轭酸。

H_2O，H_2CO_3，HCO_3^-，NH_3，H_2S，HS^-，HPO_4^{2-}，NH_4^+，Ac^-。

2. 将下列溶液的 H^+ 离子浓度换算成 pH 值。

(1) 正常成年人胃液的 H^+ 离子浓度为 $4.0 \times 10^{-2}mol \cdot L^{-1}$

(2) 正常婴儿胃液的 H^+ 离子浓度为 $1.0 \times 10^{-5}mol \cdot L^{-1}$

(3) 正常人血液 H^+ 离子浓度为 $4.0 \times 10^{-8}mol \cdot L^{-1}$

(4) 正常人的泪液 H^+ 离子浓度为 $3.2 \times 10^{-8}mol \cdot L^{-1}$

(答：(1) pH = 1.4；(2) pH = 5.0；(3) pH = 7.4；(4) pH = 7.5)

3. 将下列 pH 值换算成 H^+ 离子浓度($mol \cdot L^{-1}$)

0，3.45，6.52，9.48，11.25，13.57

(答：$1.0mol \cdot L^{-1}$，$3.5 \times 10^{-4}mol \cdot L^{-1}$，$3.0 \times 10^{-7}mol \cdot L^{-1}$，$3.3 \times 10^{-10}mol \cdot L^{-1}$，$5.6 \times 10^{-12}mol \cdot L^{-1}$，$2.7 \times 10^{-14}mol \cdot L^{-1}$)

4. 实验测得氨水的 pH 值为 11.26，已知 $K_b(NH_3) = 1.76 \times 10^{-5}$，求氨水的浓度。

(答：$0.19\ mol \cdot L^{-1}$)

5. 现有 $0.2\ mol \cdot L^{-1}$ HCl 溶液

(1) 如改变其溶液的 pH 值为 pH = 4.00，应加入 HAc 还是 NaAc？

(2) 如果向 HCl 溶液中加入等体积的 $2.0\ mol \cdot L^{-1}$ NaAc 溶液，则混合液的 pH 值是多少？

(3) 如果向 HCl 溶液中加入等体积的 $2.0\ mol \cdot L^{-1}$ NaOH 溶液，则混合液的 pH 值又是多少？

(答：(2) 5.69；(3) 13.95)

6. 100ml $0.20mol \cdot L^{-1}$ 氨水溶液中加入 10.7g 固体 NH_4Cl(设体积不变)，计算该溶液的 pH 值。

(答：8.25)

7. 用 $0.10\ mol \cdot L^{-1}$ 的 HAc 和 $0.20\ mol \cdot L^{-1}$ 的 NaAc 等体积混合配成缓冲溶液 500ml，pH 值是多少？缓冲容量是多少？

(答：(1) 5.04；(2) $0.077\ mol \cdot L^{-1}$)

8. 用 $0.067mol \cdot L^{-1}$ Na_2HPO_4 和 $0.067\ mol \cdot L^{-1}$ NaH_2PO_4 两种溶液配制 pH 值为 6.80 的缓冲液 100ml，问需取上述溶液各多少 ml？($pK_{a2} = 7.21$)

(答：Na_2HPO_4 28 ml ；NaH_2PO_4 72ml)

9. 欲配制 pH = 10.00 的 NH_3—NH_4Cl 缓冲溶液 1000ml，已用去 $15mol \cdot L^{-1}$ 的浓氨水 35ml，问需 NH_4Cl 多少克？如何配制？

(答：取 $15mol \cdot L^{-1}$ 浓氨水 35ml，加入 5.0g NH_4Cl，溶解后加水稀释 1000ml 即得。)

10. 已知 H_2CO_3 的 $K_{a1} = 4.5 \times 10^{-7}$，$K_{a2}=4.7 \times 10^{-11}$，如果在 H_2CO_3 溶液中加入适量 NaOH，可

配制两种缓冲溶液，其缓冲范围分别是多少？

(答：pH = 6.35 ± 1 和 pH = 10.33 ± 1。)

11. 甲、乙、丙三人血浆中 HCO_3^- 和溶解的 CO_2 浓度分别是：
甲：$[HCO_3^-] = 24.0 mmol \cdot L^{-1}$，$[CO_2(aq)] = 1.20 mmol \cdot L^{-1}$
乙：$[HCO_3^-] = 24.2 mmol \cdot L^{-1}$，$[CO_2(aq)] = 1.60 mmol \cdot L^{-1}$
丙：$[HCO_3^-] = 56.0 mmol \cdot L^{-1}$，$[CO_2(aq)] = 1.78 mmol \cdot L^{-1}$
试问三人血液的 pH 值是多少？并判断是否正常。

(答：甲：7.4；乙：7.28；丙：7.6)

12. 假设溶于水中的 $Mg(OH)_2$ 完全电离，试计算：
(1) $Mg(OH)_2$ 在水中的溶解度；
(2) 饱和 $Mg(OH)_2$ 溶液中，$[Mg^{2+}]$ 和 $[OH^-]$；
(3) $Mg(OH)_2$ 在 0.1 $mol \cdot L^{-1}$ NaOH 溶液中的溶解度；
(4) $Mg(OH)_2$ 在 0.2 $mol \cdot L^{-1}$ $MgCl_2$ 溶液中的溶解度；
(已知：$K_{sp}(Mg(OH)_2) = 5.6 \times 10^{-12}$)

(答：(1) $1.12 \times 10^{-4} mol \cdot L^{-1}$；
(2) $[Mg^{2+}] = 1.12 \times 10^{-4} mol \cdot L^{-1}$，$[OH^-] = 2.24 \times 10^{-4} mol \cdot L^{-1}$
(3) $5.61 \times 10^{-10} mol \cdot L^{-1}$
(4) $5.30 \times 10^{-6} mol \cdot L^{-1}$)

13. PbI_2 和 $PbSO_4$ 的 K_{sp} 分别为 9.8×10^{-9} 和 2.53×10^{-8}，它们的饱和溶液中 $[Pb^{2+}]$ 是否也非常接近？通过计算说明。

(答：PbI_2 中 $[Pb^{2+}]$：$2.14 \times 10^{-3} mol \cdot L^{-1}$；$PbSO_4$ 中 $[Pb^{2+}]$：$1.59 \times 10^{-4} mol \cdot L^{-1}$)

第四章　酸碱滴定法

学习要求

了解滴定分析对滴定反应的一般要求及化学计量点与滴定终点的关系；掌握滴定分析的计算方法；熟悉指示剂的变色原理及变色范围；熟悉强酸强碱及一元弱酸、弱碱的滴定曲线；掌握酸碱滴定指示剂的选择原则；了解一级标准物质的概念，熟悉酸碱溶液的配制和标定方法；熟悉分析结果的误差、偏差的概念及表示方法；掌握有效数字的概念和计算规则。

第一节　滴定分析法概述

在化学中，分析化学是研究物质组成的测定方法及其原理的学科，它包括定性分析和定量分析两部分。定性分析的任务是确定物质的组成成分，定量分析是测定各组成成分的含量。

定量分析的方法很多，根据分析时所利用的物质性质的不同，可分为化学分析法和仪器分析法。以物质的化学反应(如酸碱反应、氧化还原反应、沉淀反应、配位反应等)为基础的方法称为化学分析法。以物质的物理性质和物理化学性质(如光学性质、电化学性质等)为基础，利用特殊仪器进行测定的方法叫仪器分析法。虽然仪器分析已得到迅速的发展并且在各种领域中广泛应用，但化学分析法仍然是不可缺少的，因为某些最基础的数据仍需要化学分析才能得到。因此在本书中对这两种方法都将做一些介绍。

在化学分析中，滴定分析(又称容量分析)法，以其简便、快速、准确的特点而常常被应用。按滴定反应的性质又将滴定分析分为酸碱滴定、氧化还原滴定、沉淀滴定、络合滴定等，在本章中将介绍酸碱滴定。

一、滴定分析的基本概念和常用术语

滴定分析是将一种已知准确浓度的试剂溶液滴加到一定体积的分析物溶液中，直到滴定反应定量完成为止，然后根据所加试剂溶液的浓度和体积，求算分析组分含量的一类分析方法。下面介绍几个常用术语：

标准溶液或滴定剂：已知准确浓度的试剂溶液。

试样：被分析的物质。

化学计量点(stoichiometric point)：当加入的标准溶液与分析组分按滴定反应式所表示的化学计量关系恰好反应完全时，称达到化学计量点，简称计量点，也是此滴定反应的理论终点。化学剂量点常常需要指示剂的颜色变化来确定。

滴定终定：滴定过程中，指示剂颜色变化时即终止滴定，此时称为滴定终点。显然，滴定终点与化学计量点愈吻合，滴定误差就越小。

二、滴定分析对滴定反应的基本要求

并不是任何化学反应都可用于滴定分析。可用于滴定分析的化学反应必须具备如下条件：

1. 反应必须定量地完成，没有副反应，反应完全程度达到99.9%以上。
2. 反应能够迅速完成。对于速率较慢的反应，有时可通过加热或加入催化剂等方法加速。
3. 有简便可靠的方法确定滴定终点。

凡是能满足上述要求的反应，都可用直接滴加标准溶液的方法确定分析组分，称为直接滴定法。有些反应不能完全符合上面的要求，但可以采取一些措施进行间接测定。如盐酸和碳酸钙的反应是非常完全的，但由于碳酸钙溶解度小，反应速度慢，不适于直接滴定。可先加入一定量的过量的盐酸标准溶液与碳酸钙反应，再用氢氧化钠标准溶液滴定盐酸的剩余量，进而推算出碳酸钙的含量。

三、标准溶液的配制与标定

在滴定分析中，首先需要配制一已知准确浓度的溶液，即标准溶液。标准溶液的配制方法为直接配制法和间接配制法(标定法)。

(一) 直接配制法

用分析天平准确称取一定质量的物质，溶解后转移至容量瓶，加水稀释至标线，即得准确浓度的标准溶液，这种方法称为直接配制法。能用于直接配制标准溶液的物质称为一级标准物质，又称基准物质，一级标准物质应具备下列条件：

(1) 物质的组成应与其化学式完全相符，若含结晶水，结晶水的组成也必须与化学式相符。

(2) 物质必须有足够的纯度，一般应为分析纯或保证试剂。

(3) 物质在一般条件下应很稳定，不易吸收空气中的水分和二氧化碳，也不易被空气氧化。

(4) 物质最好有较大的摩尔质量。

(二) 间接配制法

许多试剂并不具备一级标准物质的条件，不能用直接法配制标准溶液。在这种情况下，可先粗略地称取一定质量或量取一定体积的试剂，配制成近似于所需浓度的溶液，然后再用分析天平准确称取一定质量的一级标准物质，溶解后用上述待测定浓度的溶液滴定，根据一级标准物质的质量和待测定浓度溶液所消耗的体积，即可计算出该溶液的准确浓度。这一操作过程称为标定，这种配制标准溶液的方法称间接配制法，也称标定法。

四、滴定分析计算

在滴定分析中，标准溶液(滴定剂)A与分析组分B发生的反应为：

$$aA+bB = dD+eE$$

当达到化学计量点时，a mol A与b mol B完全反应，生成了d mol D和e mol E，它们之间物质的量关系为：

$$n(aA) = n(bB) = n(dD) = n(eE) \tag{4-1}$$

式(4−1)称为等物质的量定律，即在化学反应中，若各反应物和生成物均以化学式及其化学计量数为基本单元时，则反应是按等物质的量进行的。式(4–1)中括弧内的aA、bB、dD、eE是物质的基本单元。若以人们习惯的物质的分子或离子式作为基本单元。则有：

$$\frac{n(\mathrm{A})}{a}=\frac{n(\mathrm{B})}{b}=\frac{n(\mathrm{D})}{d}=\frac{n(\mathrm{E})}{e} \tag{4–2}$$

或 $$\frac{n(\mathrm{A})}{n(\mathrm{B})}=\frac{a}{b},\quad \frac{n(\mathrm{A})}{n(\mathrm{C})}=\frac{a}{c},\quad \frac{n(\mathrm{C})}{n(\mathrm{D})}=\frac{c}{d} \tag{4–3}$$

式(4–2)及(4–3)就是化学计量系数比规则：在化学反应中，各反应物的物质的量之比等于其化学计量系数之比。在进行计算时，反应方程式必须配平。

设待测溶液的体积和浓度分别为V(B)和c(B)，标准溶液的浓度为c(A)，滴定消耗的标准溶液体积为V(A)，则根据式(4–2)，可得到如下的计量关系：

$$\frac{1}{a}c(\mathrm{A})V(\mathrm{A})=\frac{1}{b}c(\mathrm{B})\cdot V(\mathrm{B}) \tag{4–4}$$

另外，在标定标准溶液的浓度时，若称取的一级标准物质质量为m(B)，摩尔质量为M(B)，消耗的待定标准溶液体积为V(A)，则标准溶液的浓度可由下式求得：

$$\frac{1}{a}V(\mathrm{A})c(\mathrm{A})=\frac{1}{b}\frac{m(\mathrm{B})}{M(\mathrm{B})} \tag{4–5}$$

式(4–1)、(4–2)及式(4–4)、(4–5)是滴定分析中最基本的计算公式。

例4–1 准确量取了25.00ml $H_2C_2O_4$溶液于锥形瓶中，用0.05000mol · $L^{-1}$$KMnO_4$标准溶液滴定。终点时，消耗了24.50ml标准溶液，计算$H_2C_2O_4$溶液的浓度。

解：已知滴定反应为：

$$2\,KMnO_4+5H_2C_2O_4+6H^+=2Mn^{2+}+2K^++10CO_2+8H_2O$$

根据式(4–4)有：

$$\frac{1}{2}c(KMnO_4)\cdot V(KMnO_4)=\frac{1}{5}c(H_2C_2O_4)V(H_2C_2O_4)$$

$$c(H_2C_2O_4)=\frac{5}{2}\times\frac{c(KMnO_4)\cdot V(KMnO_4)}{V(H_2C_2O_4)}$$

$$=\frac{5}{2}\times\frac{0.05000\times 24.50}{25.00}$$

$$=0.1225(\mathrm{mol}\cdot \mathrm{L}^{-1})$$

例4–2 在用一级标准物质Na_2CO_3标定HCl溶液浓度时，称取了0.1324 g Na_2CO_3，溶于水后，以甲基橙作指示剂滴定至终点，消耗HCl溶液23.45ml，计算HCl溶液的浓度。

解：滴定反应为：

$$2HCl+Na_2CO_3=2NaCl+CO_2+H_2O$$

根据式(4−5)，得

$$\frac{1}{2}c(\mathrm{HCl})\cdot V(\mathrm{HCl})=\frac{m(\mathrm{Na_2CO_3})}{M(\mathrm{Na_2CO_3})}$$

则

$$c(\mathrm{HCl})=\frac{2m(\mathrm{Na_2CO_3})}{V(\mathrm{HCl})\,M(\mathrm{Na_2CO_3})}$$

$$=\frac{2\times0.1324\mathrm{g}}{0.02345\mathrm{L}\times106.0\mathrm{g}\cdot\mathrm{mol}^{-1}}$$

$$=0.1065\mathrm{mol}\cdot\mathrm{L}^{-1}$$

第二节　酸碱指示剂

一、酸碱指示剂的变色原理

酸碱滴定是利用酸碱反应或质子转移反应为基础的滴定分析方法。在酸碱滴定中外加的，能随着溶液pH值的变化而改变颜色从而指示滴定终点的试剂叫酸碱指示剂。酸碱指示剂也是一类有机弱酸或弱碱化合物，在溶液中存在着解离平衡或者质子转移平衡。如果用HI_n代表指示剂的酸式(共轭酸)，I_n^-代表碱式(共轭碱)，则其质子转移平衡为：

$$\underset{(酸式)}{HI_n+H_2O}\rightleftharpoons\underset{(碱式)}{H_3O^++I_n^-}\tag{4-6}$$

指示剂的酸式和碱式具有不同的颜色。当溶液的H_3O^+浓度增加(即pH降低)时，上述平衡左移，指示剂主要以酸式HI_n物种形式存在，溶液显HI_n的颜色，简称酸色；当H_3O^+浓度降低(即pH升高)，平衡右移，指示剂主要以I_n^-物种形式存在，溶液呈I_n^-的颜色，简称碱色。例如酚酞是一弱有机酸，其共轭酸HI_n在溶液中无色，而共轭碱I_n^-在溶液中显红色。所以酚酞在高pH值溶液($pH>8.0$)中显红色，在低pH值($pH<8.0$)溶液中无色。

二、酸碱指示剂的变色范围

由于指示剂的颜色变化与式(4−6)所示的指示剂在溶液中的解离平衡有关，其平衡常数表达式为：

$$K_{HIn}=\frac{[H_3O^+][I_n^-]}{[HI_n]}$$

$$[H_3O^+]=K_{HIn}\frac{[HI_n]}{[I_n^-]}$$

K_{HIn}称为指示剂的酸解离常数，简称指示剂的酸常数，将上式两边取负对数，得

$$pH=pK_{HIn}+\lg\frac{[I_n^-]}{[HI_n]}\tag{4-7}$$

由式(4−7)可以看出，由于在一定温度下pK_{HIn}是一常数，指示剂的碱式与酸式的浓度比

$[I_n^-]/[HI_n]$只与溶液的 pH 有关。

当溶液的pH值与pK_{HIn}相等时，溶液中的$[I_n^-]/[HI_n] = 1$，即指示剂的酸式和碱式浓度相同，此时溶液应呈现两种颜色的混合色。此后如改变溶液的pH值，$[I_n^-]/[HI_n]$的比值也随之改变，溶液的颜色也将发生变化。因此，$pH = pK_{HIn}$称为指示剂的变色点。

当溶液的pH升高时，$[I_n^-]/[HI_n]$比值逐渐增大，溶液中碱式颜色逐渐变深，一般认为当$[I_n^-]/[HI_n] > 10$时，溶液完全呈现碱式色，pH再继续升高，肉眼将觉察不到颜色的变化了。反之，当溶液的pH降低时，$[I_n^-]/[HI_n]$比值逐渐减小，溶液中酸式颜色逐渐加深，当$[I_n^-]/[HI_n] < 1/10$时，溶液完全呈现酸式色，此后如进一步降低pH值，也将观察不到颜色的变化了。因此，只有当$[I_n^-]/[HI_n]$比值在10～1/10之间变化时，或溶液pH值在$(pK_{HIn}+1)\sim(pK_{HIn}-1)$之间改变时，才能明显地观察到指示剂的颜色改变。所以$pH = pK_{HIn} \pm 1$称为指示剂的理论变色范围。

由于肉眼对各种颜色敏感程度不同，实际上观察到的指示剂变色范围与理论变色范围存在一定的差别。例如，甲基橙($pK_{HIn} = 3.4$)变色范围为3.1～4.4，而不是2.4～4.4。表4−1列出了一些常用酸碱指示剂。

表 4−1 常用酸碱指示剂及其变色范围

指示剂	变色范围 pH	颜色		pK_{HIn}
		酸色	碱色	
百里酚蓝（第一步离解）	1.2−2.8（第一次变色）	红	黄	1.7
甲基黄	2.9−4.0	红	黄	3.3
甲基橙	3.1−4.4	红	黄	3.4
溴酚蓝	3.1−4.6	黄	紫	4.1
溴甲酚绿	3.8−5.4	黄	蓝	4.9
甲基红	4.4−6.2	红	黄	5.0
溴百里酚蓝	6.0−7.6	黄	蓝	7.3
中性红	6.8−8.0	红	黄橙	7.4
酚 红	6.4−8.2	黄	红	8.0
百里酚蓝（第二步离解）	8.0−9.6（第二次变色）	黄	蓝	8.9
酚 酞	8.0−9.6	无	红	9.1
百里酚酞	9.4−10.6	无	蓝	10.0

第三节 滴定曲线和指示剂的选择

为了选择合适的指示剂指示滴定终点，减小滴定误差，必须了解滴定过程中溶液pH值的变化。

一、强碱滴定强酸

(一) 滴定曲线

现以0.1000mol · L^{-1}NaOH滴定0.1000mol · L^{-1}HCl 20.00ml为例，说明滴定过程中溶液pH值的变化情况。为简便起见，用[H^+]代替[H_3O^+]。

1. 滴定前，溶液的[H^+]等于HCl的初始浓度：

$$[H^+] = 0.1000\text{mol} \cdot L^{-1}$$

$$pH = 1.00$$

2. 滴定开始到化学计量点前，溶液的组成为NaCl+HCl，溶液的[H^+]取决于剩余的HCl的浓度。溶液中的[H^+]按下式计算：

$$[H^+] = \frac{c_o(V_o - V)}{V_o + V}$$

式中，c_o为HCl的初始浓度，即0.1000mol · L^{-1}；V_o为HCl溶液的初始体积，即20.00ml；V为滴加的NaOH溶液体积。

当加入NaOH溶液18.00ml时，

$$[H^+] = \frac{0.1000 \times (20.00 - 18.00)}{20.00 + 18.00} = 5.26 \times 10^{-3}(\text{mol} \cdot L^{-1})$$

$$pH = 2.28$$

当加入NaOH19.98ml时，

$$[H^+] = \frac{0.1000 \times (20.00 - 19.98)}{20.00 + 19.98} = 5.26 \times 10^{-5}(\text{mol} \cdot L^{-1})$$

$$pH = 4.30$$

3. 化学计量点时，NaOH和HCl恰好按化学计量反应，溶液的组成为NaCl加水，溶液的[H^+]由水的离解决定。

$$[H^+] = [OH^-] = 1.00 \times 10^{-7}\text{mol} \cdot L^{-1}$$

$$pH = 7.00$$

4. 化学计量点后，溶液的组成为NaCl+NaOH，溶液的「H^+」取决于过量的NaOH。

例如，当加入NaOH 20.02ml时

$$[OH^-] = \frac{0.1000 \times (20.02 - 20.00)}{20.00 + 20.02} = 5.00 \times 10^{-5}(\text{mol} \cdot L^{-1})$$

$$pOH = 4.30$$

$$pH = 14 - pOH = 9.70$$

如此逐一计算，计算结果列入表4−2。

若以NaOH加入量(或酸被滴定的百分数)为横坐标，溶液的pH值为纵坐标，绘制滴定曲线，如图4−1所示。

从表4−2及图4−1(1)可以看出：

1. 从滴定开始到加入NaOH溶液19.98ml为止，溶液pH值从1.00增加到4.3，仅改变了3.30个pH单位。所以此段曲线比较平坦。

表4−2　0.1000mol·L^{-1} NaOH滴定20.00ml 0.1000mol·L^{-1}HCl时的pH值

加入NaOH (ml)	HCl被滴定的百分数	剩余的HCl (ml)	过量的NaOH (ml)	$[H^+]$ (mol·L^{-1})	pH	
0.00	0.00	20.00		1.00×10^{-1}	1.00	
18.00	90.00	2.00		5.26×10^{-3}	2.28	
19.80	99.00	0.20		5.02×10^{-4}	3.30	
19.98	99.90	0.02		5.00×10^{-5}	4.30	滴定突跃
20.00	100.00	0.00		1.00×10^{-7}	7.00	
20.02	100.1		0.02	2.00×10^{-10}	9.70	
20.20	101.0		0.20	2.01×10^{-11}	10.70	
22.00	110.0		2.00	2.10×10^{-12}	11.68	
40.00	200.0		20.00	2.00×10^{-13}	12.70	

2. 当加入了19.98mlNaOH溶液，即99.9%的HCl已经被滴定时，溶液的pH = 4.3，但是如继续加入0.04ml NaOH溶液(约1滴)，即加入的NaOH溶液过量0.02ml(约半滴)，溶液的pH值迅速升至9.7，改变了5.4个pH单位。这种pH值的急剧改变，称为滴定突跃。在滴定突跃范围的滴定曲线近乎垂线。

3. 化学计量点的pH = 7.00。强酸、强碱的滴定的化学计量点与中性点是一致的。

4. 滴定突跃后继续加入NaOH溶液，溶液的pH值变化缓慢，所以滴定曲线后段又变得平坦。

如果上述滴定反过来进行，即用0.1000 mol·L^{-1} HCl滴定0.1000 mol·L^{-1} NaOH20.00ml时，将得到一条与上述滴定曲线的形状相同，但

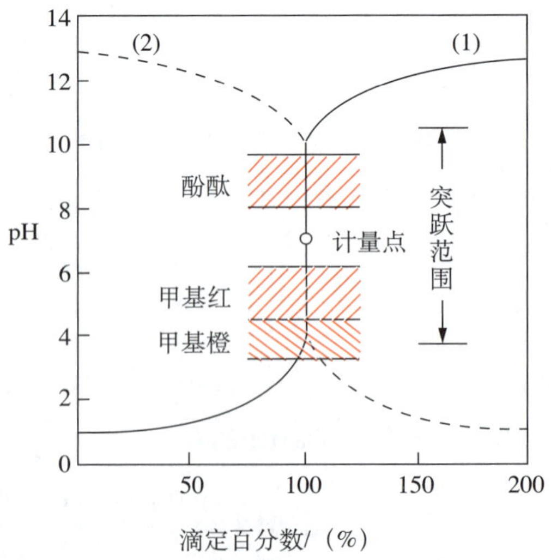

图4−1　强酸和强碱的滴定曲线

(1) 0.1000mol·L^{-1}NaOH滴定0.1000 mol·L^{-1}HCl 20.00ml

(2) 0.1000 mol·L^{-1}HCl滴定0.1000 mol·L^{-1}NaOH20.00 ml

位置对称的滴定曲线，如图 4−1(2)虚线所示。

(二) 指示剂的选择

理想的指示剂应恰好在化学计量点变色，但实际上这样的指示剂很难找到，而且也没有必要。因为只要在突跃范围内能发生颜色变化的指示剂，都能满足分析结果所要求的准确度。因此，选择指示剂的原则是：指示剂的变色范围应落在滴定突跃范围内或至少占据滴定突跃范围的一部分。由于强酸强碱滴定的 pH 值突跃范围为 4.3～9.7，所以甲基橙(3.1～4.4)、甲基红(4.4～6.2)、酚酞(8.0～9.6)都可选做这类滴定的指示剂。

在实际工作中，在选择指示剂时，还应考虑人的眼睛对不同颜色变化的敏感性。在用强碱滴定强酸时，虽然有多种指示剂可选择，但常选用酚酞，因为在滴定突跃范围内，溶液由无色变为红色，极易观察。如果用强酸滴定强碱，用甲基橙或溴甲酚绿较好。

(三) 突跃范围与酸碱浓度的关系

强酸强碱间的滴定，其突跃范围的大小与浓度有关。浓度越大，突跃范围越大。浓度越小，突跃范围越小。如图 4−2 所示，用 $1.000 \times 10^{-2} mol \cdot L^{-1}$ 的 NaOH 滴定相应浓度的 HCl 溶液的滴定突跃为 pH5.3-8.7，比用 $0.1000\ mol \cdot L^{-1}$ NaOH 滴定相同浓度的 HCl 的滴定突跃范围小 2 个 pH 单位。如果浓度小于 $10^{-4}\ mol \cdot L^{-1}$，由于无明显的滴定突跃，无法选择适当的指示剂显示滴定终点，使滴定不能进行。用较高浓度酸碱溶液进行滴定虽然滴定突跃大，可选用的指示剂多，但在计量点附近少加或多加半滴碱(或酸)产生的误差较大。因此，在实际工作中，常用 $0.1\ mol \cdot L^{-1} \sim 0.5\ mol \cdot L^{-1}$ 的酸碱标准溶液。

二、一元弱酸的滴定

(一) 滴定曲线及指示剂的选择

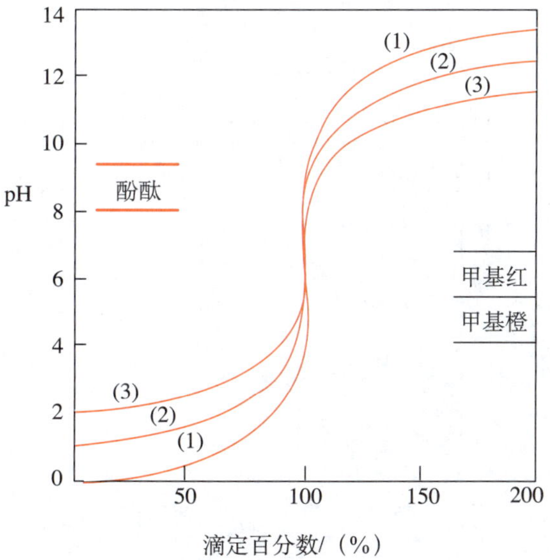

图 4−2 滴定突跃范围与酸碱浓度的关系

用(1) $1.000\ mol \cdot L^{-1}$, (2) $0.1000\ mol \cdot L^{-1}$,
(3) $0.01000\ mol \cdot L^{-1}$ NaOH 溶液滴定相应浓度的 HCl 溶液。

弱酸必须用强碱滴定。现以NaOH滴定HAc为例说明。设HAc的浓度为c_0(0.1000 mol · L^{-1})，体积为V_0(20.00ml)，NaOH溶液浓度为c(0.1000 mol · L^{-1})，滴定时加入的体积为V(ml)。滴定过程中溶液的pH值变化见表4–3，滴定曲线见图4–3。

比较图4–1和图4–3，可以看出强碱滴定一元弱酸有如下特点：

1. 滴定曲线起点pH值高，其pH = 2.88，这是因为HAc是弱酸，不像强酸HCl那样全部解离，所以[H^+]浓度低，pH值高。

2. 滴定开始至化学计量点前的曲线变化复杂。在这段滴定期间，溶液组成均为HAc+NaAc，属缓冲溶液系统。但曲线两端的缓冲比或者很小(小于1/10)，或者很大(大于10/1)，因而缓冲容量小，溶液的pH值随NaOH溶液的加入变化大，曲线斜率大；而曲线中段，由于缓冲比接近

表4–3　0.1000 mol · L^{-1} NaOH溶液滴定20.00ml 0.1000 mol · L^{-1}HAc溶液的pH值

加入 V(NaOH)/(ml)	HAc被滴定的百分数	溶液组成	[H^+]计算公式	pH
0.00	0.0	HAc	$[H^+]=\sqrt{K_a c_o}$	2.88
10.00	50.0			4.75
18.00	90.0	$HAc+Ac^-$	$[H^+]=K_a\dfrac{c_oV_o-cV}{cV}$	5.70
19.80	99.0			6.74
19.98	99.9			7.75
20.00	100.0	Ac^-	$[OH^-]=\sqrt{K_b c_{Ac^-}}=\sqrt{\dfrac{1}{2}K_b c_o}$	8.72
20.02	100.1			9.70
20.20	101.0	OH^-+Ac^-	$[OH^-]=\dfrac{cV-c_oV_o}{V_o+V}$	10.70
20.00	110.0			11.68
40.00	200.0			12.70

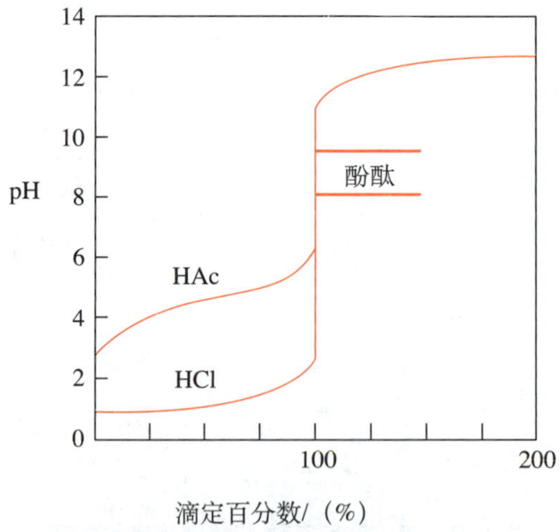

图4–3　0.100 0 mol · L^{-1}NaOH滴定 0.100 0 mol · L^{-1}HAc的滴定曲线

于1，缓冲容量大，曲线变化平缓。

3. 化学计量点的pH大于7.00，为8.72。这是因为在化学计量点，HAc已全部和NaOH反应生成NaAc，而Ac^-是弱碱，所以溶液呈弱碱性而不是中性。

4. 滴定突跃小。其突跃范围为pH7.8～9.7，为1.9个pH单位，与浓度相同的强酸强碱滴定的突跃范围(pH4.3～9.7)相比小得多。

根据滴定突跃范围及选择指示剂的原则，此类滴定应选择在碱性范围变色的指示剂。酚酞、百里酚蓝可作为这类滴定的指示剂。

如果用强酸滴定弱碱，如用HCl溶液滴定NH_3水，滴定曲线变化与用NaOH溶液滴定HAc溶液的滴定曲线变化方向相反，如果NH_3水浓度为0.1000 mol · L^{-1}，滴定曲线的起点pH为11.1，化学计量点时NH_3水已全部中和成NH_4Cl，而NH_4^+是弱酸，其溶液的pH将小于7，为弱酸性。这类滴定应选择在酸性范围变色的指示剂，如甲基橙、甲基红等。

(二) 滴定突跃与弱酸浓度及强度的关系

与强酸强碱间的滴定类似，用强碱滴定弱酸的滴定突跃大小与浓度有关。浓度越大，滴定突跃越大，反之，越小。

除了浓度影响滴定突跃之外，弱酸的强度也影响突跃的大小。如图4–4所示，浓度相同而强度不同的弱酸，酸解离常数K_a越大，滴定突跃越大；反之，越小。当弱酸的$c(HA) = 0.1000mol \cdot L^{-1}$，$K_a \leqslant 10^{-7}$时，其滴定突跃已不明显，用指示剂难以确定滴定终点。因此，用强碱滴定弱酸是有条件的，当弱酸的$K_a c(HA) \geqslant 10^{-8}$时，才能用强碱准确滴定弱酸。

同理，用强酸滴定弱碱也是有条件的，只有当弱碱的$K_b c(B) \geqslant 10^{-8}$时，才能用强酸滴定弱碱。

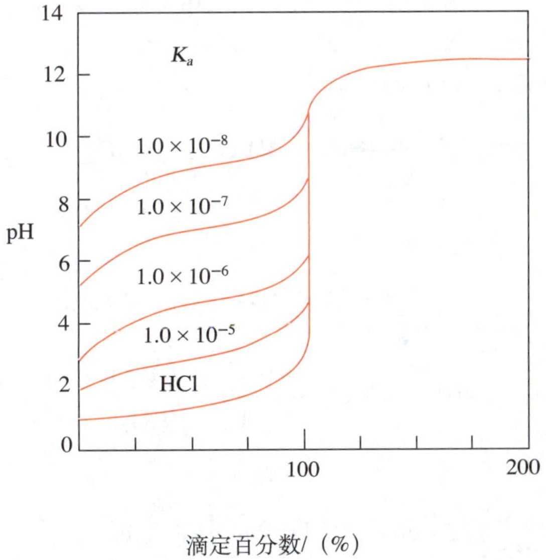

图4–4　用0.1000mol · L^{-1}NaOH滴定0.1000mol · L^{-1}各种不同强度的弱酸20.00ml

第四节 酸碱滴定法的应用

一、酸碱标准溶液的配制与标定

用酸碱滴定法测定某种物质的含量，必须配制酸或碱的标准溶液。常用的酸标准溶液(如HCl和H_2SO_4标准溶液)及碱标准溶液(如NaOH和KOH标准溶液)都不是直接配制，而是用标定法得到。

(一) 酸标准溶液

用来配制酸标准溶液的强酸有盐酸和硫酸，硝酸由于其挥发性和强氧化性不能用。盐酸最为常用，因用HCl溶液滴定时，生成的氯化物大都易溶于水。由于浓盐酸的挥发性，我们不能用商品盐酸溶液直接配制成准确浓度的溶液，而是先配制成近似所需浓度的溶液，再用一级标准物质标定。

用来标定HCl溶液的一级标准物质有无水碳酸钠(Na_2CO_3)及硼砂($Na_2B_2O_7 \cdot 10H_2O$)。碳酸钠易得纯品，价廉，但有吸湿性，能吸收CO_2，所以用前必须在270～300℃加热约1小时，稍冷后置于干燥器中备用。硼砂的摩尔质量大，可以减小称量误差，但因含有结晶水，需要保存在含有饱和NaCl和蔗糖溶液的密闭恒湿容器中。

用Na_2CO_3标定HCl溶液时，其滴定反应为：

$$Na_2CO_3+2HCl = 2NaCl+H_2CO_3$$
$$H_2CO_3 \longrightarrow H_2O+CO_2$$

可选用甲基红或甲基橙作指示剂。由于在计量点附近易形成CO_2过饱和溶液，使溶液的酸度增大，终点过早出现。因此，滴定至终点附近时应用力摇动或加热溶液，以使CO_2逸出。滴定结果的计算参看前面的例4-2。

用硼砂标定HCl溶液时，其反应式为：

$$Na_2B_4O_7 + 2HCl + 5H_2O = 4H_3BO_3 + 2NaCl$$

在化学计量点时，有

$$\frac{1}{2}n(HCl) = n(Na_2B_4O_7 \cdot 10H_2O)$$

$$c(HCl) \cdot V(HCl) = \frac{2 \times m(Na_2B_4O_2 \cdot 10H_2O)}{M(Na_2B_4O_2 \cdot 10H_2O)}$$

(二) 碱标准溶液

由于NaOH价格比KOH便宜，最常用的是NaOH标准溶液。NaOH及KOH标准溶液不能直接配制，必须标定。

标定NaOH溶液的一级标准物质有邻苯二甲酸氢钾($KHC_8H_4O_4$)、草酸($H_2C_2O_4 \cdot 2H_2O$)等，邻苯二甲酸氢钾与NaOH的反应为：

$$KHC_8H_4O_4 + NaOH = KNaC_8H_4O_4+H_2O$$

在化学计量点，溶液 pH 约为 9.1，可用酚酞作指示剂。

邻苯二甲酸氢钾易制得纯品，溶于水，摩尔质量大，不潮解，加热至 135℃不分解，是一种很好的标定碱溶液的一级标准物质。

草酸稳定，相对湿度在5%～95%时不会风化失水，可保存在密闭容器中备用。草酸虽然是二元酸，但由于两个酸解离常数K_{a1}、K_{a2}相差不够大，用它来标定NaOH时只有一个突跃。其反应式为：

$$H_2C_2O_4+2NaOH = Na_2C_2O_4+2H_2O$$

在化学计量点时，溶液的 pH 约为 8.4，可选用酚酞作指示剂。

二、酸碱滴定法应用举例

鉴定食醋的质量时，必须测定食醋的总酸度。食醋中含有醋酸、乳酸等有机酸，其中以醋酸含量(约为 30g · L^{-1}～50 g · L^{-1})最多，所以对食醋总酸度的测定结果以 HAc 含量表示。

例 4–3　准确量取食醋 25.00ml，置于 250ml 容量瓶中，加水至刻度，混匀。再准确吸出 25.00ml，用 0.1072mol · L^{-1}NaOH 标准溶液滴定，消耗 18.60ml 标准溶液，计算食醋试样中醋酸的质量浓度 ρ(HAc)。

解：滴定反应为：

$$HAc + NaOH = NaAc+H_2O$$

计量关系为：$n(HAc) = n(NaOH)$

即：$\dfrac{m(HAc)}{M(HAc)} = c(NaOH)V(NaOH)$

∵ 25.00ml 被滴定溶液(即 2.50ml 食醋)中 HAc 的质量为：

$$\begin{aligned} m(HAc) &= c(NaOH)V(NaOH)M(HAc) \\ &= 0.1072\text{mol} \cdot L^{-1} \times 0.01860L \times 60.06g \cdot \text{mol}^{-1} \\ &= 0.1198g \end{aligned}$$

∴
$$\rho(HAc) = \frac{0.1198g \times 1000\text{ml}}{2.5\text{ml} \times L} = 47.92g \cdot L^{-1}$$

例 4–4　返滴法测定 $CaCO_3$ 含量。将 0.5000g $CaCO_3$ 样品溶于 25.00ml 0.5100 mol · L^{-1} HCl 溶液中，再用 0.2105 mol · L^{-1}NaOH 溶液回滴过量的 HCl 溶液，消耗 NaOH 溶液 24.50ml。求样品中 $CaCO_3$ 的质量分数。

解：反应为：

$$CaCO_3(s) + 2HCl = CaCl_2 + CO_2 + H_2O$$

$$HCl + NaOH = NaCl + H_2O$$

计量关系为：$n(CaCO_3)=\frac{1}{2}[n(HCl)-n(NaOH)]$

$$\frac{m(CaCO_3)}{M(CaCO_3)}=\frac{1}{2}[c(HCl)V(HCl)-c(NaOH)V(NaOH)]$$

$$m(CaCO_3)=\frac{1}{2}(0.5100\times0.02500-0.2105\times0.02450)\times100.1$$

$$=0.3800(g)$$

则 $CaCO_3$ 的质量分数为：

$$\omega=\frac{m(CaCO_3)}{m(试样)}=\frac{0.3800g}{0.5000g}=0.7600$$

第五节 分析结果的误差和有效数字

定量分析的目的是准确测定试样中有关组分的含量。只有分析结果准确才会对生产和科学研究起指导作用，不准确的分析结果常常导致严重的后果。然而，任何测量或测定的结果都不可能是绝对准确的，因为在分析测定中所使用的药品、仪器、测定方法及操作技术不可能达到绝对准确和完美无缺，误差是客观存在的。因此，必须对分析结果进行正确的评价，判断其准确性，检查产生误差的原因，以提高分析结果的准确度。

一、误差产生的原因和分类

根据误差的来源和性质，可将误差分为系统误差和偶然误差(又称随机误差)两大类。

(一) 系统误差

系统误差是由分析时某些固定的原因引起的误差。这类误差的特点是：在条件不变的情况下，重复测定时会重复出现，误差具有单向性，即所有测定结果都偏低或都偏高。由于系统误差的大小和正负可以测定，因此又称可测误差。

系统误差产生的原因有：

1. 方法误差　由于所用的分析方法不够完善引起的误差。例如在滴定分析中，反应进行得不完全、有副反应发生，指示剂选择不当造成滴定终点与化学计量点相差较远等，都可引起方法误差。

2. 仪器误差　由于所用仪器不够准确造成的误差。如滴定管刻度不准，天平两臂不等长，砝码生锈等等引起的误差。

3. 试剂误差　由于测定时所用的试剂或蒸馏水不纯所引起的误差。

4. 操作误差　由于分析操作人员主观因素造成的误差。如滴定管读数偏高或偏低，辨别滴定终点颜色偏深或偏浅等引起的误差。

(二) 偶然误差

偶然误差是由难以预料的某些偶然因素造成的误差。它的数值大小、正负都难以控制，因此又称不可测定误差。例如测定过程中环境温度、湿度和气压的微小变动，仪器性能的微小变化，分析人员对各份试样处理时的微小差别等，都可使分析结果在一定范围内波动而引起偶然误差。偶然误差表面上似乎难以掌握，但人们经大量实践发现，当系统误差消除后，测量次数很多时，偶然误差完全服从统计规律。其特点为：大小相等的正负误差出现的概率相等；小误差出现的概率大，大误差出现的概率小；在平均值附近的测量值出现概率最大。偶然误差虽然不能通过校正的方法来减小或消除，但可通过增加平行测定次数来减小，并且可采用统计的方法对测定结果的偶然误差做出正确的描述。

(三) 过失误差

在测定过程中，由于分析人员的粗心大意或不按操作规程所产生的误差，称为过失误差，例如，加错试剂，读错刻度，看错砝码，记录和计算错误等等。这类误差一般无规律可循，只有加强责任心，提高操作水平才可避免这类差错。遇到这类测定结果应坚决弃之不用。

二、误差的表示方法

(一) 误差和准确度

准确度是指测定结果(X)与真实值(T)的符合程度。准确度的高低用误差来衡量。误差越小，准确度越高。

误差可分为绝对误差(E)和相对误差(RE)，分别表示为：

$$E \overset{\text{def}}{=} X-T \tag{4-8}$$

$$RE \overset{\text{def}}{=} \frac{E}{T} \times 100\% \tag{4-9}$$

因此，相对误差表示的是绝对误差(E)在真实值(T)中所占的百分率。相对误差更适于比较测定结果的准确度。让我们用下例说明：

例 4–3 用分析天平分别称取两份“真实值”为 1.6381g 和 0.0154g 的样品，称量结果分别为 1.6380g 和 0.0155g，求其绝对误差和相对误差。

解：绝对误差为：

$$E_1 = 1.6380\text{g} - 1.6381\text{g} = -0.0001\text{g}$$

$$E_2 = 0.0155\text{g} - 0.0154\text{g} = +0.0001\text{g}$$

相对误差为：

$$RE_1 = \frac{-0.0001\text{g}}{1.6381\text{g}} \times 100\% = -0.006\%$$

$$RE_2 = \frac{+0.0001\text{g}}{0.0154\text{g}} \times 100\% = 0.6\%$$

从两份样品的称量绝对误差看不出那一份称量更准确，但从相对误差看，第一份样品的称量准确度要比第二份高。

(二) 偏差与精密度

精密度是指在相同条件下，多次平行测定结果彼此相互接近的程度。精密度用偏差来量度。偏差大，表示测定结果的精密度低；偏差小，表示测定结果精密度高。

偏差也分绝对偏差和相对偏差。

绝对偏差(d_i)是个别测定值(x_i)与多次测定值的算术平均值($\overline{X}$)的差值：

$$d_i \overset{\text{def}}{=} X_i - \overline{X} \tag{4-10}$$

式中 X_i 为第 i 次测定值，d_i 为第 i 次测定的绝对偏差。

相对偏差 d_r 是单次测量值的绝对偏差在平均值中所占的百分数：

$$d_r \overset{\text{def}}{=} \frac{d_i}{\overline{X}} \times 100\% \tag{4-11}$$

在分析工作中常用绝对平均偏差($\overline{d}$)、相对平均偏差($\overline{Rd}$)及标准差(S)来表示精密度。

绝对平均值差($\overline{d}$)为 n 个绝对偏差绝对值的平均值：

$$\overline{d} = \frac{|d_1| + |d_2| + \cdots + |d_n|}{n} = \frac{\sum |d_i|}{n} \tag{4-12}$$

相对平均偏差($\overline{Rd}$)为绝对平均偏差在测定平均值中所占的百分率：

$$\overline{Rd} = \frac{\overline{d}}{\overline{X}} \times 100\% \tag{4-13}$$

当测定次数(n)为有限多次时，常用标准偏差(S)来衡量测定结果的精密度，其数学表达式为：

$$S \overset{\text{def}}{=} \sqrt{\frac{d_1^2 + d_2^2 + \cdots + d_n^2}{n-1}} = \sqrt{\frac{\sum d_i^2}{n-1}} \tag{4-14}$$

由于在计算标准偏差时将单次测定值的偏差 d_i 平方后再求和，不仅避免单次测定偏差相加时正负抵消，更重要的是大偏差能更显著地反映出来，因而能更好地表明一组平行测定数据的精密度。

例 4-4 测定食醋 HAc 的含量，5 次平行测定结果为：4.82%、4.85%、4.75%、4.80%、4.78%，计算测定结果的绝对平均偏差、相对平均偏差和标准偏差。

解：平均值为：

$$\overline{X} = \frac{4.82\% + 4.85\% + 4.75\% + 4.80\% + 4.78\%}{5} = 4.80\%$$

绝对平均偏差为：

$$\overline{d} = \frac{\sum |X_i - \overline{X}|}{n} = \frac{0.02\% + 0.05\% + 0.05\% + 0 + 0.02\%}{5} = 0.03\%$$

相对平均偏差为：

$$R\overline{d}=\frac{\overline{d}}{\overline{X}}\times 100\%=\frac{0.03\%}{4.80\%}\times 100\%=0.6\%$$

标准偏差为：

$$S=\sqrt{\frac{\sum di^2}{n-1}}=\sqrt{\frac{(0.02\%)^2+(0.05\%)^2+(0.05\%)^2+0^2+(0.02\%)^2}{5-1}}$$

$$=0.04\%$$

(三) 精密度和准确度的关系

我们以打靶(图 4–5)为例说明精密度与准确度间的关系。

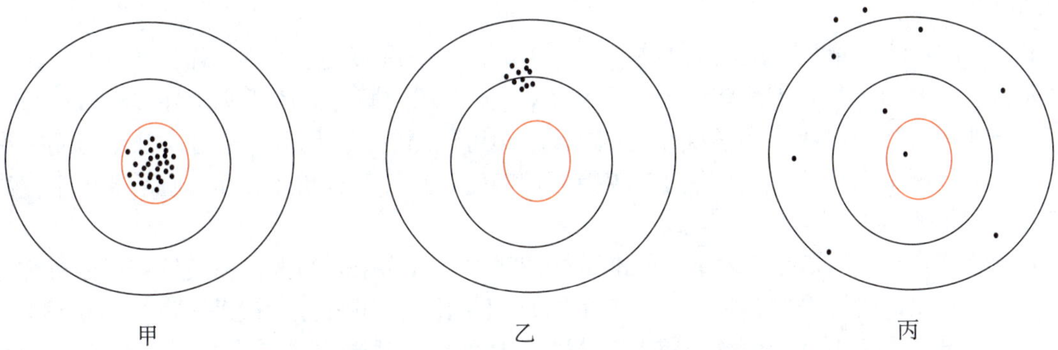

图 4–5　精密度和准确度关系示意图

比较图4–5可以看出，甲的准确度和精密度都高；乙的准确度差，但精密度高；丙的准确度及精密度都差。因此可以得出如下结论：

(1) 准确度高一定要精密度高(如图中甲)。精密度不高就不可能有良好的准确度。精密度是保证准确度的先决条件。但在个别情况下可能出现精密度不好，准确度较高的情况(正、负误差抵消)，对于这样的结果只能认为巧合，不能信赖。

(2) 精密度高不等于准确度高，因为可能存在系统误差。如图 4–5 中乙。

(3) 对一个好的分析结果，既要求精密度高又要求准确度高。

最后需要指出的是，尽管误差和偏差含义不同，但由于任何物质含量的真实值实际上是无法知道的，因此用这种相对的“真实值”所得的误差严格说来仍是偏差。因此，在实际工作中，有时并不严格区分误差和偏差。

三、提高分析结果准确度的方法

提高分析结果准确度的方法就是减少或消除造成误差的因素。在测定方法一定的情况下，一般可采用下述方法：

1. 减少测量误差　分析结果是由多个测量过程而获得的，例如，称量、滴定等。由于测量仪器本身精度所限，每一测量过程都会引起一定的误差。因此，应采取一定的措施，使测量误差控制在符合要求的范围内。

例如，分析天平的称量误差为 ± 0.0001g。若用减量法称取试剂，则最大称量误差为 ± 0.0002g。为了使称量过程的相对误差不大于 0.1%，试剂的质量就不能太小。可通过如下简单计算求得试剂的最小质量应为：

因 $RE = \frac{E}{m} \times 100\%$

所以 $m = \frac{E}{RE} \times 100\% = \frac{0.0002\text{g}}{0.1\%} \times 100\% = 0.2\text{g}$

即试剂的质量必须大于 0.2g，才能保证称量过程相对误差小于 0.1%。可见，每次称量的试剂质量越大，称量误差越小。故在配制相同物质的量浓度和相同体积的溶液时，摩尔质量越大的试剂，称取的质量就越大，称量误差越小。这也说明了为什么要求一级标准物质应具有较大的摩尔质量。

又如，常量滴定管每一次读数误差为 ± 0.01ml，在一次滴定过程中，需读数两次，读数误差最大为 ± 0.02ml，若要求滴定误差小于 0. 1%，则消耗的滴定剂体积必须在 20ml 以上。

2. 增加平行测定次数　偶然误差是随机的，不可预测的，但是可以通过增加平行测定次数来减少。平行测定次数越多，平均值就越接近真实值。在一般分析工作中，通常要求平行测定 3～5 次，以获得较准确的分析结果。

3. 对照试验　将已知准确含量的标准试样按照测定试样相同的方法和条件进行分析称为对照试验。将对照试验测得的含量值与已知的含量值相比较，可得分析误差。利用分析误差，不仅可判断在试样测定中有无系统误差及其大小，又可校正试样的测定结果。对照试样是检验、校正方法误差的有效方法。

4. 空白试验　在不加试样的情况下，按照分析试样同样的条件、方法、步骤进行分析称为空白试验，所得结果称为空白值。从试样分析结果中扣除空白值，就得到更准确的分析结果。空白试验可以消除或减少试剂误差，但空白值一般不应很大，否则应提纯试剂。

5. 校准仪器　在精确的分析中，砝码、滴定管、移液管等仪器须经常校准，并在计算结果时采用校正值，这样可消除或减少仪器误差。

四、有效数字及其运算规则

在分析测定工作中，不仅要准确地测量，而且还要正确地记录数据和运算，否则即使实验做得很认真，数据也好，由于不能正确地记录和处理实验数据，也不能得到准确的实验结果。因此，掌握有效数字的概念极为重要。

(一) 有效数字

在实际测量时所得到的全部数字称为有效数字。它包括所有的准确数字和第一位可疑数字。如用仪器测量时，除了由仪器刻度上读取准确数字外，还可以估计一位数字。例如，用万分之一的分析天平称得某物质的质量为 0.4358g，这些数字中 0.435 是准确的，最后一位“8”是可疑的，它可能有 ± 0.0001 的误差，其实际质量是在 0.4358g ± 0.0001 g 范围内的某一数字。又如 50ml 滴定管刻度只准确到 0.1ml，读数时可估计到 0.01ml。测量时在滴定管中观察液面位于

15.2ml 及 15.3ml 之间，若确定测量体积是 15.25ml，则“15.2”是准确数字，最后一位“5”是估计出来的，它可能是“4”，也可能是“6”，即有 ± 0.01ml 的误差。应该指出的是，在测量中最后一位数字虽然是可疑的，或不准确的，但它是有效的，因为它不是臆造的，记录中应该保留它。

有效数字位数的计位规则：

1. 非“0”数字都计位

2. “0”看前后：

(1) 当“0”位于非零数字之间时，“0”要计位；小数尾数的“0”为有效数字，如 0.1000, 10.00% 中小数点后的“0”均计位；它们均为 4 位有效数字。

(2) 当以“0”开头的小数位，数字前面的“0”都不计位。如 0.0123, 0.0006 中的“0”都不计位。因为它们仅仅起定位的作用。这些“0”只与所取单位有关，与测量准确度无关。例如 0.0123g，若计为 12.3mg，“0”即消失。所以 0.0123 是 3 位有效数字。又如 1.22×10^{-10}，2.0×10^{-5} 中的 10^{-10}、10^{-5} 都是定位的，都不是有效数字，因此这两个数值的有效数字分别为 3 位和 2 位。

(3) 以整数结尾的“0”，有效位数难确定。如 1100，10000 这样的数字，有效数字不明确。此类数值要按科学计数法，才能正确判断它们的有效位数。如 1100 记为 1.1×10^3，有效位数为 2 位，若计为 1.100×10^3 则为 4 位。

3. 在化学中常见的 pH、pK 和 lg 等对数值，其有效数字的位数，仅取决于小数部分的位数，因整数部分只说明该指数形式的方次。如 pH = 10.30，有效数字是 2 位而不是 4 位，因为它是由 $[H^+] = 10^{-pH} = 5.0 \times 10^{-11}$ 而来。

4. 在计算上常遇到倍数或分数关系，如 $2 \times M(HCl)$，即 HCl 的摩尔质量的 2 倍，此处的 2 为自然数，不是由测量所得，此类数字的有效位数不受有效数字计位规则限制。

例 4-5 判断下列数据的有效数字的位数：

(1) $0.1030 mol \cdot L^{-1}$　　(2) $K_a = 5.76 \times 10^{-5}$

(3) pH = 8.60　　(4) 0.00500

(5) 1.00×10^4　　(6) lg$K$ = 10.50

解：(1) 4 位；(2) 3 位；(3) 2 位；(4) 3 位；(5) 3 位；(6) 2 位

(二) 有效数字的修约及运算规则

在进行数据运算时，常常遇到一些有效数字位数不同的数据，需按一定的规则，先确定各数值的有效位数，然后将多余的数字舍弃，此过程称为有效数字修约。通常按“四舍六入，五留双”规则对数据进行处理，即当被修约的数字小于或等于 4 时，则该数及其后多余数字都舍弃，如 12.2498 修约成 3 位有效数字时，应当为 12.2；当被修约的那位数等于或大于 6 时，则进 1，如将 26.4845 修约成 3 位有效数字，则为 26.5；当被修约的那位数等于 5 时，如 5 后面数字又并非全部是零时，则进 1，如 1.1051，修约成 3 位有效数字，应为 1.11；若被修约的那位数等于 5 时，如果其后面的位数全部是“0”，或没有数时，则看 5 前一位数，是奇数则进 1，是偶数(包括“0”)则舍去。数字修约应一次完成，不能多次修约。例如 0.25664、0.63266、15.6450、11.2350 和 17.0853 几个数均修约为四位有效数字时，应分别为：0.2566、0.6327、15.64、11.24 和 17.09。

有效数字的加减法则：当几个数字相加减时，应以小数点后位数最少(即绝对误差最大)的数值为准保留有效数字的位数。例如，0.5362、0.0014和0.25三个数相加，应先改为0.54、0.00和0.25，然后相加，得0.79，为两位有效数字。

有效数字的乘除法则：当几个数字相乘除时，应以有效数字位数最少的(即相对误差最大的)数值为准保留有效数字位数。例如0.0121、25.64和1.05782三个数相乘，先修约为三位有效数字后再相乘，即 $0.121 \times 25.6 \times 1.06 = 0.328$，最后结果仍为三位有效数字。

使用计算器处理结果时，不必对每一步计算进行修约，只要注意对最后结果的有效数字进行取舍，其结果的有效数字的位数，应根据题目中所给出的有效数字的位数来确定。

阅读材料

酸雨

1872年英国化学家史密斯(Smith)在《空气和降雨：化学气候学的开端》一书中首先使用酸雨(acid rain)这一术语。并非 $pH < 7$ 的降雨皆为酸雨。因为大气中的 CO_2 溶于水形成 H_2CO_3 水溶液，所以正常雨水偏酸性。雨水的微弱酸性可使土壤的养分溶解，供生物吸收，这是有利于人类环境的。通常酸雨是指pH小于5.6的降水，是大气污染的现象之一。

从20世纪60年代开始，世界上先后建立了一些大型降水化学监测站网。我国环境保护部门于1982年建立了有189个观测点的酸雨监测网。这些观测点收集降水样品，送到中心实验室进行化学分析。一般要用pH计测定样品的pH值，即样品的离子酸度(H^+ 离子浓度)，用中和滴定法测定样品的总酸度。当然还要进行其他测定，如主要阳离子(Ca^{2+}、Na^+、NH_4^+、K^+、Mg^{2+} 等)及主要阴离子(如 Cl^-、SO_4^{2-}、NO_3^- 等)含量，电导率等。

大量分析表明，世界上有三大酸雨区：欧洲，北美和中国。我国降水年均pH值小于5.6的城市主要分布在长江以南、青藏高原以东的广大地区及四川盆地。华中、华南、西南及华东地区是酸雨污染较严重的区域。

酸雨的形成是一个复杂的大气化学和大气物理过程，主要是废气中的 SO_x 和 NO_x 造成的。汽油、柴油等燃料都含有硫化合物，燃烧时放出 SO_2，金属冶炼过程也会释放出大量的 SO_2，这些 SO_2 在大气中含Cu、Fe、Mn、V烟尘或 O_3 的催化下(O_3 也是氧化剂)，与 O_2 反应形成 SO_3，而 SO_3 溶于水而得 H_2SO_4，燃烧时放出的NO与空气中的 O_2 反应形成 NO_2，NO_2 溶于水形成 HNO_3。酸雨中 H_2SO_4 和 HNO_3 占总酸量的90%以上。

酸雨的危害是多方面的。酸雨使土壤酸化，造成土壤中营养元素(如Ca、Mg、K等)的流失，抑制有机物的降解和固氮作用，使土壤贫瘠化；造成某些地区湖泊、河流酸化，有害金属溶入水中，当 $pH < 4.8$ 时，水中的鱼就不能生长。

酸雨损害农作物和林木生长，腐蚀建筑物、工厂设备和文化古迹，也危害人类健康。因此，酸雨会破坏生态平衡，造成很大的经济损失。酸雨已被公认为全球性的重大环境问题之一。

小 结

酸碱滴定法是以酸碱反应(或质子转移反应)为基础的滴定分析法，滴定终点用酸碱指示剂来确定。

酸碱指示剂是一类有机弱酸或弱碱，它的酸式(HI_n)结构和碱式I_n^-结构具有不同的颜色。$[HI_n]/[I_n^-]$的比值与pH有关，当比值 > 10时，显酸色；当比值 < 1/10时，显碱色。$pH = pK_{HIn} \pm 1$称为指示剂的变色范围。

指示剂选择的基本原则是指示剂的变色范围要全部或部分落在滴定突跃范围内。对强酸强碱间的滴定，如果被滴定的酸(或碱)的浓度 $< 10^{-4} mol \cdot L^{-1}$，由于无明显突跃而不能进行准确的滴定；如果用强碱滴定弱酸，则当$c(HA)K_a \leqslant 10^{-8}$时不能准确地滴定。对于弱碱，当$c(B)K_b \leqslant 10^{-8}$时不能准确滴定。滴定用的强酸、强碱标准溶液要用一级标准物质如Na_2CO_3，$H_2C_2O_4 \cdot 2H_2O$ 等来标定。

对任意一滴定反应：aA+bB = dD+eE，滴定分析计算的基本依据是化学反应的等物质的量定律，即化学反应是按等物质的量进行：

$$n(aA) = n(bB) = n(dD) = n(eE)$$

或根据化学计量系数比规则：

$$\frac{n(A)}{n(B)} = \frac{a}{b}\ ,\quad \frac{n(A)}{n(D)} = \frac{a}{d}\ \text{等}$$

测定结果与真实值之差叫误差。误差又分为绝对误差和相对误差。误差越小，准确度越高。单次测定值与多次测定值的平均值之差叫偏差，偏差又分绝对偏差与相对偏差及相对平均偏差。偏差越小，精密度越高。好的分析结果应该是精密度和准确度都要高。

有效数字是实际能测量到的数字，它包括所有准确数字和第一位可疑数字。应根据有效数字的修约规则正确取舍数字的位数。

习 题

1. 滴定分析对滴定反应有哪些要求？什么是化学计量点和滴定终点？两者间有什么关系？
2. 什么是化学反应等物质的量定律和化学计量系数比规则？写出它们的数学表达式。
3. 在滴定分析中，对一级标准物质的要求是什么？常用于标定HCl和NaOH溶液的一级标准物质有哪些？
4. 什么是酸碱指示剂的变色范围？在酸碱滴定分析中，选择指示剂的基本原则是什么？
5. 滴定突跃与酸、碱浓度及酸碱的强度关系是什么？能用 NaOH 溶液滴定 $0.100mol \cdot L^{-1} NH_4Cl$ 溶液吗？能用 HCl 溶液滴定 $0.100mol \cdot L^{-1}$NaAc 吗？为什么？
6. 用Na_2CO_3作一级标准物质标定HCl溶液的浓度。若以甲基橙作指示剂，称取Na_2CO_3 0.3524g，用去 HCl 溶液 25.49ml，求 HCl 溶液的浓度。

(答：0.2608mol · L^{-1})

7. 移取10.00ml食醋试样(密度为1.055g · mL^{-1})于锥形瓶中，用去20.17ml 0.3024mol · L^{-1}NaOH标准溶液滴定至终点，计算食醋试样中HAc的质量分数。

(答：34.72%)

8. 准确吸取2.00ml氯化钙注射液，稀释后加入过量的$Na_2C_2O_4$，使溶液中的Ca^{2+}全部以CaC_2O_4形式沉析出来。沉淀洗涤后再溶于热的稀H_2SO_4溶液中，用0.02000 mol · $L^{-1}$$KMnO_4$标准溶液滴定$C_2O_4^{2-}$至终点，用去标准溶液26.12ml。计算此注射液中$CaCl_2$的质量浓度。

(答：75.50g · L^{-1})

9. 测定某试样的含铁量，六次平行测定的结果(以%计)分别是20.48，20.55，20.58，20.60，20.53，20.50。计算这些测定数据的绝对平均偏差、相对平均偏差和标准偏差。

(答：0.037%，0.18%，0.046%)

10. 下列各数的有效数字是几位？

(1) 0.0058，　(2) 3.6×10^{-5}，　(3) 0.014%

(4) 35001，　(5) 3.500×10^{4}，　(6) pH = 2.88

(7) 0.200，　(8) 1.00，　(9) 0.101

11. 计算下列算式的结果(确定有效数字的位数)

(1) $K_2Cr_2O_7$的摩尔质量：

$$39.098 \times 2 + 51.996 \times 2 + 15.9996 \times 7$$

(2) 28.04ml0.0997mol · L^{-1}HCl溶液中HCl的含量：

$$\frac{28.40 \times 0.0997 \times (1.0079+35.453)}{1000}$$

(3) pH = 5.03，求$[H^+]$

(答：294.19，0.1012g，9.3×10^{-6}mol · L^{-1})

第五章　原子结构和分子结构

学习要求

了解原子核外电子运动的基本特征及原子轨道和电子云等概念；掌握四个量子数的物理意义和取值规则；掌握核外电子排布三原则；熟练书写1～3周期及了解第四周期各元素的原子核外电子排布，并根据电子层结构特征判断元素在周期表中的位置及元素性质周期性变化规律；了解离子键、共价键的本质，形成条件，特征，类型；杂化轨道理论要点；熟悉sp、sp^2、sp^3杂化轨道及分子的空间构型；了解范德华力和氢键的概念，并能应用它们解释物质的一些物理性质。

自然界物质种类繁多，性质各异，但都是由一百多种元素的原子组成的。原子结构和分子结构的知识是了解物质的结构和性质的基础。

由于化学反应是原子进行重新组合，原子核本身并不发生变化，只是核外电子的运动状态发生了改变。因此，在化学中研究原子结构主要是研究核外电子的数目、能量及其运动状态。

分子是由原子组成的，探讨原子如何组成分子是现代化学的中心问题，化学键理论是这方面的一个重要理论，它研究分子或晶体中原子之间的结合方式、结合力的本质、分子和晶体的空间构型以及物质内部结构与物质性质之间的关系。

分子、原子和电子等微观粒子的质量都很小，它们的运动不遵守经典力学规律，不能用研究宏观物体的方法来研究微观粒子的运动。由于微观粒子具有波粒二象性，某些物理量是量子化的，它们的运动具有波动性，需要用量子力学的方法来描写基本粒子的运动。由于这些研究需要复杂的数学处理，本章不讨论数学求解过程，只介绍基本原理和基本概念，并侧重于理论的实际应用。

第一节　氢原子光谱和玻尔的氢原子模型

一、原子结构的认识史

19世纪末，人们发现并研究了阴极射线和阳极射线。英国物理学家汤姆逊(Thomson)把阴极射线的负粒子称为电子，其质量是氢原子质量的1/1840，所有电子的荷质比($\frac{e}{m}$)都相同。原子结构的早期模型认为原子是一个直径为10^{-10}米或更大的带正电的很重的“布丁”，中间嵌有很微小的、轻的负电子(就像葡萄干镶嵌在“布丁”里一样)，使它恰好电中性。

到了1910年，英国物理学家卢瑟福(Rhtherford)在α粒子散射实验的基础上提出了一个新的原子模型。他认为：原子像一个行星系，在原子的中心有一个体积很小几乎包含了原子全部质量的带正电荷的原子核，核外有若干个带负电荷的电子绕核高速旋转，就像行星围绕着太阳运动一样。

卢瑟福的原子模型具有一定的合理性，它促进了人们对原子结构的理论探索和实验研究。但仍存在两个致命的弱点：一是不能说明原子稳定存在的事实，按照经典的电磁理论，绕核高速旋转的电子应不断地、连续地辐射出电磁波，电子的能量逐渐减少，最后将落到带正电的原子核上，原子毁灭；二是不能解释氢原子的线状光谱。

二、氢原子光谱

近代原子结构理论的建立，是从研究氢原子光谱(atomic spectrum of hydrogen)开始的。当充有高纯低压氢气的放电管通过高压电流时，氢原子被激发后所发出的光经过分光棱镜后就得到了氢原子光谱。它是由一系列按波长或频率大小排列的不连续的明亮线条所组成，这些线条称为氢原子的线状光谱。在可见区($\lambda = 400 \sim 760$nm)有四条明显的谱线，分别用 H_α、H_β、H_γ、H_σ 标示，谱线间的距离越来越小，呈现出明显的规律性。如图 5−1 所示。

氢原子光谱除在可见光区有四条明显的谱线外，在紫外区和红外区也有一系列谱线。

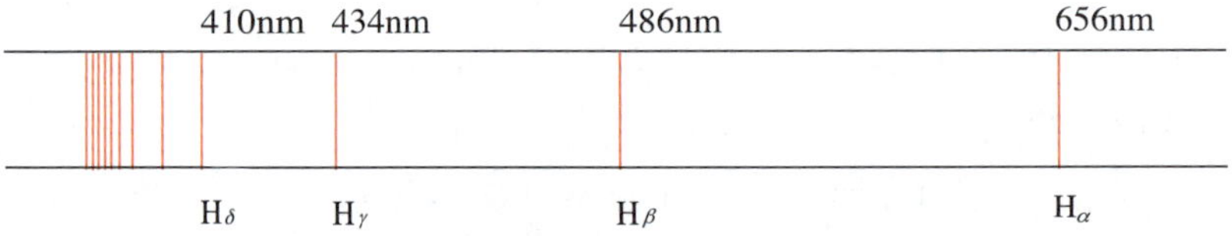

图 5−1 氢原子光谱

1890 年，瑞典物理学家里德堡(Rydberg)仔细测量了氢原子光谱在可见区各谱线的频率后得出适应所有氢原子光谱谱线频率的通式：

$$v = R_{\mathrm{H}}\left(\frac{1}{n_1^2} - \frac{1}{n_2^2}\right) \tag{5-1}$$

式中：v 为谱线频率；$R_{\mathrm{H}} = 3.289 \times 10^{15}\mathrm{S}^{-1}$ 是里德堡常数；n_1 和 n_2 为正整数，且 $n_2 > n_1$。需要说明的是，在某一瞬间一个氢原子只能产生一条谱线，许多氢原子才能放出不同波长的谱线。实验中之所以能同时观测到全部谱线是由于无数个氢原子受到激发跃迁到不同的高能级后又返回低能级的结果。

实际上，任何原子被火花、电弧或用其他方法激发后，都可给出原子线状光谱，而且每种原子都有自己的特征光谱。

三、玻尔的氢原子模型

1913 年，年轻的丹麦物理学家玻尔(Bohr)吸取了当时普朗克(Planck)的量子论和爱因斯坦(Einstain)的光子理论的最新成就并综合了卢瑟福的行星式原子模型，提出了新的原子结构模型(或玻尔理论)。其基本要点如下：

1. 电子在原子内运动取一稳定轨道，在此轨道上运动着的电子不放出也不吸收能量，叫原子的定态(stationary state)。其中能量最低的定态称为基态(ground state)。其余能量高于基态的定态称为激发态(excited state)。电子在不同定态下运动，其能量不同。处在某一定态下的电子能量有确定值。原子在正常状态下，电子尽可能地处于能量最低的轨道上。原子轨道的能量是量子化的*，根据量子化条件，原子核外轨道能量公式：

$$E_n = -\frac{z^2}{n^2} \times 2.179 \times 10^{-18}\text{J} \qquad (5-2)$$

式中：Z 为原子的核电荷数，n 为量子数，

n=1，2，3……正整数。

2. 原子中的电子，可以吸收一定能量从低能量的定态跃迁到高能量定态或从高能量定态辐射出一定能量返回低能量的定态。辐射出的能量

$$E_1 \underset{-\text{h}\nu}{\overset{+\text{h}\nu}{\rightleftarrows}} E_2$$

以光波形式发射出来，发射出来的光的频率决定于跃迁前后两定态间的能量差：

$$\nu = \frac{E_2 - E_1}{\text{h}} \qquad (5-3)$$

式中：ν 为光的频率，h 为普朗克常量($6.626 \times 10^{-34}\text{J} \cdot \text{S}$)，$E_1$、$E_2$ 分别是电子跃迁前后两定态的能量，且 $E_2 > E_1$。

玻尔理论成功地解释了原子稳定存在的事实和氢原子光谱。

根据玻尔理论，氢原子核外的电子通常是处在能量最低的基态，在该状态下运动着的电子不吸收能量，也不放出能量，因而不会落到原子核上，原子不会毁灭。

当氢原子从外界获得能量(如加热或真空放电)时，电子就会跃迁到能量较高的激发态，但处于激发态的电子是不稳定的，它会自发地返回能量较低的轨道，同时将能量以光的形式发射出来。发射出来的光的频率,决定于跃迁前后两种轨道的能量差。由于轨道的能量是不连续的，所以发射出的光的频率也是不连续的，因此得到的氢原子光谱是线状光谱。根据(5−2)和(5−3)式，发射出的光子的频率为：

$$\nu = \frac{1}{h}\left[\frac{-2.179 \times 10^{-18}\text{J}}{n_2^2} - \frac{-2.179 \times 10^{-18}\text{J}}{n_1^2}\right]$$

$$= \frac{2.179 \times 10^{-18}\text{J}}{6.626 \times 10^{-34}\text{J} \times \text{s}}\left[\frac{1}{n_1^2} - \frac{1}{n_2^2}\right] = 3.289 \times 10^{15}\text{s}^{-1}\left(\frac{1}{n_1^2} - \frac{1}{n_2^2}\right)$$

其结果与(5−1)式极为吻合。式中 n_1、n_2 分别代表不同层的轨道(即能级)。当氢原子的电子从 n_2=3，4，5，6 的轨道上返回 $n_1 = 2$ 的轨道上时，所产生的谱线正是氢原子的可见光区谱线；当电子从 $n_2 > 1$ 的轨道上返回到 $n_1 = 1$ 的轨道上时，得到紫外光区的谱线；当电子从 $n_2 > 3$ 的轨道上返回到 $n_1 = 3$ 的轨道上时，得到红外光区的谱线，如图 5−2 所示。

玻尔理论冲破了经典力学中能量组成的连续变化的束缚，用能量量子化观点解释了经典力学无法解释的氢原子光谱，为原子结构理论的发展做出了重大贡献。但是，把玻尔理论推广到其它多电子原子(即使是只有 2 个电子的氦原子)体系时，不能很好地计算出其能级和光谱的频

---

*描写微观粒子运动状态的某些物理量如能量、动量等只能是不连续地变化，即只能取某些不连续的数值，称量子化。

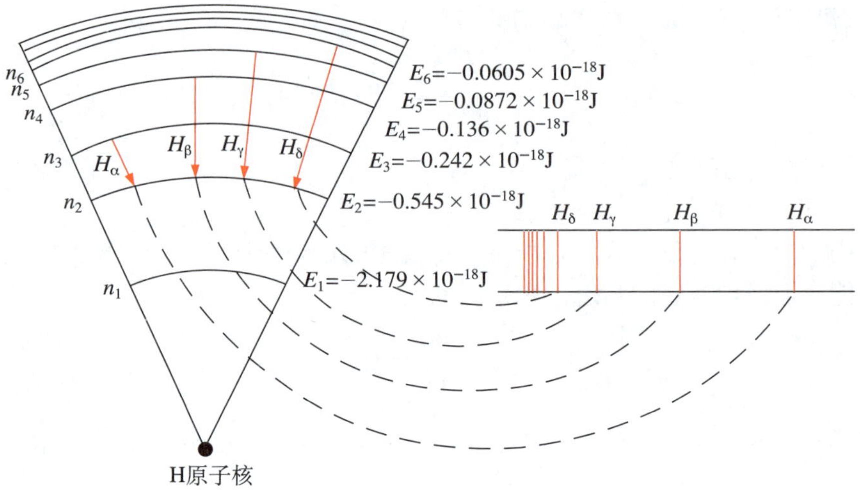

图 5–2 氢原子光谱产生示意图

率，甚至也不能说明氢原子光谱的精细结构(在高分辨率的光谱仪下观察，一条谱线是由多条谱线组成的)。其根源在于玻尔把原子中的电子看作经典力学中的粒子，采取了宏观物体运动的固定轨道的概念，没有认识到电子等微观粒子的运动具有另一个重要特征——波粒二象性。

第二节 微观粒子运动的基本特征

一、波粒二象性

20 世纪初，在经过长达两个世纪的争论后，确认了光的波粒二象性。1924 年，法国物理学家德布罗意(de Broglie)在光具有波、粒二象性的启发下，提出了电子等微观粒子也具有波粒二象性的假说。并预言：对于质量为m，运动速率为v的电子等微观粒子的波长 λ 符合下列关系式：

$$\lambda=\frac{h}{mv}=\frac{h}{p} \tag{5-4}$$

式中左边是电子等微观粒子的波长 λ，表明它的波动性特征；右边是电子等微观粒子的动量p，表明它的粒子性特征，两者通过普朗克常量 h 定量地联系在一起。式(5–4)也称德布罗意关系式。

根据式(5–4)，可以计算出电子的波长。一个电子的质量为9.11×10^{-31}kg，假设运动速率为10^6m · s^{-1}，则其波长为：

$$\lambda=\frac{h}{mv}=\frac{6.626\times10^{-34}\ \text{J}\cdot\text{s}}{9.11\times10^{-31}\ \text{kg}\times10^{6}\text{m}\cdot\text{s}^{-1}}=7.28\times10^{-10}\ \text{m}=728\text{pm}$$

计算表明，电子的波长恰好在 X 射线的波长范围内。由于晶体可以使 X 射线发生衍射，因此，可以设想采用类似 X 射线衍射实验的方法得到电子的衍射图，以证明电子的波动性。

1927 年，美国科学家戴维逊(Davisson)和他的助手革默(Germer)用已知能量的电子束代替 X 射线在晶体上做衍射实验，得到与 X 射线衍射图像相似的衍射环纹图(5–3)。而且根据电子衍射图得到的电子的波长，与由德布罗意关系式计算得到的波长一致。电子衍射实验证实了德布罗意的预言，证实了电子具有波动性。

在电子衍射实验之后，又陆续发现了质子、中子、原子等其他微观粒子也都产生衍射图像，充分证实了微观粒子都具有波动性。

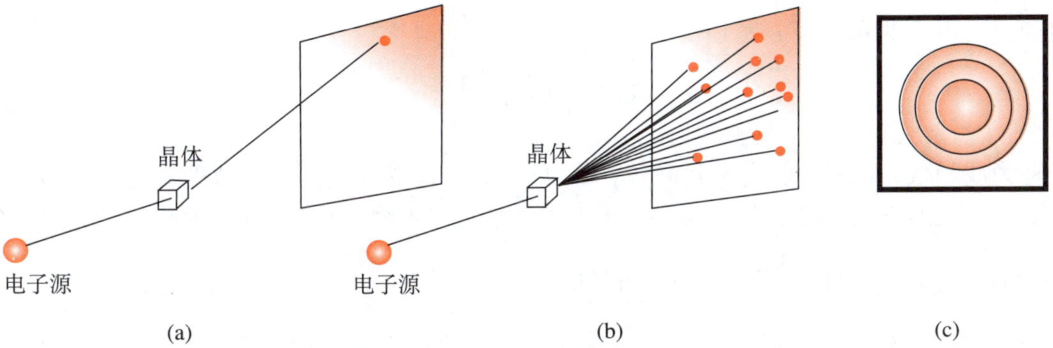

图 5–3　电子衍射装置示意图

二、测不准原理

微观粒子的运动有着不同于宏观物体运动的能量量子化和波粒二象性的特征。经典力学中，宏观物体的位置和动量是可以同时准确地确定的。知道了某一时刻宏观物体的位置和动量，就可以预言任意时刻宏观物体的位置和动量。

能否也像经典力学中确定宏观物体的运动状态一样，同时用位置和动量来准确描写电子的运动状态呢？1927 年，德国物理学家海森堡(Heisenberg)做出了否定回答。他认为：不可能同时准确地测定微观粒子的位置和动量。这就是测不准原理(uncertainty principle)。其数学表达式：

$$\Delta X \cdot \Delta P_{x} \geqslant \frac{h}{2\pi} \tag{5-5}$$

式中：ΔX 为微观粒子的位置测不准值；

ΔP_X 为微观粒子的动量测不准值；

h 为普朗克常量。

(5–5)式表明，具有波粒二象性的微观粒子与宏观物体具有完全不同的特点，因此，它的运动不同于经典力学中的质点，不遵守牛顿力学规律，没有确定的运动轨迹，不能同时准确测定它的位置和动量。海森堡提出的测不准原理，否定了玻尔理论中核外电子运动具有固定轨道的观点，从而获得了 1932 年诺贝尔物理学奖。

微观粒子的运动不能用经典力学来描写，而只能用反映微观粒子运动特殊性的量子力学来描写。

第三节　原子核外电子运动状态的描述

一、波函数与原子轨道

我们知道波可以用一个函数式或一个图形来描述。例如，在拨动琴弦时所产生的振动就是一种简单的波动(称为驻波)，随拨动力的不同，可产生许多不同的波动(如图5−4)。另外，这些图形也可以用下面的函数式来描写

$$y(x) = A\sin\frac{2\pi}{\lambda}\cdot x \qquad (5-6)$$

y(x)称为波函数，如将x值代入上式，求得的y(x)值在坐标中的点的联线即为图5−4所示的图形。由于琴弦两端被固定，故尽管各个图形中的波长λ不同，但其波长一半的整数倍必须等于琴弦两端的距离(*l*)，即$n\frac{\lambda}{2}=l$，其中n = 1，2，3……。

电子是沿三维空间伸展的波动，因此也可用一个波函数来描述电子的运动状态。这种波函数是薛定谔方程的解，是一个空间坐标(x，y，z)的函数式，用符号ψ(x，y，z)来表示，或简写为ψ。当然，波函数ψ(x，y，z)也可用一个图形来表示，即将x，y，z值代入函数式所求得的ψ(x，y，z)值在空间坐标中的点联结起来的空间曲面。如图5−5为氢原子的S，P，d轨道或波函数的角度分布图(剖面图)。

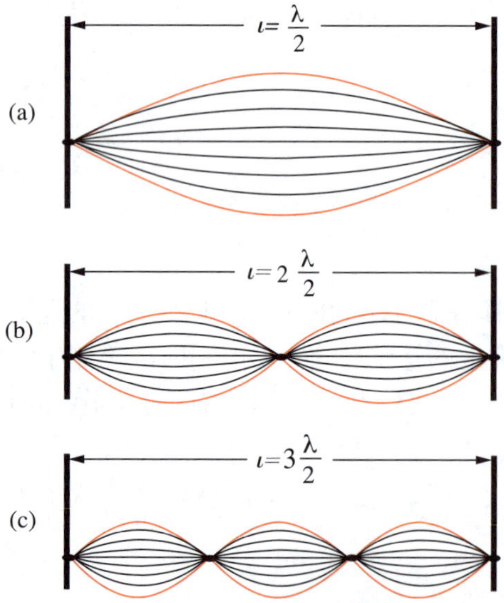

图5−4　驻波的图形示意图

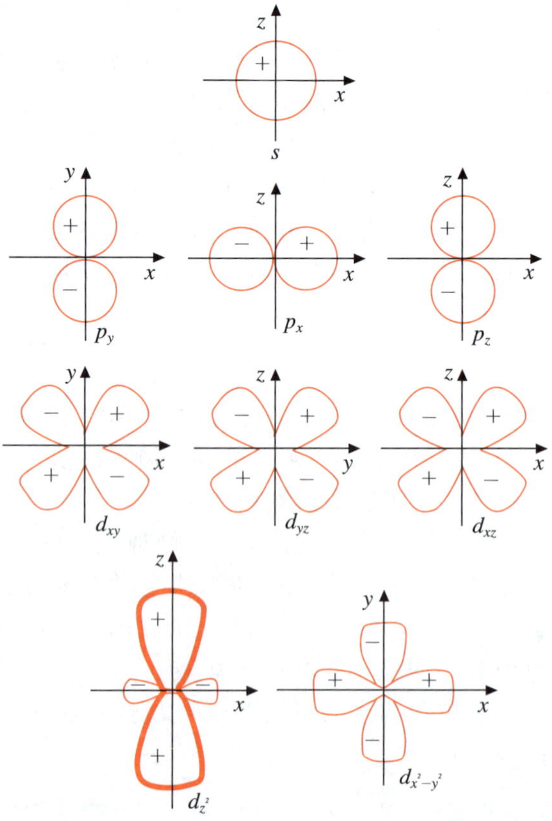

图5−5　氢原子的s、p、d轨道的角度分布图

应注意，波函数角度分布图是一个空间立体曲面图，为方便起见，只绘出它们的一个剖面。另外，图中的“+”“−”号反映了波函数的正负，它类似于驻波中的波峰和波谷。

由于历史的原因，波函数又称为原子轨道函数，或简称之为原子轨道(atomic orbital)。但应明确的是，这里所说“轨道”与宏观物体(如卫星、炮弹等)的运动轨道有着本质区别，原子轨道不是核外电子运动的轨迹，而可近似地视为核外电子运动的空间范围或区域，两者不可混淆。

二、量子数

薛定谔方程在数学上可有许多解，但合理的解必须满足一些特定的条件(类似于驻波波函数中对波长的限定)，即某些常数的取值受到特定的限制，这些受特定限制的常数称为量子数(quantam number)。

1. 主量子数(n)

主量子数用符号 n 表示，n 的取值范围为1，2，3……+∞。主量子数 n 代表电子在核外空间出现概率最大区域离核的远近，也是决定电子能量的主要因素。n 越大，电子在离核越远的区域出现的概率越大，能量也越高。n 值相同的电子，它们在距核相近的空间范围内运动。所以常把 n 值相同的电子称为同一层电子，当 n =1，2，3……时，分别称为第一电子层、第二电子层、第三电子层……

通常用符号 K、L、M …… 表示 n 值，它们之间的对应关系为：

主量子数 n：	1	2	3	4	5	6	7
光谱学符号：	K	L	M	N	O	P	Q

2. 角量子数(l)

角量子数用符号 l 表 示。对于给定的 n 值，只能取0，1，2……($n-1$)，共可取 n 个值。角量子数 l 决定原子轨道的形状和核外电子概率的分布特点，并在多电子原子中与主量子数 n 一起决定电子的能量。H原子只有1个电子，电子的能量完全由 n 决定。而在多电子原子中，电子的能量不仅决定于主量子数 n，而且还决定于角量子数 l 的大小。当 n，l 都相同时，电子的能量相同；而 n 或 l 不同的电子，其能量也不相同。当 n 相同时，l 值越大，电子的能量越高，据此同一电子层中的电子又可分为若干不同的电子亚层，l =0，1，2，3时，分别称为s亚层、p亚层、d亚层和f亚层。所以，第三电子层(M层)中有3s、3p、3d三个电子亚层，即有三种能量不同的原子轨道。

3. 磁量子数(m)

磁量子数用符号 m 表示，它的取值受 l 限制。当 l 的取值确定后，m 只能取0，±1，±2，……±l，共($2l+1$)个数值。磁量子数 m 决定原子轨道在空间的伸展方向。当 n =1，l =0时，m 只能取0一个值，表示s亚层只有一个轨道，即电子只有一种空间运动状态，可记为1s；当 n = 3，l = 1时，m 可取 −1、0、+1三个值，表示p亚层有三个轨道，电子在空间有三种空间运动状态，分别用 $3p_x$、$3p_Y$、$3p_Z$ 表示。由于 $3p_x$、$3p_Y$ 和 $3p_Z$ 轨道的 n、l 都相同，轨道的能量也就相同，所以称为等价轨道或简并轨道。波函数可以用 n、l、m 三个量子数来描述，而每一个波函数表示电子的一种空间运动状态。

同理，可推知d亚层有5个轨道；f亚层有7个轨道。

4. 自旋量子数(m_s)

自旋量子数用 m_s 表示，它决定电子的自旋方向，只能取 $+\frac{1}{2}$ 和 $-\frac{1}{2}$ 两个值，分别代表两种不同的自旋方向。在研究原子光谱的精细结构时发现：在高分辨率的光谱仪下看到每一条光谱都是由两条或多条非常接近的谱线组成。为了解释这一现象，有人认为电子除了空间运动外，本身还有自旋运动。

电子自旋也可用符号↑和↓表示自旋方向，如两个电子自旋方向相同(称自旋平行)，可表示为↑↑或↓↓；而两个电子自旋方向不相同时(称自旋反平行)，可表示为↑↓或↓↑。

综上所述，原子中任何一个电子的运动状态，都要用四个量子数来确定，四者缺一不可。n、l、m 三个量子数的合理组合，确定了电子在核外的一种空间运动状态(即原子轨道)；n、l、m、m_s 四个量子数一定时，电子的运动状态就完全确定了。应该指出，一个原子中不存在运动状态完全相同的电子，即不可能有四个量子数完全相同的两个电子存在。

表5-1列出了电子层、电子亚层、原子轨道与量子数的关系及各电子层可能容纳的电子数。

表5-1 电子层、亚层、原子轨道、运动状态与量子数之间的关系

n	电子层	l	亚层	m	轨道数		m_s	电子最大容量	
1	K	0	1s	0	1		±1/2	2	
2	L	0	2s	0	1	4	±1/2	2	8
		1	2p	0，±1	3			6	
3	M	0	3s	0	1	9	±1/2	2	18
		1	3p	0，±1	3			6	
		2	3d	0，±1，±2	5			10	
4	N	0	4s	0	1	16	±1/2	2	32
		1	4p	0，±1	3			6	
		2	4d	0，±1，±2	5			10	
		3	4f	0，±1，±2，±3	7			14	

三、概率密度和电子云

(一) 概率密度和电子云

波函数 ψ 是一个描述核外电子运动的数学表达式，波函数的平方 $|\psi|^2$ 代表电子在核外空间某处单位体积内出现的概率，即电子在空间出现的概率密度。

电子云是用小黑点分布的疏密程度来表示电子在核外空间各处出现的概率密度相对大小的图形，实际上是 $|\psi|^2$ 的形象化表示。小黑点密集处，$|\psi|^2$ 较大，表示单位体积内电子出现的概率较大；小黑点稀疏处，$|\psi|^2$ 较小，单位体积内电子出现的概率就较小，H原子的1s电子云如图5-6(a)所示。

有时也把电子云密度相同的各点连成一个曲面，称为等密度面图，氢原子的1s电子云等密度图如图5-6(b)所示。

如果将核外电子在空间出现的总概率的90%以上包括在内的地方作一等密度图，就称为电子云界面图，如图5-6(c)所示。

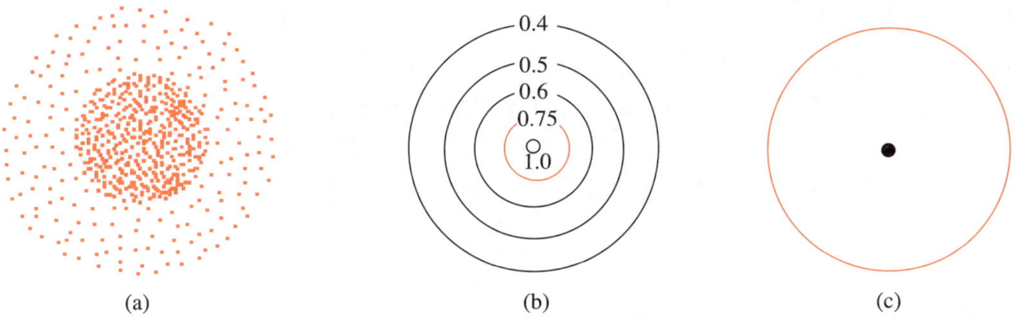

图 5-6　氢原子的 1s 电子云图

(a)电子云图；(b) 电子云等密度面图；(c) 电子云界面图

(二) 电子云的角度分布图

电子在空间不同方向上出现的概率密度大小，可用电子云的角度分布图表示，它很好地描写了电子的概率密度分布的方向性。

s 电子云的角度分布图形是球形对称的，这意味着在核外空间半径相同的各个方向上概率密度都相等；p、d 轨道的电子云的角度分布图如图 5-7，它表示了电子在空间不同角度出现的概率密度的大小，从角度的侧面反映了电子概率密度分布的方向性。

氢原子的电子云的角度分布图形与氢原子的原子轨道的角度分布图的形状基本相似，只是电子云的角度分布图要“瘦”一些，且没有正、负号。

应该指出原子轨道的角度分布图和电子云的角度分布图，都只是它们角度分布随角度变化的图形，而不是原子轨道和电子云的实际图形。

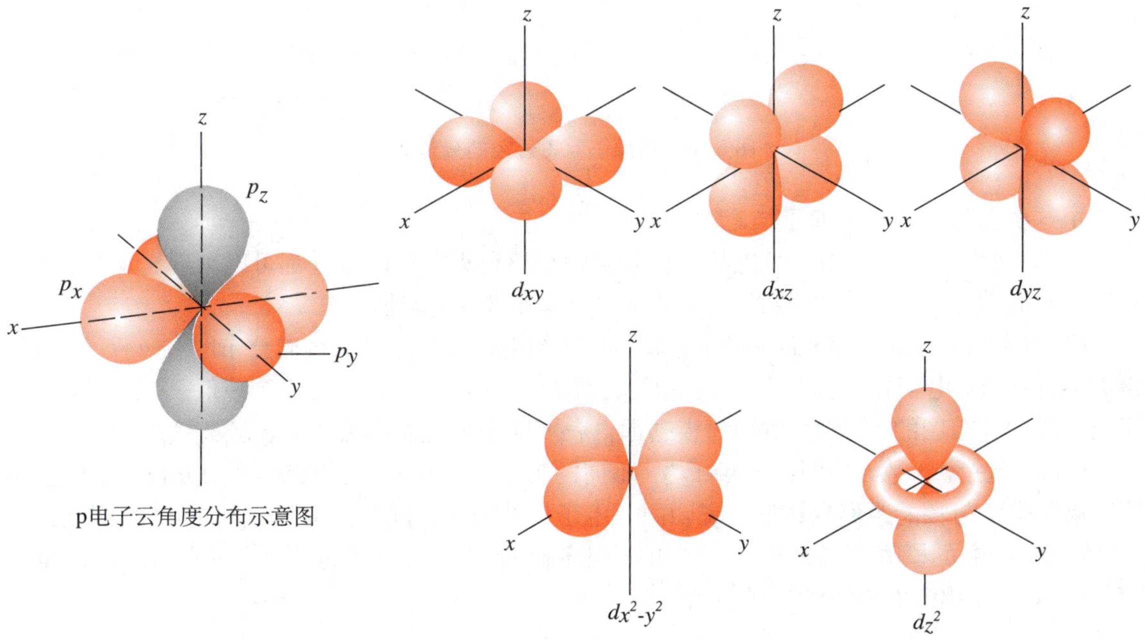

图 5-7　氢原子的 p、d 电子云的角度分布图

(三)电子云的径向分布

电子云的角度分布图只表示了核外电子在空间不同方向上出现的概率密度大小，未能反映出电子出现概率大小与离核远近的关系。电子云径向分布是指在距核为r的一薄球壳内电子出现概率与r的关系。如果用D(r)表示单位厚度球壳内电子出现的概率，将D(r)对r作图，所得图形称为电子云的径向分布图。图5-8为氢原子的几种电子云径向分布图。

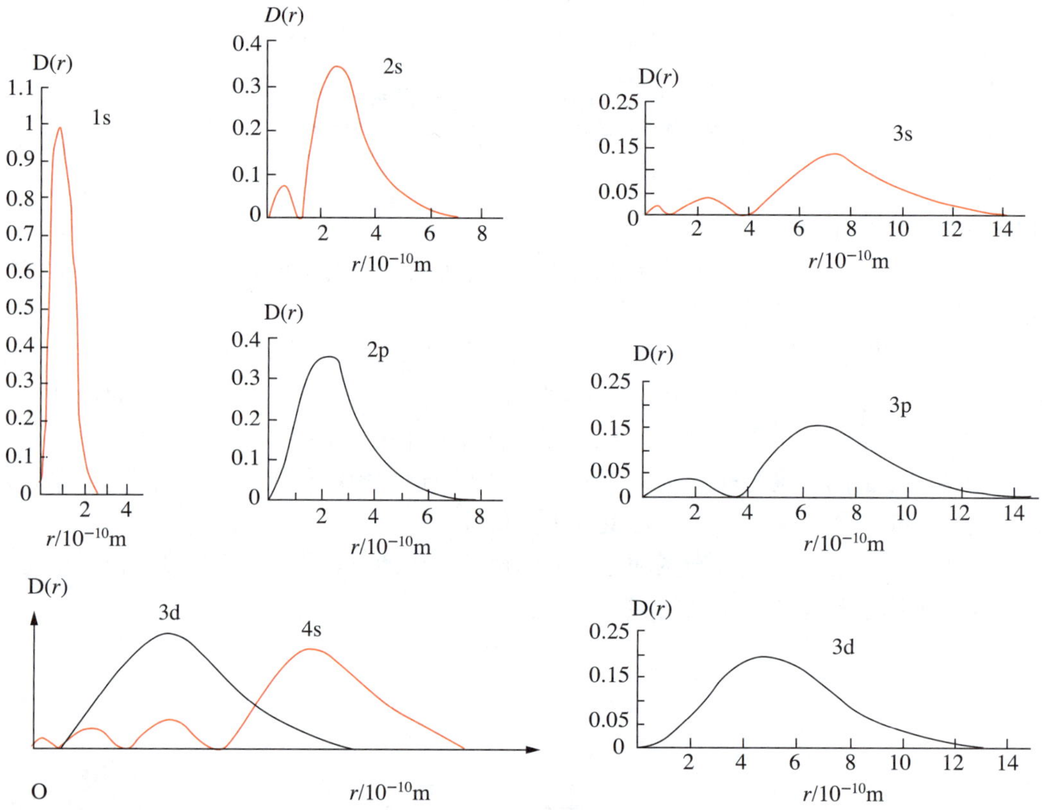

图5-8　氢原子电子云径向分布图

由这些图形可以得到如下结论：

(1) 运动状态不同的s、p、d电子在核外空间距核远近不同的各处都可以出现，但概率大小不同，有的地方概率很大(峰值处)，有的地方概率很小(谷值处)。

(2) 对于角量子数l相同而主量子数n不相同的电子，其电子云径向分布图有($n-l$)个峰值。例如1s、2s、3s电子分别有1、2、3个峰值，而2p、3p电子分别有1、2个峰值。但n越大，电子云的径向分布图的主峰(最大峰)离核越远，表示电子出现概率最大的区域离核越远。

(3) 对于主量子数n相同而角量子数l不同的电子，l越小，电子云的径向分布图的峰值越多，第一个峰与核的距离也越近。说明同一电子层的电子，随l值由大至小，电子出现在内层(离核较近区域)的概率也越来越大。例如ns电子比np电子有更多的机会出现在核附近，而np电子比nd电子出现在核附近的机会大。

第四节　多电子原子的原子结构与元素周期表

一、多电子原子轨道能级

(一) 单电子原子轨道的能量

核外只有1个电子的氢原子和类氢离子(如He^+、Li^{2+}离子等)，可直接由薛定谔方程求解得出在不同空间运动状态(轨道)时电子的能量公式：

$$E_n = -\frac{z^2}{n^2} \times 2.18 \times 10^{-18}\,J \qquad (5-7)$$

式中z为核电荷数，n为主量子数。可见，对于单电子原子，电子的能量由核电荷(z)和主量子数(n)决定的。当核电荷一定时，主量子数n越大，电子距核越远，电子(或轨道)能量就越大(负值越小)。

核外电子的能量与原子核对电子的静电吸引力有关，核电荷z越大，电子距核越近(n越小)，电子受到的吸引力越大，电子能量越小。

(二) 屏蔽效应

在多电子原子中，电子不仅受到核的吸引力，而且电子之间还存在着排斥作用力。因此，要精确地确定电子能量是很困难的。通常采用一种近似的处理方法。即把其他电子对某个指定电子的排斥作用归结为对核电荷的抵消作用，称为屏蔽效应。例如，锂原子是由带3个单位正电荷($z = 3$)的原子核和3个电子组成的，对于任何一个电子而言，它是处在原子核和其余两个电子的共同作用力之中，我们可以近似地把其余两个电子的作用看作是削弱原子核吸引力的作用，好像这个电子处在($z-\sigma$)核电荷的作用下。($z-\sigma$)称为有效核电荷，σ称为屏蔽常数。

因此，对于多电子原子来说，每个电子的能量可由下式决定：

$$E = -\frac{(z-\sigma)^2}{n^2} \times 2.18 \times 10^{-18}\,J \qquad (5-8)$$

在考虑屏蔽效应时要注意两点：

(1) 一般只考虑内层电子对外层电子的屏蔽作用，就是说，内层电子能减弱核电荷对外层电子的吸引力。

(2) 从电子云的径向分布可以看出，对于同一外层电子来说，不同状态的电子穿透入内层能力是不同的，即$ns > np > nd > nf$。说明s状态电子穿透入内层的倾向大些，或者说，在离核较近的地方，s状态电子出现的概率要比p、d、f电子大些，内层电子对它的屏蔽作用就会小些，因此($z-\sigma$)值较大，s电子能量较低。

总之，虽然式(5−8)中并未包含角量子数l，但由于σ与l有关，所以电子的能量也就与l有关。一般同一电子层的电子，l越大，能量就越高；l越小，能量就越低。

(三) 多电子原子轨道能级

在多电子原子中，电子的能量取决于主量子数n和角量子数l。对于n相同、l不同的同层电子，l越小，能量就越低，如$E(4s) < E(4p) < E(4d) < E(4f)$；对于$l$相同，$n$不同的电子，$n$值越大，能量越高，如$E_{1s} < E_{2s} < E_{3s} < E_{4s} < E_{5s}$，$E_{2p} < E_{3p} < E_{4p}$等等；对于$n$、$l$都不同的电子，由于穿透效应的存在会使某些外层电子的能量低于某些内层电子的能量，如$E(4s) < E(3d)$，$E(6s) < E(4f)$。

1. 近似能级图

美国化学家鲍林(Pauling)根据大量光谱实验数据，总结出多电子原子中原子轨道能量高低的一般顺序(图 5–9)。

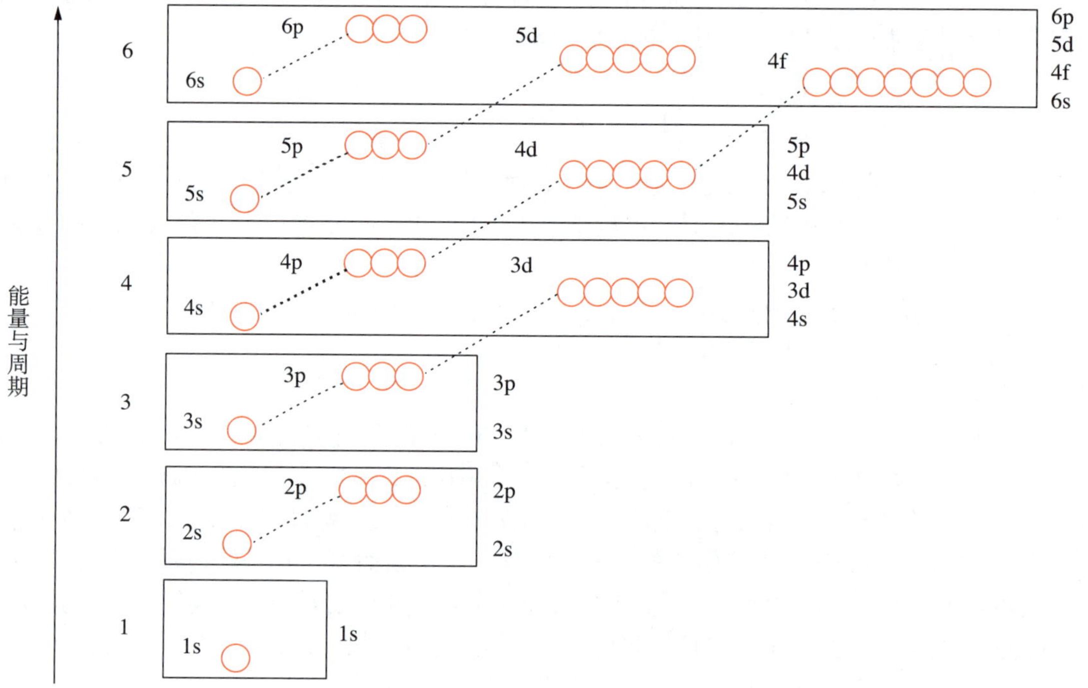

图 5–9　原子轨道近似能级图

近似能级图中每一个小圆圈代表一个原子轨道，可见各原子轨道能量由低到高的次序为：1s，2s，2p，3s，3p，4s，3d，4p，5s，4d，5p，6s，4f，5d，6p，7s，5f，6d…。

2. $n+0.7l$ 规律和能级组

我国化学家徐光宪总结归纳出原子轨道能级相对高低与主量子数n和角量子数l的关系，称为$(n+0.7l)$规律，即轨道能级随$(n+0.7l)$值的增大而升高。

例如：

4s 轨道的 $n+0.7l$ 值为：$4+0.7\times0=4.0$

3d 轨道的 $n+0.7l$ 值为：$3+0.7\times2=4.4$

因此，3d 轨道的能级高于 4s 轨道。

利用$(n+0.7l)$值可将原子轨道分成若干不同的能级组。同一能级组内各轨道能量相差不大，而各能级组之间能量相差较大。能级组内各轨道$(n+0.7l)$值的个位数字都相同，并按照个位数字称为第几能级组。结果列入表 5–2 中。

表 5–2　轨道能级分组表

能　级	n + 0.7l	能级组	组内轨道数
1s	1.0	I	1
2s	2.0	II	4
2p	2.7		
3s	3.0	III	4
3p	3.7		
4s	4.0	IV	9
3d	4.4		
4p	4.7		
5s	5.0	V	9
4d	5.4		
5p	5.7		
6s	6.0	VI	16
4f	6.1		
5d	6.4		
6p	6.7		
7s	7.0	VII	未完
5f	7.1		
6d	7.4		

二、核外电子排布规律

核外电子的排布就是核外各电子在原子轨道中的排布，又称为原子的电子组态或电子构型。核外电子的排布服从三个原理。

(一) 能量最低原理

原子在基态时，核外电子总是尽先排布在能量最低的轨道中，然后依次排布在能量较高的轨道中，以便使原子处于能量最低状态，这一规律称为能量最低原理。根据此原理，电子应首先填充在 1s 轨道中，然后按图 5–9 所示的次序依次填充到较高能级的轨道中。

(二) 保利不相容原理

在同一个原子中，不可能有 4 个量子数完全相同的电子，这一规律称为保利不相容原理。保利不相容原理的通俗说法就是，每一个原子轨道中最多只能容纳 2 个自旋反平行的电子。

根据能量最低原理和保利不相容原理，将原子序数 1～5 的元素原子的核外电子排布表示如下：

原子序数	元素符号	电子排布式	原子轨道图
1	H	$1s^1$	1s [↑]
2	He	$1s^2$	1s [↑↓]
3	Li	$1s^22s^1$	1s [↑↓] 2s [↑]
4	Be	$1s^22s^2$	1s [↑↓] 2s [↑↓]
5	B	$1s^22s^22p^1$	1s [↑↓] 2s [↑↓] 2p [↑][ ][ ]

对于原子序数为 6 的碳原子，电子的排布可能出现下列 3 种不同的方式

	1s	2s	2p
(1)	[↑↓]	[↑↓]	[↑][↓][ ]
(2)	[↑↓]	[↑↓]	[↑][↑][ ]
(3)	[↑↓]	[↑↓]	[↑↓][ ][ ]

由于 3 个 2p 轨道的能量相同(简并轨道)，碳原子无论采取上述哪一种核外电子排布都不违背保利不相容原理。那么，碳原子核外电子采取哪一种排布方式呢?

(三) 洪特规则

洪特规则是电子在简并轨道上的排布规律，包含两个原则：电子在简并轨道上排布时，总是尽可能分别占据不同的轨道且自旋平行；简并轨道处在全充满(P^6、d^{10}、f^{14})、半充满(P^3、d^5、f^7)或全空(P^0、d^0、f^0)的状态是能量较低的稳定状态。

根据洪特规则，碳原子的电子排布式和原子轨道图应为：

	1s	2s	2p
$1s^22s^22p^2$	[↑↓]	[↑↓]	[↑][↑][ ]

另外，原子序数为 24 的 Cr 的电子排布式为 $1s^22s^22p^63s^23p^63d^54s^1$ 而不是 $1s^22s^22p^63s^23p^63d^44s^2$，这样可使 3d 处在半充满状态，原子更稳定。同理，原子序数为 29 的 Cu 采取 $1s^22s^22p^63s^23p^63d^{10}4s^1$ 的电子构型而非 $1s^22s^22p^63s^23p^63d^94s^2$。

为了书写电子排布式(电子构型)方便，通常把内层已达稀有气体电子层结构的部分稀有气体元素符号加方括号表示，并称为原子实。例如 Cr 和 Cu 的电子构型可分别表示为[Ar] $3d^54s^1$ 和[Ar] $3d^{10}4s^1$。

表5−3列出了第一至第四周期所有原子的基态电子构型。在书末附录的元素周期表中可查到所有元素基态原子的价层电子构型。

表 5-3 第一至第四周期元素原子的电子层结构

原子序数	元素	K	L		M			N				O				P				Q			
		1	2		3			4				5				6				7			
		s	s	p	s	p	d	s	p	d	f	s	p	d	f	s	p	d	f	s	p	d	f
1	H	1																					
2	He	2																					
3	Li	2	1																				
4	Be	2	2																				
5	B	2	2	1																			
6	C	2	2	2																			
7	N	2	2	3																			
8	O	2	2	4																			
9	F	2	2	5																			
10	Ne	2	2	6																			
11	Na	2	2	6	1																		
12	Mg	2	2	6	2																		
13	Al	2	2	6	2	1																	
14	Si	2	2	6	2	2																	
15	P	2	2	6	2	3																	
16	S	2	2	6	2	4																	
17	Cl	2	2	6	2	5																	
18	Ar	2	2	6	2	6																	
19	K	2	2	6	2	6		1															
20	Ca	2	2	6	2	6		2															
21	Sc	2	2	6	2	6	1	2															
22	Ti	2	2	6	2	6	2	2															
23	V	2	2	6	2	6	3	2															
24	Cr	2	2	6	2	6	5	1															
25	Mn	2	2	6	2	6	5	2															
26	Fe	2	2	6	2	6	6	2															
27	Co	2	2	6	2	6	7	2															
28	Ni	2	2	6	2	6	8	2															
29	Cu	2	2	6	2	6	10	1															
30	Zn	2	2	6	2	6	10	2															
31	Ga	2	2	6	2	6	10	2	1														
32	Ge	2	2	6	2	6	10	2	2														
33	As	2	2	6	2	6	10	2	3														
34	Se	2	2	6	2	6	10	2	4														
35	Br	2	2	6	2	6	10	2	5														
36	Kr	2	2	6	2	6	10	2	6														

三、原子的电子组态与元素周期律

元素的性质随着原子序数递增而呈现周期性变化，这个规律叫做元素周期律。随着原子结构理论的发展，元素周期律的本质不断被揭示出来。原子核外电子构型的周期性变化正是元素周期律的基础。

元素周期表是周期律的表现形式，其中包括7个周期、16个族(见附录)。以下简单讨论原子结构与周期律之间的关系。

(一) 周期和能级组

周期表中目前共有7个周期(横行)，这种划分是与原子轨道能级组相对应的。如第18号元素氩(Ar)，电子构型为$1s^2$，$2s^22p^6$，$3s^23p^6$，它的最高能级组(又称最外能级组)是第三组，则氩为第三周期的元素。又如第19号元素钾(K)，电子构型为$1s^2$，$2s^22p^6$，$3s^23p^6$，$4s^1$，包含有4个能级组，属第四周期元素。可见，每当一个新的能级组开始填充电子时，标志着核外电子排布式中增添了一个新的电子层，周期表中开始了一个新的周期。因此元素所在的周期数必等于该元素原子的轨道能级组数或电子层数。

各周期所含的元素数目一定与相应能级组中轨道所容纳的电子总数相等。如第四周期对应的第四能级组有9个轨道(1个4s，5个3d，3个4p)，可容纳18个电子，故有18个元素。于是各周期中元素的数目依次为2、8、8、18、18、32。前三个周期为短周期，其余的均称为长周期，其中第七周期的元素尚未完全发现。

(二) 族与电子组态

周期表中共有16个族(纵列)。凡包含长、短周期元素的各列，称为主族。从ⅠA至ⅦA再加0族共8个主族；仅包含有长周期元素的各列，称为副族。由ⅠB到ⅦB和Ⅷ族共有8个副族(其中Ⅷ族包含三个列)。

最高能级组中的电子是影响元素性质的主要因素，因此最高能级组上的电子也称“价电子”。同族元素的原子具有相同的价电子构型，所以同一族元素具有相似的化学性质。

主族元素内层电子都是全充满状态(H和He无内层电子)，最外层电子数与它所处族数相同。例如，碱金属(Li、Na、K、Rb、Cs)外层电子构型为ns^1，属IA族；卤素(F、Cl、Br、I)外层电子构型为ns^2np^5，属ⅦA族。对于0族稀有气体(旧称惰性气体)而言，外层电子构型为ns^2np^6，所有电子层都是全满的，这是稀有气体化学性质十分稳定的原因。

副族元素的共同特征是最后一个电子填在d或f轨道中，所处族数与价电子数有以下关系：

1. 对于$(n-1)$d电子未充满的元素，其族数等于$(n-1)$d和ns电子数之和，如Sc[Ar]$3d^14s^2$属于ⅢB族，但Ⅷ族元素中，$(n-1)$d和ns电子数之和也有超过8的，如Co[Ar]$3d^74s^2$等。

2. 对于$(n-1)$d电子已充满的元素，其族数等于外层电子数。如Cd[Kr]$4d^{10}5s^2$属ⅡB族。

综上所述，原子的电子构型与其在周期表中的位置有较密切的关系。一般可以根据元素的原子序数，写出该原子的电子排布式并推断它在周期表中的位置，或者根据它在周期表中的位置，推知它的原子序数和电子构型。

例5-1 已知某元素原子序数为25，试写出该元素原子的电子排布式，并指出它在周期表中的位置(周期、族)。

解：原子序数为25，则核外就有25个电子，

则按能级顺序为：$1s^2$，$2s^2$，$2p^6$，$3s^2$，$3p^6$，$4s^2$，$3d^5$

电子排布式为：$1s^22s^22p^63s^23p^63d^54s^2$，可简写成 [Ar] $3d^54s^2$。

因有 4 个能级组(或电子层)，所以该元素在周期表中的第四周期；又因$(n-1)$d 电子未充满，并且$(n-1)$d 和 ns 电子之和为 7；故该元素在周期表中的ⅦB 族。

例 5–2 已知某元素位于周期表第三周期，ⅥA 族，试写出该元素原子的电子排布式，并指出其原子序数。

解：根据周期数等于能级数或电子层数，并且主族元素族数等于最外层(ns+np)电子数，可推知最外电子层为第三层，并有 6 个电子，故应为 $3s^23p^4$

所以电子排布式为 $1s^22s^22p^63s^23p^4$

原子序数 = 核外电子数 =16

(三) 元素在周期表中的分区

根据元素原子的外层电子构型，可将周期表中的元素分为 5 个区，如表 5–4 所示。

表 5–4 周期表中元素的分区

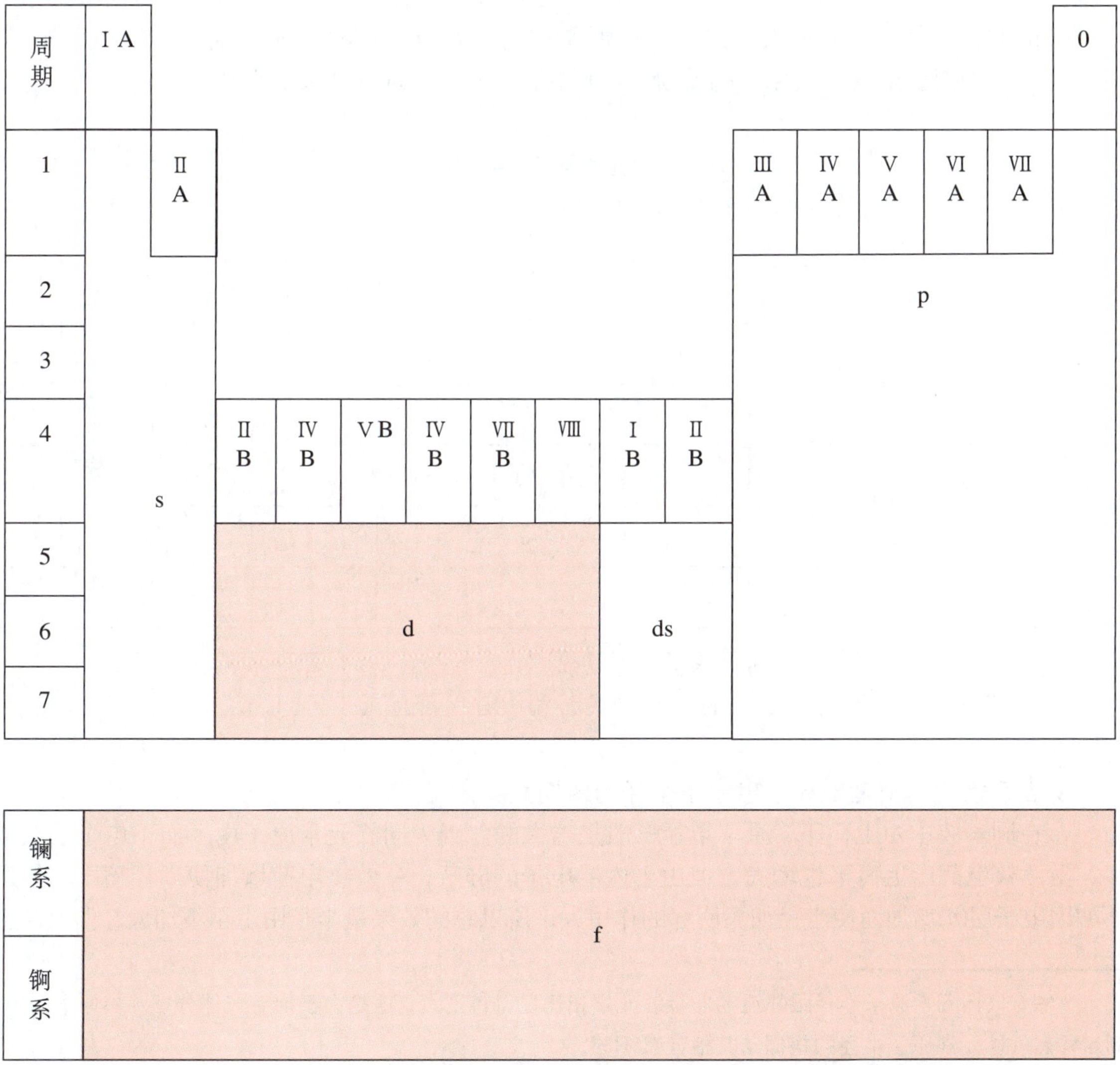

(1) s区元素：包括IA和ⅡA族元素，其外层电子构型为$ns^{1\sim2}$。除H元素外，均为活泼金属元素。

(2) p区元素：包括ⅢA～ⅦA族元素和0族元素，其外层电子构型为$ns^2p^{1\sim6}$(He为$1s^2$)。p区元素大部分为非金属元素，0族元素为稀有气体元素。

(3) d区元素：包括ⅢB～ⅦB族元素和Ⅷ族元素，其外层电子构型为$(n-1)d^{1\sim10}ns^{0\sim2}$。d区元素称为过渡元素，它们都是金属元素。

(4) ds区元素：包括IB和IIB族元素，其外层电子构型为$(n-1)d^{10}ns^{1\sim2}$。ds区元素都是金属元素，也称为过渡元素。

(5) f区元素：包括镧系元素和锕系元素，其外层电子构型为$(n-2)f^{1\sim14}d^{0\sim2}ns^2$。f区元素又称为内过渡元素，都是金属元素。

(四) 原子半径

严格地说，原子并没有固定的大小，因为一个孤立的自由原子中，核外电子运动区域可以在离核很远的地方，尽管概率很小。一般所谓原子半径是指原子在分子或晶体中所表现的大小。例如，Cl_2分子是由两个Cl原子以共价键结合而成，则两个Cl原子核间距离的一半就称为Cl原子的共价半径。又如在铁晶体中，Fe原子核间距离的一半称为Fe原子的金属半径等等。表5–5列出周期表中各元素原子的共价半径(稀有气体为van der Waals半径)。

表5–5　元素原子的半径(pm)*

ⅠA																	0
H 32	ⅡA											ⅢA	ⅣA	ⅤA	ⅥA	ⅦA	He 93
Li 123	Be 89											B 82	C 77	N 70	O 66	F 64	Ne 112
Na 154	Mg 136	ⅢB	ⅣB	ⅤB	ⅥB	ⅦB	Ⅷ			ⅠB	ⅡB	Al 118	Si 117	P 110	S 104	Cl 99	Ar 154
K 203	Ca 174	Se 144	Ti 132	V 122	Cr 118	Mn 117	Fe 117	Co 116	Ni 115	Cu 117	Zn 125	Ga 120	Ge 122	As 121	Se 117	Br 114	Kr 169
Rb 216	Sr 191	Y 162	Zr 145	Nb 134	Mo 130	Te 127	Ru 125	Rh 125	Pd 128	Ag 134	Cd 148	In 144	Sn 140	Sb 141	Te 137	I 133	Xe 190
Cs 235	Ba 198	La 169	Hf 144	Ta 134	W 130	Re 128	Os 126	Ir 127	Pt 130	Au 134	Hg 144	Tl 148	Pb 147	Bi 146	Po 146	At 145	Rn 222

La 169	Ce 165	Pr 164	Nb 164	Pm 163	Sm 162	Eu 185	Gd 162	Tb 161	Dy 160	Ho 158	Er 158	Tm 158	Yb 170	Lu 158

从表5–5中可清楚地显示出原子半径的周期性变化规律。

①在同一族中由上而下，原子半径一般是增大的。因为同族元素原子由上而下电子层数增多，虽然核电荷由上而下也增大，但由于内层电子的屏蔽，有效核电荷增加使半径缩小的作用不如因电子层(n)增加而使半径加大所起的作用大。所以总的效果是半径由上至下加大。但需注意

*稀有气体元素原子半径跟邻近的非金属元素相比显得特别大，这是由于稀有气体分子为单原子分子，测定稀有气体元素原子半径的根据与其他元素不同。

的是副族元素由上而下半径增大的幅度较小，特别是五、六周期的同族元素原子半径非常接近。

②在同一短周期内由左向右，原子半径一般是减小的(稀有气体例外)。这是因为在短周期中，从左向右电子都增加在同一外层，电子在同一层的相互屏蔽作用是比较小的，所以随着原子序数增大，核电荷对电子吸引力增强，导致原子收缩，半径减小。

副族元素自左至右，电子逐一填入$(n-1)$d轨道，d电子处于次外层，对核的屏蔽作用较大，所以半径减小幅度小于主族元素，并且随d电子增加，屏蔽作用加强，使IB、IIB族元素原子半径还略有增大。

(五) 元素的电负性

当两个不相同的原子形成分子时，它们对成键电子对的吸引力也是不同的。电负性就是分子中原子对成键电子对吸引力相对大小的量度。1932年鲍林(Pauling)根据实验数据提出了一套元素的电负性数值(见表5-6)。

表5-6 元素的电负性

IA	IIA	IIIB	IVB	VB	VIB	VIIB	VIII			IB	IIB	IIIA	IVA	VA	VIA	VIIA	0
H 2.1																	He
Li 1.0	Be 1.5											B 2.0	C 2.5	N 3.0	O 3.5	F 4.0	Ne
Na 0.9	Mg 1.2											Al 1.5	Si 1.8	P 2.1	S 2.5	Cl 3.0	Ar
K 0.8	Ca 1.0	Sc 1.3	Ti 1.5	V 1.6	Cr 1.6	Mn 1.5	Fe 1.8	Co 1.9	Ni 1.9	Cu 1.9	Zn 1.6	Ga 1.6	Ge 1.8	As 2.0	Se 2.4	Br 2.8	Kr
Rb 0.8	Sr 1.0	Y 1.2	Zr 1.4	Nb 1.6	Mo 1.8	Tc 1.9	Ru 2.2	Rh 2.2	Pd 2.2	Ag 1.9	Cd 1.7	In 1.7	Sn 1.8	Sb 1.9	Te 2.1	I 2.5	Xe
Cs 0.7	Ba 0.9	La 1.2	Hf 1.3	Ta 1.5	W 1.7	Re 1.9	Os 2.2	Ir 2.2	Pt 2.2	Au 2.4	Hg 1.9	Tl 1.8	Pb 1.8	Bi 1.9	Po 2.0	At 2.2	Rn
Fr 0.7	Ra 0.9	Ac 1.1															

从表5-6中可以看出元素电负性随原子序数的递增也呈明显的周期性变化。即在同一周期中由左至右元素的电负性逐渐增大；在同一族中由上而下元素的电负性逐渐减小。

因为电负性是原子在分子中吸引电子能力大小的相对值，所以它可以用来衡量金属和非金属性强弱。金属元素的电负性一般均小于2，电负性最小的元素为Fr，等于0.7，位于周期表的左下角，是金属性最强的元素。非金属元素的电负性一般大于2，F的电负性最大，等于4.0(新的修正数据为3.9)，它位于周期表的右上角，是非金属性最强的元素。

第五节 化学键

分子是保持物质化学性质的最小微粒。物质的化学性质取决于分子的性质，而分子的性质又是由分子的内部结构所决定的。因此，研究分子的内部结构对于了解物质的性质及其变化规律具有十分重要的意义。

分子(或晶体)之所以能稳定存在，是由于分子(或晶体)中相邻原子(或离子)之间存在着强烈的相互作用。这种存在于分子(或晶体)中相邻原子(或离子)之间的强烈相互作用，称为化学键。化学键可分为离子键、共价键和金属键三种基本类型。

一、离子键

(一) 离子键理论的基本要点

离子键理论认为：当电负性较小的活泼金属元素的原子与电负性较大的活泼非金属元素的原子在一定条件下相互接近时，活泼金属原子失去最外层电子，形成具有稳定电子层结构的带正电荷的阳离子；而活泼非金属原子得到电子,形成具有稳定电子层结构的带负电荷的阴离子。阴、阳离子之间靠静电引力相互吸引。当它们充分接近时，离子的原子核之间及电子之间的排斥作用增大。当阴、阳离子之间的相互吸引作用和排斥作用达到平衡时，系统的能量降到最低，阴、阳离子间形成稳定的结合体。这种靠阴、阳离子间的静电作用而形成的化学键称为离子键(ionic bond)，含有离子键的化合物称为离子化合物(ionic compound)。以NaCl为例，离子键的形成过程可简单表示如下：

$$\left.\begin{array}{l} n\mathrm{Na}(1s^2 2s^2 2p^6 3s^1) \xrightarrow{-ne^-} n\mathrm{Na}^+(1s^2 2s^2 2p^6) \\ n\mathrm{Cl}(1s^2 2s^2 2p^6 3s^2 3p^5) \xrightarrow{+ne^-} n\mathrm{Cl}^-(1s^2 2s^2 2p^6 3s^2 3p^6) \end{array}\right\} \xrightarrow{\text{静电引力}} n\mathrm{Na}^+\mathrm{Cl}^-$$

离子键的主要特征是没有方向性和饱和性。离子是一个带电球体,它在空间各个方向上的静电作用是相同的，阴、阳离子可以在空间任何方向与电荷相反的离子相互吸引，因此离子键没有方向性。只要空间允许，一个阴、阳离子可以同时与无数个电荷相反的离子相互吸引，并不受离子本身所带电荷的限制，因此离子键也没有饱和性。当然，这并不意味着一个阴、阳离子周围排列的相反电荷离子数目可以是任意的，因为离子在空间的排布受离子体积的限制(称空间障碍)。实际上，在离子晶体中，每一个阴、阳离子周围排列的相反电荷离子数目都是固定的。例如，在NaCl晶体[图5-10(a)]中，每个Na^+离子周围有6个Cl^-离子，每个Cl^-离子周围也有6个Na^+离子；在CsCl晶体[图5-10(b)]中，每个Cs^+离子周围有8个Cl^-离子，每个Cl^-离子周围也有8个Cs^+离子 。

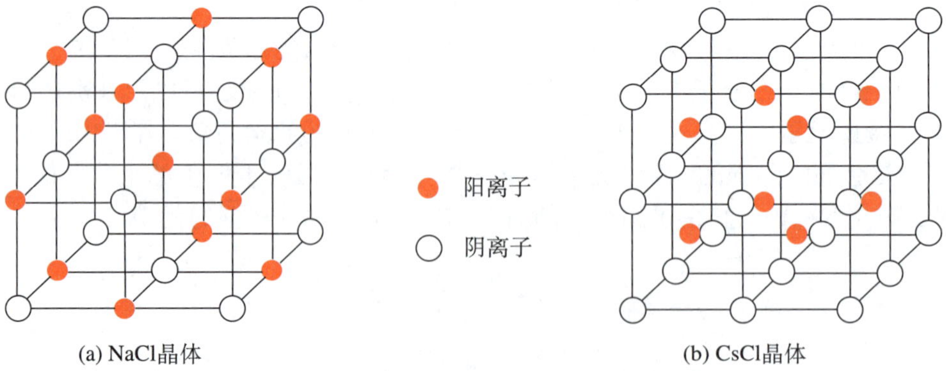

图5-10 NaCl和CsCl晶体示意图

(二) 离子的特征

离子化合物是由阴、阳离子靠离子键形成的。离子化合物的性质在很大程度上决定于离子键的强度，而离子键的强度又与离子的半径、离子的电荷和电子的构型密切相关。

(1) 离子半径

与原子一样，单个离子也不存在明确的界面。所谓离子半径，是根据离子晶体中阴、阳离子的核间距测出的，并假定阴、阳离子的平衡核间距为阴、阳离子的半径之和。可利用 X 射线衍射法测定阴、阳离子的平衡核间距，若知道了阴离子的半径，就可推出阳离子的半径。

表 5–7 列出一些常见离子的离子半径。

表 5–7　一些常见离子的离子半径(r/pm)*

			H^-	He	Li^+	Be^{2+}								B^{3+}	C^{4+}	N^{5+}		
			208	(98)	60	31								20	15	11		
C^{4-}	N^{3-}	O^{2-}	F^-	Ne^-	Na^+	Mg^{2+}								Al^{3+}	Si^{4+}	P^{5+}	S^{6+}	Cl^{7+}
260	171	140	136	(112)	(95)	65								50	41	34	29	26
Si^{4-}	P^{3-}	S^{2-}	Cl^-	Ar	K^+	Ca^{2+}	Sc^{3+}	Ti^{4+}	V^{5+}	Cr^{6+}	Mn^{7+}	Cu^+	Zn^{2+}	Ga^{3+}	Ge^{4+}	As^{5+}	Se^{6+}	Br^{7+}
271	212	184	(180)	(154)	(133)	99	81	68	59	52	46	96	74	62	53	46	42	39
Ge^{4-}	As^{3-}	Se^{2-}	Br^-	Kr	Rb^+	Sr^{2+}	Y^{3+}	Zr^{4+}	Nb^{5+}	Mo^{6+}	Te^{7+}	Ag^+	Cd^{2+}	In^{3+}	Sn^{4+}	Sb^{5+}	Te^{6+}	I^{7+}
272	222	198	195	(169)	148	113	93	80	70	62	58	126	97	81	71	62	56	50
Sn^{4-}	Sb^{3-}	Te^{2-}	I^-	Xe	Cs^+	Ba^{2+}	La^{3+}	Hf^{4+}	Ta^{5+}	W^{6+}	Re^{7+}	Au^+	Hg^{2+}	Tl^{3+}	Pb^{4+}	Bi^{5+}		
294	245	221	216	(190)	169	135	115	81	73	67	68	137	110	95	84	74		

* 括号内的数据为计算值。

元素的离子半径的有如下规律：

1. 同一元素的阴离子半径大于原子半径，阳离子半径小于原子半径，且正电荷越高，半径越小，例如：$r(Fe^{3+})<r(Fe^{2+})<r(Fe)$；$r(F^-)>r(F)$。

2. 同一周期电子层结构相同的阳离子的半径，随离子电荷增加而减少；而阴离子半径随离子电荷增加而增大。例如：$r(Na^+)>r(Mg^{2+})>r(Al^{3+})$；$r(F^-)<r(O^{2-})$。

3. 同一主族元素的电荷相同的离子半径，随电子层数增加而增大。例如：$r(Li^+)<r(Na^+)<r(K^+)<r(Rb^+)<r(Cs^+)$；$r(F^-)<r(Cl^-)<r(Br^-)<r(I^-)$。

离子半径对离子键的强度有显著的影响。一般来说，离子半径越小，阴、阳离子之间的吸引力就越大，形成的离子化合物的熔点也越高。

(2) 离子的电荷

从离子键的形成过程可以看出，阳离子的电荷数就是相应原子失去的电子数；阴离子的电荷数就是相应原子得到的电子数。

离子的电荷也是影响离子键强度的重要因素。离子的电荷越高，对相反电荷的离子的吸引力越强，形成的离子化合物的熔点也越高。例如，大多数碱土金属离子 M^{2+} 的盐类的熔点比碱金属离子 M^+ 的盐类的熔点高。

(3) 离子的电子构型

简单阴离子(如 F^-、Cl^-、S^{2-} 等)的最外电子层都是 8 个电子的稀有气体结构。但是，简单阳离子的电子构型比较复杂，其电子构型有以下几种：

1. 2 电子构型：最外层电子构型为 $1s^2$，如 Li^+、Be^{2+} 等。

2. 8 电子构型：最外层电子构型为 ns^2np^6，如 Na^+、Ca^{2+}、Al^{3+} 等。

3. 18 电子构型：最外层电子构型为 $ns^2np^6nd^{10}$，如 Ag^+、Zn^{2+} 等。

4. (18+2)电子构型：次外层有 18 个电子，最外层有 2 个电子，电子构型为 $(n-1)s^2(n-1)p^6(n-1)d^{10}ns^2$，如 Sn^{2+}、Pb^{2+}、Bi^{3+} 等。

5. 9～17 电子构型：最外层有 9～17 个电子，电子构型为 $ns^2np^6nd^{1\sim9}$，如 Fe^{3+}、Cr^{3+} 等。

离子的电子构型对离子键的强度有一定的影响，因此对离子化合物的性质也有一定的影响。例如，Na^+ 和 Cu^+ 的电荷相同，离子半径几乎相等，但 NaCl 易溶于水，而 CuCl 难溶于水。显然，这是由于 Na^+ 和 Cu^+ 具有不同的电子构型所造成的。

二、共价键

(一) 路易斯的共价键理论

离子键理论能很好地说明离子化合物的形成，但不能说明相同的非金属的原子是如何形成单质分子的，也不能说明不同的非金属元素的原子是如何形成化合物分子的。为了解释这类分子的形成和结构，1916年，美国化学家路易斯(Lewis)提出了经典共价键理论。他认为：分子中的原子可以通过共用一对或几对电子达到稳定的稀有气体的电子构型并形成化学键。这种由共用电子对所形成的化学键称为共价键(covalent bond)。

经典共价键理论初步揭示了共价键与离子键的区别，但并没有阐明共价键的本质。它不能解释为什么两个带负电荷的电子不相互排斥，反而配对使两个原子结合在一起；也不能解释有些分子的中心原子的最外层电子少于 8 个(如 BCl_3 等)或多于 8 个(如 PCl_5 等)，但这些分子仍能稳定存在的事实。1927 年德国化学家海特勒(Heitler)和伦敦(Londen)用量子力学处理 H_2 分子结构，才从理论上阐明了共价键的本质。后来，鲍林(Pauling)等人补充和发展了这一成果，建立了现代价键理论(valence bond theory)，简称 VB 法。

(二) 现代价键理论

(1) 共价键的本质

Heitler 和 Londen 用量子力学处理两个 H 原子形成 H_2 分子的过程，得到 H_2 分子的能量与原子核间距离关系的曲线，如图 5−11 所示。

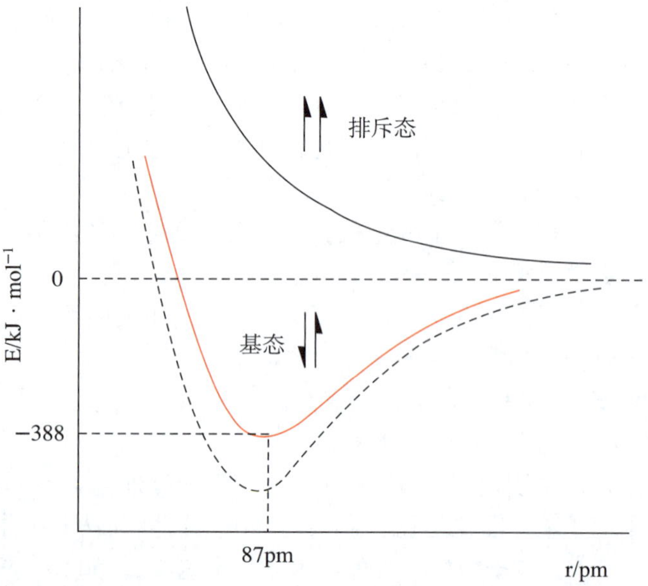

图 5−11　H_2 分子形成过程能量随核间距离变化示意图

由图5−10可以看出，当两个H原子从远处相互接近时，出现两种情况：如果两个H原子的电子自旋相反(↑↓)，随两原子核间距离 R 的减小，系统能量逐渐降低，当核间距离减小到 $R = R_0$ 时，能量降低到最低值 E_0；如果两个原子的电子自旋相同(↑↑)，随着R的减小，系统能量逐渐升高。由此可见，电子自旋相反的两个 H 原子在核间距 R_0(理论值为 87pm)处相结合，比两个远离的H原子的能量低(理论值 $E_0 = -388kJ \cdot mol^{-1}$)，可以形成稳定的

H_2分子。而电子自旋相同的两个H原子接近时，系统能量升高，且比两个远离的H原子的能量高，不能形成稳定的H_2分子。

量子力学原理指出：电子自旋相反的两个H原子接近时，两个H原子的1s轨道发生重叠，两个原子核间电子云密集[图5−12(a)]，一方面降低了两个原子核间的正电排斥，另一方面增加了两个原子核对核间电子云密集区域的吸引。这两方面因素都有利于系统能量的降低，形成稳定的化学键。而电子自旋相同的两个H原子接近时，两个原子轨道重叠部分互相抵消[图5−12(b)]，使两个原子核间出现了一个电子云空白区，从而增大了两个原子核的排斥作用，使系统能量升高，不能形成化学键。

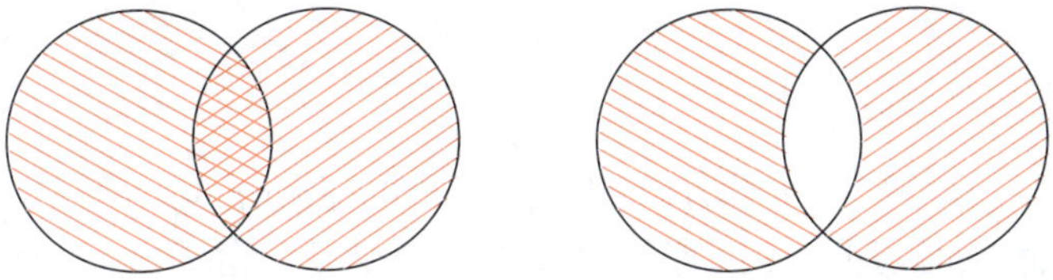

图5−12　两个H原子相互接近时原子轨道重叠示意图

量子力学较好地阐明了共价键的本质：两个氢原子之所以能形成共价键，是因为两个自旋相反的单电子的电子云密集在两个原子核之间，从而使系统的能量降低；而当两个氢原子的电子自旋相同时，则电子云在两核间较稀疏，使系统的能量升高，这表明共价键的本质也是电性的。

(2) 现代价键理论的基本要点

1930年，鲍林等人将量子力学对氢分子的研究结果推广到其他双原子分子和多原子分子上，便归纳出现代价键理论的基本要点：

1. 两个原子接近时，只有自旋相反的两个单电子可以互相配对，使核间的电子云密度增大，系统的能量降低，形成稳定的共价键。

2. 一个原子含有几个单电子，就能与几个自旋相反的单电子形成几个共价键。因此一个原子所形成的共价键的数目通常受单电子数目的限制，这就是共价键的饱和性。例如，Cl原子有1个单电子，H原子有1个单电子，则一个Cl原子可以与一个H原子形成一个共价键，构成了HCl分子。又如，N原子有3个单电子，它可以与另一个N原子形成具有共价三键结构的N_2分子。

3. 形成共价键时，原子轨道重叠程度越大，两核间的电子云就越密集，所形成的共价键就越稳定。因此，共价键尽可能沿着原子轨道最大重叠方向形成，这就是共价键的方向性。除s原子轨道呈球形对称外，p、d等原子轨道都有一定的空间取向，在形成共价键时p、d等原子轨道只有沿着一定的方向才能达到最大程度重叠，形成稳定的共价键。以HCl分子的形成为例，只有当H原子的1s轨道与Cl原子含有单电子的$3p_x$轨道沿x轴方向进行重叠[图5−13(a)]，才能达到最大程度重叠，形成稳定的共价键。而沿着其他方向接近，原子轨道不能重叠[图5−13(b)]或重叠程度很小[图5−13(c)]，不能形成稳定的共价键。

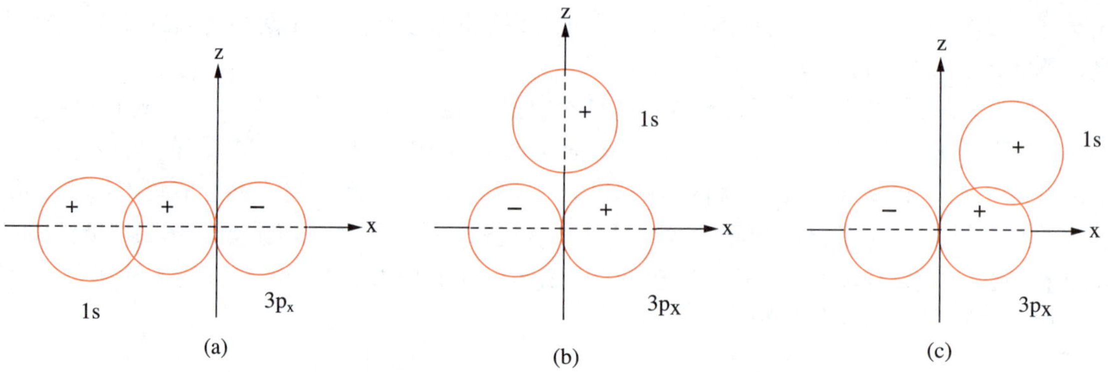

图 5−13　HCl 分子的成键示意图

(3) 共价键的类型

根据形成共价键时原子轨道重叠方式的不同，共价键可分为σ键和π键两种类型。

两个原子轨道沿键轴(两原子核间连线)方向以“头碰头”的方式重叠所形成的共价键称为σ键，如图 5−14 (a)所示。σ键是沿原子轨道最大重叠方向形成的，因此共价单键都是σ键，如 s−s、s−p_x、p_x−p_x 原子轨道重叠可形成σ键。

两个原子轨道沿键轴方向以“肩并肩”的方式进行重叠所形成的共价键称为π键，如图 5−14 (b)所示。p_y−p_y、p_z−p_z 原子轨道重叠可形成π键。

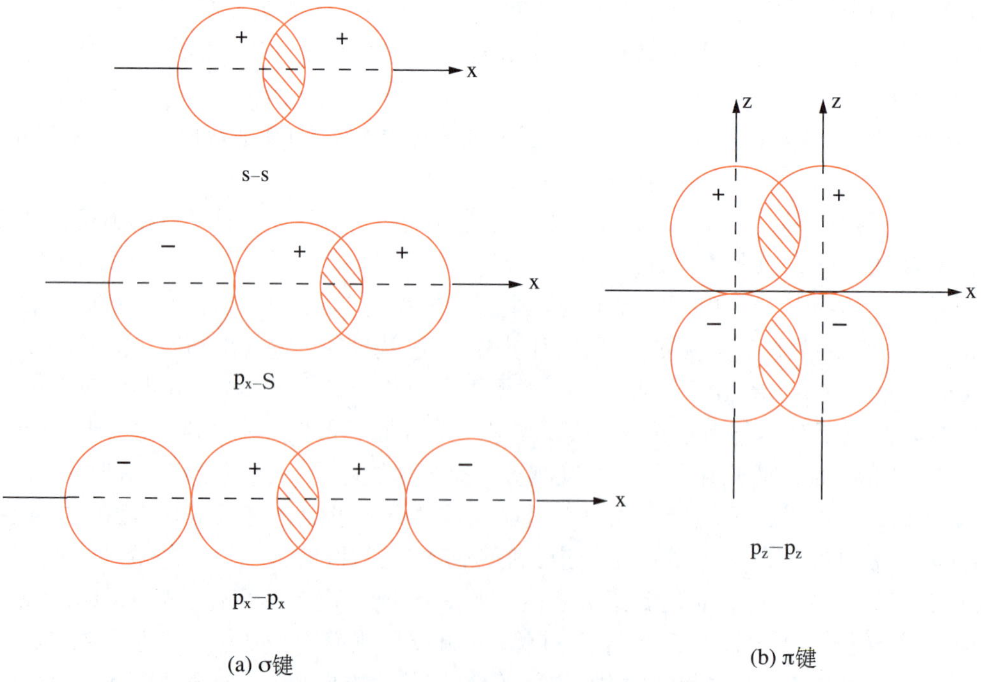

图 5−14　共价键的类型

两个原子所形成的共价双键中，有一个是σ键，另外一个是π键；共价三键中有一个σ键和两个π键。例如，N原子有3个单电子，其外层电子排布为$2s^2 2p_x^1 2p_y^1 2p_z^1$，当两个N原子的$2p_x$轨道沿键轴(x轴)以“头碰头”的方式形成σ键时，两个p_y轨道和两个p_z轨道只能以“肩并肩”的方式进行重叠，形成两个相互垂直的π键，如图5-15所示。

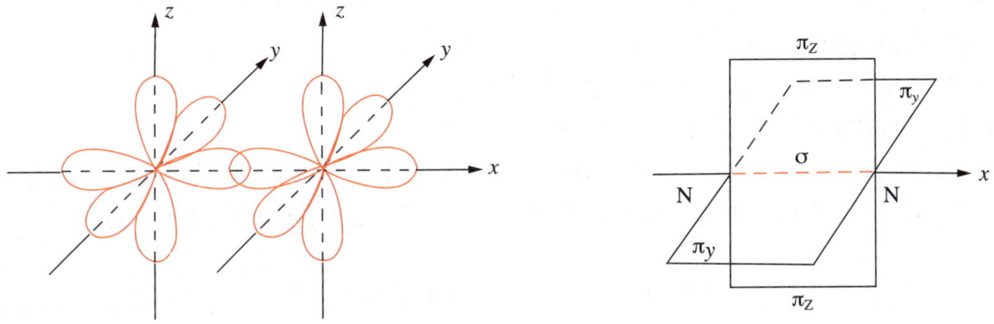

图5-15　N_2分子中化学键

从原子轨道的重叠程度来看，形成σ键时原子轨道重叠程度比形成π键时要大，所以σ键的稳定性高于π键。π键比σ键活泼，不能单独存在，只能与σ键共存于共价双键或共价三键中。

(4) 配位键

共价键中的共用电子对通常是由成键的两个原子各自提供1个电子相互配对而形成的。但是还有一类共价键，其电子对是由成键的一个原子单独提供的。这种由一个原子单独提供共用电子对形成的共价键称为共价配键，简称配位键。为了区别于一般的共价键，配位键常用箭号“ ⟶ ”表示，箭头的方向是从提供电子对的原子指向接受电子对的原子。例如，在CO分子中，C原子的2个2p单电子与O原子的2个2p单电子形成共价双键，O原子中的一对2p电子还可以与C原子的一个2p空轨道形成一个配位键。CO分子的电子结构式可写成：C$\stackrel{\leftarrow}{=}$O: 。形成配位键的条件是：其中一个原子的最外电子层要有未共用电子对；另一个原子的最外电子层要有空轨道。虽然配位键的形成方式与一般的共价键不同，但一旦形成以后，两者就没有区别了，配位键是共价键中的一个特例。

(三) 杂化轨道理论

价键理论成功地阐明了共价键的本质和特性，但是在解释多原子分子的共价键形成及空间构型时遇到了困难。例如，C原子的电子排布为$1s^2 2s^2 2p_x^1 2p_y^1$，有两个单电子，按价键理论推断，能与H原子形成两个C—H键，且键角应该为90°。但经实验测知，C原子能与四个H原子结合生成CH_4分子，四个C—H键的键角相同，均为109°28′。显然，由价键理论推断所得出的结论与实验事实不符。为了解决上述矛盾，1931年，鲍林在价键理论基础上，提出了轨道杂化理论(orbital hybridization theory)，进一步补充和发展了价键理论。

(1) 轨道杂化理论的基本要点

轨道杂化理论认为：原子在形成分子时，为了增强成键能力，不同类型的原子轨道重新组合成能量、形状和方向与原来轨道不同的新的原子轨道。这种重新组合过程称为杂化(hybridization)，所形成的新的原子轨道称为杂化轨道(hybrid orbital)。

轨道杂化理论的基本要点如下：

1. 只有能量相近的原子轨道才能进行杂化，常见的有 *n*s-*n*p 杂化、*n*s-*n*p-*n*d 杂化和(*n*−1)d-*n*s−*n*p 杂化。

2. 杂化轨道的成键能力比原来未杂化的原子轨道的成键能力强，形成的化学键的键能大。由于杂化后原子轨道的形状发生了变化，电子云分布集中在某一方向上，比未杂化的 s、p、d 轨道的电子云分布更为集中，成键时轨道重叠程度增大，故成键能力增强。

3. 杂化轨道的数目等于参加杂化的原子轨道的总数。

4. 杂化轨道的空间构型取决于杂化的类型。

(2) 杂化轨道的类型与分子的空间构型

由于参加杂化的原子轨道的类型和数目不同，就形成了不同类型的杂化轨道。下面讨论中心原子用 *n*s 轨道和 *n*p 轨道组合而成的杂化轨道，及由杂化轨道所形成的分子的空间构型。

1. sp 杂化

现以 $BeCl_2$ 分子为例，基态 Be 原子的电子构型为 $1s^22s^2$，无单电子。在 Cl 原子影响下，Be 原子的 2s 轨道中的一个电子被激发到 2p 轨道上去，产生两个未成对电子，因而可与两个 Cl 原子形成两个 Be—Cl 共价键。激发时的能量由成键时放出的能量补充并有剩余。得到的应是两个重叠程度不同的 Be—Cl 键，即一个是 S−P 键，一个是 P−P 键。但实验测知，两个 Be—Cl 键是等同的。为了解释这一事实，杂化轨道理论认为，Be 原子中原来的 2s 和 2p 轨道“混合”起来，重新组成两个等同的杂化轨道。

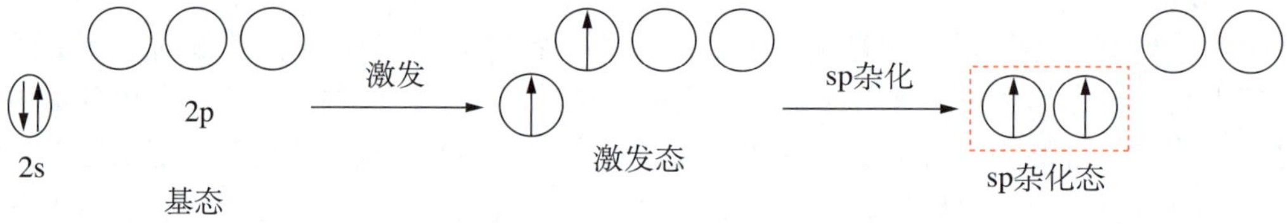

由一个 s 轨道和一个 p 轨道参与的杂化称为 sp 杂化，所形成的杂化轨道称为 sp 杂化轨道。

sp 杂化轨道的特点是每个杂化轨道中含有 $\frac{1}{2}$ s 轨道和 $\frac{1}{2}$ p 轨道的成分，两条杂化轨道间的夹角为 180°，呈直线形，如图 5−16 所示。

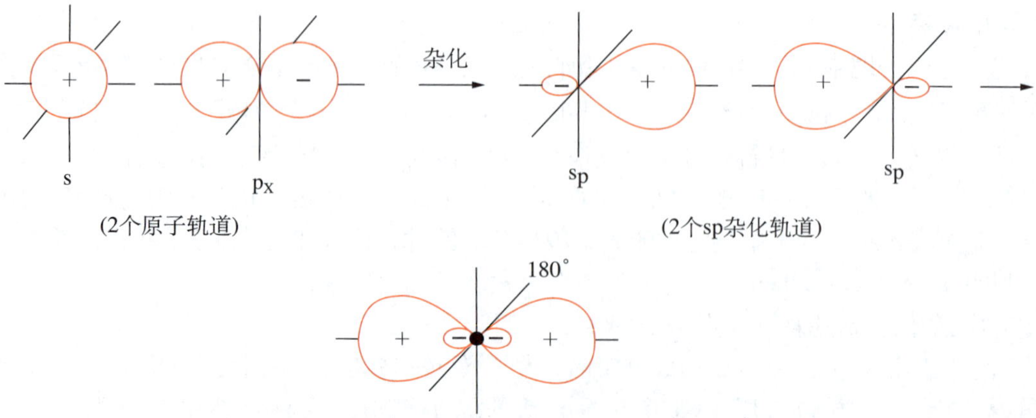

图 5−16　sp 杂化轨道的角度和 sp 杂化过程示意图

由图可见，sp 杂化轨道的形状与原来的 s 和 p 轨道都不同，其形状一头大一头小；成键时用大的一头与 Cl 原子的 3p 轨道重叠，这样重叠更有效，成键能力更强，形成的共价键更稳定。

2. sp^2 杂化

以 BF_3 分子为例。基态 B 原子最外层电子构型是 $2s^2p^1$。在 F 原子影响下，B 原子的一个 2s 电子被激发到一个空的 2p 轨道上去，产生三个未成对电子。然后 B 原子的一个 2s 轨道和 2 个 2p 轨道进行杂化，形成三个 sp^2 杂化轨道，每一个 sp^2 杂化轨道含有 $\frac{1}{3}$ s 成分和 $\frac{2}{3}$ p 成分。

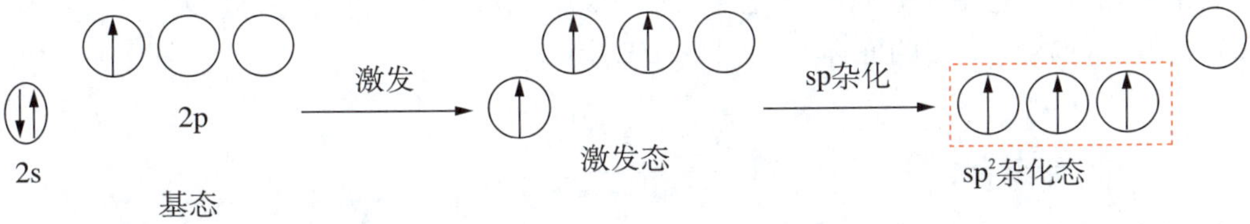

三个 sp^2 杂化轨道对称分布于 B 原子周围，在同一平面互成 120° 角，如图 5–17。这三个 sp^2 杂化轨道分别与 F 原子的 2P 轨道重叠，形成三个 SP^2–P 的σ键。因而 BF_3 分子的空间构型为平面三角形，如图 5–18 所示。

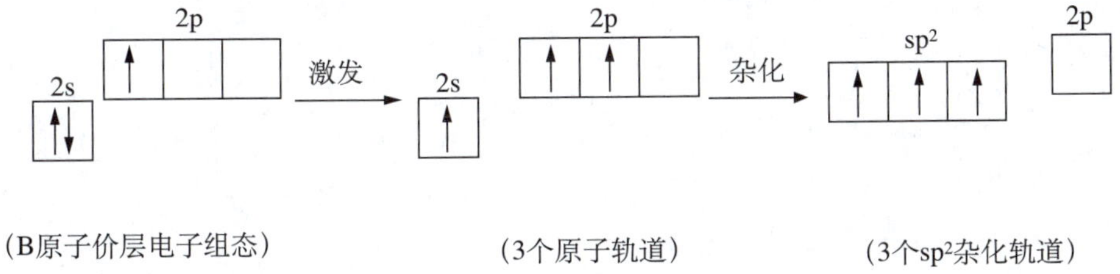

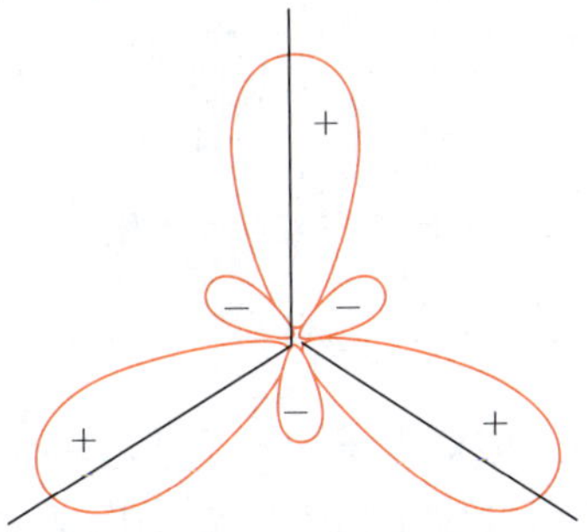

图 5–17　sp^2 杂化轨道示意图

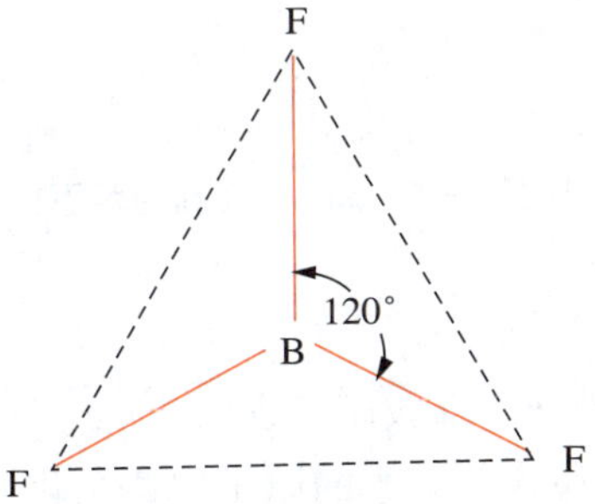

图 5–18　BF_3 分子结构示意图

3. sp^3 杂化

由一个 s 轨道和三个 p 轨道参与的杂化称为 sp^3 杂化，所形成的四个杂化轨道称为 sp^3 杂化轨道。sp^3 杂化轨道的特点是每个杂化轨道中含有 $\frac{1}{4}$ s 轨道成分和 $\frac{3}{4}$ p 轨道成分，杂化轨道间的夹角为 109° 28′，空间构型为正四面体，如图 5–19 所示。

以 CH_4 分子为例，基态 C 原子的最外层电子构型为 $2s^2p^2$，在 H 原子的影响下，C 原子的一个 2s 轨道和三个 2p 轨道进行 sp^3 杂化，形成四个 sp^3 杂化轨道。

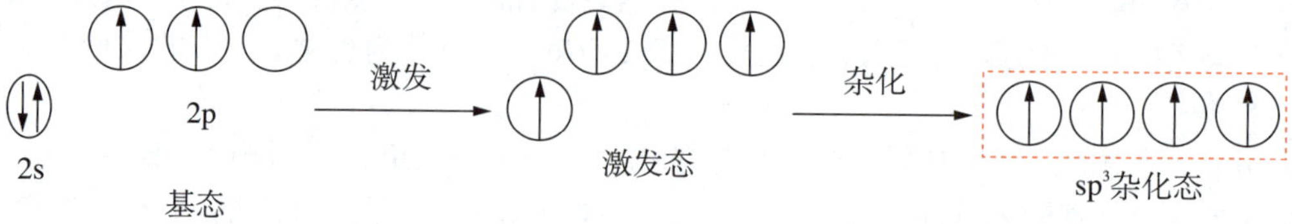

每个杂化轨道中有一个电子，C原子用四个sp^3杂化轨道分别与四个H原子的1s轨道重叠形成四个sp^3–s的σ键。由于C原子所提供的四个sp^3杂化轨道间的夹角为109°28′，所以生成的CH_4分子的空间构型为正四面体，如图5–20所示。

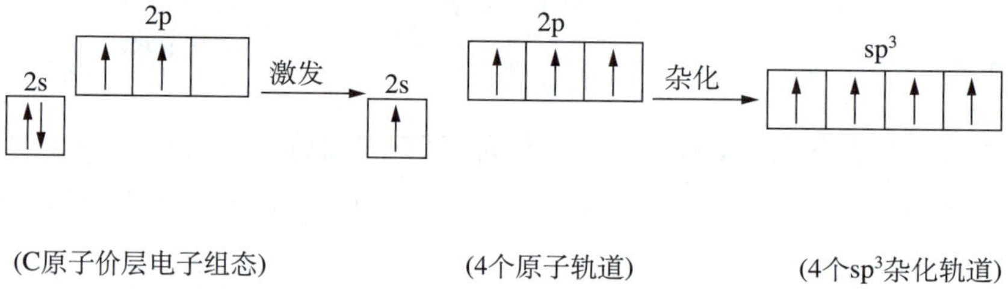

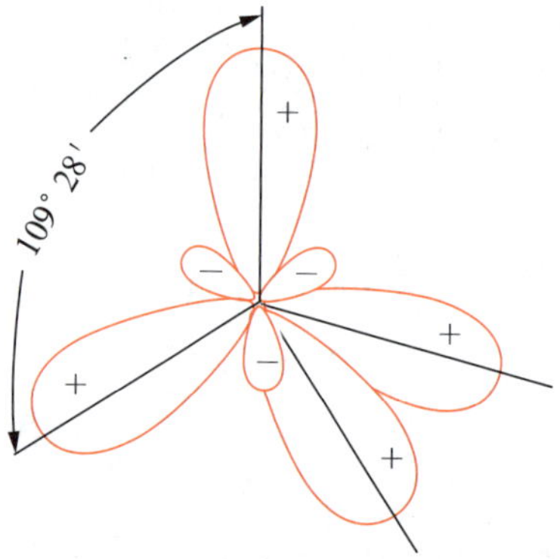

图5–19 sp^3杂化轨道示意图

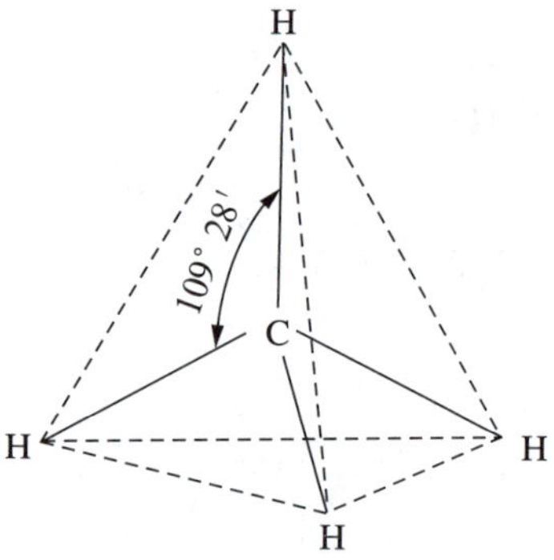

图5–20 CH_4分子结构示意图

(3) 不等性杂化

轨道杂化并非仅限于含未成对电子的原子轨道。含有已经成对电子的原子轨道(或称孤对电子)也可以和含单电子的原子轨道杂化。例如NH_3分子，基态N原子的外层电子构型为$2s^22p^3$，其中2s为孤对电子的轨道，它仍能与$2p_x2p_y2p_z$轨道杂化，形成四个sp^3杂化轨道。其中三个

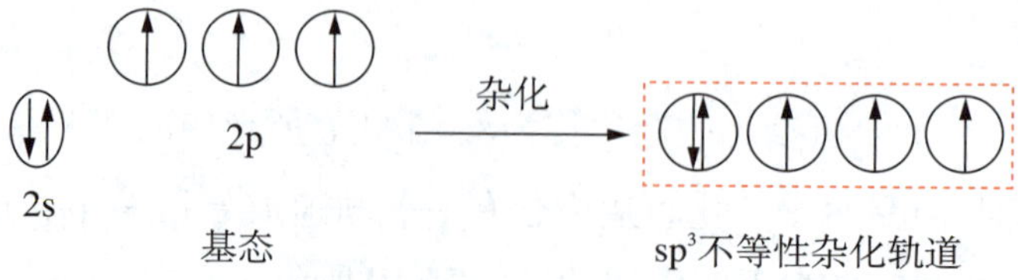

含单电子的杂化轨道与三个氢原子的1s轨道成键，另一个含孤对电子的杂化轨道则未参加成键。由于这一对孤电子未被H原子共用而更靠近N原子，所以孤对电子(只受到N原子核吸引)

轨道比成键电子(受N原子核和H原子核吸引)轨道"肥大"。或者说，电子云伸展得更开些，所占体积更大。从而使N—H键在空间受到排斥，使N—H键之间的夹角被压缩到107°18′，而不是109°28′。因此，氨分子的空间构型不是正四面体，而是三角锥形，如图5–21所示。

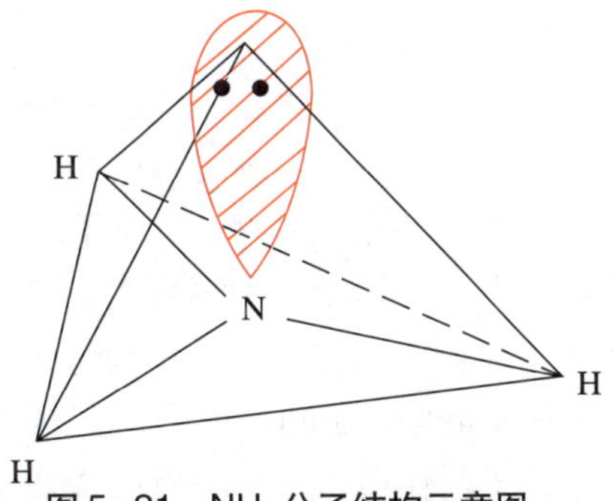

图5–21　NH_3分子结构示意图

H_2O分子中，基态氧原子的最外层电子构型为$2s^22p^4$。其杂化方式如下图所示：

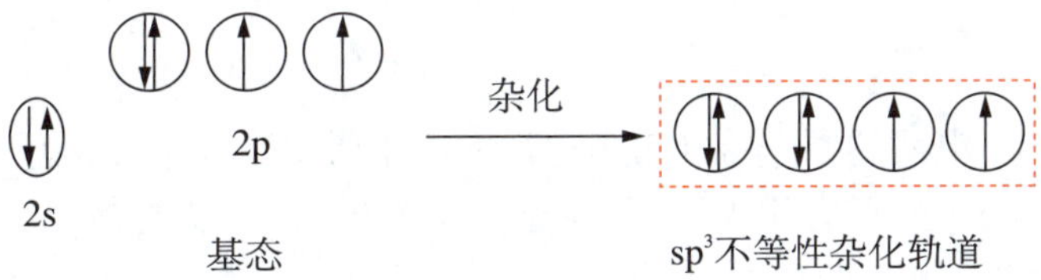

两个sp^3不等性杂化轨道中的单电子与两个H原子的单电子配对成键，由于有两对孤对电子未参与成键，因此O—H键在空间受到更强烈的排斥，O—H键之间的夹角被压缩到104°45′。水分子的空间构型为"V"字形，如图5–22所示。

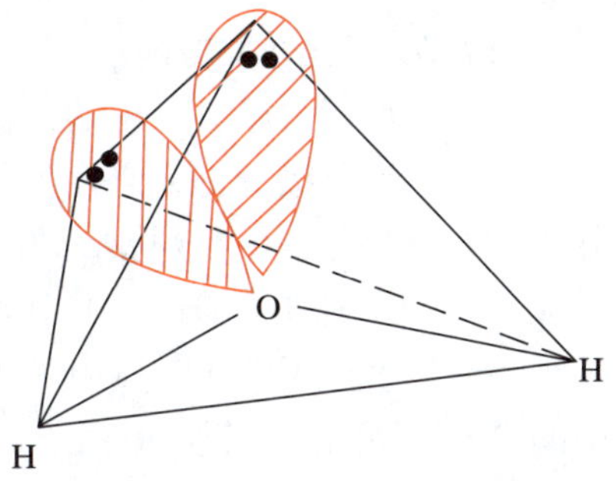

图5–22　H_2O分子结构示意图

甲烷分子中，C原子的4个sp^3杂化轨道分别都含$\frac{1}{4}$s成分$\frac{3}{4}$p成分，能量相等，杂化轨道间的夹角相同，这种杂化叫等性杂化(even hybridization)。

在氨分子和水分子中的N原子和O原子的杂化轨道中，孤对电子所占的轨道含s轨道成分较多，含p轨道成分较少；而成键电子所占的轨道正好相反，含p轨道成分较多，含s轨道成分较少。这种由于孤对电子的存在，使各杂化轨道所含的成分不同，能量不等的杂化叫不等性杂化。(uneven hybridization)。

上述s–p型杂化和分子的空间构型，简要归纳于表5–8中。

表5–8　s–p型杂化轨道和分子的空间构型

杂化类型	sp	sp^2	sp^3		
杂化轨道排布	直线形	三角形	四面体		
杂化轨道中孤对电子数	0	0	0	1	2
分子空间构型	直线形	三角形	正四面体	三角锥形	角形
实　例	$BeCl_2$	BF_3	CCl_4	NH_3	H_2O
键　角	180°	120°	109°28′	107°18′	104°45′

第六节　分子间作用力

化学键是分子中原子与原子间的一种较强的相互作用力，是决定物质化学性质的主要因素。但对处于一定聚集态物质而言，单凭化学键，还无法说明物质的整体性质。分子和分子之间还存在一种较弱的作用力——分子间力，或称范德华(van der Waals)力。气体能聚集成液体和固体，主要是靠分子间作用力。它是决定物质的熔点、沸点、溶解度等物理性质的一个重要因素。

分子间作用与分子的极性密切相关。下面先讨论分子的极性问题。

一、分子的极性与分子极化

(一) 分子的极性

任何分子都是由带正电荷的原子核和带负电荷的电子所组成,可以认为分子中存在一个正电荷中心和一个负电荷中心。分子有无极性,取决于整个分子的正、负电荷中心是否重合。如果分子的正、负电荷中心重合，则为非极性分子；如果正、负电荷的中心不重合，则为极性分子。分子是由原子通过化学键结合而成的，显然分子有无极性与化学键的极性有关。对于双原子分子，分子的极性与化学键的极性是一致的，如果化学键有极性，则分子为极性分子；反之亦然。

对于多原子分子，分子的极性不仅与化学键的极性有关，还与分子的空间构型有关。如果分子中化学键是极性键，但分子的空间构型是完全对称的，则正、负电荷中心重合，为非极性分子；如果分子中的化学键为极性键，且分子的空间构型不对称，则正、负电荷中心不重合，为极性分子。例如，CH_4分子中的C—H键是极性键，但由于四个H原子位于正四面体的四个顶角上，整个分子的正、负电荷中心重合在一起，故CH_4分子为非极性分子。又如，H_2O分子中的O—H键为极性键，但由于两个H原子皆位于O原子的一侧，正、负电荷中心不重合，H_2O为极性分子。

分子的极性大小常用分子的电偶极矩(electric dipole moment)来衡量。分子的电偶极矩μ等于正电荷中心(或负电荷中心)的电量q与正、负电荷中心间的距离d的乘积：

$$\mu = q \cdot d \tag{5-1}$$

分子的电偶极矩越大,分子的极性就越大；反之亦然；电偶极矩为零的分子是非极性分子。表5–9列出了一些分子的电偶极矩和分子的空间构型。

由表5–9可见，结构对称(如直线形、平面正三角形、正四面体)的多原子分子，其分子的电偶极矩为零；结构不对称(如角形、四面体、三角锥)的多原子分子，其分子的电偶极矩不为零。因此,可以根据分子的电偶极矩推出分子的空间构型。反过来,若知道了分子的空间构型,也可以判断分子的电偶极矩是否等于零。

表5–9　一些分子的电偶极矩与分子空间构型

分子	$\mu/10^{-30}$C · m	分子空间构型	分子	$\mu/10^{-30}$C · m	分子空间构型
H_2	0	直线形	SO_2	5.28	角　形
N_2	0	直线形	$CHCl_3$	3.63	四面体
CO_2	0	直线形	CO	0.33	直线形

续表

分子	$\mu/10^{-30}C \cdot m$	分子空间构型	分子	$\mu/10^{-30}C \cdot m$	分子空间构型
CS_2	0	直线形	O_3	1.67	角 形
CCl_4	0	正四面体	HF	6.47	直线形
CH_4	0	正四面体	HCl	3.60	直线形
H_2S	3.63	角形	HBr	2.60	直线形
H_2O	6.17	角形	HI	1.27	直线形
NH_3	4.29	三角锥形	BF_3	0	平面正三角形

(二) 分子的极化

无论分子有无极性，在外电场作用下，它们的正、负电荷中心都将发生变化。如图5–23。

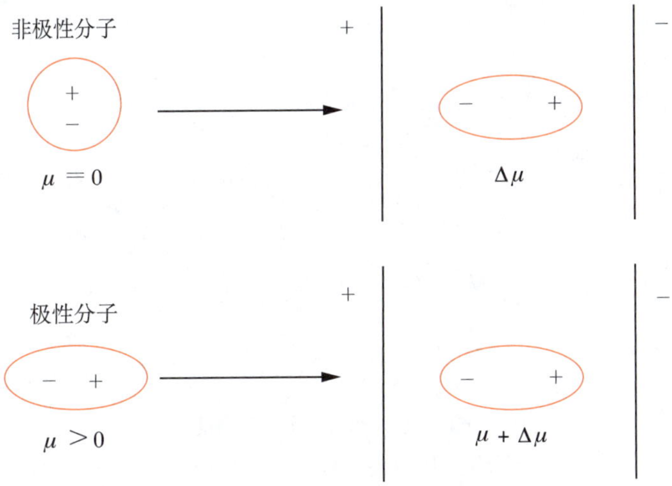

图 5–23　外电场对分子极性影响示意图

非极性分子的正、负电荷中心本来是重合的(μ =0)，但在外电场作用下，发生相对位移，引起分子变形而产生偶极；极性分子的正负电荷中心不重合，分子中始终存在一个正极和负极，故极性分子具有永久偶极(Permanent dipole)或固有偶极。在外电场作用下，正负电荷中心的距离增大，分子的偶极矩增大，极性增强。这种在外电场作用下，使分子产生偶极或增大偶极矩的现象称为分子的极化。由此而产生的偶极称诱导偶极(induced dipole)。其偶极矩称为诱导电偶极矩，如图5–23中$\Delta\mu$值。分子的极化不仅在外电场作用下产生，分子间相互作用时也可产生，这正是分子间存在相互作用力的重要原因。

二、范德华(van der Waal's)力

在分子之间存在着较弱的相互作用力，其作用能是化学键的几十分之一或几百分之一。这种分子之间的较弱的相互作用力称为分子间作用力(intermolecular force)。分子间作用力按产生的原因和特点可分为取向力、诱导力和色散力。

(一) 取向力

极性分子的正、负电荷中心不重合，分子中存在固有偶极。当极性分子充分接近时，极性分子的固有偶极间同极相斥、异极相吸(图 5−24 a)，使分子的偶极定向排列而产生的静电作用力称为取向力(orientation force)。取向力的本质是静电作用，显然，分子的电偶极矩越大，取向力就越大。

(二) 诱导力

当极性分子与非极性分子充分接近时，在极性分子固有偶极的影响下，非极性分子的正、负电荷中心发生相对的位移而产生诱导偶极，在极性分子的固有偶极与非极性分子的诱导偶极之间产生静电作用力(图5−24 b)。这种极性分子的固有偶极与非极性分子的诱导偶极之间产生的作用力称为诱导力(induction force)。

当极性分子充分接近时，除了取向力外，在固有偶极的相互影响下，每个极性分子也会产生诱导偶极，因此诱导力也存在于极性分子之间。

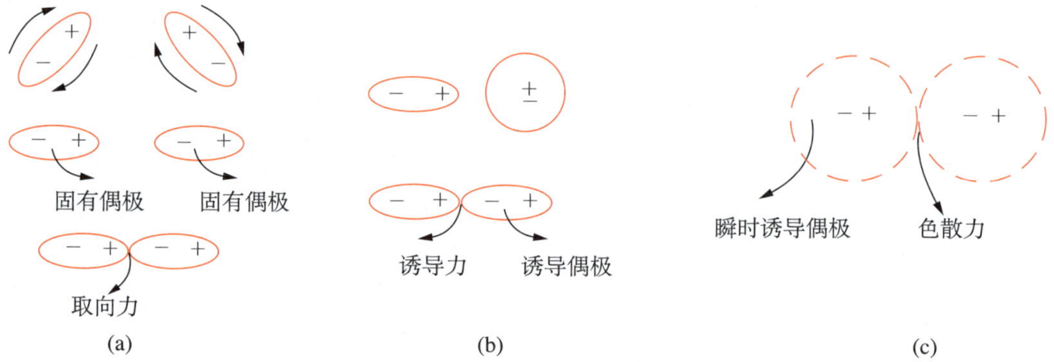

图 5−24 分子间作用力示意图

(a) 取向力；(b) 诱导力；(c) 色散力

(三) 色散力

非极性分子之间也有相互作用。由于电子的运动和原子核的振动，经常会使电子云和原子核之间发生瞬间相对位移，由此产生瞬时偶极。瞬时偶极会诱导相邻分子也产生与它相应的瞬时诱导偶极(图 5−24c)。这种由瞬时偶极与瞬时诱导偶极之间所产生的作用力称为色散力(dispersion force)。虽然瞬时偶极存在时间极短，但是这种情况不断重复，因此色散力始终存在。

由于电子与原子核的相对运动，不仅在非极性分子中产生瞬时偶极，而且在极性分子中也会产生瞬时偶极。因此，不仅非极性分子之间存在色散力，而且在非极性分子与极性分子之间以及极性分子之间也存在色散力。一般说来，分子的相对分子质量越大，色散力也就越大。

综上所述，在非极性分子之间只存在色散力；在极性分子与非极性分子之间存在色散力和诱导力；在极性分子之间存在色散力、诱导力和取向力。对于大多数分子来说，色散力是主要的；只有极性很强的分子(如 H_2O 分子)，取向力才比较显著；而诱导力通常都很小。

分子间作用力是决定物质的熔点、沸点、溶解度等物理性质的主要因素。例如，卤素分子(X_2)是非极性双原子分子，分子间只存在色散力，由于色散力随相对分子质量增大而增大，因此它们的熔点和沸点随相对分子质量增大而升高，常温下，F_2、Cl_2 是气体，Br_2 是液体，而 I_2 是固体。如表 5−10 所示。

表 5–10 卤素单质的熔点和沸点

	F_2	C_2	Br_2	I_2
熔点 /K	50.16	170.76	265.36	386.76
沸点 /K	83.26	239.16	331.16	457.66

三、氢键

当H原子与电负性很大、半径很小的X原子(如F、O、N原子)形成H—X共价键时，共用电子对强烈地偏向X原子，使H原子几乎成为裸露的质子。这种几乎裸露的质子没有内层电子，不会被其他原子的电子云排斥，反而能与电负性大、半径小并含有孤对电子的Y原子(如F、O、N原子)产生静电作用，从而形成氢键。氢键通常用X—H…Y表示，其中，X和Y可以是同种元素的原子，也可以是不同种元素的原子。

氢键可分为分子间氢键和分子内氢键两种类型。

一个分子的X—H键和另一个分子的Y原子所形成的氢键称为分子间氢键，水分子间形成分子间氢键如图 5–25 所示。

一个分子的X—H键和同一个分子的Y原子所形成的氢键称为分子内氢键，邻羟基苯甲醛分子形成的分子内氢键如图 5–26 所示。

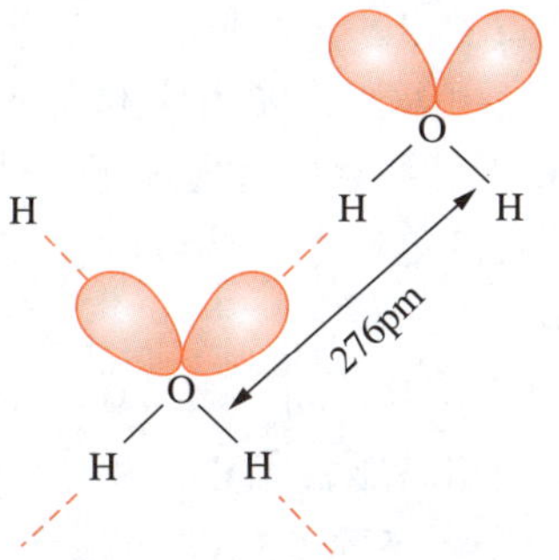

图 5–25 水分子间的氢键

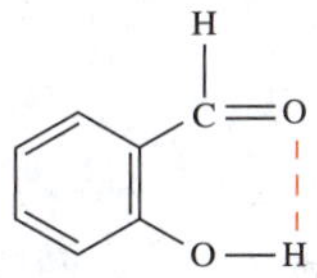

图 5–26 邻羟基苯甲醛的分子内氢键

氢键具有饱和性和方向性。氢键的方向性是指形成分子间氢键时，尽可能使氢键X—H…Y中的X、H和Y原子在同一直线上，这样可使X原子与Y原子之间距离最远，使X原子与Y原子间电子斥力最小。但形成分子内氢键时，由于结构的限制，X、H和Y原子往往不能在一条直线上。氢键的饱和性是指一个X—H分子只能与一个Y原子形成氢键，当X—H与一个Y原子形成氢键X—H…Y后，如果再有一个Y原子靠近，则这个原子受到氢键X—H…Y上的X、Y两原子的排斥力远大于H原子核对它的吸引力，使X—H…Y上的H原子不可能再与第二个Y原子形成第二个氢键。

形成氢键后，对物质的物理性质(如熔点、沸点、溶解度等)影响很大。同类化合物中，若能形成分子间氢键，物质的熔点、沸点升高(如NH_3、H_2O、HF等)，这是因为破坏氢键要消耗额外的能量。

如果溶质与溶剂形成分子间氢键，就会使溶质的溶解度增加。苯胺和苯酚在水中的溶解度比在硝基苯中大，就是这个缘故。若溶质形成分子内氢键，则在极性溶剂中的溶解度减小，而在非极性溶剂中的溶解度增大。例如，邻硝基苯酚可形成分子内氢键，而对硝基苯酚只能与水分子形成分子间氢键，因此邻硝基苯酚比对硝基苯酚在水中溶解度小，而在苯中，两种物质的溶解度则相反。

氢键在生命过程中起重要作用。生物大分子(如蛋白质和核酸)中，均有分子内氢键存在，使分子能按照某种特定方式联系起来而具有一定的空间构型和生物活性。一旦氢键被破坏，分子的空间构型发生变化，生物活性就会丧失。

阅读材料

物质的第四态、第五态

人所共知，“物质三态”就是固态、液态和气态，除此以外，物质还有第四态，第五态吗？

将气体物质施以高温、电磁场、高能磁场、放电、热核反应等作用，气态原子电离成带电的离子和自由电子，它们的电荷数相等，符号相反，称之为等离子体。这就是物质的第四种状态。

等离子体又有冷态和热态之分。当温度在10 000℃～100 000℃时，气态物质变成原子、离子和电子的混合物，这就是冷态等离子体。如霓虹灯里的氖或氩的等离子体在发光。此外，闪电、电弧、电车的“长辫子”在夜间冒的火花等都是由空气放电形成的等离子体。

太阳本身的温度极高，全是等离子体。这是热态等离子体。热态使物质全部电离成离子和自由电子。如地球上方的电离层受太阳光照射，也是由等离子体组成的。远距离无线电通讯就是靠这个电离层。等离子体密度很小，与气态相似。温度高时与理想气体相似，但不同于气态。气态是由中性分子组成的，而等离子体是由带电的粒子构成的。在强磁场作用下，等离子体粒子作有规律的运动。故是物质的第四态。

如果固态物质施以高压，非金属可以变成金属。例如Te、I_2、P等，加压到1 000～5 000MPa就变成了金属。此时它们能导电。若把金属态再加高压或超高压，此时，核外电子被压到核里面去，电子和质子结合成中子，物质就变成了中子态，这就是物质的第五态。此时，体积很小，密度大得惊人。天文学家已在宇宙中发现了“中子星”的存在，它就是密度极大的星体。

绿色化学

“绿色化学”是在人类面对安全持续发展要求下应运而生的一门高层次的新兴化学分支学科。绿色化学以化学反应和过程的“原子经济性”为基本原则，要求在获得新物质的化学反应中充分利用参与反应的每种原料的原子实现“零排放”。不仅充分利用资源，而且不产生污染；并利用无毒、无害的溶剂、助剂和催化剂，生产有利于环境保护、社会安全和人身健康的环境友好产品。绿色化学的目标是寻找充分利用原材料和能源，且在各个环节都洁净和无污染的反应途径和工艺。对生产过程来说，包括节约原材料和能源，淘汰有毒原材料，在生产过程中排放废物之前减少废物的数量和毒性；对产品来说，绿色化学旨在去除以原料加工到产品最后处理全过程的不利影响。绿色化学寻求变废为宝，从而使化学过程的经济效益和社会效益大大提高。绿色化学的重要任务一是开发以“原子经济性”为基本原则的新化学反应过程，二是对现有化学工业改造以消除污染。因此绿色化学发展方向包括五个方面：①新的化学反应过程的研究；②对传统化学过程实行绿色化学改造；③能源中的绿色化学问题和洁净煤化学技术；④资源再生和循环利用技术研究；⑤综合利用的绿色生化过程。

“绿色化学”是近年来才被人们认识和开展研究的一门新兴学科。是实用背景强，国计民生急需解决的热点研究领域。在21世纪中必将大展宏图，为人类可持续发展作出贡献。

小　结

由于微观粒子的特殊性，它的运动状态不能用经典力学的方法来描写，而只能用量子力学来描写。

电子具有波粒二象性，电子运动没有固定的轨道，只有与其波的强度成正比的空间概率分布。电子的空间运动状态要用特定的波函数来描写。不同的电子的运动状态可以用n、l、m、m_s四个量子数来区别。它们分别代表电子在空间运动的能量，“轨道”形状，空间取向以及电子的自旋状态。

多电子原子中由于存在电子间的屏蔽效应，“原子轨道”能量不仅与主量子数n有关，也与角量子数l有关。按照$(n+0.7l)$规律，$(n+0.7l)$值越大，轨道能量越高。电子在原子轨道上的排布遵循能量最低原理，鲍利不相容原理和洪特规则。

按$(n+0.7l)$值的整数不同归类，可将原子轨道分为7个能级组。能级组的划分是导致周期表中化学元素划分周期的原因。周期数对应于能级组数，每一周期元素的数目等于填满相应能级组的电子数。同族元素的价层电子构型相同，主族元素的族数等于最外层(ns + np)的电子数；副族元素的族数等于其价层[(n −1)d +ns]中的电子数(Ⅷ、ⅠB、ⅡB除外)。原子半径、元素电负性发生周期性变化。

电负性较大的非金属元素的原子与电负性较小的金属元素的原子通过电子得失形成离子键。离子键无饱和性、无方向性。

现代价键理论认为：具有自旋方向相反的未成对电子的两个原子的原子轨道可相互重叠，原子轨道重叠越多，越易形成稳定的共价键。共价键具有饱和性和方向性。根据成键的原子轨道重叠方式不同，共价键可分为σ键和π键。

同一原子中，能量相近的几个原子轨道重新组合成能量相等、夹角相同的新的原子轨道叫等性杂化轨道。若有成对电子的原子轨道参加杂化，则形成不等性杂化轨道。杂化轨道某一方向更“肥大”，更有利于成键，形成的分子更稳定。不同类型的杂化轨道间夹角不同。因而使分子具有不同的空间构型。

分子的极性取决于化学键的极性及分子的空间构型。分子中键是非极性的，则分子是非极性分子。若键为极性的，则对称性结构的分子是非极性分子，非对称性结构的分子是极性分子。分子极性大小用电偶极矩(μ)来衡量。

分子间力包括取向力、诱导力和色散力。色散力是分子间主要作用力。色散力随相对分子质量的增大而增大。

氢键是分子间另一种作用力，分为分子间和分子内氢键。氢键具有方向性和饱和性。许多物质的物理性质、特殊结构方式等与氢键的存在有关。

习 题

1. 简述四个量子数的物理意义和取值范围。
2. 波函数 ψ 与原子轨道有何关系？$|\psi|^2$ 与电子云有何关系？
3. 电子的运动状态由哪些量子数决定？多电子原子轨道的能级由哪些量子数决定？原子轨道的形状由哪些量子数决定？
4. 电子云的角度分布图与原子轨道的角度分布图有什么区别？
5. 原子核外电子排布遵循哪些规则？
6. 什么叫元素的电负性？电负性的大小与元素的金属性和非金属性有何关系？
7. 下列各组量子数中，哪些是不合理的？如何改正？

(1) $n=3$，$l=0$，$m=0$；

(2) $n=4$，$l=4$，$m=0$；

(3) $n=2$，$l=0$，$m=1$；

(4) $n=1$，$l=4$，$m=-1$。

8. 补充合理的量子数：

(1) $n=?$ ，$l=2$，$m=0$，$m_s=\pm 1/2$

(2) $n=2$，$l=?$ ，$m=-1$，$m_s=-1/2$；

(3) $n=2$，$l=0$，$m=?$ ，$m_s=+1/2$；

(4) $n=3$，$l=1$，$m=0$，$m_s=?$ 。

9. 指出下列各基态原子的电子排布式中的错误，说明原因，并加以改正。

(1) Li：$1s^3$

(2) Be：$1s^22s^12p^1$

(3) N：$1s^22s^22p_x^22p_y^1$

10. 下列电子层结构中，哪种属于基态？哪种属于激发态？哪种是错误的？

(1) $1s^22p^1$

(2) $1s^22s^23s^23p^63d^{10}4s^1$

(3) $1s^22s^22p^62d^1$

(4) $1s^22s^22p^63d^1$

11. 下列多电子原子的原子轨道中，哪些是等价轨道？

$$2s，3s，2p_x，2p_y，2p_z，3p_x，4p_z$$

12. 原子轨道符号 s、3s、$3s^1$ 各表示什么意义？
13. 外层电子构型满足下列条件的是哪一族元素或哪一种元素？

(1) 具有 2 个 p 电子；

(2) 4s 和 3d 全充满，4p 为半充满；

(3) $n=4$、$l=0$ 的电子有 1 个，$n=3$、$l=2$ 的电子为全充满；

14. 如何理解共价键的方向性和饱和性？又如何理解离子键没有方向性和饱和性？
15. 指出下列离子分别属于何种电子构型：

Be^{2+} Cr^{3+} Fe^{2+} Ag^{+} Zn^{2+} Sn^{4+} Pb^{2+} Tl^{+} S^{2-} Br^{-}

16. 简要说明σ键和π键的主要区别。
17. 什么叫原子轨道杂化？为什么杂化轨道有利于成键？
18. 指出BeH_2、BF_3、CCl_4、PH_3和H_2S分子中中心原子可能采取的杂化类型，并预测其空间构型及分子的极性。(提示：它们具有同族元素的分子的类似结构)
19. 下列分子之间存在哪些分子间作用力？
(1) 甲醇和水；(2) HBr气体；(3) He和H_2O；
(4) 苯和CCl_4；(5) CO_2气体。
20. 下列说法是否正确？为什么？
(1) 凡中心原子采用sp^3杂化轨道成键的分子，其空间构型必定是正四面体。
(2) 由极性键形成的分子一定是极性分子。
(3) 直线形分子一定是非极性分子。
21. 已知稀有气体的沸点如下，试说明沸点递变规律及其原因？

名　称	He	Ne	Ar	Kr	Xe
沸点 /K	4.26	27.26	87.46	120.26	166.06

22. 乙醇(C_2H_5OH)和二甲醚($CH_3—O—CH_3$)的组成相同，但乙醇的沸点351.7K，二甲醚的沸点为250.16K。为什么？
23. 下列化合物中是否存在氢键？若存在氢键，属何种类型？

(1) NH_3；　(2) CH_3F；

(3) 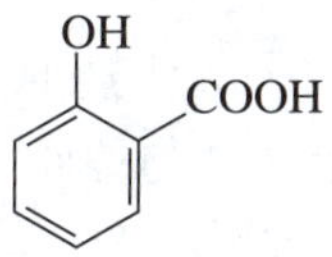

(4) 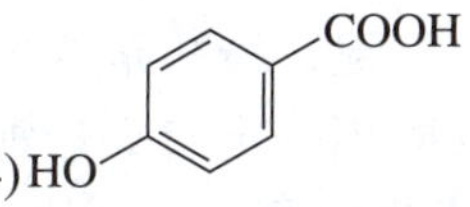

24. 已知ⅥA族元素氢化物的沸点如下：

氢化物	H_2O	H_2S	H_2Se	H_2Te
沸点 /℃	100	−61	−41	−2

如果水分子间没有氢键存在，设想水的沸点在何温度范围？那么地球面貌又将怎样？

第六章　氧化还原与电极电势

学习要求

掌握氧化数及氧化还原反应的概念，会配平氧化还原方程式。了解原电池的组成，电极反应与电池反应及电池符号的书写。了解电极电势产生的原因和标准电极电势的概念，以及标准电极电势的确定。掌握电极电势的能斯特(Nernst)方程并能熟练进行有关计算。掌握用电极电势判断氧化剂、还原剂的强弱及氧化还原反应的方向，熟悉用电极电势计算氧化还原反应平衡常数的方法。

氧化还原反应(oxidation-reduction reaction)是化学反应中一大类化学反应，它不仅是工业冶炼的基础，如碳还原法、氢还原法、金属置换法都是基于氧化还原反应的原理，也是工业生产和日常生活中的能量来源，如碳、天然气及水煤气的燃烧为我们提供了热能。体内的许多生理、生化过程有的本身就是氧化还原反应，有的需要氧化还原反应提供能量才能进行。本章在讨论氧化还原反应的基础上，重点介绍电极电势的概念及其应用，最后介绍氧化还原滴定法。

第一节　氧化还原反应

一、氧化数

氧化还原反应的概念有其历史发展过程。最初是以“结合氧为氧化，失去氧为还原”来定义氧化还原反应。但是许多氧化还原反应不一定有氧参加，因此有人又定义“与氢结合为还原，失去氢为氧化”，有机化学中至今仍用此概念。此概念有其局限性，如 $2Na + Cl_2 = 2NaCl$ 是氧化还原反应，但与脱氧加氧、脱氢加氢都无关系。

为了更深入、广泛地认识氧化还原反应，化学家们提出了氧化数(oxidation number)的概念。1970年，国际纯化学和应用化学学会(IUPAC)给氧化数的定义是：元素的氧化数是该元素一个原子的荷电数，这种荷电数是将成键电子指定给电负性较大的原子而求得。按照元素氧化值的定义，可以得出求算元素氧化数的几条规则：

(1) 在单质分子中，元素的氧化值为零。因为像 F_2、O_2、Cl_2 等单质分子，其成键电子无偏向，因此原子的形式电荷数为零。

(2) 在电中性化合物中，所有元素的氧化数之和为零。

(3) 对于单原子离子，元素的氧化数等于离子的电荷数。如 Cl^- 的氧化数为−1，Mg^{2+} 为+2；对于多原子离子，所有元素的氧化数之和等于离子的电荷数。

(4) 氧在化合物中的氧化数一般为−2，但在过氧化物(如 H_2O_2)中为−1，在超氧化物(如 KO_2)中为−1/2，在 OF_2 中为+2，因为氟的电负性比氧大。

(5) 氢在化合物中的氧化数一般为+1，但在活泼金属氢化物(如 NaH、CaH_2 等)中，H 的氧化数为−1，因为 H 的电负性比活泼金属大。

例 6−1　试确定在 $KMnO_4$、MnO_4^{2-}、MnO_2、Mn^{2+} 中 Mn 元素的氧化数。
解：因为 O 的氧化数为−2，K 的为+1，设 Mn 的氧化数为 x，则

在 $KMnO_4$ 中：$1 + x + 4(-2) = 0$，$x = +7$

在 MnO_4^{2-} 中：$x + 4(-2) = -2$，$x = +6$

在 MnO_2 中：$x + 2(-2) = 0$，$x = +4$

在 Mn^{2+} 中：$x = +2$

例 5−2　求 $Na_2S_4O_6$ 中 S 的氧化数
解：因 O 的氧化数为−2，Na 的为+1，设 S 的氧化数为 x，则

$$2 \times (+1) + 4x + 6 \times (-2) = 0，x = 2.5$$

从例 5−1 和例 5−2 可以看出，氧化数可以是整数和小数。

二、氧化还原反应

元素的氧化数发生了变化的反应叫氧化还原反应。例如：

$$2Fe^{3+} + Sn^{2+} = 2Fe^{2+} + Sn^{4+} \qquad (6-1)$$

$$Cl_2 + H_2 = 2HCl \qquad (6-2)$$

反应式(6−1)中有明显的电子得失，Fe^{3+} 得电子氧化数降低，变成了 Fe^{2+}，Fe^{3+} 是氧化剂，它发生了还原反应。Sn^{2+} 失电子变成 Sn^{4+}，氧化数升高，Sn^{2+} 是还原剂，它发生了氧化反应。反应式(6−2)中虽然没有明显的电子得失，但成键电子对发生偏移，H 的氧化数升高(由 0 变成+1)，发生氧化反应，H_2 是还原剂；Cl 的氧化数降低(由 0 变成−1)，发生还原反应，Cl_2 是氧化剂。

三、氧化还原电对

任何氧化还原反应都可拆分成两个半反应，如反应(6−1)式可拆分成：

$$Fe^{3+} + e = Fe^{2+}$$

$$Sn^{2+} = Sn^{4+} + 2e$$

实际上整个氧化还原反应可看成是两个半反应的加合。在氧化还原反应中氧化剂(如 Fe^{3+})与它的还原产物(Fe^{2+})，及还原剂(如 Sn^{2+})与它的氧化产物(Sn^{4+})构成了氧化还原电对，简称电对。在氧化还原电对中氧化数高的物质叫氧化型，用 Ox 表示，氧化数低的物质叫还原型，用 Re 表示。氧化还原电对记为 Ox / Re，如 Fe^{3+}/Fe^{2+}，Sn^{4+}/Sn^{2+} 等。与酸碱质子理论中的酸碱共轭关系类似，在氧化还原电对中，物质的氧化型与它的还原型之间也存在共轭关系：

$$共轭碱 + H^+ = 共轭酸$$

$$Ox + ne = Re \qquad (6-3)$$

一种物质的氧化型的氧化性越强，与它共轭的还原型的还原性就越弱；反之，一种物质的还原型的还原性越强，与它共轭的氧化型的氧化性就越弱。例如 MnO_4^- / Mn^{2+} 电对中，MnO_4^- 的氧化能力强，是强氧化剂，而 Mn^{2+} 的还原能力弱，是弱还原剂；在 Zn^{2+} / Zn 电对中，Zn^{2+} 是弱氧化剂，而 Zn 是强还原剂。氧化还原反应的实质就是在反应中共存的两个氧化还原电对间转移电子的反应，氧化剂的得电子与还原剂的失电子是同时发生，互为依存的。

四、氧化还原反应方程式的配平

在高中化学中，我们已经学过用氧化数法配平氧化还原方程式。现在我们将介绍配平氧化还原方程式的另一种方法：离子−电子法。离子−电子法适用于水溶液中发生的氧化还原反应方程式的配平。配平的基本依据是氧化剂得到的电子数等于还原剂失去的电子数及质量守恒定律。配平步骤如下：

(1) 写出离子反应方程式，如：

$$MnO_4^- + H^+ + Cl^- \longrightarrow Mn^{2+} + Cl_2\uparrow + H_2O$$

(2) 将氧化还原反应拆分成两个半反应，一个发生氧化反应，一个发生还原反应：

$$Cl^- \longrightarrow Cl_2\uparrow$$

$$MnO_4^- + H^+ \longrightarrow Mn^{2+} + H_2O$$

(3) 分别配平两个半反应：

$$2\,Cl^- \longrightarrow Cl_2\uparrow + 2\,e$$

$$MnO_4^- + 8\,H^+ + 5e \longrightarrow Mn^{2+} + 4\,H_2O$$

(4) 确定两个半反应得、失电子数的最小公倍数，将两个半反应分别乘以相应系数，使其得、失电子数相等，再将两个半反应相加，成为一个配平的氧化还原反应离子方程式：

$$5\times(1)\qquad 2\,Cl^- \longrightarrow Cl_2\uparrow + 2e$$

$$+\ |\ 2\times(2)\ MnO_4^- + 8\,H^+ + 5e \longrightarrow Mn^{2+} + 4\,H_2O$$

$$2\,MnO_4^- + 10Cl^- + 16\,H^+ = 2\,Mn^{2+} + 5\,Cl_2\uparrow + 8\,H_2O$$

最后，在配平的离子方程式中添加不参与反应的阳离子、阴离子，写出相应的化学式，即得到配平的氧化还原反应方程式。

第二节　原电池

一、原电池的概念

将锌片置入硫酸铜溶液中，锌片逐渐溶解变成 Zn^{2+} 进入溶液中，而 Cu^{2+} 则变成金属 Cu 从溶液中析出，这是一个氧化还原反应，其离子反应方程式为：

$$Zn + Cu^{2+} = Zn^{2+} + Cu \qquad \Delta_r G_m^\theta = -239.6\ kJ \cdot mol^{-1}$$

此反应的$\Delta_r G_m^\theta < 0$，且绝对值很大，是一个自发性很强的反应。它可拆分成两个半反应：

$$Cu^{2+} + 2e \longrightarrow Cu$$

$$Zn \longrightarrow Zn^{2+} + 2e$$

与两个共轭酸碱对间传递质子的酸碱反应不同，氧化还原反应可以借助一根传递电子的导线连接，使两个半反应分别在不同的地方进行。如图6−1所示，在分别盛有$CuSO_4$和$ZnSO_4$的溶液中插入Cu片和Zn片，两个烧杯用盐桥联结。盐桥是一充满KCl(或KNO_3)饱和溶液的U形管，它的作用是通过K^+和Cl^-离子向两端扩散构成电流通路。用导线将铜片和锌片与检流计联结起来形成外电路。这样就构成了一个由锌电极($Zn-ZnSO_4$)和铜电极($Cu-CuSO_4$)组成的原电池(primary cell)，简称铜−锌原电池。原电池是利用氧化还原反应产生电流的装置。从外电路检流计指针的偏转方向可以知道有电子从锌极流向铜极(电流从铜极流向锌极)，说明锌极的电势比铜极低，因此，铜极为正极，锌极为负极。在正极和负极发生的半反应分别为：

正极：$Cu^{2+} + 2e \longrightarrow Cu$　　(还原反应)

负极：$Zn \longrightarrow Zn^{2+} + 2e$　　(氧化反应)

因此，氧化还原的半反应又称半电池反应(half−cell reaction)或电极反应，两个电极反应相加即得电池反应(cell reaction)：

$$Zn + Cu^{2+} = Zn^{2+} + Cu$$

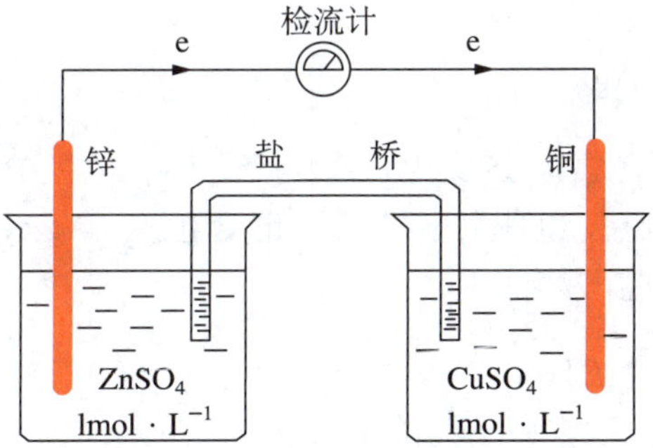

图6−1　铜−锌原电池示意图

从理论上讲任何自发进行的氧化还原反应都可设计成原电池。在原电池中，负极都发生氧化反应(失去电子)，生成其氧化型物质；正极都发生还原反应(得电子)，生成其还原型物质。

二、原电池的组成式

为方便起见，原电池的组成常用一个符号表示，称为电池符号。如上述铜−锌原电池可表示为：

$(-)\ Zn\ |\ Zn^{2+}(x\ mol \cdot L^{-1})\ \|\ Cu^{2+}(y\ mol \cdot L^{-1})\ |\ Cu\ (+)$

电池符号中“|”表示两相的界面，“‖”表示盐桥。通常负极在左边，正极在右边。溶液要标明浓度，气体要标明它的分压。如果在同一相中有不同的物质，物质间要用“,”隔开。在铜-锌原电池中Cu和Zn既参与组成电对，又是导电极板。如果电对中没有金属单质作为导电极板，需要另加一惰性金属(通常是Pt)作导电极板。如：

$(-)\ Zn\ |\ Zn^{2+}(x\ mol \cdot L^{-1})\ \|\ Fe^{2+}(y\ mol \cdot L^{-1}),\ Fe^{3+}(z\ mol \cdot L^{-1})\ |\ Pt\ (+)$

$(-)\ Pt,\ H_2(50kPa)\ |\ H^{+}(x\ mol \cdot L^{-1})\ \|\ Ag^{+}(y\ mol \cdot L^{-1})\ |\ Ag\ (+)$

三、原电池的电动势

电池之所以能产生电流，是因为在正极和负极之间存在电势差。这个电势差称为电池的电动势(electromotive force)。电极电势(electrode potential)常用符号 ϕ 表示，电池电动势 E 为：

$$E = \phi_{+} - \phi_{-} \tag{6-4}$$

应该指出，电池电动势是在电流强度趋近于零，电极反应极为微弱，电池中各反应物浓度基本上维持恒定的条件下测定的。因此，电池电动势 E 是指电池正负极间的平衡电势差。式(6-4)中 ϕ_{+} 和 ϕ_{-} 分别表示处于平衡态的正极和负极的电势。E 和 ϕ 的单位均为V(伏特)。

四、电极类型

1. 金属-金属离子电极。这种电极是金属板插入到此金属的盐溶液中构成的，它只有一个界面。如金属银插入银离子溶液中构成的电极，简称银电极。

电极组成：$Ag\ |\ Ag^{+}$

电极反应：$Ag^{+} + e \longrightarrow Ag$

2. 金属-难溶盐-阴离子电极。这类电极有两个界面。电极中的该种金属的难溶盐不是离子导体。常用的银-氯化银电极和甘汞电极属于此类电极。Ag-AgCl电极是在Ag丝上镀有AgCl，然后浸到一定浓度的盐酸溶液中。

电极组成：$Ag, AgCl(s)\ |\ Cl^{-}$

电极反应：$AgCl + e \longrightarrow Ag + Cl^{-}$

3. 氧化还原电极。将惰性极板(Pt或石墨)浸入含有同一元素的两种不同氧化态的离子的溶液中构成此种电极。如Pt插入含有 Fe^{2+} 和 Fe^{3+} 离子的溶液中。

电极组成：$Pt\ |\ Fe^{2+},\ Fe^{3+}$

电极反应：$Fe^{3+} + e \longrightarrow Fe^{2+}$

4. 气体电极。将气体物质通入其相应离子的溶液中，并用Pt作导电极板构成此类电极。如氢电极、氯电极等。

电极组成：Pt，Cl_2 (g) | Cl^-

电极反应：$Cl_2 + 2e \longrightarrow 2Cl^-$

例 6–2 将下列氧化还原反应设计成原电池，分别写出它们的电极反应和电池符号。

(1) $Cu^{2+} + H_2 = Cu + 2\,H^+$

(2) $2MnO_4^- + 5H_2O_2 + 6H^+ = 2Mn^{2+} + 8H_2O + 5O_2$

解：

(1) 根据氧化数的变化可知，反应(1)中 Cu^{2+} 是氧化剂，H_2 是还原剂。因为还原剂在负极发生氧化反应，氧化剂在正极发生还原反应，则有：

负极：$H_2 \longrightarrow 2\,H^+ + 2e$

正极：$Cu^{2+} + 2e \longrightarrow Cu$

电池符号为：

(−) Pt，$H_2(p)$ | $H^+(c_1)$ ‖ $Cu^{2+}(c_2)$ | Cu(+)

(2) 在反应(2)中的 MnO_4^- 为氧化剂，H_2O_2 为还原剂，(H^+ 虽参与反应，但氧化数未变，为介质)。则有：

负极：$H_2O_2 \longrightarrow 2\,H^+ + O_2 + 2e$

正极：$MnO_4^- + 8\,H^+ + 5e \rightarrow Mn^{2+} + 4H_2O$

电池符号为：

(−) Pt，$O_2(p)$ | $H_2O_2\,(c_1)$，H^+ ‖ $MnO_4^-\,(c_2)$，$Mn^{2+}(c_3)$，H^+ | Pt (+)

第三节　电极电势

一、电极电势的产生

前面已经指出，原电池的电动势为处于平衡态的正极与负极的电势差。那么电极电势如何产生？我们以金属−金属离子电极为例说明。

金属晶体是由金属原子、金属离子和自由电子组成。用放射性标记的方法已经证明，当金属片插入它的盐溶液时，金属离子(M^{n+})在溶剂分子(通常为 H_2O 分子)及阴离子的作用下会进入溶液中，而把电子留在金属片上。这就是溶解过程；另一方面，溶液中的水合金属离子也会从金属表面得到电子而沉积到金属表面。当金属的溶解速率与金属离子的沉积速率相等时，建立了如下平衡：

$$\underset{\text{在金属板上}}{M(s)} \underset{\text{沉积}}{\overset{\text{溶解}}{\rightleftharpoons}} \underset{\text{在溶液中}}{M^{n+}(aq)} + \underset{\text{在金属板上}}{ne} \tag{6-5}$$

若金属溶解的倾向大于金属离子沉积的倾向，则达平衡时，全属表面因留有较多电子而带负电荷。由于静电作用，溶液中的正离子就会排布在金属板表面附近的液层中，于是在金属的界面处形成了双电层，如图6−2(a)所示。相反，若金属离子沉积倾向大于溶解倾向，则达到平衡时，金属表面因沉积了过多的金属离子而带正电荷，溶液中的负离子就会排布在靠近金属板附近的液层中而形成如图6−2(b)所示的双电层。无论形成哪一种双电层，在金属与溶液之间都可产生电势差。这种产生于金属表面与它的盐溶液之间的电势差称为金属的电极电势，记为 $\phi(M^{n+}/M)$。

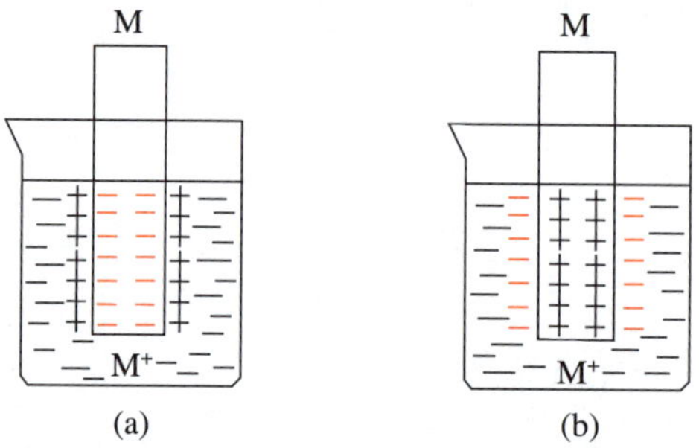

图6−2 金属电极电势产生的双电层结构示意图

金属越活泼，溶液中该金属离子的浓度越小，金属溶解的倾向越大，金属表面积累的负电荷越多，电极电势越低。反之，金属越惰性，溶液中该金属离子的浓度越大，金属离子沉积的倾向越大，金属表面积累的正电荷越多，电极电势越高。这就是不同的电极具有不同的电势的原因。例如，在金属离子浓度相同的情况下，由于Zn活泼，Cu较不活泼，因此铜电极的电势比锌电极高，所以铜−锌原电池中铜极为正极，锌极为负极，电子从负极流向正极，而电流从正极流向负极。

二、电极电势的测定

(一) 标准氢电极

电极电势反应了氧化还原电对得失电子的能力，如能测定出电对的电极电势绝对值，那将是非常有用的数据。但是，至今电极电势的绝对值仍无法测定。但从比较电极电势大小的角度看，只要测出电极电势的相对值就够用了。就像测定山的相对高度是以海平面为基准一样，测定电极电势也需要一个比较的基准，标准氢电极就是这样一个比较基准。标准氢电极的构造如图5−3所示。为了增强吸附H_2的能力并加快反应速率，将铂片上镀上一层铂粉即铂黑，将镀有铂黑的铂片浸入到H^+离子浓度为1 mol · L^{-1}(严格地说应是活度 $a = 1$)的溶液中，通入100kPa的H_2气。这就是标准氢电极。IUPAC规定标准氢电极的电极电势为零，其电极反应为：

$$2H^+ + 2e = H_2 \qquad \varphi^\theta(H^+/H_2) = 0V,$$

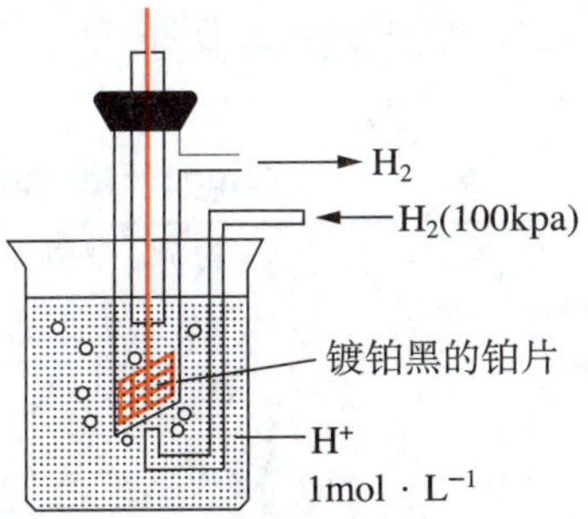

图 6-3　标准氢电极

(二) 标准电极电势及其测定

电极电势除了与电极本性有关外，还与温度、该金属离子的浓度、介质等因素有关。为了便于比较，通常利用标准电极电势。所谓标准电极电势，就是指处于标准态下的电极的电势，常用符号 $\phi^{\theta}(Ox / Re)$表示，其中 Ox / Re 表示氧化还原电对。电极的标准态与热力学的标准态是一致的，即对于有气体参与组成的电极，其气体的分压为100kPa；对于溶液，组成电极的有关物质的浓度为 $1mol \cdot L^{-1}$，反应温度为指定温度，一般为 298K。

为了测定标准电极电势，可将某待测标准电极与标准氢电极组成原电池，测此标准态原电池的电动势E^{θ}。电势的正、负极由实验时的电流方向确定。下面以标准铜电极的标准电极电势 $\phi^{\theta}(Cu^{2+}/ Cu)$的测定为例说明。

例6-3 按实验时的电流方向确定下列标准态电池的铜极是正极，氢电极是负极，测得电动势 E^{θ} 为 0.3419v，求 $\phi^{\theta}(Cu^{2+}/ Cu)$。

$$(-)\ Pt,\ H_2(100kPa)\ |\ H^+(1\ mol \cdot L^{-1})\ \|\ Cu^{2+}(1\ mol \cdot L^{-1})\ |\ Cu\ (+)$$

解：因标准铜电极为正极，标准氢电极为负极，按式(6-4)有：

$$E^{\theta} = \phi^{\theta}(Cu^{2+}/ Cu) - \phi^{\theta}(H^+ / H_2) = 0.341\ 9\ v$$

而按规定 $\phi^{\theta}(H^+ / H_2) = 0\ v$

$$\therefore\ \phi^{\theta}(Cu^{2+}/ Cu) = 0.3419\ v$$

例 6-4 当标准氢电极与标准锌电极组成电池时，实验表明电流由氢电极流向锌电极，求 $\phi^{\theta}(Zn^{2+} / Zn)$?

$$(-)\ Zn\ |\ Zn^{2+}(1\ mol \cdot L^{-1})\ \|\ H^+(1\ mol \cdot L^{-1})\ |\ (100kPa)H_2,\ Pt\ (+)$$

解：

$$\because\ E^{\theta} = \phi^{\theta}(H^+ / H_2) - \phi^{\theta}(Zn^{2+}/ Zn) = 0.761\ 8\ v$$

而 $\phi^{\theta}(H^+ / H_2) = 0\ v$

$$\therefore\ \phi^{\theta}(Zn^{2+} / Zn) = -\ 0.761\ 8\ v$$

用类似的方法可求得各种标准电极电势 $\phi^{\theta}(Ox / Re)$。部分 $\phi^{\theta}(Ox / Re)$值列入表6-1 中，更

多的数值可参见书末附表，或某些物理化学手册。

表 6-1 一些电对的标准电极电势

电极	电极反应	ϕ^θ / v
Li^+/Li	$Li^+ + e = Li$	−3.040 1
Na^+/Na	$Na^+ + e = Na$	−2.71
Zn^{2+}/Zn	$Zn^{2+} + 2e = Zn$	− 0.761 8
Pb^{2+}/Pb	$Pb^{2+} + 2e = Pb$	−0.126 2
H^+/H_2	$2H^+ + 2e = H_2$	0.000 0
Cu^{2+}/Cu	$Cu^{2+} + 2e = Cu$	0.3419
AgCl，Cl^-/Ag	$AgCl(s) + e = Ag + Cl^-$	0.222 33
I_2/I^-	$I_2 + 2e = 2I^-$	0.53 5 5
$Br_2(l)/Br^-$	$Br_2(l) + 2e = 2Br^-$	1.066
F_2/F^-	$F_2 + 2e = 2F^-$	2.866

应用标准电极电势表的数值时，需要注意如下几点：

(1) 标准电极电势 ϕ^θ 是在水溶液中测定的，它不适用于非水溶液系统及高温下相同的反应。

(2) 标准电极电势 ϕ^θ 是强度性质，无加合性，与物质的数量无关。如

$$Cu^{2+} + 2e = Cu \qquad \phi^\theta(Cu^{2+}/Cu) = 0.3419\ v$$

如半反应写成

$$2Cu^{2+} + 4e = 2Cu\text{，或 } 1/2Cu^{2+} + e = 1/2Cu$$

其标准电极电势均为 0.3419 v。

(3) 标准电极电势是平衡态的电极电势，如

$$Zn^{2+} + 2e = Zn\text{，}\phi^\theta(Zn^{2+}/Zn) = -0.761\ 8\ v$$

若反应写成 $Zn = Zn^{2+} + 2e$，其标准电极电势仍为−0.761 8 v。

从表 6−1 及附表可以看出，标准电极电势表是按 ϕ^θ 值由低到高排列的。以标准氢电极为界，在它上面的标准电极电势 ϕ^θ 都为负值，当它们与标准氢电极组成电池时为负极；在标准氢电极以下的 ϕ^θ 都为正值，它们与标准氢电极组成电池时为正极。

三、电极电势和电池电动势的能斯特方程

(一) 电极电势的能斯特(Nernst)方程

当组成电极的物质不是处于标准态时，即溶质浓度不等于 $1mol \cdot L^{-1}$，气体分压不等于 100kPa 时，实验上，其电极电势也可像上面测定标准电极电势那样进行测定，即与标准氢电极组成原电池，测其电动势，即可求出其电极电势。但若每个电极的电极电势都要实验测定是很不方便，也是不现实的。能斯特(Nernst) 导出了计算非标准态下电极电势计算公式， 对于任意一电极反应：

$$aOx + ne = bRe$$

其电极电势为：

$$\varphi = \varphi^{\theta} - \frac{2.303RT}{nF}\lg Q \qquad (6-6)$$

式中ϕ为非标准态电极的电极电势，ϕ^{θ}为标准电极电势，R为气体常数(8.314J · mol^{-1} · K^{-1})，F为法拉第常数(96485C · mol^{-1})，n为电极反应中得失电子数，T为绝对温度(K)，Q为电极反应的反应商。

当$T = 298.15$K时，代入有关常数，有

$$\varphi = \varphi^{\theta} - \frac{0.05916}{n}\lg Q \qquad (6-7)$$

上两式中Q的表达式与第二章的反应商的表达式相同，对于溶液中无气体参与的反应，

$$Q = \frac{\{c(Re)/c^{\theta}\}^{b}}{\{c(Ox)/c^{\theta}\}^{a}}$$

由于除于c^{θ}仅仅是消去了单位而不改变Q的数值，因此为简便起见，对于溶液中无气体参与的反应，可直接代入浓度数值计算Q值而不必每项都除于c^{θ}。

对于有气体参与的电极反应，

$$Q = \frac{\{p(Re)/p^{\theta}\}^{b}}{\{p(Ox)/p^{\theta}\}^{a}}$$

式(6−6)和(6−7)均称为电极电势的能斯特方程式，由于许多情况下反应都在25℃(298.15K)下进行，因此，式(6−7)更为常用。

例6−5 求在298.15K时，将金属锌插入0.100 mol · L^{-1}$ZnSO_4$溶液中的电极电势。

解：电极反应为：

$$Zn^{2+} + 2e = Zn \qquad \phi^{\theta}为 -0.761\,8\ V$$

据式(6−7)有：

$$\varphi = \varphi^{\theta} - \frac{0.05916}{n}\lg Q = -0.7918 - \frac{0.05916}{2}\lg\frac{1}{0.100}$$

$$= -0.7618 - 0.02958 = -0.791(V)$$

例6−6 已知298.15K下，下列电极反应：

$$O_2(g) + 4H^{+}(aq) + 4e = 2H_2O(l),\quad \phi^{\theta} = 1.229\ V$$

若$p(O_2) = 50$kPa，$c(H^{+}) = 0.500$ mol · L^{-1}，求$\phi(O_2/H_2O)$。

解：据(6−7)式：

$$\varphi = \varphi^{\theta}(O_2/H_2O) - \frac{0.05916}{n}\lg\frac{1}{\{p(O_2)/p^{\theta}\}\{c(H^+)/c^{\theta}\}^4}$$

$$= 1.229 - \frac{0.05916}{4}\lg\frac{1}{(50/100)(0.500)^4}$$

$$= 1.229 - 0.0223 = 1.207\ (V)$$

从例6−6可以看出，当H^+(或OH^-)参与电极反应，其浓度应写入Q的表达式中。在水溶液中，H_2O虽参与电极反应，但不写入Q表达式中。

(二) 电池电动势的Nernst方程

无论是标准态的原电池或非标准态的原电池，其电动势均为正极和负极的电势差，即$E^{\theta} = \phi_+^{\theta} - \phi_-^{\theta}$ 或 $E = \phi_+ - \phi_-$，因此只要测定或求算出电极电势，原电池的电动势也就可以计算了。然而能斯特还推导出计算原电池电动势的简便方法。由于氧化还原反应原则上都可以组装成原电池，因此根据氧化还原反应方程式，依据下面的方程式(6−8)即可计算出所组装出来的原电池的电动势。对于任意一氧化还原反应：

$$aA + bB = dD + eE$$

$$E = E^{\theta} - \frac{2.303RT}{nF}\lg Q \tag{6−8}$$

当$T = 298.15K$时，代入有关常数后得

$$E = E^{\theta} - \frac{0.05916}{n}\lg Q \tag{6−9}$$

式(6−8)和(6−9)都是原电池电动势的能斯特方程。其中Q为氧化还原反应的反应商，其表达式与前面所述相同。E^{θ}为标准态原电池的电动势$E^{\theta} = \varphi_+^{\theta} - \varphi_-^{\theta}$。$n$为配平了的氧化还原反应方程式中得失电子数。由于大多数氧化还原反应都在25℃下进行，因此式(6−9)较常用。

第四节　电极电势的应用

一、比较氧化剂、还原剂的强弱

电极电势的高低反映了氧化还原电对得失电子的难易。电极电势愈高(正值愈大)，表明其电对中的氧化型愈易得电子变成它的还原型，因此其氧化型是较强的氧化剂；反之，电极电势愈低(愈负)，电对中的还原型愈容易失电子变成它的氧化型，其还原型是较强的还原剂。因此从标准电极电势表可以看出，Li是最强的还原剂，其氧化型Li^+是最弱的氧化剂；而F_2是最强的氧化剂，其相应的还原型F^-是最弱的还原剂。

例6−8　根据标准状态下的电极电势，分别排出下列电对中氧化型和还原型强弱的顺序：Cl_2/Cl^-、K^+/K、Zn^{2+}/Zn、S/S^{2-}、Fe^{3+}/Fe^{2+}、I_2/I^-。

解：查附表得：

$\phi^{\theta}(Cl_2/Cl^-) = 1.358\ 27\ V$，$\phi^{\theta}(K^+/K) = -2.931\ V$，$\phi^{\theta}(Zn^{2+}/Zn) = -0.761\ 8\ V$，

$\phi^{\theta}(S/S^{2-}) = -0.476\ 27\ V$，$\phi^{\theta}(Fe^{3+}/Fe^{2+}) = 0.771V$，$\phi^{\theta}(I_2/I^-) = 0.535\ 5\ V$

所以 Cl_2 是最强的氧化剂，K 是最强的还原剂。

氧化剂的氧化性是 $Cl_2 > Fe^{3+} > I_2 > S > Zn^{2+} > K^+$

还原剂的还原性是 $K > Zn > S^{2-} > I^- > Fe^{2+} > Cl^-$

如果是非标准态的电极，则应根据电极电势的能斯特方程式(6−7)计算出电极电势，再根据电极电势的大小进行比较。

二、判断氧化还原反应的方向

前面我们已经指出，任何氧化还原反应都可以组装成原电池，进而可求出其原电池的电动势。理论上可以证明，原电池的电动势 E 与氧化还原反应自发进行的方向间存在如下关系：

$E > 0$，氧化还原反应正向自发进行。

$E < 0$，氧化还原反应逆向自发进行。

$E = 0$，氧化还原反应达到平衡。

如果是在标准态下的反应，则用 E^{θ} 代替 E。因此要判断一个氧化还原反应能否自发进行，只要求出由此反应组装的原电池的电动势即可。具体步骤如下：

(1) 假定此氧化还原反应正向进行，根据氧化数的变化确定反应中的氧化剂和还原剂。

(2) 分别查出或计算出氧化剂电对和还原剂电对的电极电势。

(3) 以还原剂为负极，以氧化剂为正极，求出原电池的电动势 E(或 E^{θ})，或直接用电动势的能斯特方程式(6−9)求出氧化还原反应的电动势 E。依据 E(或 E^{θ})值判断反应方向。

例 6−9　在 298.15K，标准状态下有如下反应：

$$Fe + Cu^{2+} \rightleftharpoons Cu + Fe^{2+}$$

求此反应的 E^{θ}，判断反应自发进行的方向。

解：假定此反应正向进行，则氧化剂为 Cu^{2+}，其电对为 Cu^{2+}/Cu，设为正极；还原剂为 Fe，其电对为 Fe^{2+}/Fe，设为负极，查表：

正极 $\phi^{\theta}(Cu^{2+}/Cu) = 0.341\ 9\ V$

负极 $\phi^{\theta}(Fe^{2+}/Fe) = -0.447\ V$

$$E^{\theta} = \phi^{\theta}(Cu^{2+}/Cu) - \phi^{\theta}(Fe^{2+}/Fe) = 0.341\ 9\ V - (-0.447\ V) = 0.789\ V$$

$\because E^{\theta} > 0$，$\therefore$ 反应正向进行。

例 6−10　判断下列反应在 298.15K 时自发进行的方向：

$$Pb^{2+} + Sn \rightleftharpoons Pb + Sn^{2+}$$

其中 $c(Pb^{2+}) = 0.0010\ mol \cdot L^{-1}$ ，$c(Sn^{2+}) = 0.100\ mol \cdot L^{-1}$ ，

解：设反应正向进行，Pb^{2+}为氧化剂，为正极；Sn为还原剂，为负极。按电池电动势的能斯特方程有：

$$E = E^{\theta} - \frac{0.05916}{n}\lg Q = [\varphi^{\theta}(Pb^{2+}/Pb) - \varphi^{\theta}(Sn^{2+}/Sn)] - \frac{0.05916}{2}\lg\frac{c(Sn^{2+})}{c(Pb^{2+})}$$

查表知$\phi^{\theta}(Pb^{2+}/Pb) = -0.126\ 2\ V$，$\phi^{\theta}(Sn^{2+}/Sn) = -0.137\ 5\ V$，代入有关数值得

$$E = [-0.1262-(-0.1375)] - \frac{0.05916}{2}\lg\frac{0.100}{0.0010}$$

$$= 0.011-0.059 = -0.048\ (V)$$

$\because E < 0$，$\therefore$ 反应逆向进行。

一般说来，非标准态的氧化还原反应自发进行的方向应该根据E值来判断，但是从原电池电动势的能斯特方程(6−9) 式可以看出，E^{θ}是决定E值大小的主要因素(因Q值取对数后再与0.05916 / n相乘，其值很小)，因此，当E^{θ}大于0.3V时，也可根据E^{θ}值对反应方向作出判断，而不必考虑浓度的影响。但必须指出的是，如果反应中有沉淀及难解离物种形成，或H^+离子，OH^-离子参与反应而溶液的pH变化很大时，即使E^{θ}很大，也要根据E值来判断反应的方向。

三、计算氧化还原反应的平衡常数

对于任意一个氧化还原反应：

$$a\,A + b\,B = d\,D + e\,E$$

如果把此反应组装成原电池，伴随着反应的进行，电流不断地从正极流向负极(电子从负极流向正极)，正极的电极电势不断降低，负极的电极电势不断升高，最后，两电极的电势差等于零，即$E = 0$，反应达到平衡。在一定温度下，各反应物的平衡浓度(如为气体则为分压)间的关系服从标准平衡常数表达式：

$$K^{\theta} = \frac{([D]/c^{\theta})^d([E]/c^{\theta})^e}{([A]/c^{\theta})^a([B]/c^{\theta})^b}$$

理论上可以导出标准平衡常数K^{θ}与标准态原电池电动势E^{θ}间的关系式。当温度为298.15K时，此关系式为：

$$\lg K^{\theta} = \frac{nE^{\theta}}{0.05916} \qquad (6-10)$$

式(6−10)中，n为配平的氧化还原反应方程式中得失电子数。

$$E^{\theta} = \phi_{+}^{\theta} - \phi_{-}^{\theta} = \phi^{\theta}(\text{氧化剂}) - \phi^{\theta}(\text{还原剂})$$

例 6–11　试计算 298.15K 下列反应的标准平衡常数 K^{θ}

$$Zn + Cu^{2+} = Zn^{2+} + Cu$$

解：从反应式知氧化剂电对为 Cu^{2+}/Cu，还原剂电对为 Zn^{2+}/Zn，查表得：$\phi^{\theta}(Cu^{2+}/Cu) = 0.341\ 9\ V$，$\phi^{\theta}(Zn^{2+}/Zn) = -0.761\ 8\ V$

$$\lg K^{\theta} = \frac{nE^{\theta}}{0.05916} = \frac{2 \times [\varphi^{\theta}(Cu^{2+}/Cu) - \varphi^{\theta}(Zn^{2+}/Zn)]}{0.05916} = \frac{2 \times (0.341\ 9 + 0.761\ 8)}{0.05916}$$

$$= 37.31$$

$$K^{\theta} = 2.0 \times 10^{37}$$

此反应的标准平衡常数为 2.0×10^{37}，说明反应向右进行得极为彻底。

第五节　高锰酸钾法

一、氧化还原滴定法概述

氧化还原滴定法(oxidation–reduction titration)是以氧化还原反应为基础的滴定分析方法。不是所有的氧化还原反应都可用作滴定分析，氧化还原反应满足下列条件才能用于氧化还原滴定分析：

(1) 被滴定的物质必须处于适合滴定的氧化态或还原态。如用高锰酸钾法测定铁含量时，铁元素应以 Fe (Ⅱ)而不是以 Fe (Ⅲ)存在。

(2) 氧化还原滴定反应必须定量进行，并有足够大的反应平衡常数，$K > 10^{8}$，若氧化还原反应中电子转移数 $n = 1$ 时，一般要求 $E^{\theta} > 0.4V$。

(3) 必须有较快的反应速率，特别是直接滴定时更是如此。与酸碱中和反应不同，许多氧化还原反应速度较慢。为此，常需要采取增加反应温度、加入催化剂等措施来加快反应速度。

(4) 氧化还原反应必须有适合的指示剂指示滴定终点。

通常根据所用的氧化剂标准溶液将氧化还原滴定法进行分类，如高锰酸钾法(potassium permanganate method)、碘量法(iodimetry)、重铬酸钾法、铈量法、溴酸盐法等，本节只介绍高锰酸钾法。

$KMnO_4$ 是强氧化剂，在酸性溶液中被还原为 Mn^{2+}。其半反应为

$$MnO_4^- + 8H^+ + 5e^- \rightleftharpoons Mn^{2+} + 4H_2O \qquad \varphi^{\theta} = 1.507V$$

滴定需在酸性溶液介质中进行，只能用硫酸而不能用硝酸和盐酸作为酸化试剂。原因是硝酸有氧化性，可能与被测物质反应；盐酸有还原性，可能与 MnO_4^- 反应。硫酸的适宜浓度为 0.5～1 $mol \cdot L^{-1}$。如果酸度过高会引起 $KMnO_4$ 分解：

$$4MnO_4^- + 12H^+ \longrightarrow 4Mn^{2+} + 5O_2\uparrow + 6H_2O$$

酸度过低，高锰酸钾的还原产物变为褐色的二氧化锰沉淀，不能作为滴定剂。

高锰酸钾本身呈紫红色，只要 MnO_4^- 的浓度达到 $2\times10^{-6}mol\cdot L^{-1}$(相当于往100ml溶液中加入0.02 $mol\cdot L^{-1}$ $KMnO_4$ 0.01ml)就能显示其鲜明的颜色，其还原产物 Mn^{2+} 几乎无色，用它滴定无色或浅色溶液时，$KMnO_4$ 自身即可作指示剂，一般不需另加指示剂。

利用高锰酸钾作氧化剂可直接滴定还原性物质，如 Fe^{2+}、H_2O_2、$C_2O_4^{2-}$ 等；也可用返滴定法测定一些不能用高锰酸钾溶液直接滴定的氧化性物质，例如，测定 MnO_2 的含量时，可在 H_2SO_4 溶液中加入一定量过量的 $Na_2C_2O_4$ 标准溶液，待 MnO_2 和 $Na_2C_2O_4$ 作用完毕后，用 $KMnO_4$ 标准溶液滴定过量的 $Na_2C_2O_4$，由 $Na_2C_2O_4$ 的总量减去剩余量，就可以算出与 MnO_2 作用所消耗的 $Na_2C_2O_4$ 的量，从而求得 MnO_2 的量；还可用间接法测定某些非氧化还原性物质，例如，测定 Ca^{2+} 时，可先将 Ca^{2+} 沉淀为 CaC_2O_4，再用稀硫酸将沉淀溶解，然后用 $KMnO_4$ 标准溶液滴定溶液中的 $C_2O_4^{2-}$，即可间接求得 Ca^{2+} 的含量。

二、高锰酸钾标准溶液的配制

市售高锰酸钾试剂常有少量的二氧化锰杂质，其溶液在配制过程中浓度不稳定，因此不能直接配制其标准溶液。通常是先配制成一近似浓度的溶液，然后再进行标定。蒸馏水中常含少量有机杂质，能还原高锰酸钾，使初配的高锰酸钾溶液的浓度发生变化。为使 $KMnO_4$ 溶液浓度较快达到稳定，常将配好的溶液加热近沸并保持微沸1小时，放置2～3天，并用烧结玻璃漏斗过滤(过滤不能用滤纸，因其能还原高锰酸钾)，以除去二氧化锰，然后置于棕色玻璃瓶中储存，通常配制的 $KMnO_4$ 溶液浓度约为0.02 $mol\cdot L^{-1}$。

三、高锰酸钾溶液的标定

标定 $KMnO_4$ 溶液常用的一级标准物质为：$Na_2C_2O_4$、$H_2C_2O_4\cdot 2H_2O$、$(NH_4)_2SO_4\cdot FeSO_4\cdot 6H_2O$、$(NH_4)_2C_2O_4$ 及纯铁丝等。草酸钠最为常用。在硫酸溶液中，$KMnO_4$ 与 $Na_2C_2O_4$ 的反应为：

$$2KMnO_4+5Na_2C_2O_4+8H_2SO_4 \rightleftharpoons 2MnSO_4+10CO_2+K_2SO_4+5Na_2SO_4+8H_2O \quad (6-11)$$

该反应有很大的平衡常数，但在常温下是个慢反应。为了加速其反应，通常将草酸钠溶液预热到70～80℃后再滴定。如果溶液的温度高于90℃，草酸可能部分发生分解：

$$H_2C_2O_4 \longrightarrow CO + CO_2 + H_2O$$

滴定反应开始后，溶液中会产生少量的 Mn^{2+}。Mn^{2+} 能催化高锰酸钾与草酸的反应，使其反应速率大大加快。这种因反应产物所引起的催化作用称为自动催化。用高锰酸钾溶液滴定至溶液呈微红色并在30秒内不褪色，即达到滴定终点。由于空气中的还原性物质能与高锰酸钾反应，故滴定终点的微红色通常不能持久。

用 $Na_2C_2O_4$ 作标准物质标定 $KMnO_4$ 溶液时，根据反应式(6-11)，可按下式计算 $KMnO_4$ 溶液的浓度：

$$c(KMnO_4)=\frac{2\times m}{5\times M\times V}$$

式中，m 为称取的 $Na_2C_2O_4$ 的质量(g)，M 为 $Na_2C_2O_4$ 的摩尔质量($g\cdot mol^{-1}$)，V 为滴定消耗 $KMnO_4$ 的溶液体积(L)。

四、高锰酸钾法应用举例

1. 市售双氧水中H_2O_2含量的测定。 市售双氧水中的质量分数约为30%，浓度较大，需稀释后才能滴定。由于H_2O_2易受热分解，滴定需在室温下进行，滴定反应为：

$$2KMnO_4 + 5H_2O_2 + 3H_2SO_4 \rightleftharpoons 2MnSO_4 + K_2SO_4 + 5O_2 + 8H_2O$$

根据反应式，反应达计量点时，有下列关系

$$\frac{1}{2}n(KMnO_4) = \frac{1}{5}n(H_2O_2)$$

$$c(H_2O_2) = \frac{5c(KMnO_4)V(KMnO_4)}{2V(H_2O_2)}$$

式中$c(KMnO_4)$和$c(H_2O_2)$分别为$KMnO_4$标准溶液和待测的H_2O_2溶液的浓度($mol \cdot L^{-1}$)，$V(KMnO_4)$为消耗的$KMnO_4$标准溶液的体积，$V(H_2O_2)$为量取的H_2O_2溶液体积，单位相同，一般均为ml。

2. 化学需氧量(chemical oxygen demand，COD)的测定。COD是度量水体受还原性物质污染程度的综合性指标。它是指水体中还原性物质在规定条件下进行化学氧化过程中所消耗的氧化剂的量，换算成单位体积水样消耗氧的质量浓度表示($mg \cdot L^{-1}$)。当前测定化学需氧量的常用方法有：高锰酸钾法(简称锰法，记为COD_{Mn})，重铬酸钾法(简称铬法，记为COD_{Cr})。同一水样用不同的方法测定的结果是不同的，因此报告测定结果时需注明测定方法。国际标准化组织(ISO)规定，化学需氧量指COD_{Cr}，而把COD_{Mn}称为高锰酸钾指数。用高锰酸钾法测定时，加入H_2SO_4将水样酸化并加入过量的$KMnO_4$标准溶液，置沸水浴中加热，使其中的还原性物质(主要是有机物)氧化。剩余的$KMnO_4$用一定量过量的$Na_2C_2O_4$还原，再以$KMnO_4$标准溶液返滴定。COD_{Mn}主要反映了水体受有机物污染的程度。

阅读材料

化学电源

化学电源是将化学能转变成电能的装置，通常称之为电池。常见的化学电源有干电池，铅蓄电池，燃料电池，现简介如下：

(一) 锌锰干电池

这是一种最常见的干电池，其结构如图(6–4)。电池的负极是外壳锌皮，正极是石墨棒，石墨棒周围紧密附着着由MnO_2，炭黑及NH_4Cl溶液组成的混合物。在正极与负极之间填充着由NH_4Cl、$ZnCl_2$、淀粉及水调成的糊状物，为防止水分蒸发，外壳用蜡和沥青封固。电极反应是：

负极：$Zn + 4NH_4Cl \longrightarrow (NH_4)_2ZnCl_4 + 2NH_4^+ + 2e$

正极：$2NH_4^+ + 2e \longrightarrow NH_3 + H_2$

由于反应过程中碳极上将积集大量氢气泡，妨碍了碳极与NH_4^+进一步接触，使电池内阻增大，这称为电极的极化作用。因此，干电池中加入MnO_2作去极化剂，它与H_2发生如下反应：

$$2MnO_2 + H_2 \longrightarrow 2MnO(OH)$$

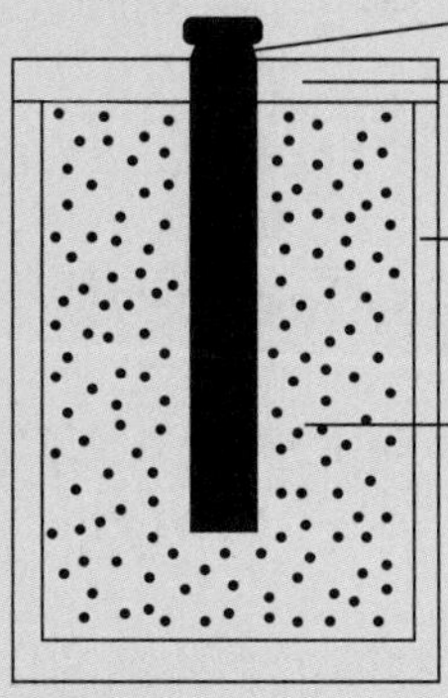

图6-4　锌锰干电池结构示意图

(二) 银锌电池

这是一种小型的高能电池，单位质量电池可得到电能为锌锰干电池5～6倍的电能。其正极为Ag_2O，负极是Zn，反应在碱性介质(KOH)中进行。电极反应为：

负极：$Zn + 2OH^- \longrightarrow Zn(OH)_2 + 2e$

正极：$Ag_2O + H_2O + 2e \longrightarrow 2Ag + 2OH^-$

电池总反应为：$Zn + Ag_2O + H_2O \rightleftharpoons 2Ag + Zn(OH)_2$

正向为放电反应，逆向为充电反应。电池电动势为1.5V。银锌电池广泛用于电子手表，计算器，宇航器中。

(三) 铅蓄电池

铅蓄电池是最常见的二次电池。充电时，它将电能转化为化学能；放电时，它将化学能转变成电能。常见的铅蓄电池是以Pb−Sb合金板制成电极，一组格板空穴内充满PbO_2，为电池正极，另一组格板空穴内充满海绵状的金属Pb，作负极。以30%的H_2SO_4溶液作电解质(密度为1.2～1.3g.cm^{-3})。电极反应为：

负极：$Pb + SO_4^{2-} \longrightarrow PbSO_4 + 2e$

正极：$PbO_2 + 4H^+ + SO_4^{2-} + 2e \longrightarrow PbSO_4 + 2H_2O$

电池放电(正向)及充电(逆向)发生的反应为

$$Pb + PbO_2 + 2H_2SO_4 \rightleftharpoons 2PbSO_4 + 2H_2O$$

铅蓄电池在使用过程中H_2SO_4浓度减少，电极上不断有$PbSO_4$沉积。当电解液的密度

$d = 1.2\ g \cdot cm^{-3}$时，$E = 2.04V$；当$d = 1.05\ g \cdot cm^{-3}$时，$E = 1.8V$；当$E \leqslant 1.85V$时，就需充电。充电时的电极反应为：

阴极：$PbSO_4 + 2e \longrightarrow Pb + SO_4^{2-}$

阳极：$PbSO_4 + 2H_2O \longrightarrow PbO_2 + 4H^+ + SO_4^{2-} + 2e$

(四) 燃料电池

燃料电池是把某些可燃气体如H_2，CO，CH_4等在电极上发生氧化还原反应，直接将化学能转变成电能的装置。这种电池的优点是转化效率高，污染少，氧化产物为CO_2和H_2O。如氢燃料电池，负极是多孔的Ni(或铂、钯)电极，正极是覆盖有NiO的Ni电极，或含有钴、银、金的氧化物电极，金属氧化物的作用是催化氧的还原。电极反应为：

负极：$2H_2 + 4OH^- = 4H_2O + 4e$

正极：$O_2 + 2H_2O + 4e = 4OH^-$

电池反应为：

$2H_2 + O_2 = 2H_2O$

电解质为KOH。燃料电池可用于宇航飞行器中。

小　结

元素氧化数发生改变的化学反应称为氧化还原反应。氧化还原反应的本质是电子的转移，在氧化还原反应中氧化剂的氧化数降低，还原剂的氧化数升高，氧化和还原两个过程总是同时发生。一个氧化还原反应可以被拆成两个半反应，每个氧化半反应或还原半反应中都组成一个氧化还原电对Ox / Re，根据氧化值法和离子—电子法可配平氧化还原方程式。

将化学能转化为电能的装置称为原电池。每一个电池都由两个电极组成，还原剂电对为负极，负极发生氧化反应；氧化剂电对为正极，正极发生还原反应。电极电势的绝对值无法测得，IUPAC规定标准氢电极的电势为零，据此可求其他电极的标准电极电势φ^θ。φ^θ值愈大，其氧化剂的氧化能力愈强；φ^θ值愈小，其还原剂的还原能力愈强。原电池的电动势$E = \varphi_+ - \varphi_-$。

能斯特(Nernst)方程式是电化学中最重要的方程之一，对于任意一电极反应：$a\,Ox + ne = bRe$，在298.15K时，其电极电势的Nernst方程：

$$\varphi(Ox/Red) = \varphi^\theta(Ox/Red) - \frac{0.05916}{n}\lg\frac{(c_{Red})^b}{(c_{Ox})^a},$$

对于任意一氧化还原反应：$aA + bB = dD + eE$，在298.15K时，其电池电动势的Nernst方程式为

$$E = E^\theta - \frac{0.059\ 16}{n}\lg\frac{(c_D)^d(c_E)^e}{(c_A)^a(c_B)^b},$$

E(标准态时为E^{θ})可用作氧化还原反应自发进行方向的判据，$E>0$反应自发进行；$E<0$正向反应非自发进行，逆向可自发进行；$E=0$反应处于平衡状态。用E^{θ}可以计算平衡常数，在298.15K,$\lg K^{\theta}=\dfrac{nE^{\theta}}{0.05916}$，$E^{\theta}$值愈大，平衡常数愈大。

氧化还原滴定法是应用最广泛的滴定分析方法之一，它是以溶液中氧化剂和还原剂之间的电子转移为基础的滴定分析方法，高锰酸钾法是以$KMnO_4$为滴定剂的常用的分析方法，滴定需要在硫酸介质中进行，以$KMnO_4$自身为指示剂。$KMnO_4$标准溶液浓度常用$Na_2C_2O_4$等一级标准物质标定。

习 题

1. 氧化还原反应的实质是什么？
2. 指出下列化合物中划线元素的氧化值：$K_2\underline{Cr}O_4$、$Na_2\underline{S}_2O_3$、$Na_2\underline{S}O_3$、$\underline{Cl}O_2$、$\underline{N}_2O_5$、$Na\underline{H}$、$K_2\underline{O}_2$、$K_2\underline{Mn}O_4$
3. 配平下列各反应方程式，并指出哪些物质是氧化剂，哪些物质是还原剂。
   (1) $MnO_4^- + H_2O_2 + H^+ \longrightarrow Mn^{2+} + O_2 + H_2O$
   (2) $Cr_2O_7^{2-} + SO_3^{2-} + H^+ \longrightarrow Cr^{3+} + SO_4^{2-} + H_2O$
   (3) $As_2S_3 + ClO_3^- + H^+ \longrightarrow Cl^- + H_2AsO_4 + SO_4^{2-}$
4. 标准电极电势是如何确定的？它有哪些重要的应用？
5. 根据标准电极电势排列下列顺序：
   氧化剂的氧化能力增强顺序：$Cr_2O_7^{2-}$、MnO_2、Cl_2、Fe^{3+}、MnO_4^-、Zn^{2+}
   还原剂的还原能力增强顺序：Li、H_2、Cr^{3+}、Fe^{2+}、Cl^-、
6. 在标准状态下，写出下列反应的电池组成式，求出E^{θ}并判断反应方向：
   (1) $Zn(s) + Ag^+(aq) \rightleftharpoons Zn^{2+}(aq) + Ag(s)$
   (2) $Cr^{3+}(aq) + Cl_2(g) \rightleftharpoons Cr_2O_7^{2-} + Cl^-(aq)$
7. 查标准电极电势表，各找出两种满足下列要求的物质：
   (1) 能将Co^{2+}还原成Co，但不能将Zn^{2+}还原成Zn；
   (2) 能将Br^-氧化成Br_2，但不能将Cl^-氧化成Cl_2。
8. 根据Nernst方程计算下列电极电位：
   (1) $2H^+(0.10\ mol\cdot L^{-1}) + 2e \rightleftharpoons H_2(200kPa)$,
   (2) $Cr_2O_7^{2-}\ (1.0\ mol\cdot L^{-1}) + 14\ H^+(0.0010\ mol\cdot L^{-1}) + 6e \rightleftharpoons 2Cr^{3+}(1.0mol\cdot L^{-1}) + 7H_2O$,
   (3) $Br_2(l) + 2e \rightleftharpoons 2\ Br^-(0.20\ mol\cdot L^{-1})$

   (答:(1)−0.068V；(2) 0.818V；(3) 1.128V)

9. 根据标准电极电势判断，在标准状态下下列各组物质是否可以共存。
   (1) I_2、Mn^{2+}　　(2) MnO_4^-、Fe^{2+}
   (3) Fe^{3+}、Sn^{2+}　　(4) Fe^{2+}、Sn^{2+}
10. 已知下列电池的电动势为0.388V：

$$(-)Zn \mid Zn^{2+}(x\ mol \cdot L^{-1}) \parallel Cd^{2+}(0.20mol \cdot L^{-1}) \mid Cd(+)$$

则 Zn^{2+} 离子的浓度应该是多少？

(答：0.020 mol · L^{-1})

11. 已知 298.15K 时标准状态下的反应：

(1) $2Ag^{+} + Cu = Cu^{2+} + 2Ag$

(2) $6Fe^{2+} + Cr_2O_7^{2-} + 14\ H^{+} = 6\ Fe^{3+} + 2Cr^{3+} + 7H_2O$

反应的标准平衡常数各为多少？

(答：(1) 2.972×10^{15}； (2) 5.68×10^{46})

12. 平衡常数大的氧化还原反应是否都可以用于氧化还原滴定，为什么？

13. 标定高锰酸钾溶液时，称取 0.1133g 纯 $Na_2C_2O_4$，在酸性溶液中需消耗 19.74mL $KMnO_4$ 溶液，计算 $KMnO_4$ 溶液的浓度 $c(KMnO_4)$。

(答：0.08566 mol · L^{-1})

14. 准确量取过氧化氢试样溶液 25.00ml，置于 250ml 容量瓶中，加水至刻度，混匀。准确吸出 25.00ml，加 H_2SO_4 酸化，用 0.02732mol · L^{-1} $KMnO_4$ 标准溶液滴定，消耗 35.68ml，计算试样溶液过氧化氢的质量浓度。

(答：33.33g · L^{-1})

第七章 配位化合物

学习要求

掌握配合物的组成及螯合物等基本概念；熟悉配合物的命名原则；了解配合物价键论的基本内容；熟悉配位平衡和稳定常数以及有关计算。

配位化合物是一类组成较复杂、应用极为广泛的化合物，水溶液中绝大多数无机化合物是以配合物的形式存在的。

配合物与医学的关系极为密切，生物体内许多必须金属元素都是以配合物的形式存在，它们或是作为酶的活性中心或是作为某些生物大分子的结构稳定因子而发挥着重要作用。有些药物本身就是配合物或通过在体内形成配合物而发挥其预防、治疗疾病的作用。例如，EDTA的钙钠盐是排除人体内某些重金属及放射性元素的高效解毒剂；顺铂具有显著的抑制肿瘤的作用。此外，在生化检验、环境监测及药物分析等方面，配合物也有广泛的应用。

第一节 配合物的基本概念

一、什么是配合物

19世纪50年代，化学家利用共价理论和化合价的概念，成功解释了有机化合物的分子组成。但是对于一些稳定的、复杂的无机化合物却遇到了困难，如$CoCl_3 \cdot 6NH_3$，在这个化合物中，Co、Cl、N和H的化合价都已经得到了满足，怎样解释$CoCl_3$和NH_3能结合形成稳定的化合物呢？化学家们提出了各种理论，其中瑞士化学家维纳(Alfred Werner)提出的配位理论，较成功地解释了这些复杂化合物的结构，其创立的配位学说也成为化学历史上的一个里程碑，他也在1913年因为此成就获得了诺贝尔化学奖。但维纳的理论并未解决配位键的本质问题，它已逐渐被现代价键理论、晶体场理论和配位场理论所取代。

按照配位理论，配离子是指金属离子(或原子)与一定数目的中性分子(或阴离子)结合形成的具有一定空间构型的稳定结构单元，含有配离子的化合物称为配合物(coordination compounds)。有时，这种稳定结构单元也可以是中性分子，如$[Co(NH_3)Cl_3]$，称为配位分子。

二、配合物的组成

配合物是由配离子与带有异电荷的离子组成的电中性化合物。其组成如下图所示：

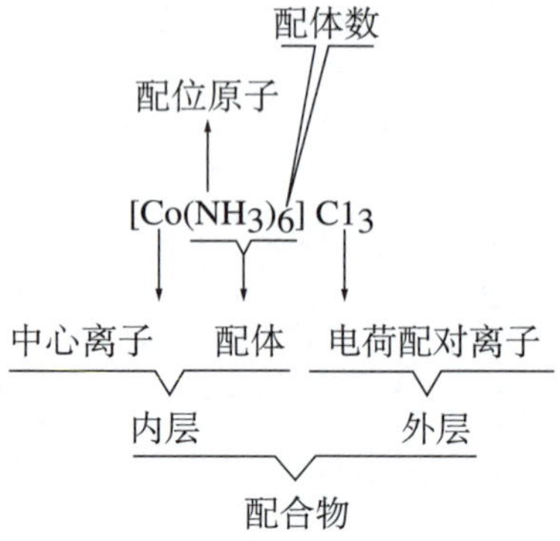

1. 内层和外层

配合物的内层(inner sphere)是指配离子，由中心原子或离子和一定数目的配体组成，是配合物的特征部分，通常写在方括号之内。配合物中与配离子带相反电荷的离子称为配合物的外层(outer sphere)。配合物的内层和外层之间以离子键结合，在水溶液中完全解离。如：

$$[Co(NH_3)_6]Cl_3 \longrightarrow [Co(NH_3)_6]^{3+}+3Cl^-$$

2. 中心离子或原子

位于配离子中心位置的离子(或原子)称为中心离子(或原子)，大多是过渡金属，是配离子的核心部分。如$[Co(NH_3)_6]^{3+}$、$[Cu(NH_3)_4]^{2+}$中的Co^{3+}、Cu^{2+}都是配合物的中心离子。

3. 配体和配位原子

在配合物中，与中心原子或离子以配位键结合的阴离子或中性分子称为配体，如$[Co(NH_3)_6]^{3+}$、$[Ni(CO)_4]$中的NH_3、CO都是配体。配体中直接与中心离子或原子成键的原子称为配位原子，如NH_3分子中的N原子和CO分子中的C原子都是配位原子。一般常见的配位原子主要是非金属原子，如N、O、S、C、F、Cl、Br、I等，其最外电子层中至少都含有一对孤对电子。

根据配体中所含配位原子的数目。可将配体分成单齿配体和多齿配体。只含有一个配位原子的配体称为单齿配体。如NH_3、CO、F^-、Cl^-、Br^-、I^-、OH^-、CN^-等，含有两个或两个以上配位原子的配体称为多齿配体，如下图中乙二胺(ethylenediamine，简称为en)及草酸根(oxalate ion，简称为ox)为双齿配体，而乙二胺四乙酸根(ethylenediaminetetraacetate ion，简称为EDTA，可用符号Y^{4-}表示)则为六齿配体。有少数配体虽有两个原子可作为配位原子，但由于它们靠得太近，无法同时与一个中心离子结合，只能选择其中一个原子作为配位原子与中心离子结合，故它们仍属单齿配体。如硫氰酸根离子SCN^-中的S和N都可以作为配位原子，但当它与Ag^+离子配合时，S是配位原子，形成$[Ag(SCN)_2]^-$；而与Fe^{3+}离子配合时，N是配位原子，形成$[Fe(NCS)_6]^{3-}$。所以，SCN^-仍是单齿配体，不是双齿配体。

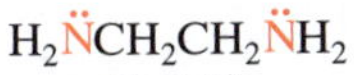

乙二胺

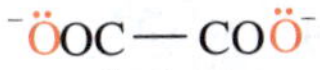

草酸根

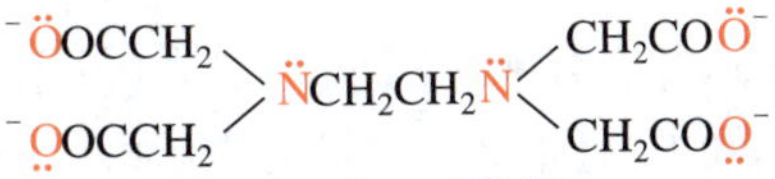

乙二胺四乙酸根

4. 配位数

在配合物中直接与中心离子相结合的配位原子的总数目称为该中心离子的配位数。若配体均为单齿配体，配体的数目则与该中心离子的配位数相等。若配体中有多齿配体，配体的数目则与该中心离子的配位数不相等。实际上，配位数就是中心原子与配体形成配位键的数目。例如，$[Co(NH_3)_3Cl_3]$、$[Cu(NH_3)_4]^{2+}$配合物中的配体NH_3、Cl均为单齿配体，故这两个配合物中Co^{3+}和Cu^{2+}的配位数分别为6和4，等于其配体的数目；而配离子$[Cu(en)_2]^{2+}$中的配体乙二胺(en)是双齿配体，1个en分子中有2个N原子与Cu^{2+}形成配位键，因此Cu^{2+}的配位数为4，不等于其配体的数目。一般中心离子的配位数为2、4、6，表7-1中列出了一些常见金属离子的配位数。应该指出，某种金属离子形成配合物时，其配位数不是固定不变的，它与配体的大小、电荷及形成时的条件有关。

表7-1　常见金属离子的配位数

配位数	金属离子	示例
2	Ag^+、Cu^+、Au^+	$[Ag(NH_3)_2]^+$，$[Cu(CN)_2]^-$
4	Cu^{2+}、Zn^{2+}、Cd^{2+}、Hg^{2+}、Al^{3+}、Sn^{2+}、Pb^{2+}、Co^{2+}、Ni^{2+}、Pt^{2+}、Fe^{3+}、Fe^{2+}	$[Cu(NH_3)_4]^{2+}$，$Zn(CN)_4]^{2-}$，

续表

配位数	金属离子	示例
6	Cr^{3+}、Al^{3+}、Pt^{4+}、Fe^{3+}、Fe^{2+}、Co^{3+}、Co^{2+}、Ni^{2+}、Pb^{4+}	$[Pt(NH_3)_2Cl_2]$ $[Fe(CN)_6]^{2-}$, $[Ni(NH_3)_6]^{2+}$, $[PtCl_6]^{2-}$

5. 配离子中金属的氧化数

配离子的净电荷等于中心金属原子和其配体电荷的代数和。在$[Pt(Cl_6)]^{2-}$中，因为每个氯离子的氧化数是−1，所以Pt的氧化数一定是+4。如果配体为中性分子，那么，中心金属原子的氧化数就等于配离子的电荷数。在$[Cu(NH_3)_4]^{2+}$中，NH_3是中性分子，所以Cu的氧化数为+2。

三、配合物的命名

配位化合物的命名与一般无机化合物的命名原则相同。命名的规则如下：

1. 像其它离子化合物一样，配合物的命名是阴离子在前，阳离子在后，像一般无机化合物中的二元化合物、酸、碱、盐一样称为“某化某”、“某酸某”、“某酸”、“氢氧化某”等。

2. 命名配离子时，将配体的名称列在中心原子之前，配体的数目用二、三、四等数字表示，不同的配体之间用中圆点“·”来分开，在最后一个配体名称后缀以“合”字，在中心离子名称之后用加括号的罗马数字表示出中心离子的氧化数。即

配体数——配体——“合”——中心离子(氧化数)

3. 如果配离子有两个或两个以上的配体时，配体的命名顺序有如下规定：

(1) 既有无机配体又有有机配体时，无机配体排列在前，有机配体排列在后；

(2) 同是无机配体或有机配体时，阴离子排列在前，中性分子排列在后；

(3) 若配体同为阴离子或均为中性分子时，按配位原子的元素符号的英文字母顺序排列。

例如：

表 7-2 配合物的命名举例

配合物或配离子	命名
$[Ag(NH_3)_2]^+$	二氨合银(I)离子
$[CoCl_2(NH_3)_4]^+$	二氯·四氨合钴(III)离子
$[Co(NH_3)_2(en)_2]^{3+}$	二氨·二(乙二胺)合钴(III)离子
$[Co(NH_3)_5H_2O]^{3+}$	五氨·水合钴(III)离子
$[Cu(NH_3)_4]SO_4$	硫酸四氨合铜(II)
$[Ag(NH_3)_2]OH$	氢氧化二氨合银(I)
$[Co(NH_3)_6]Cl_3$	三氯化六氨合钴(III)
$K_3[Fe(CN)_6]$	六氰合铁(III)酸钾
$H_2[PtCl_6]$	六氯合铂(IV)酸
$K[Co(NO_2)_4(NH_3)_2]$	四硝基·二氨合钴(III)酸钾
$[Co(NH_3)_2(en)_2]Cl_3$	三氯化二氨·二(乙二胺)合钴(III)
$[Ni(CO)_4]$	四羰基合镍(0)

第二节　配合物的价键理论

在配合物中，中心离子与配体之间结合力是什么？为什么中心离子只能与一定数目的配体结合？为什么不同的配离子会有不同的颜色？配离子具有怎样的空间构型？如何解释配离子的磁性？上述问题都可以用配合物的化学键理论来解释。配合物的化学键理论主要有价键理论、晶体场理论和配位场理论。本节重点介绍价键理论。

一、价键理论的基本要点

配合物的价键理论是1931年由美国化学家L · Pauling提出的，他把杂化轨道理论应用到了配合物上，较好地解释了中心离子与配位原子间的价键本质、空间构型、配位数和磁性。

1. 理论要点：

① 在配离子中，中心离子与配体之间靠配位键结合，配体与中心原子间的价键本质属共价键。

所谓配位键，是指成键两原子中的一个原子单独提供电子对而进入另一原子的空轨道成键，这样形成的共价键称为配位键(coordination bond)。配位键常用“→”表示，箭头从提供电子对的原子指向接受电子对的原子。因此，形成配位键必须同时具备两个条件：一个成键原子的价电子层需有孤对电子；另一个成键原子的价电子层需有空轨道。虽然配位键的形成方式和正常共价键不同，但形成以后配位键同正常的共价键并无不同。

在配离子中，为了形成配位键，配体的配位原子必须至少含有一对孤对电子。中心离子也必须具备与其配位数相符的外层空轨道。

② 为了提高成键能力，中心离子所提供的空轨道必须首先进行杂化，形成数目一定、能量相同、具有一定空间伸展方向的杂化轨道，中心原子的杂化轨道与配位原子的孤对电子对占据的轨道相互接近，发生最大重叠成键。

根据中心离子杂化时所提供的空轨道所属电子层的不同，配合物可分为外轨配合物和内轨配合物。中心离子全部用最外层空轨道(*n*s、*n*p、*n*d)进行杂化成键而成的配合物称为外轨配合物。中心离子用 $(n-1)$d 空轨道和最外层空轨道 *n*s、*n*p 轨道进行杂化成键而成的配合物称为内轨配合物。

③ 离子的空间构型与中心离子的配位数和所采用的杂化轨道类型有关，杂化轨道之间力图在空间采取最大角度分布，使成键电子之间的斥力达到最小。表7–3列出配位数、杂化轨道类型及空间构型的关系。

表7–3　配离子的杂化轨道与空间构型

配位数	杂化类型	空间构型	结构示意图	举例
2	sp	直线型	L—M—L	$[Ag(NH_3)_2]^{2+}$ $[Ag(CN)_2]^{-}$
4	sp^3	四面体	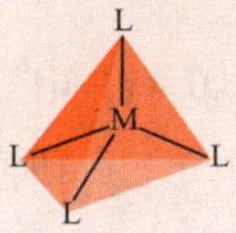	$[NiCl_4]^{2-}$ $[Zn(CN)_4]^{2-}$ $[Hg(CN)_4]^{2-}$

续表

4	dsp^2	平面正方形	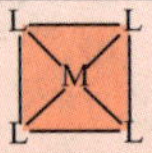	$[Ni(CN)_4]^{2-}$ $[Pt(NH_3)_2(Cl)_2]$
6	sp^3d^2 d^2sp^3	八面体	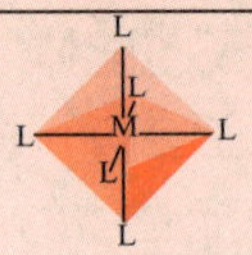	$[Fe(H_2O)_6]^{2+}$ $[Fe(CN)_6]^{4-}$ $[Cr(H_2O)_6]^{3+}$

2. 价键理论的应用：

① $[NiCl_4]^{2-}$ 的形成

Ni^{2+} 离子的电子构型为[Ar] $3d^8$，当 Ni^{2+} 离子与 Cl^- 离子形成 $[NiCl_4]^{2-}$ 配离子时，Ni^{2+} 离子利用 1 个 4s 和 3 个 4p 空轨道组合成 4 个 sp^3 杂化轨道，4 个 Cl^- 离子将各自的一对孤对电子填入 Ni^{2+} 离子的 4 个 sp^3 空轨道，形成 4 个配位键，从而形成空间构型为正四面体的配离子 $[NiCl_4]^{2-}$，属外轨配离子。其形成过程的图示如下：

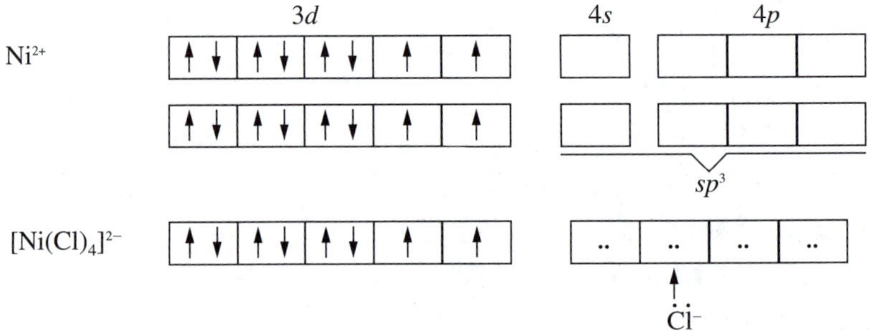

② $[Ni(CN)_4]^{2-}$ 的形成

在形成 $[Ni(CN)_4]^{2-}$ 配离子时，在配体 CN^- 离子的作用下，Ni^{2+} 离子的次外层 3d 电子发生了重排，8 个电子被挤入了 4 个 3d 轨道中，空出的 1 个 3d 轨道与 1 个 4s 轨道、2 个 4p 空轨道进行杂化，形成 4 个能量相同的 dsp^2 杂化轨道。4 个 CN^- 离子中的 C 原子分别将各自的一对孤对电子填入 Ni^{2+} 离子的 4 个 dsp^2 空轨道，形成 4 个配位键，从而形成空间构型为平面正方形的 $[Ni(CN)_4]^{2-}$ 配离子，属内轨配离子。其形成过程的图示如下：

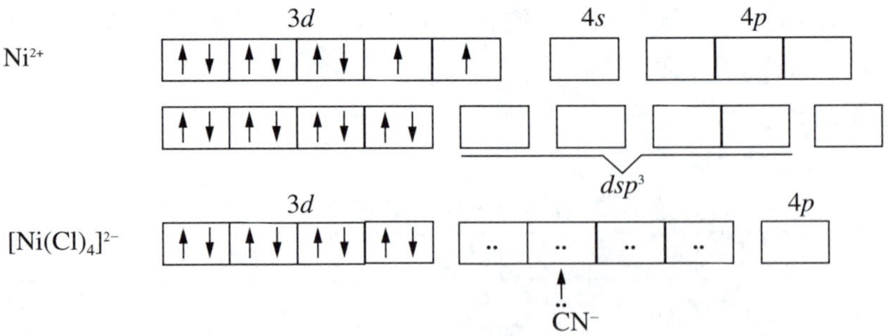

③ $[Fe(H_2O)_6]^{2+}$ 的形成

Fe^{2+} 离子的电子构型为[Ar] $3d^6$，其 4s、4p、4d 轨道都空着。当 Fe^{2+} 离子与 H_2O 分子形成 $[Fe(H_2O)_6]^{2+}$ 配离子时，Fe^{2+} 离子利用 1 个 4s 和 3 个 4p 和 2 个 4d 空轨道组合成 6 个 sp^3d^2 杂化空

轨道，6个H_2O分子中的氧原子将各自的一对孤对电子填入Fe^{2+}离子的6个空的sp^3d^2杂化轨道，形成6个配位键，从而形成空间构型为正八面体的配离子$[Fe(H_2O)_6]^{2+}$，由于中心原子的杂化轨道全由最外层价电子空轨道杂化而成，内层3d轨道上的电子排布没有改变，故$[Fe(H_2O)_6]^{2+}$属外轨配离子。如下图所示：

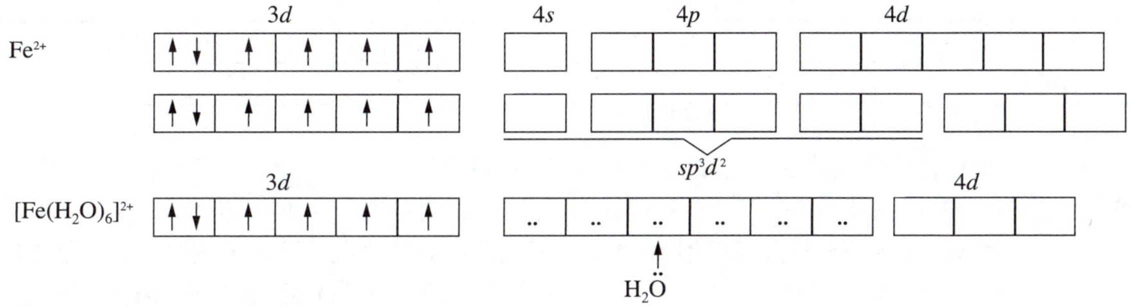

④ $[Fe(CN)_6]^{4-}$的形成

在形成$[Fe(CN)_6]^{4-}$配离子时，在配体CN^-离子的作用下，Fe^{2+}离子的次外层3d电子发生了重排，6个电子被"挤"入了3个3d轨道中，空出的2个3d轨道与1个4s轨道、3个4p空轨道进行杂化，形成6个能量相同的d^2sp^3杂化空轨道。6个CN^-离子中的C原子分别将各自的一对孤对电子填入Fe^{2+}离子的6个d^2sp^3空轨道，形成6个配位键，从而形成空间构型为正八面体的$[Fe(CN)_6]^{4-}$配离子，由于次外层的d轨道参加了杂化，故$[Fe(CN)_6]^{4-}$属内轨配离子。其形成过程的图示如下：

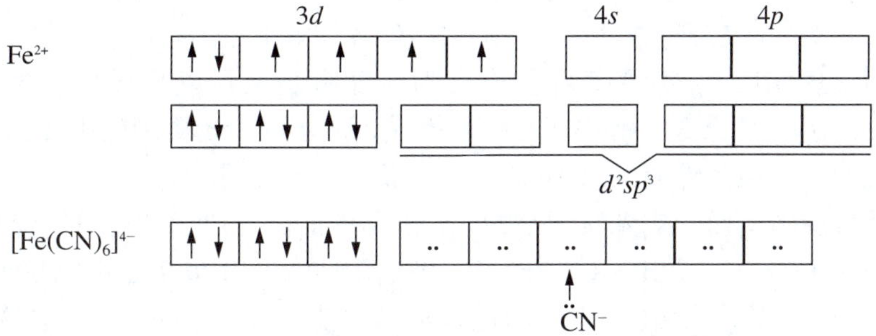

二、外轨与内轨配合物

形成外轨型配合物时，中心离子的$(n-1)d$轨道上的电子排布与自由离子相同，单电子较多，所以外轨型配合物又称为高自旋配合物。形成内轨型配合物时，中心离子的$(n-1)d$轨道上的电子发生重排，自旋平行的d电子数目减少，因此内轨配合物又称为低自旋配合物。

判断配合物是内轨型还是外轨型，一般是通过测定配合物的磁矩来确定。利用磁矩测量，可以判断分子或离子中有无未成对电子，并推算出未成对电子数，判断中心离子的$(n-1)$d轨道上的电子是否发生重排，从而有助于了解分子的结构。

磁矩与未成对电子数n之间具有如下关系：

$$\mu \approx \sqrt{n(n+2)}\,\mu_B$$

μ 为实验得到的磁矩，式中，μ_B 为玻尔磁子($\mu_B=9.27\times10^{-24}A\cdot m^2$)，$n$ 为未成对电子数，可见，未成对电子数越多，μ 值越大。若电子都已配对，则 μ 为零。表 7–4 列出含不同单电子数的物质的磁矩近似值。

表 7–4 含不同单电子数物质的磁矩近似值

n	0	1	2	3	4	5
μ/μ_B	0.00	1.73	2.83	3.87	4.90	5.92

若实验测得$[Fe(H_2O)_6]^{2+}$配离子的磁矩是 $5.25\mu_B$，可推知在这个配离子中，有4个未成对的单电子，这与上述的$[Fe(H_2O)_6]^{2+}$配离子的配位键形成情况是一致的。再比如，实验测得$[Fe(CN)_6]^{4-}$配离子的磁矩为零，说明$[Fe(CN)_6]^{4-}$配离子中Fe^{2+}的电子已全部成对了，不存在单电子。显然，$[Fe(CN)_6]^{4-}$配离子中配位键的形成情况不同于$[Fe(H_2O)_6]^{2+}$配离子。因此，将测得配合物的磁矩与理论值对比，就可确定中心离子的单电子数，由此即可判断配合物中成键轨道的杂化类型和配合物的空间构型。

在什么情况下形成内轨配合物或外轨配合物呢？这主要取决于中心离子的价层电子构型和配体的性质。

当中心原子的$(n-1)$d 轨道全充满时(d^{10})，如Zn^{2+}、Hg^{2+}、Ag^+等离子，因为没有空的$(n-1)$d 轨道，所以无法通过 d 电子重排而利用$(n-1)$d 轨道，只能形成外轨配合物，如$[Zn(CN)_4]^{2-}$、$[Ag(CN)_2]^-$、$[Hg(CN)_4]^{2-}$等均为外轨配离子。

当中心原子的$(n-1)$d 电子数不超过 3 个时，至少有 2 个空$(n-1)$d 轨道，所以总是形成内轨配合物，如Cr^{3+}有 3 个 d 电子，所以形成的$[Cr(H_2O)_6]^{3+}$为内轨配离子。

当中心原子的价电子层构型既可以形成内轨配合物又可以形成外轨型配合物时，如Fe^{2+}($3d^6$)、Co^{2+}($3d^7$)、Ni^{2+}($3d^8$)等离子，配体就成为决定配合物类型的主要因素。一般说来，若配体中的配位原子的电负性较大(如卤素原子和氧原子等)，不易给出孤对电子，它就倾向于占据中心离子的外层轨道而形成外轨配合物；若配体中的配位原子的电负性较小(如 CO、CN^- 中的 C，NO_2^- 中的 N 等)，易给出孤对电子，对中心离子的$(n-1)$ d 电子影响较大，使中心离子的$(n-1)$ d 电子发生重排，空出$(n-1)$ d 轨道，形成内轨配合物。在内轨配合物中，配位原子所提供的孤对电子深入到中心离子的$(n-1)$ d 轨道，由于$(n-1)$ d 轨道的能量低于 nd 轨道，因此同一中心离子所形成的内轨配合物比相应的外轨配合物要稳定。

值得注意的是，通常价键理论不用来预测配合物的空间构型和杂化类型，往往是在取得了配合物的空间构型及磁性等实验数据后，再用价键理论来解释之。

价键理论有一定的局限性。大多数过渡金属配合物都有颜色，但价键理论不能解释它们的电子光谱。另外，价键理论也无法定量地说明一些配合物的稳定性，这可由晶体场理论和分子轨道理论来解决。由于这两个理论较复杂，本书将不讨论。

第三节 配位平衡

配位反应是指中心金属原子与配体生成配离子或配位分子的反应。相反，配离子或配位分子解离出中心金属原子或离子的反应称为解离反应。配位平衡是指配离子的生成反应与解离反应之间的化学平衡，配位平衡的平衡常数又称配离子的稳定常数，它能定量地表示配离子的稳定性。

一、配位平衡常数

在 $CuSO_4$ 溶液中加入过量的氨水，能生成深蓝色的 $[Cu(NH_3)_4]^{2+}$ 离子，当向溶液中滴加少量 Na_2S 溶液时，又会有黑色的 CuS 沉淀生成；但若向深蓝色的 $[Cu(NH_3)_4]^{2+}$ 溶液滴加少量 NaOH 时，却无蓝色的 $Cu(OH)_2$ 沉淀生成，这是为什么呢？

黑色的 CuS 沉淀的生成，说明 $[Cu(NH_3)_4]^{2+}$ 离子在溶液中存在着解离平衡，溶液中有一定浓度的 Cu^{2+} 存在；但 Cu^{2+} 的浓度一定很低，因为溶液中无蓝色的 $Cu(OH)_2$ 沉淀生成，说明 $[Cu^{2+}][OH^-]^2 < K_{sp}(Cu(OH)_2)(5.6 \times 10^{-20})$。由此可知，在溶液中，$Cu^{2+}$ 与氨水能够形成 $[Cu(NH_3)_4]^{2+}$ 离子，尽管存在着解离平衡，但配位反应的趋势远大于配离子解离的趋势。$[Cu(NH_3)_4]^{2+}$ 离子在溶液中存在着下列配位平衡：

$$Cu^{2+} + 4NH_3 \rightleftharpoons [Cu(NH_3)_4]^{2+}$$

根据化学平衡原理，当在一定温度下，达到平衡时，溶液中有关物质的浓度存在下列关系：

$$K_{s_1} = \frac{[Cu(NH_3)_4{}^{2+}]}{[Cu^{2+}]\,[NH_3]}$$

式中 K_s 为配位平衡的平衡常数，通常称为配合物的稳定常数。K_s 值越大，配合物越稳定。一般配合物的 K_s 均很大，所以常用 $\lg K_s$ 表示。常见配离子的稳定常数见附录。

配合物的生成是分步进行的，如 $[Cu(NH_3)_4]^{2+}$ 配离子的生成过程如下：

(1) $Cu^{2+} + NH_3 \rightleftharpoons [Cu(NH_3)]^{2+}$ $\qquad K_{s_1} = \dfrac{[Cu(NH_3)_4{}^{2+}]}{[Cu^{2+}]\,[NH_3]}$

(2) $[Cu(NH_3)]^{2+} + NH_3 \rightleftharpoons [Cu(NH_3)_2]^{2+}$ $\qquad K_{s_2} = \dfrac{[Cu(NH_3)_2^{2+}]}{[Cu(NH_3)^{2+}][NH_3]}$

(3) $[Cu(NH_3)]^{2+} + NH_3 \rightleftharpoons [Cu(NH_3)_3]^{2+}$ $\qquad K_{s_3} = \dfrac{[Cu(NH_3)_3^{2+}]}{[Cu(NH_3)_2^{2+}][NH_3]}$

(4) $[Cu(NH_3)_3]^{2+} + NH_3 \rightleftharpoons [Cu(NH_3)_4]^{2+}$ $\qquad K_{s_4} = \dfrac{[Cu(NH_3)_4{}^{2+}]}{[Cu(NH_3)_3{}^{2+}][NH_3]}$

其中，每一步都对应一个平衡常数，称为逐级稳定常数，若合并(1)和(2)式，得

$$Cu^{2+} + 2NH_3 \rightleftharpoons [Cu(NH_3)]_2{}^{2+}$$

其平衡常数用 β_2 表示，称为二级积累稳定常数

$$\beta_2 = \frac{[Cu(NH_3)_2{}^{2+}]}{[Cu^{2+}][NH_3]^2} = \frac{[Cu(NH_3)^{2+}]}{[Cu^{2+}][NH_3]} \times \frac{[Cu(NH_3)_2{}^{2+}]}{[Cu(NH_3)^{2+}][NH_3]} = K_{s_1} \cdot K_{s_2}$$

相应地，

$\beta_3=Ks_1 \cdot Ks_2 \cdot Ks_3$

$\beta_4=Ks_1 \cdot Ks_2 \cdot Ks_3 \cdot Ks_4$

β_3和β_4表示三级积累稳定常数和四级积累稳定常数，显然，最后一级积累稳定常数β_4与配合物的稳定常数K_s相等。在实际工作中，一般总是加入过量的配位试剂，这时金属离子基本上处于最高配位数的状态，所以其它低级配离子可忽略不计。

例 7−1 计算在含有NH_3为 1.0 mol · L^{-1}，$[Cu(NH_3)_4]^{2+}$为 0.1 mol · L^{-1}的溶液中的$[Cu^{2+}]$。已知$[Cu(NH_3)_4]^{2+}$的K_s值为 2.1 × 10^{13}。

解：设$[Cu^{2+}]$ = x mol · L^{-1}

$$Cu^{2+} + 4NH_3 \rightleftharpoons [Cu(NH_3)_4]^{2+}$$

$$x \qquad 1.0-4x \approx 1.0 \qquad 0.10$$

$$\because \frac{[Cu(NH_3)_4]^{2+}}{[Cu^{2+}][NH_3]^4} = \frac{0.10}{x \cdot 1.0^4} = 2.1 \times 10^{13}$$

$$\therefore x = [Cu^{2+}] = \frac{0.10}{1.0^4 \times 2.1 \times 10^{13}} = 4.8 \times 10^{-15} \quad (\text{mol} \cdot \text{L}^{-1})$$

虽然K_s表示配离子在溶液中稳定性的大小，但只有在配离子为相同类型的情况下，如$[Ag(CN)_2]^-$和$[Ag(NH_3)_2]^+$，才可根据K_s值的大小直接比较配离子的稳定性，配位数不相等的配离子之间，需通过计算溶液中中心金属离子的浓度，才能比较它们的稳定性，如$[CuY]^{2-}$和$[Cu(en)_2]^{2+}$的K_s值分别为 5 × 10^{18}和 1.0 × 10^{21}，但通过计算，$[CuY]^{2-}$要比$[Cu(en)_2]^{2+}$更稳定。

例 7−2 将 10.0 ml 0.20 mol · L^{-1} $AgNO_3$溶液与 10.0 ml 1.0 mol · L^{-1}的氨水混合，计算溶液中的$[Ag^+]$；若以 10.0 ml 1.0 mol · L^{-1}的 NaCN 溶液来代替氨水，溶液中的$[Ag^+]$又是多少？已知$K_s([Ag(NH_3)_2]^+)$ = 1.1 × 10^7，$K_s([Ag(CN)_2]^-)$ = 1.3 × 10^{21}。

解：(1) 设$[Ag^+]$ = x mol · L^{-1}，两种溶液等体积混合后，$[Ag^+]$与氨水的初始浓度为混合前的$\frac{1}{2}$，因为溶液中存在过量的氨水，Ag^+的绝大部分转变为$[Ag(NH_3)_2]^+$配离子。

	Ag^+ +	$2NH_3 \rightleftharpoons$	$[Ag(NH_3)_2]^+$
起始浓度 /mol · L^{-1}	0.10	0.50	0
平衡浓度 /mol · L^{-1}	x	0.50-2 × 0.10	0.10

$$\because \frac{[Ag(NH_3)_2{}^+]}{[NH_3]^2 \cdot [Ag^+]} = 1.1 \times 10^7$$

$$\therefore x = [Ag^+] = \frac{[Ag(NH_3)_2{}^+]}{[NH_3]^2 \cdot K_s} = \frac{0.10}{(0.50-2 \times 0.10)^2 \cdot 1.1 \times 10^7} = 1.0 \times 10^{-7} \quad (\text{mol} \cdot \text{L}^{-1})$$

(2) 同样方法可计算得到含过量 NaCN 溶液中$[Ag^+]$的浓度，设$[Ag^+]$ = y mol · L^{-1}

$$y = [Ag^+] = \frac{[Ag(CN)_2^-]}{[CN^-]^2 \cdot K_s} = \frac{0.10}{(0.50-2 \times 0.10)^2 \cdot 1.3 \times 10^{21}} = 8.5 \times 10^{-22} \quad (\text{mol} \cdot \text{L}^{-1})$$

计算结果表明，$[Ag(CN)_2]^-$ 比 $[Ag(NH_3)_2]^+$ 更稳定，由于这两种配离子为相同类型，它们的稳定性与其 K_s 值的大小相一致，可根据其 K_s 值直接比较配离子的稳定性。

二、配位平衡的移动

配位平衡与其它化学平衡一样，是相对的、有条件的，是一种暂时的动态平衡。若改变了平衡系统的条件，平衡就会移动，在新的条件下达到新的平衡。溶液的酸度改变、加入沉淀剂、氧化剂、还原剂或其它配合剂，都可使溶液中的金属离子(M^{n+})或配体(L)发生各种化学反应，使原溶液中各组分的浓度发生改变，导致平衡的移动。

1. 溶液酸度的影响

许多配体是可接受质子的碱，如 F^-、CN^-、NH_3 等，若配体的碱性较强，溶液中 H^+ 浓度(即酸度)又较大时，配体将与质子结合，生成其共轭酸，导致配位平衡的移动，使配离子解离。如：

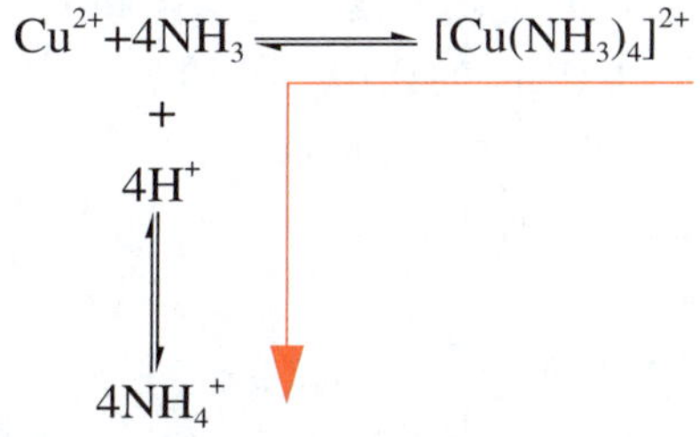

配合物越不稳定(K_s 值越小)，生成的共轭酸越弱(K_a 值越小)，则配离子越容易离解。例如 Zn^{2+}、Ca^{2+} 可与 EDTA 生成配合物 ZnY^{2-}、CaY^{2-}，但两种配合物的稳定性不同($\lg K_s$ 分别为 16.4 和 11.0)，因此，在 EDTA 滴定分析中，若控制溶液的 pH 在 4～5，则 EDTA 只与 Zn^{2+} 反应，而不与 Ca^{2+} 作用，这样就能通过控制酸度来提高反应的选择性。

可见，降低溶液的酸度可以减少配离子的离解，增强其稳定性。但是，配离子的中心原子大多数是过渡金属离子，它们在溶液中往往发生水解，生成氢氧化物沉淀，导致金属离子的浓度降低，使配离子离解。如：

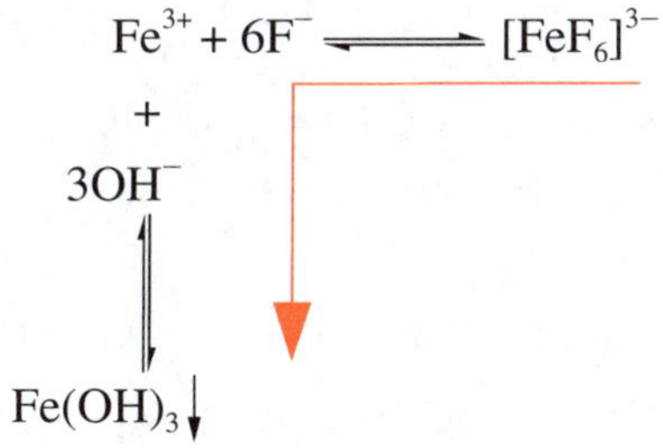

因此，要保证配离子在溶液中稳定存在，必须使溶液维持合适的 pH 值。

2. 配位平衡与沉淀平衡的转化

一些难溶化合物往往因形成配合物而溶解，而一些配离子也因加入沉淀剂而离解。例如，向 $AgNO_3$ 溶液中加入数滴 KCl 溶液，立即生成 AgCl 沉淀；若再向其中滴加氨水，AgCl 沉淀则不断溶解，最后生成无色透明的 $[Ag(NH_3)_2]^+$ 溶液；若再滴加 KBr 溶液，又可见乳黄色的 AgBr 沉淀生成。以上过程可由下列沉淀平衡和配位平衡关系式表示：

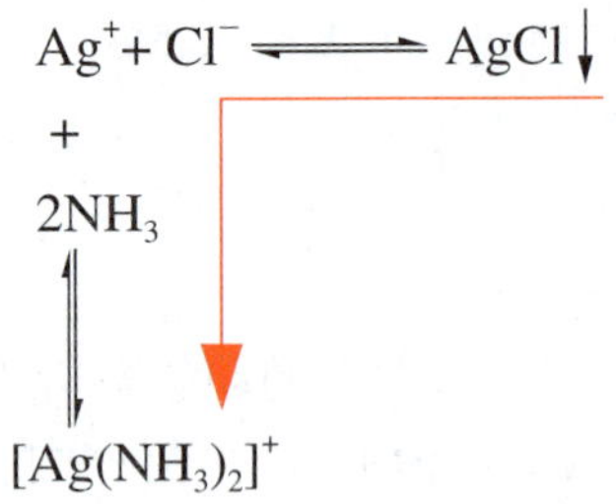

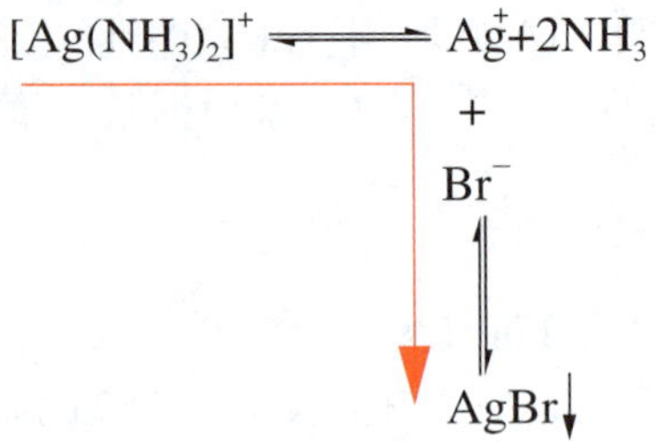

前者因加入配合剂NH_3而使沉淀平衡转化为配位平衡，后者加入较强的沉淀剂而使配位平衡转化为沉淀平衡。决定上述反应方向的是K_s和K_{sp}的大小以及配合剂和沉淀剂的浓度。配合物的K_s值越大，越易形成相应的配合物，沉淀越易溶解；相反，沉淀物的K_{sp}越小，则配合物越易解离生成沉淀。

例 7–3　向$[Ag(CN)_2]^-$和CN^-的平衡浓度均为 0.10 mol · L^{-1}的溶液中

(1) 加入 NaCl 固体，使Cl^-的浓度为 0.10 mol · L^{-1}，能否产生 AgCl 沉淀？

(2) 若改用Na_2S固体，能否产生Ag_2S沉淀？

(忽略因加入 NaCl 固体和Na_2S固体引起的体积变化)

解：在溶液中存在下列配位平衡：

$$Ag^+ + 2CN^- \rightleftharpoons [Ag(CN)_2]^-$$

$$K_s = 1.3 \times 10^{21}$$

$$\because K_s = \frac{[Ag(CN)_2^-]}{[Ag^+][CN^-]^2}$$

∴溶液中$[Ag^+]$的浓度为：

$$[Ag^+] = \frac{[Ag(CN)_2^-]}{K_s[CN^-]^2} = \frac{0.10}{1.3 \times 10^{21} \times (0.10)^2} = 7.7 \times 10^{-21} \quad (mol \cdot L^{-1})$$

(1) $Q = c(Ag^+)c(Cl^-) = 7.7 \times 10^{-21} \times 0.10 = 7.7 \times 10^{-22} < K_{sp}(AgCl) = 1.77 \times 10^{-10}$

∴加入 NaCl，不能产生 AgCl 沉淀。

(2) $Q = c^2(Ag^+)c(S^{2-}) = (7.7 \times 10^{-21})^2 \times 0.10 = 5.9 \times 10^{-42} > K_{sp}(Ag_2S) = 6.69 \times 10^{-50}$

∴加入Na_2S，能够产生Ag_2S沉淀。

3. 配位平衡与氧化还原平衡的转化

溶液中的配位平衡和氧化还原平衡可以相互影响，使配离子离解或使某些物质的电极电势改变。例如，I^-可将Fe^{3+}还原为Fe^{2+}，而使$[FeCl_4]^-$离解。

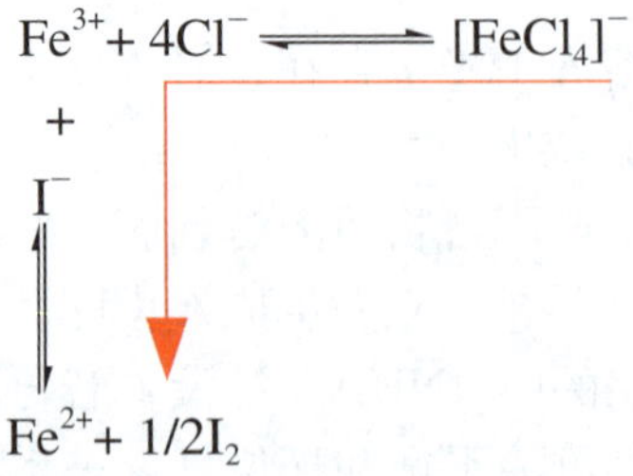

又如，在正常情况下，金属铜不能置换酸中的氢，从电极电势的数值可看出：

$$2H^{+}+2e=H_2 \quad \varphi^{\phi}=0.00V$$
$$Cu^{2+}+2e=Cu \quad \varphi^{\phi}=0.34V$$

但在 Cu^{2+} 溶液中加入过量氨水后，Cu^{2+} 几乎完全转换为 $[Cu(NH_3)_4]^{2+}$，由于 Cu^{2+} 浓度大幅度降低，铜的电极电势下降，从而使金属铜可以置换酸或水中的氢。其过程可表示为：

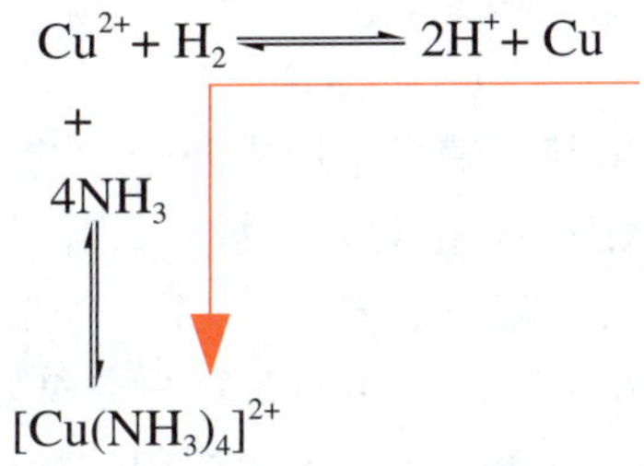

4. 配合物之间的转化

在某一配位平衡体系中，加入另一种能与中心离子配位的配合剂，原有的配离子有时可能转换为新的配离子，而能否转换，取决于两种配离子的 K_s 的相对大小。例如判断 $[Ag(NH_3)_2]^{+}$ 配离子能否转换为 $[Ag(CN)_2]^{-}$ 配离子，应考虑如下的转换平衡：

$$[Ag(NH_3)_2]^{+}+2CN^{-} \rightleftharpoons [Ag(CN)_2]^{-}+2NH_3$$

$$K=\frac{[Ag(CN)_2^{-}][NH_3]^2}{[Ag(NH_3)_2^{+}][CN^{-}]^2}=\frac{[Ag(CN)_2^{-}][NH_3]^2}{[Ag(NH_3)_2^{+}][CN^{-}]^2}\times\frac{[Ag^{+}]}{[Ag^{+}]}=\frac{[Ag(CN)_2^{-}]}{[Ag^{+}][CN^{-}]^2}\times\frac{[Ag^{+}][NH_3]^2}{[Ag(NH_3)_2^{+}]}$$

$$=\frac{K_{s[Ag(CN)_2^{-}]}}{K_{s[Ag(NH_3)_2^{+}]}}=\frac{1.3\times10^{21}}{1.1\times10^{7}}=1.2\times10^{14}$$

K 值很大，说明这个转换反应是可以实现的。由此可见，转换反应总是向生成 K_s 值大的配离子方向进行。

第四节　螯合物

乙二胺分子是一个双齿配体，含有两个配位原子N，两个乙二胺分子可与一个 Cu^{2+} 离子形成具有两个五原子环的配离子，其结构为：

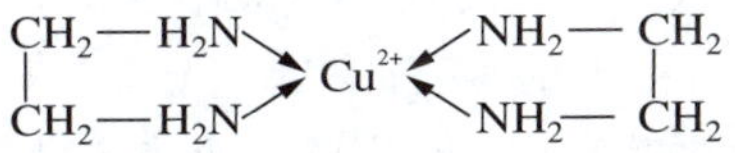

这种由中心离子与多齿配体所形成的具有环状结构的配离子称螯合离子，含有螯合离子的配合物称为螯合物。能与中心离子形成螯合物的多齿配体称为螯合剂，螯合剂一般应具备两个条件：

(1) 必须含有两个或两个以上的配位原子，配位原子主要为O、N、S等；

(2) 配位原子之间应间隔 2 个或 3 个其它原子。

螯合物的稳定性很高，同一种金属离子所形成的螯合物的稳定性一般比配位数相同的非螯合物要高，这种现象称为螯合效应(chelate effect)。螯合物的稳定性与形成环的大小及数目有关。一般说来，含五原子环和六原子环的螯合物比较稳定；另外，组成和结构相似的多齿配体与同一中心离子所形成的螯合环越多，螯合物越稳定。

第五节　EDTA 滴定法

利用乙二胺四乙酸(EDTA)与金属离子形成配合物的反应为基础的滴定分析法称为EDTA滴定法。EDTA是一种白色晶状固体，相对分子量292.1，它是一种四元酸，常用 H_4Y 表示，在水溶液中，它可以 H_4Y、H_3Y^-、H_2Y^{2-}、HY^{3-}、Y^{4-} 等形式存在。逐级电离常数如下：pK_1 = 2.0、pK_2 = 2.67、pK_3 = 6.16、pK_4 = 10.26，可见，第一步和第二步的电离较强。常用试剂是EDTA二钠盐($Na_2H_2Y \cdot 2H_2O$)。在不同酸度下，各种物种的浓度不同。

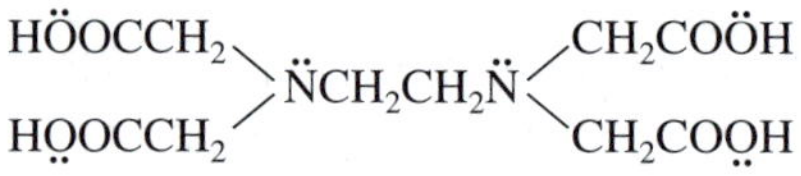

乙二胺四乙酸

如 pH = 2.75～6.24 时，主要以 H_2Y^{2-} 形式存在；pH > 10.34 时，主要以 Y^{4-} 形式存在。

一、影响 EDTA 滴定的因素

1. 溶液酸度的影响

金属离子与 EDTA 的反应可用下式表示：

$$M+Y \rightleftharpoons MY$$

为简化，式中略去了离子电荷，反应的平衡常数表达式为：

$$K_{MY}=\frac{[MY]}{[M][Y]}$$

K_{MY} 是配合物 MY 的稳定常数(也称形成常数)，可以用它来衡量配合物的稳定性。

由于EDTA可与溶液中的质子结合形成各种形式的物种，因此，溶液的酸度对上述配位平衡影响极大，酸度越大，配位平衡左移的趋势越大，越不利于 MY 的形成；但如果酸度过低，有可能形成金属离子的氢氧化物沉淀，反而使MY 又不稳定，因此EDTA滴定中溶液酸度的控制极为重要。

不同金属离子的EDTA配合物的$\lg K_{MY}$值不同，即稳定性不同。$\lg K_{MY}$值大的配合物，即使在 pH 较低的溶液中，也可以保持相当的稳定性；相反，$\lg K_{MY}$ 值小的配合物，只有在 pH 较高的溶液中才能稳定存在。因此，在用 EDTA 滴定金属离子时，对溶液的酸度有一基本要求，即最低允许 pH 值，溶液酸度若低于最低允许 pH 值，则无法准确滴定该金属离子。

在 EDTA 滴定过程中，有 H^+ 不断释放，如 $Zn^{2+} + H_2Y^{2-} \rightleftharpoons ZnY^{2-} + 2H^+$，为了保持溶

液 pH 不变，使反应进行完全，滴定前须加入合适的缓冲溶液。

2. 配位效应

EDTA 与金属离子具有广泛的配位作用，当多种金属离子同时存在时往往互相干扰，这种现象称为配位效应，它会影响测定结果的准确度，要设法避免。

一般可采用下列方法：

① 控制溶液的 pH 值

若溶液中同时存在金属离子 M 和 M'，它们都可与 EDTA 形成配合物，并且 $\lg K_{MY} > \lg K_{M'Y}$，可采用控制溶液 pH 值的方法，消除 M' 对 M 的干扰。如在含 Fe^{3+} 试样中常含有 Al^{3+} 杂质，在测定 Fe^{3+} 时，Al^{3+} 干扰测定。考虑到 Fe^{3+} 和 Al^{3+} 的 EDTA 滴定最低允许 pH 值分别为 1.0 和 4.2，因此在用 EDTA 滴定 Fe^{3+} 时，一般控制溶液的 pH = 1.5～2.5，这时 Al^{3+} 不能与 EDTA 形成稳定的配合物，从而消除其影响。

② 加入配位掩蔽剂

若 MY 和 M' Y 稳定性相差不大，甚至 $\lg K_{M'Y} > \lg K_{MY}$，就不能用控制酸度的方法消除干扰离子 M' 的影响，这时，通常用加入掩蔽剂的方法消除干扰。例如，在 Zn^{2+} 和 Al^{3+} 的混合溶液中加入 NH_4F，使 Al^{3+} 形成非常稳定的 $[AlF_6]^-$ 配离子，则可以用 EDTA 准确滴定 Zn^{2+}，Al^{3+} 不会产生干扰。

③ 加入氧化还原掩蔽剂

利用氧化还原反应消除干扰的方法，例如 Fe^{3+} 与 Bi^{3+} 共存时，Fe^{3+} 干扰 Bi^{3+} 的测定。若用抗坏血酸将 Fe^{3+} 还原为 Fe^{2+}，由于 Fe^{2+} 的 EDTA 配合物稳定性较差，就可以用控制溶液 pH 值的方法滴定 Bi^{3+}，消除了 Fe^{3+} 的干扰。

④ 加入沉淀掩蔽剂

加入沉淀剂，利用沉淀反应降低干扰离子的浓度，在不分离沉淀的条件下直接滴定，这种方法称为沉淀掩蔽法。如 Ca^{2+} 与 Mg^{2+} 的 EDTA 配合物稳定性相近，但它们的氢氧化物溶解度相差较大，在 pH=12 时，Mg^{2+} 形成 $Mg(OH)_2$ 沉淀，而使 Ca^{2+} 的 EDTA 滴定不被干扰。

二、滴定终点的判断

滴定终点可用金属指示剂指示。金属指示剂通常是一种配位剂但同时具有酸碱指示剂性质的有机染料。它对金属离子浓度的改变十分灵敏，在一定 pH 范围内，当金属离子的浓度发生突变时，指示剂颜色改变，用它可以确定 EDTA 滴定终点。

1. 金属指示剂的作用原理

常用的金属指示剂为铬黑 T。铬黑 T 为弱酸性偶氮染料，可用符号 NaH_2In 表示，它在水溶液中存在下列平衡：

$$\underset{(红色)}{H_2In^-} \underset{pK_2=6.3}{\rightleftharpoons} \underset{(蓝色)}{HIn^{2-}} \underset{pK_2=11.6}{\rightleftharpoons} \underset{(橙色)}{In^{3-}}$$

在水溶液中，铬黑 T 主要以哪种离子形式存在，取决于溶液的 pH 值。如 pH < 6.3 时，以 H_2In^- 为主，溶液呈红色；pH > 11.6 时，以 In^{3-} 为主，溶液呈橙色；pH 为 6.3～11.6 时，以 HIn^{2-} 为主，溶液呈蓝色。由于铬黑 T 与金属离子形成的配合物一般显红色，与铬黑 T 的 H_2In^- 形式及In^{3-}形式的颜色相近，故铬黑T使用的pH范围是6.3～11.6。一般用NH_3−NH_4Cl缓冲溶液控制溶液的pH在10左右进行滴定。在用EDTA滴定金属离子时，如Mg^{2+}，当溶液中加入少许铬黑T，溶液呈现Mg^{2+}与铬黑T形成的配合物的颜色(红色)，随着EDTA的加入，游离的Mg^{2+}逐渐被结合形成MgY^{2-}。到达化学计量点附近，稍过量的EDTA夺取$MgIn^-$的Mg^{2+}，使HIn^{2-}游离出来，溶液变成蓝色。滴定过程中溶液的颜色变化情况为：

滴定前： $Mg^{2+} + HIn^{2-} = H^+ + MgIn^-$
（蓝色） （红色）

滴定过程中：$Mg^{2+} + HY^{3-} = H^+ + MgY^{2-}$

终点时： $MgIn^- + HY^{3-} = HIn^{2-} + MgY^{2-}$
（红色） （蓝色）

2. 金属指示剂应具备的条件

作为金属指示剂应具备以下条件：

① 在滴定的pH范围内，金属−指示剂配合物与指示剂本身的颜色要有明显的区别，这样终点颜色变化才能明显；

② 金属−指示剂配合物的稳定性要适当。生成的MIn的稳定性要比MY的稳定性稍低，若MIn的稳定性比MY的稳定性低得多，则会在到达化学计量点之前，指示剂就游离出来，使终点提前到达；若MIn比MY更稳定，则加入过量EDTA也不能将金属离子从MIn中夺取出来，在化学计量点附近，溶液颜色不发生变化。

此外，金属−指示剂配合物应易溶于水，且与金属离子的反应应迅速，并具有良好的可逆性。

三、EDTA滴定法的应用

1. EDTA标准溶液的配制和标定

EDTA标准溶液常采用EDTA二钠盐($Na_2H_2Y \cdot 2H_2O$)配制。EDTA二钠盐是白色微晶粉末，易溶于水，提纯后可作为一级标准物质(又称基准物)，但一般实验室中EDTA标准溶液常采用标定方法配制。

用于标定EDTA标准溶液的一级标准物质很多，例如纯金属Bi、Cd、Cu、Zn、Ni等；另外还有许多金属氧化物及其盐，如Bi_2O_3、$CaCO_3$、$ZnSO_4$等。

为提高测定的准确度，标定条件和测定条件要尽可能相接近，如选用待测元素的纯金属或其化合物作一级标准物质，就可以得到比较准确的结果。

EDTA溶液应贮存在聚乙烯塑料瓶或硬质玻璃瓶中。若贮存在软质玻璃瓶中，EDTA会溶解玻璃中的Ca^{2+}离子形成CaY^{2-}，使溶液浓度降低。

2. 应用示例——水的总硬度的测定

水的总硬度是指水中Ca^{2+}离子和Mg^{2+}离子的总浓度(以$mol \cdot L^{-1}$为单位)，常用EDTA法测定。测定时，应加NH_3−NH_4Cl缓冲溶液调节pH ≈ 10，以铬黑T为指示剂，用EDTA同时测定Ca^{2+}和Mg^{2+}，直接算出总浓度。溶液中有关反应为：

滴定前： $Mg^{2+} + HIn^{2-} = H^+ + MgIn^-$

滴定过程中：$Ca^{2+} + HY^{3-} = H^{+} + CaY^{2-}$

$Mg^{2+} + HY^{3-} = H^{+} + MgY^{2-}$

终点时： $MgIn^{-} + HY^{3-} = MgY^{2-} + HIn^{2-}$

（红色） （蓝色）

例 7-4 取 100.0 ml 水样，加入 NH_3-NH_4Cl 缓冲溶液，维持溶液的 pH 值为 10 左右。以铬黑 T 为指示剂，用 0.01048 $mol \cdot L^{-1}$ 的 EDTA 标准溶液滴定至终点，共消耗溶液 14.20ml，计算该水样的总硬度。

解：由上述反应式可知计量关系为

$$n(Ca^{2+})+n(Mg^{2+})=n(EDTA)$$

即 $(c(Ca^{2+})+c(Mg^{2+}))V_{水样} = c(EDTA)V(EDTA)$

则 总硬度 $= \dfrac{c(EDTA)V(EDTA)}{V(水样)} = \dfrac{0.01048 \times 14.20}{100.0} = 1.488(mmol \cdot L^{-1})$

阅读材料

Alfred Werner– 配位化学的奠基者

Werner，1866 年 12 月 12 日出生在法国，受一位染料化学家的影响，自幼爱好化学，15 岁离学后在自家的车库里建立了一个小小的化学实验室，开始化学实验。1891 年进入瑞士苏黎世工业学院作讲师，时年 25 岁。他总结了前人的大量工作，连续发表了一系列关于无机化合物结构的论文，对过渡金属化合物的配位化学作了系统的奠基工作。当时化学键的理论还属萌芽时代，也没有任何精密可靠的仪器可以解决分子结构问题，但维纳是个非常自信的人，他天才地提出具有六个配基的结合在一个金属上的化合物的结构是正八面体，而具四个配基结合在一个金属上的化合物是正四面体或平面四边形。更难能可贵的是，他不仅构建了这个模型，又用一生的时间证明了自己的观点，他认为，当一个配合物的金属上的配基不相同时($ML_4L'_2$，$ML_3L'_3$等)，假设这个配离子的结构真是正八面体，则根据这样的立体构造，它应有一定数目的同形异构体，维纳凭着高超的实验技巧合成了各种各样的配合物后，又将它们的异构物一一分离，确定它们是不同的分子，都能符合正八面体的假设。经过数十年的苦心研究，他终于认定这些配合物是正八面体。具四个配基的配合物亦然，由于维纳在配位化学和立体化学方面出色的工作，他获得了第十四届诺贝尔化学奖，他也被公认为现代配位化学的奠基者。今天，配位化学构成了当前无机化学研究的主体。而生物无机化学的产生正是配位化学与生命科学结合的结果，对生命体系中有关配合物的研究一直是一个具有发展前景的领域。

小　结

配合物的组成包括内层和外层两部分，内层和外层靠离子键结合，在水溶液中二者是分离的。内层又称配离子，是由中心离子和配体通过配位键结合形成稳定的结构单元，在水溶液中的离解程度很小，配位平衡常数K_s一般都很大。在配体中直接与中心离子配位的原子称为配位原子，与中心离子结合的配位原子数目称为中心离子的配位数。含有两个或两个以上能同时与中心离子配位的配位原子的配体称为多齿配体。由中心离子与多齿配体形成的具有环状结构的配合物称为螯合物，螯合物的稳定性与形成环的大小及数目有关。

根据配合物的价键理论，中心离子提供空的杂化轨道来接受配位原子的孤对电子而形成配位键。若中心离子使用了次外层$(n-1)d$轨道所形成的配合物称为内轨型配合物，全由最外层轨道参加杂化所形成的配合物称为外轨型配合物。价键理论可以用来解释配合物的中心离子与配位原子间的价键本质、空间构型、配位数和磁性等现象。

溶液中配离子的形成与解离存在着配位平衡，配位平衡常数K_s用来表示配离子的稳定性。配位平衡经常和酸碱平衡、沉淀平衡或氧化还原平衡同时共存于同一体系。根据各有关平衡常数(如K_s、K_a、K_{sp}等)的大小及溶液的酸度、沉淀剂的用量等可定性或定量地估计有关平衡移动的方向和程度。

应用EDTA作为滴定剂的螯合滴定法可以测定许多金属离子的含量。进行螯合滴定时，要注意滴定终点的确定及溶液的pH值的保持。

习　题

1. 指出下列各配合物的中心离子、配体、配位原子、配位数、内层和外层。

$$K_4[Fe(CN)_6]、Na_3[AlF_6]、[PtCl_4(NH_3)_2]、[Cu(en)_2]SO_4、[Cr(NH_3)_6]Cl_3$$

2. 命名下列配合物

$$[Zn(NH_3)_4]SO_4、[CoCl_2(NH_3)_4]Cl、K_2[PtCl_6]、[Ni(CO)_4]、[Co(en)_3]Cl_3、[CrCl(H_2O)_5](OH)_2$$

3. 有甲乙两种化学组成相同的配合物($Co(NH_3)_5BrSO_4$))，实验表明，在两种配合物的溶液中加入NaOH并加热时，未检出NH_3；加入$BaCl_2$溶液时，只有甲配合物的溶液中有白色沉淀生成；加入$AgNO_3$溶液时，只有乙配合物溶液中有白色沉淀生成。试确定甲乙两种配合物的化学式。

4. 指出在下列配合物中，哪些可以作为有效的螯合剂

(1) $CH_3C(=O)—OH$　　(2) $HOOC—CH_2—COOH$

(3) $(H_3C)_2N—CH_2$　　(4) $H_2N—CH_2—CH_2—CH_2—NH_2$

5. 已知某些铂配合物，如$[PtCl_4(NH_3)_2]$、$[PtCl_2(NH_3)_2]$，具有一定的抗癌活性。实验测得它们得磁矩都为零，试根据价键理论写出这两种配合物配位键的形成过程；它们是内轨型配合物还是外轨型配合物？分别具有怎样的空间构型？
6. 欲使 0.10 mol 的 AgI 完全溶解在氨水中，如果现有 1000 ml 氨水，那么氨水的浓度至少是多少？AgI 可能被氨水溶解吗？

(答：3.3×10^3 mol · L^{-1}，AgI 不可能被氨水溶解)

7. 已知$[Cu(en)_2]^{2+}$和$[CuY]^{2-}$的K_s值分别为1.0×10^{21}和5.0×10^{18}，分别计算在两种配离子浓度均为0.10 mol · L^{-1}的溶液中游离的$[Cu^{2+}]$浓度，哪种配离子更稳定？

(答：2.9×10^{-8} mol · L^{-1}；1.4×10^{-10} mol · L^{-1})

8. 某一定量的ZnO恰能与20.00ml 0.1000 mol · L^{-1} HCl完全反应，如用0.05000 mol · L^{-1}EDTA滴定同一量的ZnO，需多少毫升此种浓度的EDTA溶液？

(答：20.00ml)

第八章　分光光度分析法

学习要求

了解光的基本性质及物质对光的选择性吸收，了解吸收光谱的物理意义及绘制方法。掌握分光光度法的基本原理及朗伯－比尔定律，掌握光吸收与透光率的关系。熟悉分光光度法中常用的定量测定方法：标准曲线法和标准对照法。了解提高分光光度法测定灵敏度、准确度的一般方法。

分光光度法 (spectrophotometry) 是根据原子或分子的吸收、发射或散射的光谱特征对其进行定性或定量研究的一种分析方法。根据光谱谱系的特征不同，可把光谱分析技术分为吸收光谱分析、发射光谱分析和散射光谱分析三大类。本章简单介绍可见分光光度法。

第一节　物质对光的选择性吸收

一、光的基本性质

光是一种电磁波，其波长(λ)、频率(ν)及光速(c)间有如下关系：

$$\gamma = \frac{c}{\lambda} \tag{8-1}$$

若按波长排列，可得到如下的电磁光谱：

波长范围	波谱名称	分析方法
0.005～0.17 nm	γ 射线	中子活化分析，穆斯堡尔谱法
0.1～10 nm	x 射线	x 射线光谱法
10～400nm	紫外	真空紫外光谱法，紫外光谱法
400～760nm	可见光	可见分光光度法
0.76～1000μm	红外	红外光谱法
1～1000mm	微波	微波光谱法
1～1000m	射频	核磁共振光谱法

光同时又具有粒子性，可把光看作是由一个个具有一定能量的光子组成的，单个光子的能量取决于光的频率或波长，即

$$E = h\gamma = h\frac{c}{\lambda} \tag{8-2}$$

因此不同波长的光就具有不同的能量，通常将仅由某一能量的光子组成的某一波长的光称为单色光，由各种不同波长的光组成的光称为复合光。

二、物质的颜色与吸收光谱

可见光是一种复合光，它是由各种不同波长范围的光组成的。当一束白光照射入某一溶液时，溶液中的物质将会选择性的吸收某一色光，而那些未被吸收的色光将透射出去。由于缺少某一色光，则透射光就不再是白光，而呈现一定的颜色，溶液也就显现出透射光的颜色。通常将被吸收的色光和透射色光称为互补色光。例如，$KMnO_4$水溶液由于吸收了绿色光而呈现紫红色，则紫红色和绿色互为补色。图 8–1 中，同一直线上的两种色光为互补光。

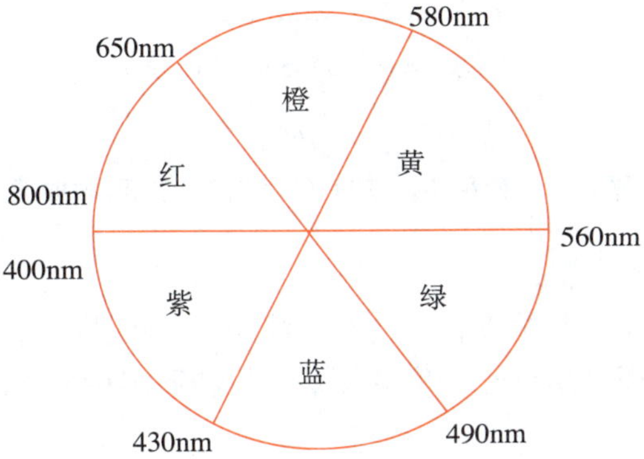

图 8–1 互补色光示意图

物质呈现的颜色与吸收光波长的关系如下：

表 8–1 物质的颜色与其吸收光颜色的关系

物质呈现的颜色	吸收光	
	颜色	波长范围 /nm
黄绿	紫	380–435
黄	蓝	435–480
橙红	绿蓝	480–500
红紫	绿	500–560
紫	黄绿	560–580
蓝	黄	580–595
绿蓝	橙	595–650
蓝绿	红	650–760

如果依次将各单色光(即不同波长的光)通过某一溶液，并测定溶液对不同波长的光的吸收程度，可以得到一条吸光度～波长曲线，称为吸收光谱。图 8–2 就是四种不同浓度$KMnO_4$溶液的吸收曲线，可见$KMnO_4$溶液对不同波长的光吸收程度是不同的，对绿色光区的波长为 525nm 的光吸收程度最大(对应于曲线峰值)，此波长称为$KMnO_4$的最大吸收波长，记为λ_{max}。尽管浓度不同，但$KMnO_4$溶液的吸收曲线相似，即λ_{max}不变。相反，如果是几种不同的物质，将会有几种不同形状的吸收曲线，这表明每一种物质都有自已特征的吸收曲线。这种特征是用分光光度

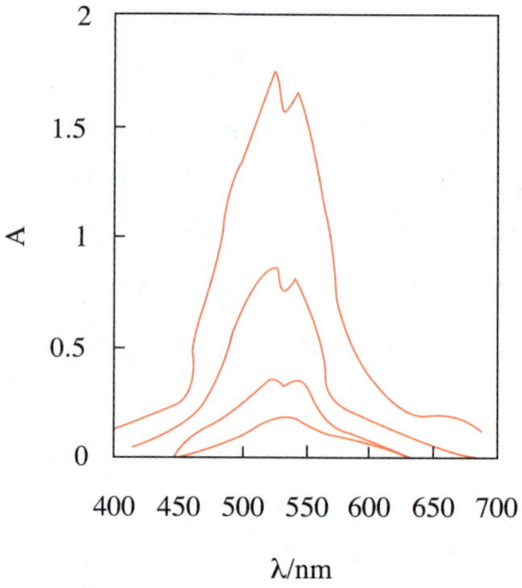

图 8-2 四种不同浓度 $KMnO_4$ 溶液的吸收曲线

分析法进行物质定性分析的依据。

物质的光吸收程度正比于其浓度，即在某一波长处(特别是 λ_{max} 处)，光吸收程度随物质浓度的增加而增大，这个特征是用分光光度分析法进行物质定量分析的依据。

三、光吸收定律

当一束平行的单色光垂直照射均匀溶液时，一部分被溶液吸收，剩余部分透过溶液，若入射光强度为 I_0，透射光强度为 I_A，透射光强度与入射光强度之比称为透光率，用符号 T 表示。透光率的负对数称为吸光度，用符号 A 表示。

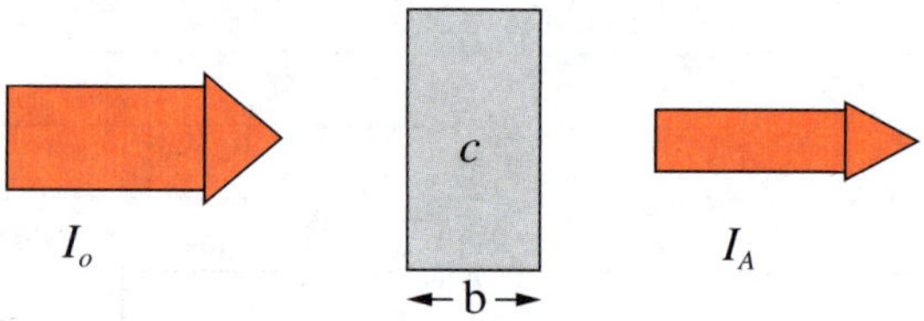

$$T=\frac{I_A}{I_o}$$

$$A=-\lg T=\lg\frac{I_o}{I_A} \tag{8-3}$$

由式(8−3)可知，吸光度 A 越大，表示透光率越小，溶液对光的吸收程度越强。

实验表明，吸光度 A 与溶液的浓度 c 及光通过的液层厚度 b 有如下关系：

$$A=Kbc \tag{8-4}$$

上式(8−4)中 K 是比例常数，其物理意义为：当一束平行的单色光通过均匀的某溶液时，溶液的吸光度与吸收物质的浓度和光通过的液层厚度的乘积成正比。这就是光吸收定律，又称朗伯－比尔(Lambert-Beer)定律。光吸收定律不仅适用于可见光区，也适用于紫外区和红外光区，不仅适用于溶液，也适用于其它均匀的、非散射的吸光物质(包括气体和固体)，是各类吸光光度法的定量依据。

比例常数K值用ε表示，ε称为摩尔吸光系数，当液层的厚度b的单位为cm，浓度c的单位为$mol \cdot L^{-1}$时，其单位是$L \cdot mol^{-1} \cdot cm^{-1}$，此时，公式成为：

$$A = \varepsilon bc \tag{8-5}$$

摩尔吸光系数ε是指吸光物质在一定条件、一定波长和溶剂情况下的特征常数。ε值越大，表示该吸光物质对入射光的吸收能力越强，测定的灵敏度就越高，一般ε值在10^3以上即可进行分光光度测定。

应该指出，ε值在数值上等于溶液浓度为$1\ mol \cdot L^{-1}$，液层厚度为1cm时溶液的吸光度A。但在实际分析工作中不能直接取用浓度为$1\ mol \cdot L^{-1}$的溶液测定其ε值(因为溶液浓度太高将偏离吸收定律)，应根据低浓度时的吸光度，通过吸收定律式(8−5)计算求得。

例 8−1　已知某有色化合物的相对分子量为251，将其配成$0.150\ mmol \cdot L^{-1}$的溶液后，取此溶液置于厚度为2.00cm的吸收池中，在480nm波长处测得透光率为39.8%，计算摩尔吸光系数ε的值。

[解] $\because T=0.398$

$\therefore A = -\lg T = -\lg 0.398 = 0.400$

又 $\because A = \varepsilon bc$，$c = 0.150 \times 10^{-3}\ mol \cdot L^{-1}$，$b = 2.00cm$

$$\therefore \varepsilon = \frac{A}{cb} = \frac{0.400}{0.150 \times 10^{-3} \times 2.00} = 1.33 \times 10^3\ (L \cdot mol^{-1} cm^{-1})$$

第二节　可见分光光度法

可见分光光度分析法只能测定有色溶液，若待测组分是无色的，必须加入显色剂，使被测组分生成稳定的有色化合物，然后再进行测定。

一、显色剂应具备的条件

能与待测组分生成有色化合物的试剂称为显色剂。同一组分常常可与多种显色剂反应生成不同的有色化合物。选用的显色剂应具备如下条件：

①灵敏度高。显色后生成的有色物质的摩尔吸收系数ε一般应大于10^3。如要求灵敏度较高，则ε应大于10^3。

②选择性好。显色剂应只与待测成分显色或其颜色与其他共存组分的显色有明显的不同，以免共存组分的干扰。

③形成的有色物质要有确定的组成，稳定性要高。

④显色剂本身的颜色要与生成的有色物质的颜色有明显的差异。

二、显色反应条件的选择

选择显色反应的条件，目的是使待测组分在所选择的条件下，能有效地转变为适合于光度测定的有色化合物。一般应从如下几方面进行选择：

①显色剂用量　为了使显色反应进行完全，一般需加入过量的显色剂，但并非显色剂加得越多越好。有时，显色剂用量过大，对有色物质的组成会有影响，反而对测定不利。显色剂的用量是通过实验来确定的。方法是在保持被测组分浓度不变、其他条件相同的条件下，改变显色剂的用量，测定相应的吸光度，由此绘出吸光度与显色剂用量的曲线。曲线中间出现一段平坦区，说明显色剂用量在此区间的吸光度为一恒定值，应在此范围内确定显色剂的合适用量。

②溶液的酸度　很多显色剂是有机弱酸，在不同酸度的溶液中，由于酸度效应，而使生成的有色化合物的稳定性降低；另一方面，酸度也对生成的有色化合物的组成有影响。例如，Fe^{3+}与磺基水杨酸的显色反应产物随溶液的pH值不同而异，pH = 1.8～2.5时，生成1:1的紫色化合物；pH = 4～8时，生成1:2的橙色化合物；而在pH = 8～11.5时，生成1:3的黄色化合物。

恰当的酸度可按确定显色剂用量类似的方法，作吸光度–pH曲线来确定，并可加缓冲溶液来控制酸度。

③显色时间　显色反应速度有快有慢，各种生成的有色化合物的稳定性也有差异。有些有色化合物，在空气的氧化作用、光化学作用或其他原因作用下，逐渐被破坏，颜色逐渐减退，致使吸光度随时间而变化。因此，必须在一定条件下，通过实验作出吸光度–时间曲线，来确定测定吸光度的最佳时间范围。

三、可见分光光度法

1. 分光光度计

分光光度法中测定物质吸光度的仪器称为分光光度计。分光光度计的型号虽然很多，但其主要部件和相互之间的关系基本相同。主要部件或组成用示意图表示如下：

光源 → 单色光器 → 吸收池 → 检测器 → 放大器 → 记录仪

①光源　可见分光光度计以钨灯作光源，钨灯可发出320nm～3200nm的连续光谱，最适宜的波长范围为360～1000nm。为保证光强度恒定不变，需使用稳压电源。

②单色光器　单色光器可将光源发出的复合光分解成按波长顺序排列的单色光，并通过出射狭缝分离出某一波长的单色光。它由入射和出射狭缝、反射镜和色散元件(棱镜或光栅)组成。

③吸收池　分光光度计中用来盛放溶液的容器叫吸收池。吸收池由玻璃或石英制成，有不同的形状和厚度。玻璃吸收池只能用于可见光区，而石英吸收池既可以用于可见光区，也可用于紫外光区。吸收池必须保持清洁透明，要注意保护透光面，避免用手指直接接触或用粗糙的纸擦拭透光面，以免弄脏或磨毛。

④检测器　检测器是一种光电转换元件，其作用是将透过吸收池的光信号转变成可测量的电信号。可见分光光度计中的检测器一般采用光电管。光电管是由一个阳极和一个光敏阴极组成的真空二极管，当光照射在阴极表面涂有的对光敏感的材料时，就会发射电子，电子被阳极吸收而产生电流。光越强，阴极表面发射的电子越多，产生的电流就越大。但光电管输出的电讯号很弱，电流强度约为1×10^{-6}A，要送入放大器进一步放大。

⑤显示仪表和记录仪　近代的分光光度计多采用数字电压表等显示和用X–Y记录仪直接绘出吸收或透射曲线，并配有计算机数据处理台。

2. 吸光度的测量条件

用分光光度计测量出溶液的吸光度(A)，就可以根据朗伯－比尔定律计算出溶液的浓度。为了使测得的吸光度与被测组分浓度表现出良好的线性关系，在测量溶液吸光度时，应注意测量条件的选择和控制。

①选择合适的入射波长　通常都是选择溶液的λ_{max}作为入射波长，这不仅能获得较高的灵敏度，而且由于在λ_{max}附近吸光度随波长的变化小，入射光波长稍许偏移和非单色性引起的吸光度变化较小，从而对朗伯-比尔定律的偏离较小。当然，若在λ_{max}附近有其他共存物质的强吸收时，为了减小干扰，也可选用其他波长的单色光作为入射光进行测定。

②控制适当的吸光度测量范围　任何分光光度计都有一定的测量误差，其中透光率的读数误差是其主要因素。对一给定的分光光度计，透光率读数的绝对误差ΔT是一常数，但由于透光率与浓度并非直线关系，在不同的透光率读数范围，所引起的浓度绝对误差Δc是不同的。当T大时，Δc小，但因浓度c很低，相对误差$\Delta c/c$较大；当T小时，Δc大，虽然浓度c较大，但$\Delta c/c$仍较大。只有在透光率适中时，也就是测量浓度适中时，$\Delta c/c$才较小。实验证明，当$T = 36.8\%$ ($A = 0.434$) 时，测量的相对误差最小。因此，为避免大的误差，必须设计好试样用量和其在测量过程中的稀释度。在实际工作中，通常将溶液的透光率控制在20%～65%之间，即吸光度约在0.7～0.2之间。

③参比溶液　在测量吸光度时，溶液须放入吸收池中，由于吸收池表面的反射和吸收，入射光的强度要受到一定的损失。另外，过量的显色剂、溶液中的共存组分甚至溶剂都可对入射光产生吸收，这些都会影响对所测吸光物质的吸光度测量。为此，必须对这些影响因素进行校正，以求消除或尽可能减小影响。最常用的校正方法是扣除参比溶液(或称空白溶液)在相同条件下的吸光度。具体测定方法是将被测溶液和参比溶液分别装入两个相互匹配的吸收池中(所选的两个吸收池在盛放蒸馏水时透光率相同或相近)，然后将参比溶液吸收池放入光路中，将其透光率调至100%($A = 0$)，再将被测溶液吸收池放入光路中，测出的吸光度即为扣除了参比溶液的吸光度。

参比溶液的选择应视具体情况而定。通常有：

溶剂空白　当显色剂及制备试液的其他试剂均在测定波长无吸收，且溶液中也无其他有色物质干扰时，可用溶剂作参比溶液，称为溶剂空白。

试剂空白　若显色剂有色，试样溶液在测定条件下无吸收或吸收很小时，可用试剂空白进行校正。所谓试剂空白，就是按显色反应相同的条件下加入除试样溶液外的各种试剂和溶剂后所得的溶液。

试样空白　若溶液中除显色剂以外，其他物质均在测定条件下有吸收，且显色剂不与试样中被测组分以外的其他成分显色时，可用试样空白校正。所谓试样空白，是指不加显色剂但按显色反应相同条件加入各种试剂和溶剂的试样溶液。

3. 定量分析方法

常用的定量分析方法有标准曲线法和标准对照法。

①标准曲线法　标准曲线法是分光光度分析法中最经典的定量方法。首先配制成一系列浓度不同的标准样品溶液，然后在相同的条件(入射光波长、吸收池大小、空白溶液等)下，依次测定相应的吸光度。以吸光度为纵坐标，标准样品溶液的浓度为横坐标作图，得到一条通过坐标原点的直线，这条直线称为标准曲线或工作曲线。标准曲线是根据一系列数据作出的回归线，

通过线性回归，可得到各标准溶液的吸光度A与标准溶液的浓度c间的直线方程：

$$A=bc \tag{8-6}$$

式(8−6)中b为直线的斜率。若在相同条件下，测得未知浓度的待测溶液的吸光度，将其代入式(8−6)即可求出待测溶液的浓度c。通过标准曲线测得的试样浓度，结果是相对准确的。因仪器之间存在着性能差异，在更换仪器或重新校正波长后，必须重新绘制标准曲线。

例 8−2 在用可见分光光度计法测微量铁的含量时，标准溶液是由 0.2158g $NH_4Fe(SO_4)_2 \cdot 12H_2O$溶于水稀释至500.0ml配成的。取适量的标准溶液在50ml容量瓶中显色(选磺基水杨酸为显色剂)，然后分别测定显色液的吸光度，得到如下数据：

标准溶液的浓度 $c/10^{-5}\ mol \cdot L^{-1}$	0.00	3.58	7.16	10.7	14.3	17.9
吸光度(A)	0.00	0.165	0.320	0.480	0.630	0.790

再取试样 5.00ml，稀释至 250.0ml，吸取此稀释液 2.00ml，在 50ml 容量瓶中与标准溶液相同的条件下显色后，测得吸光度为 0.555。用标准曲线法求试样中铁的含量。

解 首先作出标准曲线(见下图)

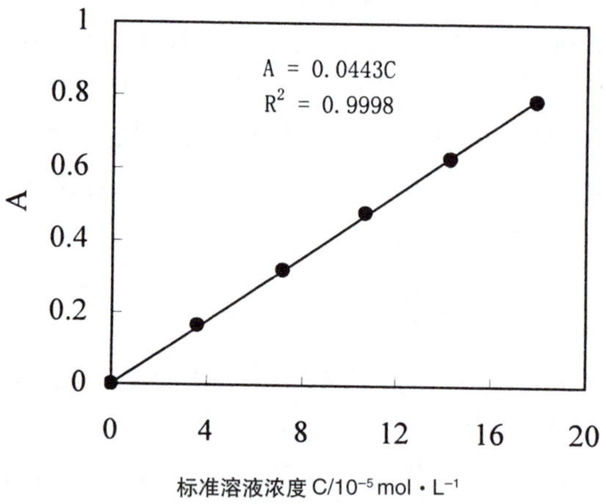

由图可以看出光吸收A和浓度c之间有很好的直线关系，其直线方程为$A = 0.0443c$，R是表示A和c间线性关系程度的量，称为线性相关系数，此R值愈接近 1，则A和c之间愈符合直线关系。由标准曲线(或直线方程)求得吸光度为 0.555 时，对应于标准溶液的浓度为 $1.25 \times 10^{-4} mol \cdot L^{-1}$

则试样中铁的含量为： $$\frac{1.25 \times 10^{-4} \times 0.25}{0.005} \times \frac{50.00}{2.00} = 0.156\ (mol \cdot L^{-1})$$

②标准对照法

在相同的条件下，分别配制浓度相近的标准样品和试样的溶液，显色后在测定波长分别测出其吸光度。设标准溶液的浓度和吸光度分别是c_s和A_s，试样溶液的浓度和吸光度分别为c_x和

A_x，则有：

$$A_s=\varepsilon bc_s \quad A_x=\varepsilon bc_x$$

$$\varepsilon b=\frac{A_s}{C_s}=\frac{A_x}{C_x}$$

$$即\quad C_x=\frac{C_sA_x}{A_s}$$

式中，c_s、A_s、A_x 均为已知或测定数据，因此可求算试液的浓度 c_x。

标准对照法简单方便，但要求标准溶液与被测试液的浓度要相近，否则误差较大。

例 8–3　取 1.00ml 2.25×10^{-3} mol · L^{-1} Fe^{3+} 离子标准溶液，显色后，在波长 480nm 处测得吸光度为 0.30；在相同条件下，取 1.00ml 含 Fe^{3+} 离子试液显色，测得吸光度为 0.41，计算试液中 Fe^{3+} 离子的浓度。

解 ∵已知 $A_s=0.30$，$c_s=2.25\times10^{-3}$ mol · L^{-1}，$A_x=0.41$

$$\therefore c_x=\frac{c_sA_x}{A_s}=\frac{2.25\times10^{-3}\times0.41}{0.30}=3.08\times10^{-3}\,(\text{mol}\cdot\text{L}^{-1})$$

小　结

利用物质对光的选择性吸收的性质而建立的分析物质的组成和含量的方法叫分光光度法。可见分光光度法测定的光的波长范围为400～760nm。分光光度法测定的理论依据是朗伯-比尔定律：

$$A=\varepsilon bc$$

A 表示吸光度，$A=-\lg T=\lg\dfrac{I_0}{I_A}$，透光率 $T=\dfrac{I_A}{I_0}$，I_0 表示入射光强度，I_A 表示透射光强度，b 和 c 表示单色光通过的液层厚度(cm)和溶液浓度(mol · L^{-1})，ε 表示摩尔吸光系数(L · mol^{-1} · cm^{-1})。

吸光度 A 与入射光的波长 λ 有关，用 A 对 λ 作图，得到吸收光谱。不同物质的吸收光谱不同。定量测定时最常用的光的波长是最大吸收波长 λ_{max}。定量测定时最常用的方法有标准曲线法和标准对照法。

为了提高测定的灵敏度和准确度，需要尽量提高入射光的单色性；选择合适的显色剂和显色条件，在 A=0.2～0.7 的范围内测定。

习 题

1. 什么是摩尔吸光系数？为何选用最大吸收波长 λ_{max} 的单色光进行分光光度法测定？
2. 吸收光谱和标准曲线各有什么实际应用？
3. 分光光度计的主要部件或组成有哪些？各部分的功能是什么？
4. 在用分光光度计测定某试液的吸光性质时，若用 2.00cm 吸收池测量，其透光率 $T = 60\%$，若在相同条件下，改用 1.00cm 吸收池测量，透光率 T 和吸光度 A 分别是多少？

   (答：透光率 T 和吸光度 A 分别是 78% 和 0.11)

5. 已知某化合物的相对分子量 $M_r = 280$，在 λ_{max} 波长下，吸收池的厚度为 2.00cm，测得浓度为 $1.50mg \cdot L^{-1}$ 的该化合物的溶液的透光率为 35%，计算该化合物的摩尔吸光系数。

   (答：$\varepsilon = 4.2 \times 10^4\ L \cdot mol^{-1}cm^{-1}$)

6. 强心药托巴丁胺($M_r = 270$)在 λ_{max} 处的摩尔吸光系数为 $703\ L \cdot mol^{-1} \cdot cm^{-1}$。取该片剂一片，溶于水并稀释到 2L，用 1.00cm 吸收池测量，测得其吸光度为 0.687，计算该药片中含托巴丁胺多少克？

   (答：0.528g)

第九章　烃

学习要求

烃是只含有碳、氢两种元素的化合物，因此又称碳氢化合物。根据分子结构的差异，烃类化合物可分成烷烃、烯烃、炔烃和芳香烃四类。通过本章学习，重点掌握这四类化合物的结构、主要性质以及基本命名；掌握有机化合物结构式的正确书写方法；了解烃类化合物的主要来源和在医学上的一些用途。

第一节　烷烃和环烷烃

烷烃分子中的所有碳碳键均以单键相连，所以又称为饱和烃。饱和烃通常有链状和环状两种。前者习惯叫作烷烃，后者称为环烷烃。本节将分别介绍这两类饱和烃。

一、烷烃

烷烃的通式为 C_nH_{2n+2}，符合此通式的一系列化合物称为同系物。甲烷(CH_4)是烷系中最简单的烷烃。因此以甲烷为代表讨论烷烃的结构。

(一) 烷烃的结构

碳原子在基态时的电子构型为 $1s^2 2s^2 2p_x^1 2p_y^1 2p_z^0$。按理只有 $2p_x$ 和 $2p_y$ 可以形成共价键，键角应为90°。但实际在甲烷分子中是四个完全等同的键，键角均为109°28′。这是因为在与氢原子成键过程中，碳的 $2s$ 轨道有一个电子激发到 $2p_z$ 轨道，成为 $1s^2 2s^1 2p_x^1 2p_y^1 2p_z^1$。然后3个 p 轨道与一个 s 轨道重新组合杂化，形成4个完全相同的 sp^3 杂化轨道。其形状一头大一头小，类似葫芦。见下列示意图：

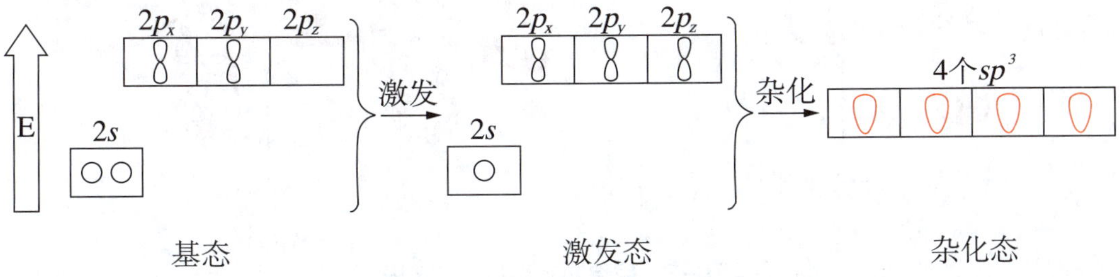

四个 sp^3 杂化轨道在碳核周围是怎样排列的呢？碳原子核位于正四面体的中心，四个 sp^3 杂化轨道环绕在碳核的周围，指向正四面体的四个顶点，相邻两个杂化轨道夹角均为109°28′(见图9−1)。

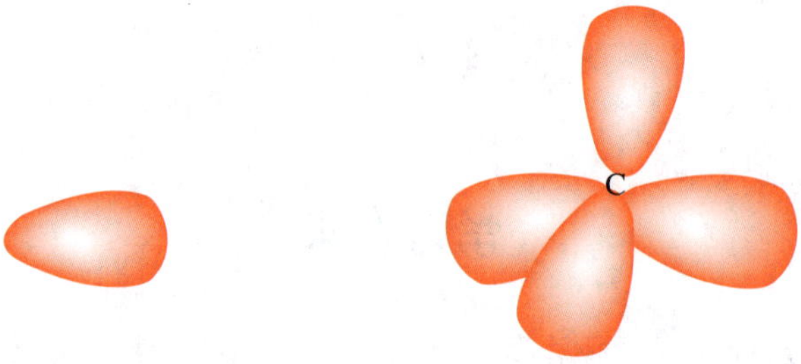

a　　　　b

图 9-1　a. 一个 sp^3 杂化轨道　b. sp^3 杂化态碳的构型(正四面体形)

当一个碳原子与其他四个原子直接键合，该碳原子为 sp^3 杂化，sp^3 杂化态碳呈四面体形状。饱和碳原子均为 sp^3 杂化。例如：

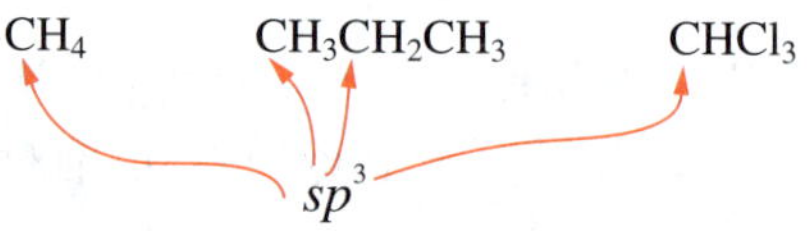

甲烷分子中，碳原子的四个等同 sp^3 杂化轨道分别与四个氢原子的 s 轨道(球形)沿着键轴(碳氢两原子核间连线)方向做最大程度的重叠，形成四个完全等同的碳氢共价键，又称为σ键。碳位于正四面体的中心，四个碳氢键指向正四面体的四个顶点，键角均为109°28′。见图9–2a 所示。

乙烷分子中碳碳之间以 sp^3–sp^3 构成σ键，碳氢之间以 sp^3–s 形成σ键，键角均接近 109°28′(见图 9–2b)。

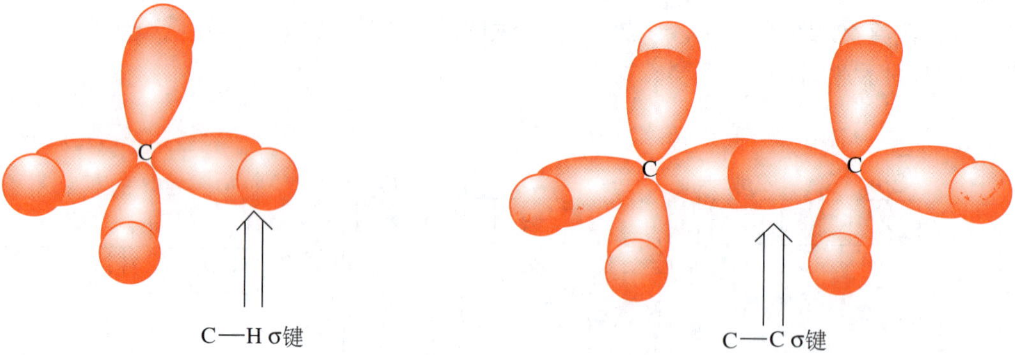

a. 甲烷　　　　b. 乙烷

图 9–2　甲烷和乙烷的电子云图

在其他烷烃中，所有碳原子也都是以 sp^3 杂化轨道与其他四个原子键合，形成σ键。甲烷及其他烷烃的结构常用球棍模型表示。下列就是甲烷和乙烷的球棍模型图。

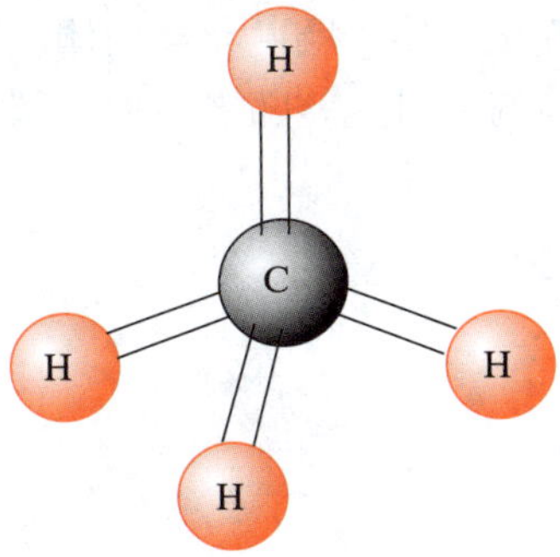

甲烷

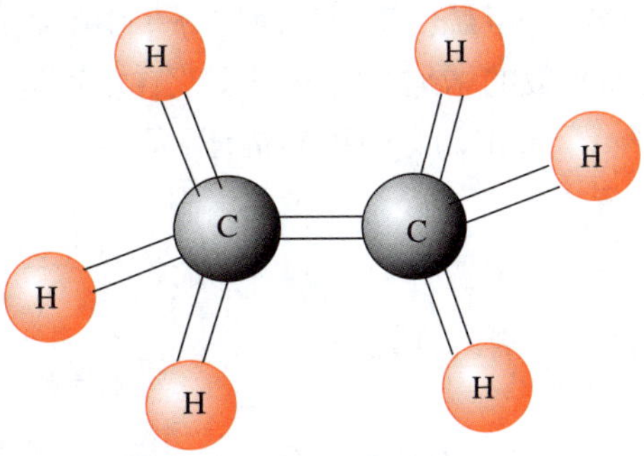

乙烷

图 9–3 球棍模型图

球棍模型图能体现分子的立体形象，但书写费时。下面介绍几种常见的书写结构式方法。

实线结构式：用实线—代表分子中的共价键。每一条实线代表分子中成键的两个原子间的一个共价键。例如：

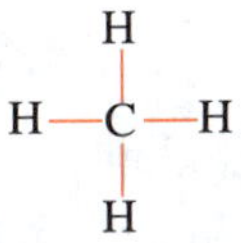

甲烷

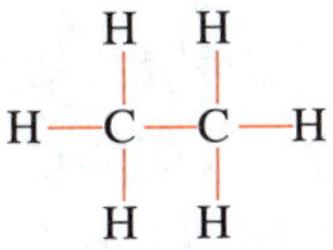

乙烷

简化结构式：将分子中与碳原子直接相连的氢原子写在相应“C”的后面，并在“H”的右下方标出氢原子的个数；碳碳之间的键(短横线)可省略，也可标出。例如：

CH_4

甲烷

CH_3CH_3 或 $CH_3—CH_3$

乙烷

若分子中同一个碳原子连有相同的基团，也可以合并放在括号内，写在相应“C”的后面，在括号外的右下方标出基团的个数。例如：

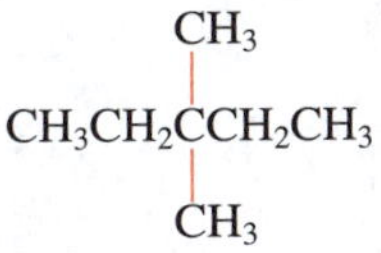

也可写成 $CH_3CH_2C(CH_3)_2CH_2CH_3$

另外，若分子中有连续数个亚甲基($-CH_2-$)，也可以合并放在括号内，在括号外的右下方标出亚甲基的个数。例如：

$CH_3CH_2CH_2CH_2CH_2CH_3$ 也可写成 $CH_3(CH_2)_4CH_3$

在有机化合物中，“C”总是形成四个价键。书写结构式时，要切记：必须满足碳原子的四价。只有做到这一点才不容易出错。

(二) 烷烃的异构现象

分子式相同、结构式不同的化合物互为同分异构体，简称异构体。在有机化合物中这种异构现象十分普遍。

烷烃中，甲烷、乙烷和丙烷分子中的碳原子间只有一种连接方式，所以无异构体。随着烷烃中碳原子数的增加，碳原子间就有多种连接的方式，异构体的数目也就随之增加。例如：丁烷(分子式为 C_4H_{10})有两种异构体：

$CH_3CH_2CH_2CH_3$

正丁烷

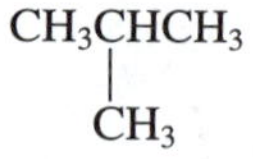

异丁烷

戊烷(分子式为 C_5H_{12})有三种异构体：

$CH_3CH_2CH_2CH_2CH_3$

正戊烷

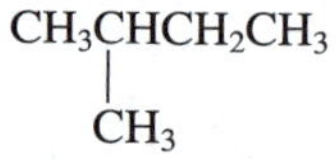

异戊烷

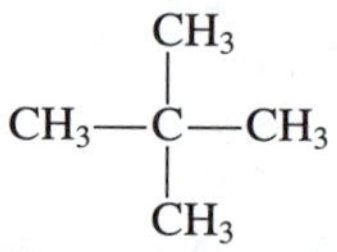

新戊烷

(三) 烷烃的命名

有机化合物数量庞大，同分异构体多，结构又较复杂，如何正确命名是学习有机化学的重要内容之一。化合物的名称不仅能体现分子的组成，而且能准确、简便地反映出分子中各原子间的连接顺序，甚至空间的排列方式。烷烃常用普通命名和系统命名两种方法。

1. 普通命名　普通命名适用于直链和碳原子数较少的烷烃。根据我国文字特点，普通命名的基本原则为：

(1) 按分子中碳原子数目称某烷，碳原子在十以下的分别用甲、乙、丙、丁、戊、己、庚、辛、壬、癸表示；十以上的用中文数字十一、十二……表示。如表 9-1 所示。

表 9-1　一些直链烷烃的名称与结构式

名　称	结构式	名　称	结构式
甲　烷	CH_4	庚　烷	$CH_3(CH_2)_5CH_3$
乙　烷	CH_3CH_3	辛　烷	$CH_3(CH_2)_6CH_3$
丙　烷	$CH_3CH_2CH_3$	壬　烷	$CH_3(CH_2)_7CH_3$
丁　烷	$CH_3(CH_2)_2CH_3$	癸　烷	$CH_3(CH_2)_8CH_3$
戊　烷	$CH_3(CH_2)_3CH_3$	十一烷	$CH_3(CH_2)_9CH_3$
己　烷	$CH_3(CH_2)_4CH_3$	十二烷	$CH_3(CH_2)_{10}CH_3$

(2) 为了区分异构体，常把直链烷烃称“正”某烷(书写时“正”字也可省略)；把只在链端第二位碳原子上连有一个甲基的烷烃称为“异”某烷；只在链端第二位碳原子上连有两个甲基的烷烃称为“新”某烷。例如：

$CH_3CH_2CH_2CH_2CH_2CH_3$

正己烷

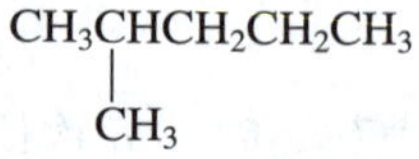

异己烷

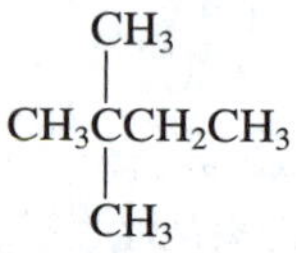

新己烷

在普通命名中，使用“新”字命名的化合物，一般只见五个碳和六个碳的烷烃。

2. 系统命名

为了求得结构复杂的化合物名称统一，1892年世界许多国家的化学家会集于日内瓦，首次拟定了有机化合物命名原则，后经多次修订，形成了今天各国普遍公认的IUPAC(国际纯化学和应用化学联合会)命名法。我国所采用的系统命名就是根据IUPAC体系，结合汉字特点制定的。

在讨论系统命名之前，先要介绍什么叫烷基。**烷烃分子中去掉一个氢原子，剩余的部分称为烷基**。例如：

RH	R—
(烷烃结构通式)	(烷基结构通式)
CH_4 甲烷	CH_3— 甲基
CH_3CH_3 乙烷	CH_3CH_2— 乙基

一些常见烷烃和相应烷基及其名称见表9-2。

表9-2　一些常见烷烃和相应烷基及其名称

烷基名称	结构式	烷基名称	结构式
甲　烷	CH_4	甲　基	CH_3—
乙　烷	CH_3CH_3	乙　基	CH_3CH_2—
丙　烷	$CH_3CH_2CH_3$	正丙基	$CH_3CH_2CH_2$—
		异丙基	CH_3CH— │ CH_3
丁　烷	$CH_3CH_2CH_2CH_3$	正丁基	$CH_3CH_2CH_2CH_2$—
		仲丁基	$CH_3CH_2CHCH_3$ │
异丁烷	CH_3—CH—CH_3 │ CH_3	异丁基	CH_3CHCH_2— │ CH_3
		叔丁基	CH_3 │ CH_3—C— │ CH_3

系统命名原则如下：

(1) 选择最长的连续碳链作为主链，按主链所含碳原子数称某烷(注意最长碳链不一定是直的，因为碳碳单键可以自由旋转，所以碳链在纸面上可弯曲至上方或下方)。

(2) 从连有取代基最近的一端开始，将主链的各个碳原子依次编号，标明烷基的位次。若烷基是相同的则合并，用二、三、四等表示数目。例如：

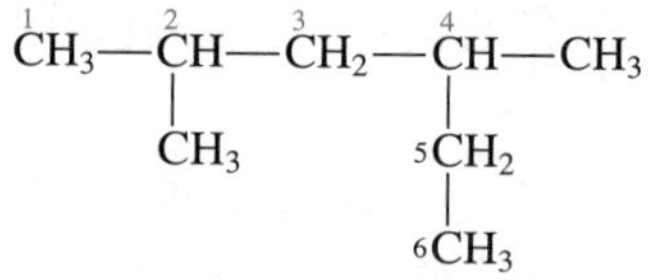

2, 4－二甲基己烷

(3) 主链连有不同的烷基，一般把简单烷基写在前面，复杂烷基写在后面。例如：

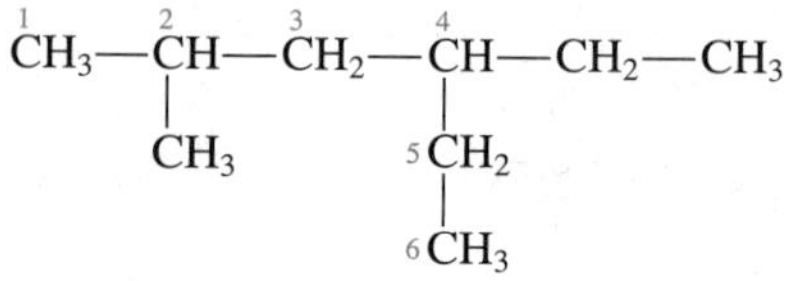

2−甲基－4－乙基己烷

(四) 烷烃的物理性质

化合物的理化性质与其分子中每个碳原子直接相连的基团数目密切相关。因此在讲烷烃的物理性质之前，先介绍伯(1°)、仲(2°)、叔(3°)、季(4°)碳原子和伯(1°)、仲(2°)、叔(3°)氢原子。根据分子中各碳原子相互连接的情况不同，将饱和碳原子分为四种类型：

伯碳原子(又称为一级碳原子，以1°表示)：只与另外一个碳原子直接相连的碳原子称伯碳原子或一级碳原子；**仲碳原子**(又称为二级碳原子，以2°表示)：只与另外两个碳原子直接相连的碳原子称为仲碳原子或二级碳原子；**叔碳原子**(又称为三级碳原子，以3°表示)：与另外三个碳原子直接相连的碳原子称为叔碳原子或三级碳原子；**季碳原子**(又称为四级碳原子，以4°表示)：与另外四个碳原子直接相连的碳原子称为季碳原子或四级碳原子。例如：

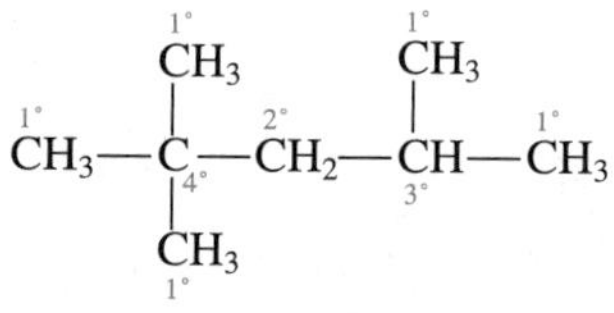

2, 2, 4－三甲基戊烷

与伯、仲、叔碳原子相连的氢原子分别称为伯、仲、叔氢原子。

化合物的物理性质通常指化合物的物态和溶解性以及沸点、熔点和密度等。下面分别讨论。

1. 物态和溶解性

烷烃在室温时有气体、液体和固体三种状态。1至4个碳的直链烷烃(甲烷至丁烷)为气体；5至17个碳 (戊烷至十七烷)是液体； 18碳以上的烷烃为固体。

溶解性可按照“极性相似者互溶”规律判断。烷烃是极性很弱或非极性化合物，因此，烷烃易溶于非极性或弱极性有机溶剂，如四氯化碳、苯和乙醚等；不溶于水(强极性化合物)。所有的烷烃都比水轻(烷烃的密度均小于 $1g/cm^3$)。

2. 沸点和熔点

非极性分子之间的作用力，主要是很弱的范德华力，这种作用力的大小与分子的表面积有关，表面积越小，分子之间的作用力越弱；反之越强。因此直链烷烃的沸点随分子量增大而升高。除很小的烷烃外，一般碳链上每增加一个碳原子，沸点升高20°至30°。

直链烷烃的熔点也随分子量增大而升高，但不像沸点增高那么有规律。因为化合物在晶体状态分子间的作用力不仅取决于分子的大小，还取决于晶格排列的紧密情况，晶格排列地越紧密，分子之间的作用力就越大，熔点就越高；反之越低。1至14个碳的直链烷烃的沸点和熔点的变化规律见图9–4：

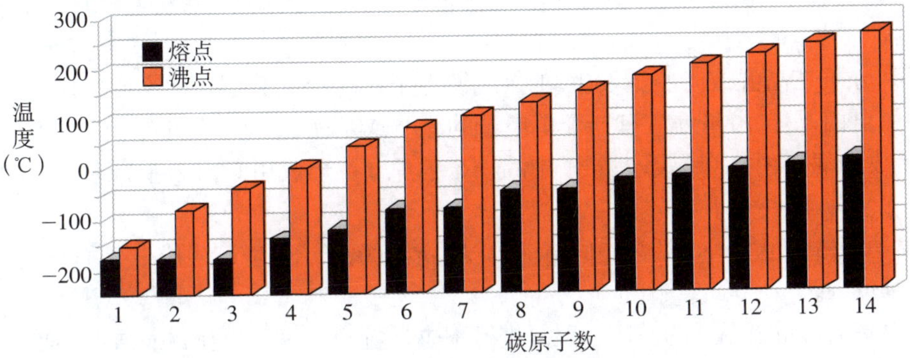

图9–4　直链烷烃沸点和熔点变化规律

烷烃的同分异构体中总是支链异构体的沸点比直链异构体低，而且支链越多，沸点越低。例如：

$$CH_3—CH_2—CH_2—CH_2—CH_3$$

戊烷（沸点36℃）

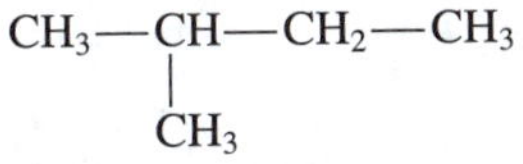

异戊烷（沸点28℃）

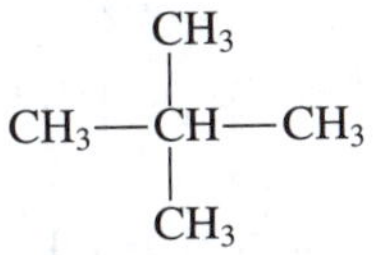

新戊烷（沸点9.2℃）

支链越多，沸点越低，这种支化作用的影响在各类有机化合物中都可以观察到，这是由于支化作用使分子的形状趋向于球形，从而使表面积降低。结果使分子间作用力变弱，因此在较低的温度就可克服这种分子间作用力。

(五) 烷烃的化学性质

烷烃是一类很稳定的化合物，一般条件下，它与酸(如硫酸、盐酸)、碱(如氢氧化钠)、氧化剂(如高锰酸钾、重铬酸钾)和还原剂(如金属钠)等都不起反应。但在适当的条件下，如：光照、高温或在过氧化物作用下，烷烃也能发生一些化学反应。

1. 取代反应

常温下，当氯气和甲烷混合在一起，在黑暗中并不发生反应。但在紫外光照射或在250～400℃的温度下，就会发生猛烈的反应，生成氯甲烷(CH_3Cl)和氯化氯(HCl)。

$$\underset{\text{甲烷}}{CH_4} + Cl_2 \xrightarrow[\text{或高温}]{\text{紫外光}} \underset{\text{氯甲烷}}{CH_3Cl} + HCl$$

氯甲烷还会继续与Cl_2反应，进一步生成二氯甲烷(CH_2C1_2)、三氯甲烷($CHCl_3$，俗名氯仿)和四氯化碳(CCl_4)混合物。

甲烷分子中的氢原子被氯原子替代的反应称氯取代反应。其他烷烃也能发生氯取代反应。溴也能与烷烃发生类似的取代反应。就某一个反应来说，须经过几步？每步反应又是如何进行的？其中哪一步是决定反应速率的一步？这些总称为反应机制。甲烷发生氯取代反应经过这样几个过程：

(1) $C1_2$分子在高温或光照下发生均裂(成键电子对均等的分裂，称为均裂)，生成的两个氯原子又称氯自由基(自由基是带有一个单电子的原子或基团，非常活泼)；

(2) 活泼的氯自由基夺取甲烷分子中的一个氢原子，形成甲基自由基($\cdot CH_3$)，同时生成1分子HCl；

(3) 甲基自由基也是一个活泼中间体，可以迅速与氯分子反应，生成一分子一氯甲烷(CH_3Cl)和氯自由基($\cdot Cl$)。

氯自由基又可重复前述的反应，反复进行下去，直到自由基相互碰撞结合，使自由基消失，取代反应方才终止。这种连续不断的反应称为连锁反应。

下列几个反应式概括了Cl_2与甲烷发生取代反应的反应机制。

(1) $Cl_2\ (Cl : Cl) \xrightarrow{\text{光照}} 2Cl\cdot$

均裂　　　　氯自由基

(2) $CH_4 + \cdot Cl \longrightarrow \cdot CH_3 + HCl$

甲烷　氯自由基　　甲基自由基

(3) $\cdot CH_3 + Cl_2 \longrightarrow CH_3Cl + \cdot Cl$

甲基自由基　　　一氯甲烷

(1)~(3)式是产生自由基和自由基不断反应的过程，而且能反复进行。但自由基一旦相互碰撞结合成分子，取代反应就可逐渐终止。例如：

$$\cdot Cl + \cdot Cl \longrightarrow Cl_2$$

$$\cdot CH_3 + \cdot Cl \longrightarrow CH_3Cl$$

$$\cdot CH_3 + \cdot CH_3 \longrightarrow CH_3CH_3$$

不仅一些化学反应过程能产生自由基并参与反应，也能终止反应。人体在正常生理过程中，同样能产生自由基，在正常代谢过程中产生的自由基对维持机体的生理功能十分重要。机体内也能不断地清除自由基，如SOD (超氧化歧化酶的简称)就是体内存在的能清除自由基的物质。自由基的产生与清除始终是处于动态平衡，虽然处于平衡状态时自由基的浓度极低，可是一旦内源性自由基的产生与清除失去了平衡，或者是环境因素的影响(如紫外线、高能辐射等)，或者是外源性化学物质直接或间接诱导产生的自由基得不到及时清除，就会造成对机体的损伤。

2. 烷烃的燃烧：氧化反应

烷烃和过量氧混合并点燃，就会发生氧化反应，生成二氧化碳和水，并放出大量热。例如：

$$CH_4 + O_2 \longrightarrow CO_2 + 2H_2O + 886.2\ kJ/mol$$

烷烃燃烧是一种十分重要的反应，因为在燃烧中放出大量热，使烷烃成为可利用的重要能源。但烷烃的不完全燃烧能够产生有毒气体——一氧化碳或煤烟状的碳，二者都使空气受到严重污染。甲烷的不完全燃烧反应式如下所示：

$$2CH_4 + 3O_2 \longrightarrow 2CO + 4H_2O$$

$$CH_4 + O_2 \longrightarrow \underset{(煤烟)}{C} + 2H_2O$$

二、环烷烃

前面讨论了链状烷烃，如果将链状烷烃两端的碳原子各用一价键相互结合，即形成环状结构，这种环状结构的烷烃称为环烷烃。环烷烃的通式为 C_nH_{2n}，除了三元环和四元环的环烷烃非常容易发生开环反应外，五元环和六元环以及较高级的环烷烃与开链烷烃的性质相似，非常稳定。

(一) 命名

环烷烃的命名一般是在同数目碳原子的开链烷烃名称前冠以“环”字。例如，三个碳的环烷烃称为环丙烷，四个碳的环烷烃称为环丁烷。为了书写方便起见，环烷烃的结构常用骨架式表示。例如：

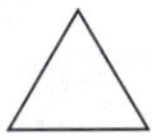

环丙烷

相当于

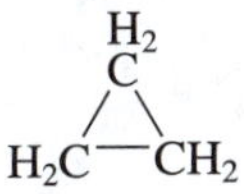

环丙烷

环丁烷

相当于

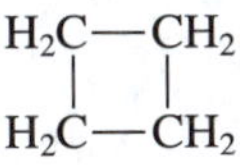

环丁烷

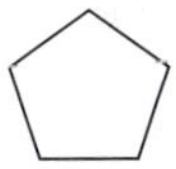

环戊烷

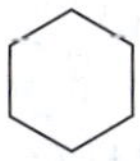

环己烷

使用骨架式书写环烷烃的结构，应记住每个角是代表一个 CH_2。如果环上只有一个取代基，先命名取代基，再命名环。例如：

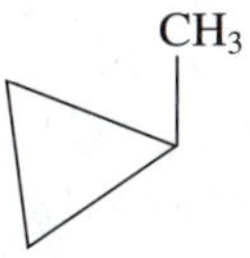

甲基环丙烷

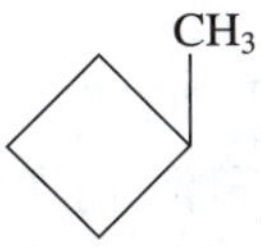

甲基环丁烷

环烷烃与开链烷烃不同，碳碳单键受环的限制不能自由旋转，因此当环上不同碳原子连有两个取代基时，就有两种异构体存在：一种是两个取代基在环的同侧，另一种是两个取代基在环的异侧。两个取代基在环的同侧的异构体的构型称为顺式；两个取代基在环的异侧的异构体的构型称为反式。例如：

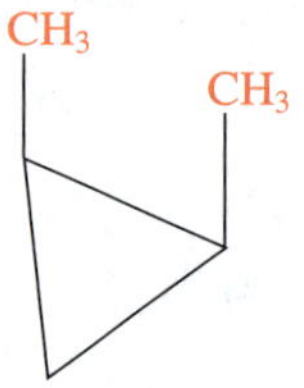

顺 -1,2- 二甲基环丙烷

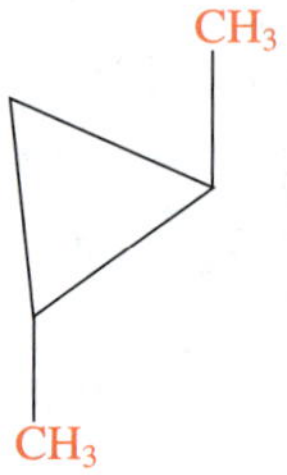

反 -1,2- 二甲基环丙烷

顺反异构体属于立体异构体，因为两者是由于分子中的原子或基团在空间排列方式不同所产生的异构体。

(二) 化学性质

五元环和六元环等大环环烷烃与链状烷烃的化学性质很相似，与酸(如硫酸、盐酸)、碱(如氢氧化钠)、氧化剂(如高锰酸钾、重铬酸钾)和还原剂(如金属钠)等都不起反应。但是小环烷烃如三元环、四元环环烷烃却与烯烃的化学性质相似，容易发生开环反应，生成开链化合物。例如：

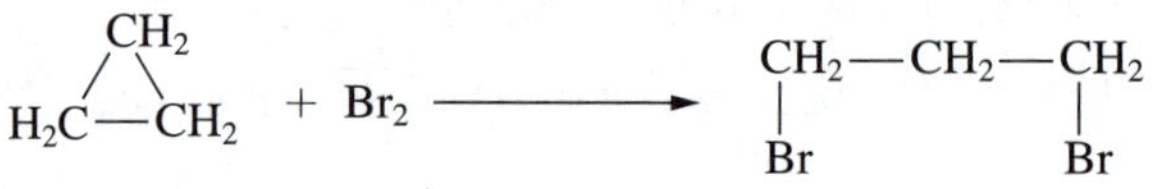

环丙烷　　1,3－二溴丙烷

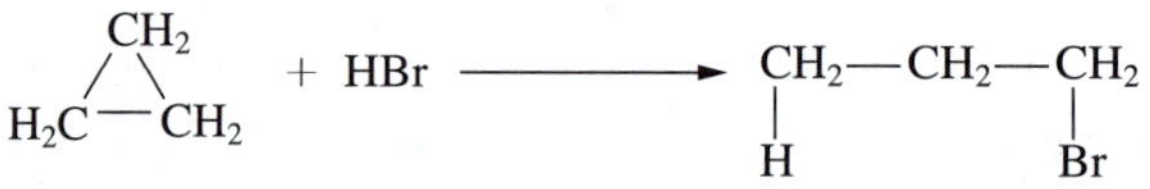

环丙烷　　1－溴丙烷

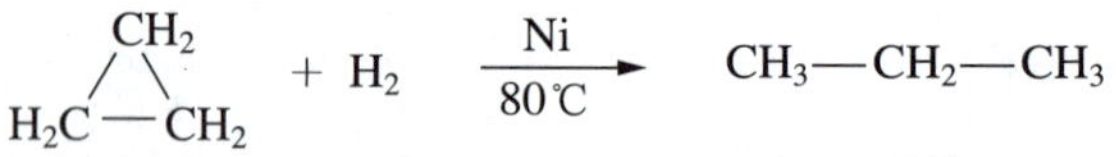

环丙烷　　丙烷

环丁烷的开环反应的活泼性较环丙烷差些。

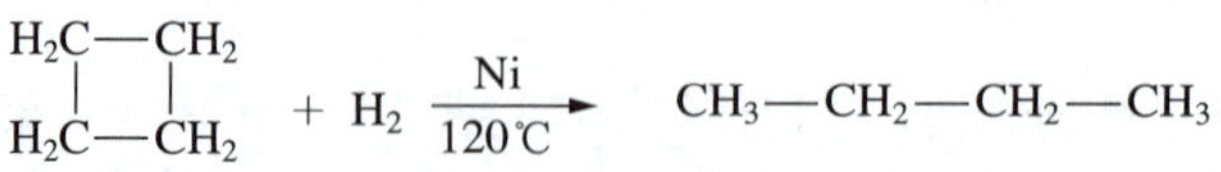

环丁烷　　丁烷

环己烷、环戊烷等环烷烃即使在较强烈的条件下，一般也不会发生开环反应。

为什么环丙烷与环丁烷易开环，而环己烷和环戊烷则不易开环？为什么环丁烷比环丙烷开环反应的活泼性又差些？如何解释这些事实？这是因为饱和碳原子之间都是以 sp^3 杂化轨道成键，对于环烷烃来说，只有环内键角为109°28′才能达到最大程度重叠。但环丙烷中环内键角均为60°，因此sp^3轨道间不可能达到最大程度重叠，只能部分重叠，形成弯曲的碳碳单键(见图9–5)。

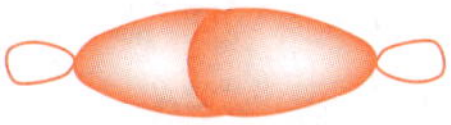

a. 最大程度重叠的键(环己烷)

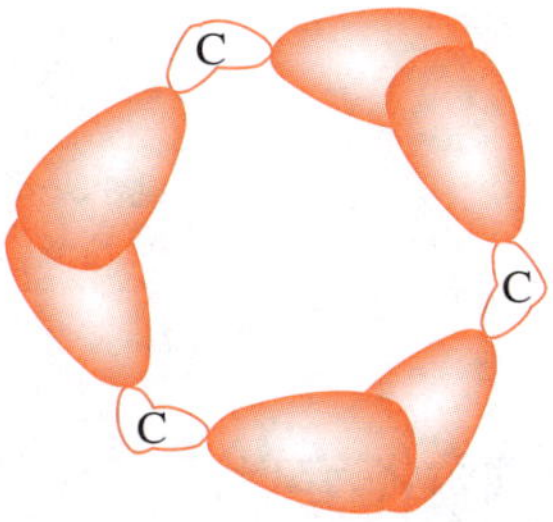

b. 弯曲的碳碳单键(环丙烷)

图9–5　环烷烃碳碳单键图示

弯曲的碳碳单键存在着一种内在的环张力，倾向开环形成最稳定的键(成键电子云最大程度重叠)。环内键角越小，成键电子云的重叠程度就越小，环张力就越大。这就是三元环最容易发生开环反应，而四元环开环反应的活泼性较三元环差些的道理。

在环烷烃中环己烷最稳定，环戊烷仅次于环己烷。环己烷衍生物在自然界中存在的最多。环己烷分子中，虽然由于碳环的存在使单键的旋转受到了限制，但分子本身通过环的扭动自动折曲呈适应四面体角的形状。X射线衍射和光谱测定证实：环己烷分子中的六个碳原子并不在同一平面上，99%是以椅式形状存在，键角均接近109°28′(见图9–6)。环内每个碳碳单键均为相邻两个碳的成键电子云(sp^3杂化轨道)最大程度重叠形成的(见图9–6)。

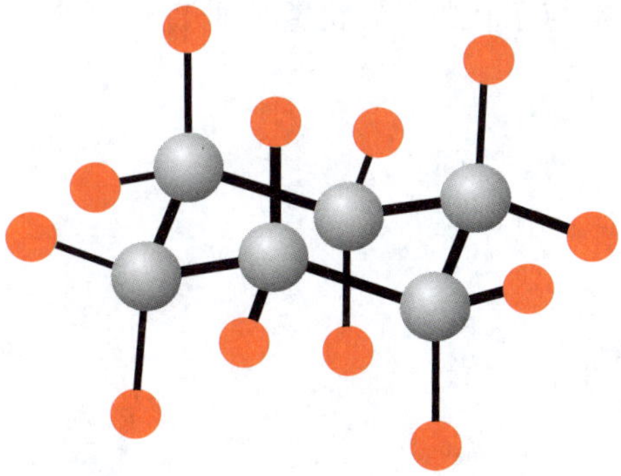

图9–6　环己烷分子结构

第二节　烯　烃

烯烃是指含有一个或一个以上碳碳双键的烃。分子中只含有一个碳碳双键的开链烯烃的通式是C_nH_{2n}，最简单的烯烃是乙烯($H_2C=CH_2$)，其球棍模型如图9–7所示：

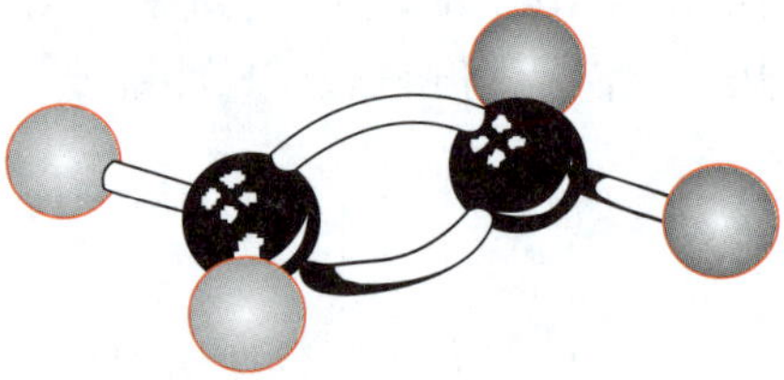

图 9–7　乙烯结构(球棍模型)

一、乙烯的结构

(一) 烯烃中双键碳的杂化方式

碳原子在形成碳碳双键的过程中，首先碳的激发态的一个 2*s* 轨道与两个 2*p* 轨道重新组合杂化，形成三个相同的 sp^2 杂化轨道，每一个 sp^2 杂化轨道的形状也类似葫芦形，一头大一头小，但比 sp^3 短一点(为什么？)。另外，还剩下一个未参与杂化的 *p* 轨道。此杂化过程可用下列示意图示之：

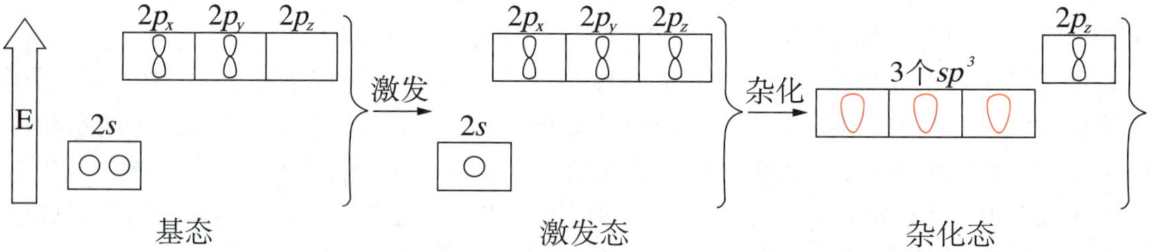

碳原子经 sp^2 杂化之后，其核外轨道是怎样排列的呢？三个 sp^2 杂化轨道处于同一平面，夹角均为 120°，余下的一个未参与杂化的 $2p_z$ 轨道，垂直于三个 sp^2 杂化轨道所在的平面(见图 9–8)：

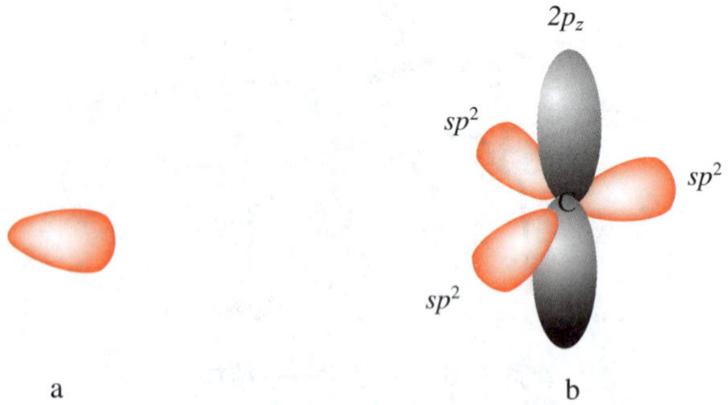

a　　　　　　　　b

图 9–8　a. 一个 sp^2 杂化轨道　b. sp^2 杂化态碳的构型

当一个碳原子与其他三个原子直接键合时，该碳原子为 sp^2 杂化。sp^2 杂化碳呈三角形。一般双键碳均为 sp^2 杂化。例如：

$$CH_3CH{=}CH_2 \qquad H_2C{=}O$$

sp^2

(二) 乙烯的结构

烯烃的碳碳双键是由两个碳原子的 sp^2 杂化轨道沿着对称轴重叠形成的一个σ键和两个互相平行的 p 轨道侧面重叠形成的一个π键构成的。现以最简单的烯烃——乙烯的分子结构为例阐述其结构。

乙烯分子中的碳原子为 sp^2 杂化，碳上的三个 sp^2 杂化轨道处于同一平面上，夹角为120°，两个碳原子还各有一个与该平面垂直的p轨道。乙烯分子中的碳碳双键就是由两个碳的 sp^2 杂化轨道沿着对称轴重叠形成的一个σ键和两个 p 轨道侧面重叠形成一个π键构成，见图9–9。

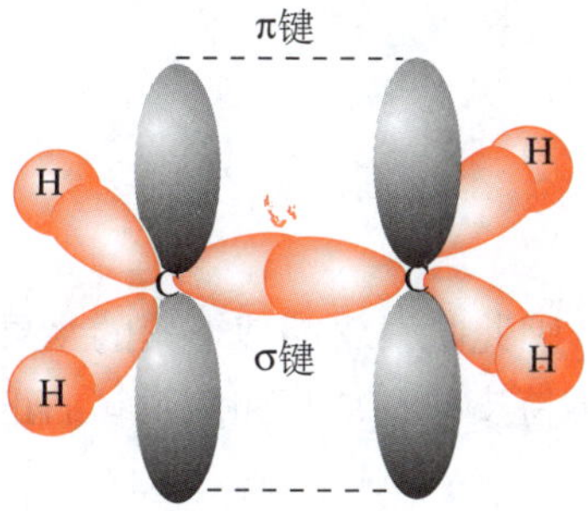

a. 电子云图

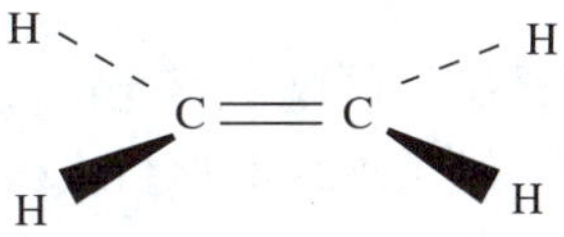

b. 结构式

图 9–9　乙烯的结构

乙烯分子中的碳氢键是由碳原子的另外两个sp^2杂化轨道分别与氢的s轨道沿着对称轴重叠形成四个σ键，所有的σ键都处于同一平面，π键位于σ键所在平面的上下，呈平面对称。

碳碳双键与单键不同，它不能旋转，否则就会破坏两个 p 轨道之间的重叠，也就破坏了π键。

除了单烯烃(分子中只含有一个碳碳双键)外，自然界还存在许多多烯烃(分子中含有两个或两个以上碳碳双键的烯烃)，例如：存在于胡萝卜、番茄以及其他水果和蔬菜中的β–胡萝卜素就是多烯烃。

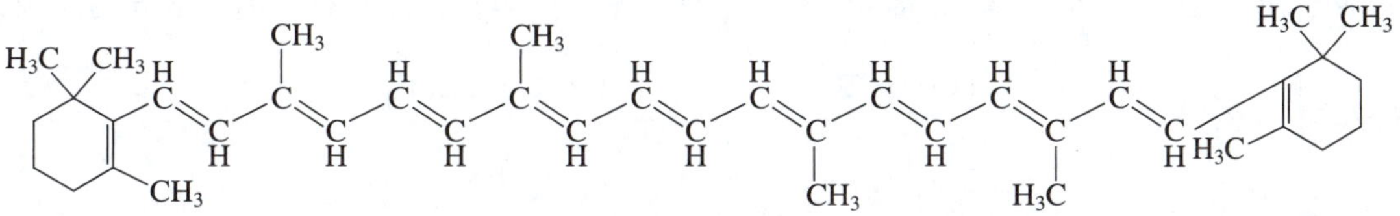

β–胡萝卜素

从上述结构可看出，β–胡萝卜素分子中存在着许多共轭双键(仅从书写结构式观察，共轭双键可看作单双键相间的结构)，因此β–胡萝卜素是具有共轭烯烃结构的化合物。

共轭烯烃是多烯烃中最重要的一类化合物，共轭链越长，吸收光的波长越长，如β–胡萝卜素可吸收可见光而呈橙黄色，甚至呈橙红色。

β–胡萝卜素在体内可被肠粘膜中的β–胡萝卜素双加氧酶催化生成两分子视黄醛，而视黄醛又可在醇脱氢酶的作用下还原成视黄醇(即维生素 A_1)。在体内，两者的转化是可逆的。

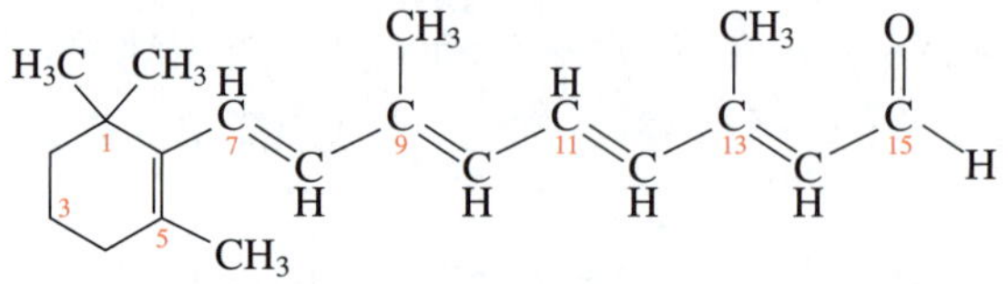

视黄醛

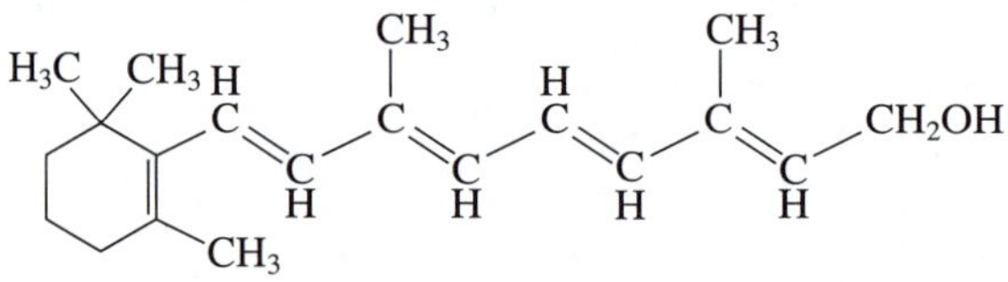

视黄醇（维生素A_1）

视黄醛是眼睛视网膜中感光物质的重要的组成成分，因此吃富含胡萝卜素的水果和蔬菜有助于保护视力。维生素 A 对保持人体的正常生长发育，维持皮肤、结膜和角膜等的正常功能起着重要的作用。

二、烯烃的命名

烯烃的命名原则基本与烷烃相同，略有一点不同的是在系统命名中要选择含有碳碳双键最长的碳链作主链，编号以离双键最近的一端开始。例如：

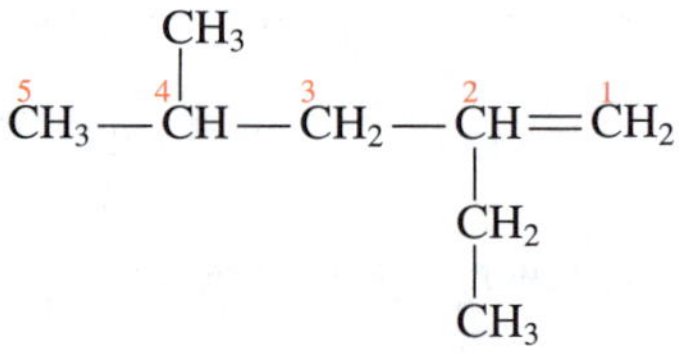

4- 甲基 -2- 乙基 -1- 戊烯

四个碳以上的烯烃除了有碳链异构外，还有双键位置异构，也叫官能团位置异构。例如：

$CH_3CH_2CH=CH_2$　　　　$CH_3CH=CHCH_3$

1- 丁烯　　　　2- 丁烯

命名环状烯烃时，首先要使双键编号最小，然后使取代基的编号尽可能小。例如：

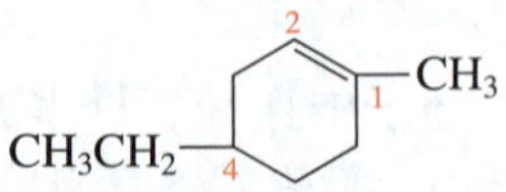

1- 甲基 -4- 乙基环己烯

由于碳碳双键不能旋转，导致双键碳上连有不同原子或基团的烯烃，存在着顺反两种异构体。相同原子或基团在双键同一侧的为顺式，在异侧的为反式。例如：

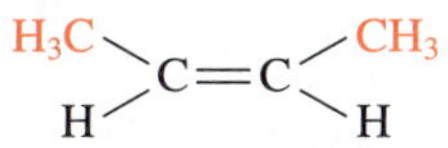

顺式 -2- 丁烯

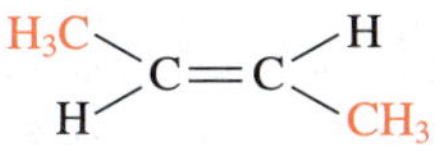

反式 -2- 丁烯

如果双键碳上连有相同原子或基团，则不存在顺反异构体。例如：

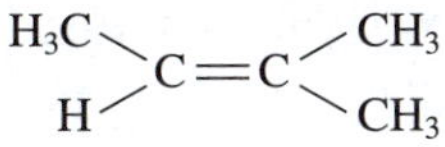

2- 甲基 -2- 丁烯
(无顺反异构体)

当双键碳上连有四个不相同的原子或基团，就无法用顺、反命名异构体的构型。需要用另外一种方法标记异构体的构型。

Z、*E* 构型标记法：

构型表示立体异构体分子中的原子或基团在空间的排列方式，即烯烃双键碳上所连原子或基团在双键两侧的排列方式。

Z、*E*构型标记法是根据双键上每一个碳原子所连的基团“大小”次序(优先次序)决定是*Z*还是*E*。当两个大基团(或称为优先基团)均在双键同侧称为*Z*型(Z是德文Zusammen的字首，即同一边之意)，若两个大基团分别在双键两侧称为*E*型(E是德文Entgegen的字首，即相反、两边之意)。

根据直接与双键碳相连原子的原子序数大小确定基团大小次序(或称优先次序)。原子序数大的为大基团，原子序数小的为小基团。例如：

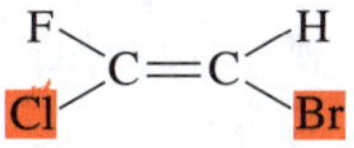

(*Z*)-1- 氟 -1- 氯 -2- 溴乙烯
(大基团在双键同侧)

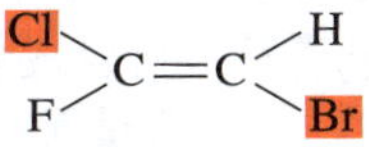

(*E*)-1- 氟 -1- 氯 -2- 溴乙烯
(大基团在双键异侧)

Cl > F

Br > H

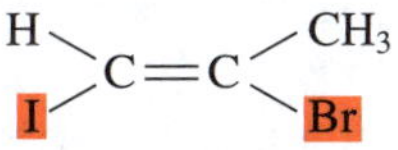

(*Z*)-2- 溴 -1- 碘丙烯
(大基团在双键同侧)

I > H　　　Br > CH_3

对于结构较复杂的烯烃，可根据次序规则(详见第十四章)确定双键碳上的基团大小次序。

对于分子中含有两个及两个以上双键的多烯烃，可根据分子中的双键数称为某烯烃。例如：

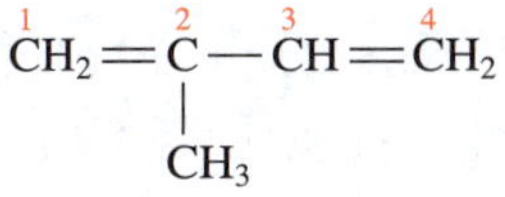

2- 甲基 -1,3- 丁二烯
(异戊二烯)

$CH_2{=}CH{-}CH_2{-}CH{=}CH_2$

1,4- 戊二烯

三、烯烃的物理性质

烯烃的物理性质与烷烃类似。在室温下$C_{2\sim4}$的烯烃为气体；$C_{5\sim8}$的烯烃是液体；C_{18}以上的烯烃为固体。沸点随分子量增加而增高。对于直链烯烃，每增加一个CH_2，沸点升高20～30℃。在同分异构体中，支链烯烃比直链烯烃沸点低。烯烃不溶于水，易溶于苯、乙醚、氯仿($CHCl_3$)、四氯化碳和石油醚(5～6个碳的烷烃混合物)等有机溶剂。烯烃的密度均小于1。

顺反异构体是可以分离的，它们分别代表不同的化合物。顺反异构体的物理性质如偶极矩(μ)、沸点(bp)等都有差异。例如：

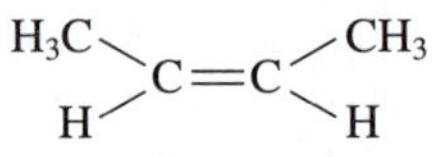

顺式-2-丁烯

μ = 0.33 D

bp = 4℃

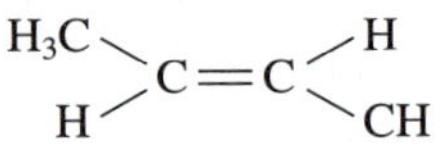

反式-2-丁烯

μ = 0 D

bp = 1℃

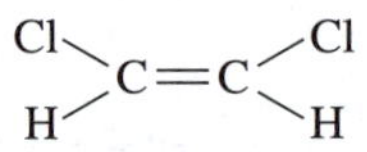

顺式-1,2-二氯乙烯

μ = 2.95 D

bp = 60℃

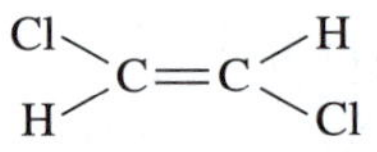

反式-1,2-二氯乙烯

μ = 0 D

bp = 48℃

顺反异构体两者在生理活性上也有着显著差异。例如，有一种雌激素——己烯雌酚，临床上用于治疗功能性子宫出血和前列腺癌等。其反式异构体的生理活性是顺式异构体的7～14倍。

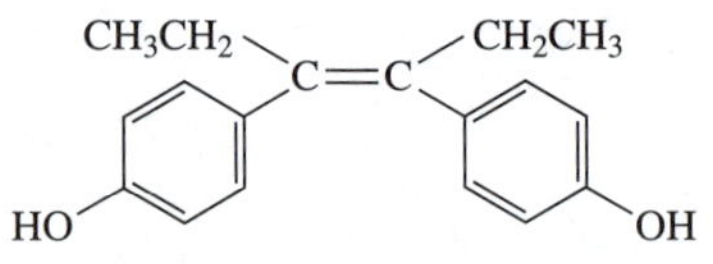

顺式-己烯雌酚

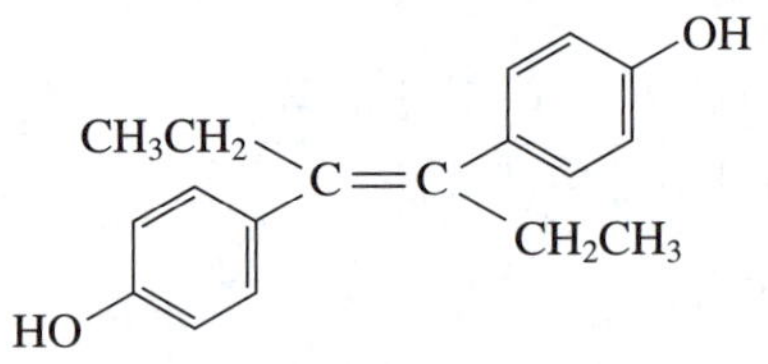

反式-己烯雌酚

四、烯烃的化学性质

烷烃性质稳定，与酸、碱和氧化剂(如高锰酸钾)等都不起反应，主要是由于烷烃分子中只有σ键。σ键是成键轨道沿键轴重叠形成的，重叠程度大，电子云密集于两个原子核间，受两个原子核的吸引力较大，不易受试剂的进攻。烯烃的碳碳双键是由一个σ键和一个π键组成的，π键是由*p*轨道侧面重叠形成的，重叠程度比较小，并且π电子云是分布在σ键所在平面的上下，电子云受原子核约束力小，很易受试剂进攻，因此烯烃的化学性质比烷烃活泼。

(一) 加成反应

加成反应的含义可以用下列一个简单的反应式说明：

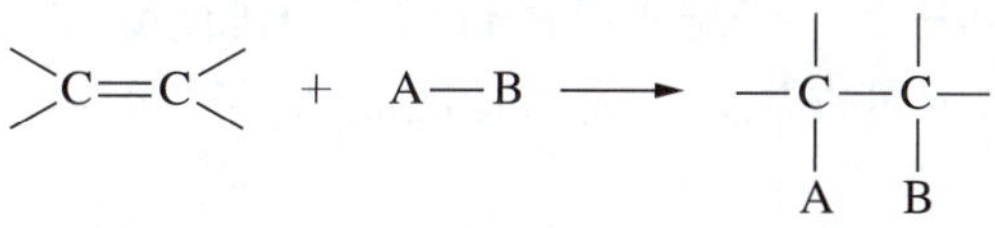

烯烃　　试剂　　加成产物

加成反应是两个分子结合成一个产物分子的反应。这与前面讲的取代反应不同，取代反应除了生成主要产物外，还有另外的小分子生成。下面具体讨论加成反应 。

1. 烯烃与卤素加成

碘一般不能与烯烃直接加成；氯和溴很容易与烯烃发生加成反应，生成1，2−卤代烷。例如：

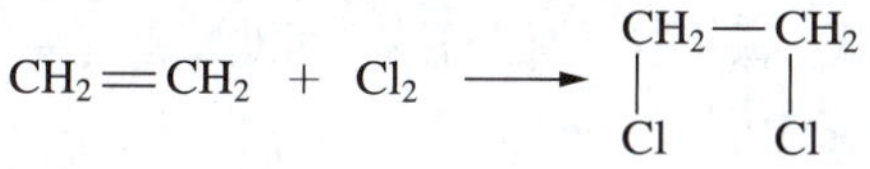

乙烯　　1,2− 二氯乙烷

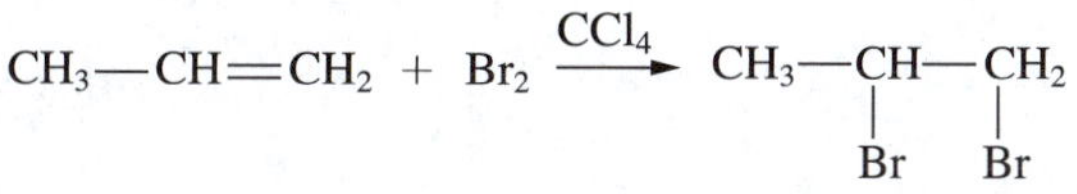

丙烯　　1,2− 二溴丙烷
(无色)

上述加成反应条件十分温和，只要在室温条件下，将溴溶于四氯化碳或二氯甲烷等惰性溶剂，然后加入烯烃中，就能迅速反应。

溴与烯烃的加成反应对鉴定碳碳双键十分有用。溴的四氯化碳溶液是红色的，而烯烃和加成产物——二溴化物都是无色的，因此使溴的四氯化碳溶液迅速褪色(实际上是溴的红色消失，四氯化碳也是无色液体)，从而证实碳碳双键的存在。

2. 烯烃与卤化氢加成

烯烃能与氯化氢(HCl)、溴化氢(HBr)和碘化氢(HI)发生加成反应，生成相应的卤代烷。例如：

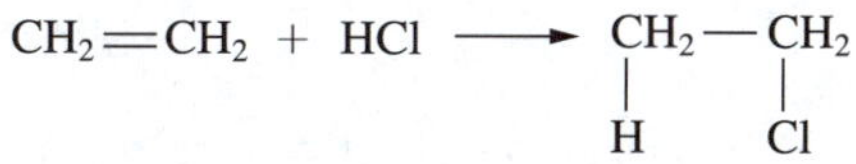

乙烯　　氯乙烷

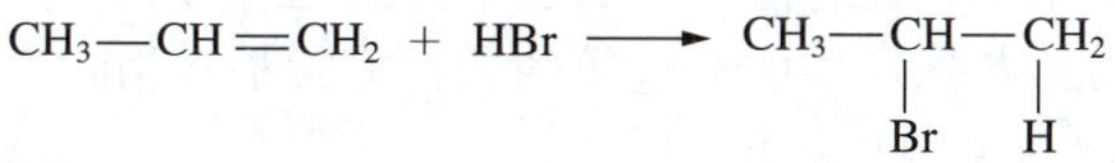

丙烯　　2− 溴丙烷
(主要产物)

为什么丙烯与 HBr 加成得到的主要产物是 2− 溴丙烷，而不是 1− 溴丙烷($CH_3CH_2CH_2Br$)?

根据许多加成反应实验结果的统计，俄国化学家马尔科夫尼科夫(Markovnikov)指出，在可能产生两种异构体产物的反应中，往往其中的一种产物是主要的。他在 1869 年总结归纳了这样的规律：**当不对称烯烃与不对称试剂加成时，不对称试剂分子中带负电荷的部分总是加到碳碳**

双键中含氢较少的碳原子上，带正电荷的部分(H^+)加到碳碳双键中含氢较多的碳原子上。通常称此规律为马尔科夫尼可夫规则，简称马氏规则。下面以反应通式示之：

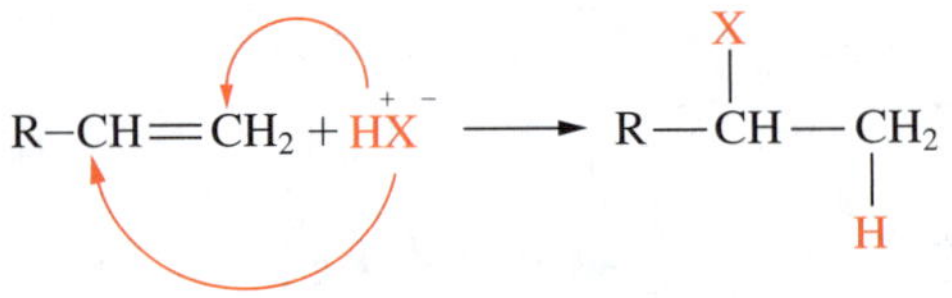

主要产物

烯烃与卤化氢的反应也很容易进行，通常是将干燥的卤化氢直接通入烯烃中，即可发生反应。为了避免水和烯烃加成，一般不用普通的卤化氢水溶液。

如何从电子效应解释马氏规则呢？要回答这个问题，首先要讨论烯烃加成反应的机制。以丙烯与 HBr 加成生成 2- 溴丙烷为例：

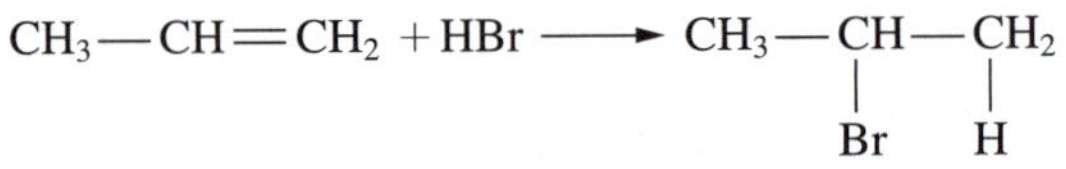

2- 溴丙烷

该加成反应的机制分两步进行：首先是试剂(HBr)中带正电荷的质子(H^+)进攻富裕电子的双键，π 键发生异裂，一对电子转移给原双键中的一个碳原子，并与进攻的 H^+ 以共价键相结合，进而形成一个碳正离子(带正电荷的碳原子或基团称为碳正离子)中间体。第二步是溴负离子(Br^-)与碳正离子结合，形成加成产物。

第一步：

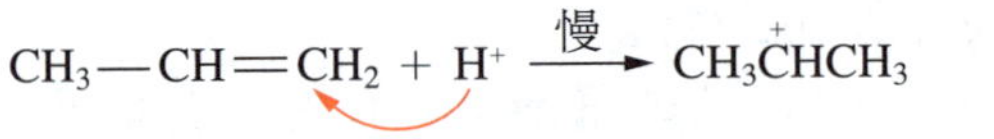

丙烯　　碳正离子中间体

第二步：

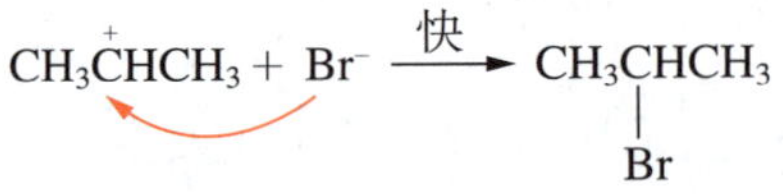

2- 溴丙烷

第一步是较慢的一步，是决定反应速度的一步，也就是反应速度主要是由带正电荷的质子(H^+)去进攻富裕电子的双键所决定。具有这种机制的加成反应称为亲电加成。H^+ 为亲电试剂。亲电试剂是一种本身缺少电子，但有能力从反应中得到电子形成共价键的离子或分子。

带正电荷的碳杂化方式与烯烃中的双键碳的杂化方式基本相同，也是 sp^2 杂化，所不同的是未杂化的 p 轨道中无电子(见图 9-10)。

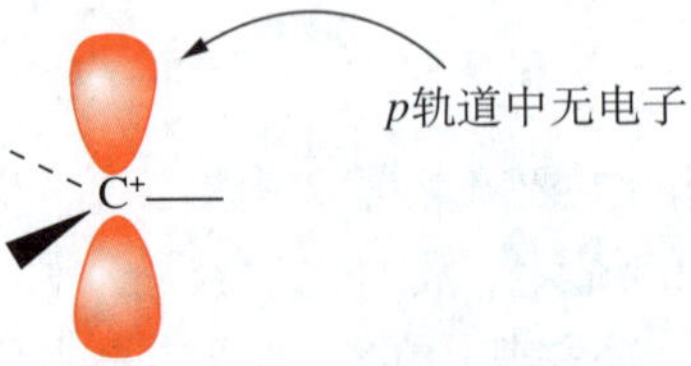

图 9-10　碳正离子构型

碳正离子可以根据带正电荷的碳原子所连烃基数目的不同，而分成伯、仲、叔三种碳正离子，也可分别称为一级(1°)、二级(2°)和三级(3°) 碳正离子。不同类型碳正离子的相对稳定性次序如下：

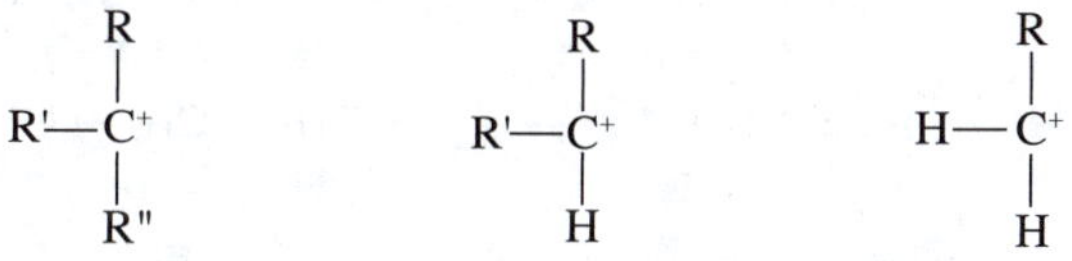

叔(3°)　　仲(2°)　　伯(1°)

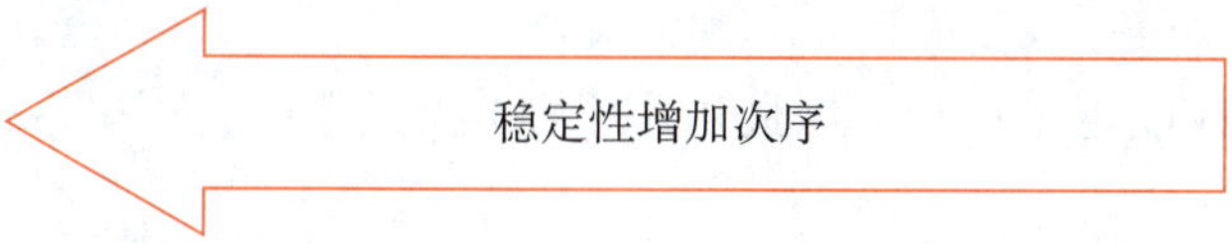

相对越稳定的碳正离子，在加成反应过程中就越容易形成。也就是说叔碳正离子在加成反应过程中最容易形成，其次是仲碳正离子，而伯碳正离子最难形成。

了解了烯烃加成反应的机制——亲电加成，就很容易从电子效角度应理解马氏规则。

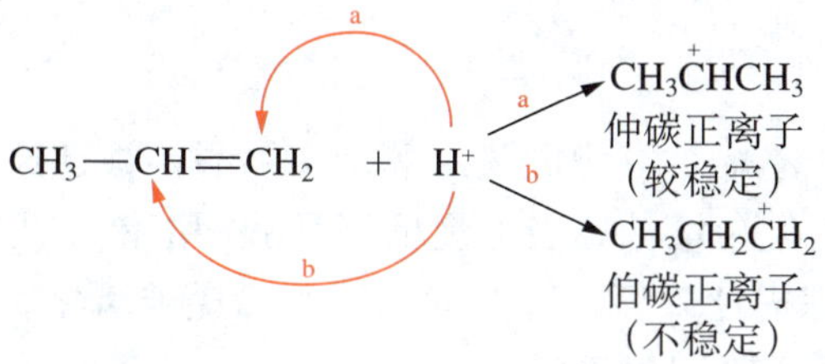

由前可知，当H^+按照a途径加至丙烯分子末端含两个氢的双键碳上(即加到碳碳双键中含氢较多的碳原子上)，形成一个比较稳定的仲碳正离子，若H^+按照b途径加至丙烯分子中含一个氢的双键碳上(即加到碳碳双键中含氢较少的碳原子上)，则形成一个不稳定的伯碳正离子。实际上，伯碳正离子一般很难形成。

3. 烯烃与水加成：水合反应

在酸催化下(通常用浓H_2SO_4)，水与烯烃加成，得到的加成产物为醇。水与烯烃的加成反应又称为烯烃的水合反应。烯烃与水的加成也是按照马氏规则进行加成的。例如：

$$H_2C{=}CH_2 + H_2O \xrightarrow[250℃]{H_2SO_4} CH_3CH_2OH$$

乙烯　　乙醇

$$CH_3-CH{=}CH_2 + H_2O \xrightarrow{H^+} CH_3-\underset{\displaystyle OH}{\underset{|}{CH}}-CH_3$$

丙烯　　异丙醇

(二) 还原反应：催化氢化

在有机化学中，通常把加氢的反应称为还原反应。烯烃的加氢反应需要催化剂(如Pt、Ni、Pd等金属催化剂)参与催化，方才能发生反应。这种加氢反应，确切地应称为催化氢化反应。

在金属催化剂存在下，烯烃能与氢分子定量地反应，生成相应的烷烃。例如：

$$CH_3—CH═CH_2 + H_2 \xrightarrow{Pt} CH_3—CH_2—CH_3$$

丙烯　　　　丙烷

金属催化剂的作用是降低反应的活化能，加速反应。许多催化氢化反应在室温和常压条件下就能发生反应。

由于催化氢化反应能定量进行，因此可用于测定化合物分子中的双键数目。

(三) 氧化反应

在室温条件下，稀的碱性高锰酸钾水溶液能将烯烃的双键氧化成邻二醇类化合物。

$$H_2C═CH_2 + KMnO_4 \xrightarrow[25℃]{OH^-} \underset{OH}{CH_2}—\underset{OH}{CH_2} + MnO_2\downarrow$$

乙烯　　高锰酸钾(紫色)　　乙二醇　　二氧化锰(棕褐色固体)

在这个氧化反应中，乙烯被氧化成乙二醇，高锰酸钾被还原成棕褐色二氧化锰(MnO_2)沉淀。高锰酸钾水溶液是紫红色溶液，当适量稀高锰酸钾溶液(浓度约1%)与烯烃反应，高锰酸钾的紫色消失，并出现棕褐色二氧化锰沉淀，证明烯烃被氧化。烷烃与高锰酸钾不发生氧化反应，因此，此反应可用来鉴别烷与烯。

要得到邻二醇类化合物，必须非常小心地控制反应条件，最重要的是维持反应在碱性条件下，一般pH保持在11～12之间。此外，反应温度须控制在室温或略低于室温的条件下。如果在较高温度，或者在酸性条件下(如使用重铬酸钾硫酸溶液作氧化剂)进行反应，烯烃的双键将会发生断裂，在这种情况下，就得不到邻二醇类化合物。由此说明掌握化学反应条件是十分重要的。

在有机化学反应中，**化合物分子中得到氧原子或失去氢原子的碳原子称为被氧化，而失去氧原子或得到氢原子的碳原子称为被还原**。掌握氧化还原的概念，有助于学习生物化学反应。

第三节　炔　烃

分子中含有碳碳三键的烃称为炔烃。分子中只含有一个碳碳三键的炔烃的通式为C_nH_{2n-2}。

一、炔烃的结构

(一) 炔烃中三键碳的杂化方式

碳原子在形成碳碳三键的过程中，首先碳的激发态中一个2*s*轨道与一个2*p*轨道重新组合杂化，形成两个相同的*sp*杂化轨道，每一个*sp*杂化轨道形状也类似葫芦，一头大一头小，但比sp^2还要短一点(为什么？)。另外剩余两个互相垂直的*p*轨道。见下列示意图：

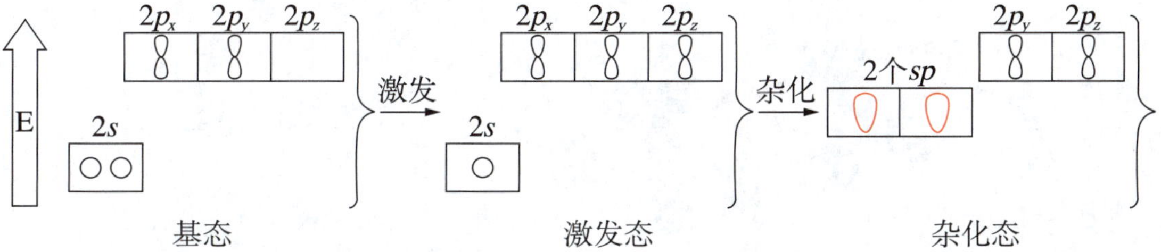

碳原子经 sp^2 杂化之后，其核外轨道是怎样排列的呢？两个 *sp* 杂化轨道呈直线形，夹角为 180°。余下两个互相垂直的 *p* 轨道又都垂直于两个 *sp* 杂化轨道所呈的直线(图 9−11)。

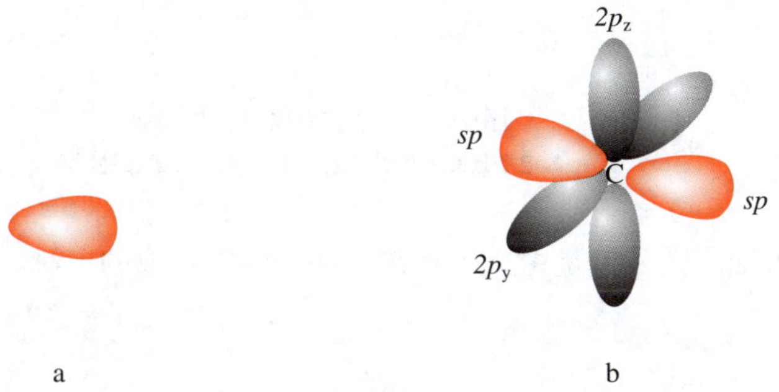

图 9−11　a. 一个 *sp* 杂化轨道　b. *sp* 杂化态碳的构型

当一个碳原子与其他两个原子直接键合，该碳原子为 *sp* 杂化。*sp* 杂化碳呈直线形。三键碳均为 *sp* 杂化。例如：

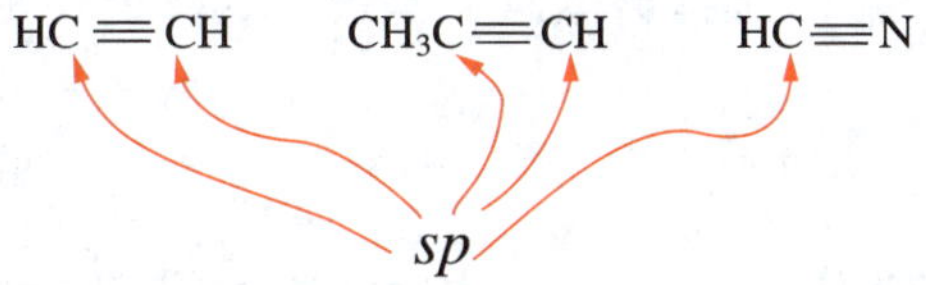

(二) 乙炔的结构

炔烃的碳碳三键是由两个碳原子的 *sp* 杂化轨道沿着对称轴重叠形成的一个σ键和两对互相平行的 *p* 轨道侧面重叠形成的两个π键构成的。现以结构最简单的炔烃——乙炔为例阐述其结构。

乙炔分子中的碳原子为 *sp* 杂化，碳碳之间以两个 *sp* 杂化轨道沿着对称轴重叠形成一个σ键，碳氢之间是以碳的另一个 *sp* 杂化轨道与氢原子的 *s* 轨道重叠，形成两个碳氢σ键，3 个σ键呈直线形，夹角为 180°。每个碳原子还有两个未杂化的互相垂直的 *p* 轨道，此两个碳原子的 *p* 轨道两两平行重叠，形成两个π键。π电子云对称分布于σ键的周围，呈圆柱形(图 9−12)。

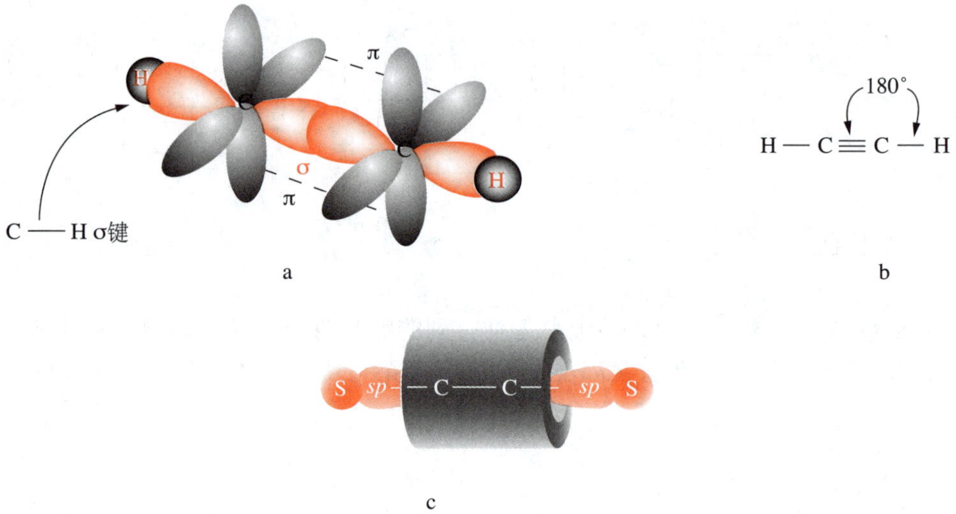

图9-12 乙炔的结构

a.电子云图 b.结构式 c. π 电子云呈圆柱形图示

由乙炔的结构可知碳碳三键是由一个σ键和两个π键构成的。

二、炔烃的命名

结构简单的炔烃可以用普通命名，将炔烃看作是乙炔的衍生物，连在碳碳三键上的烷基都作为取代基。例如：

$CH_3—C≡CH$ 甲基乙炔

$CH_3—C≡C—CH_3$ 二甲基乙炔

炔烃的系统命名与烯烃相似，选择含碳碳三键最长的碳链作主链，编号从离三键最近的一端开始。例如：

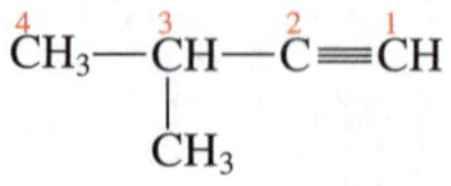

3- 甲基 -1- 丁炔

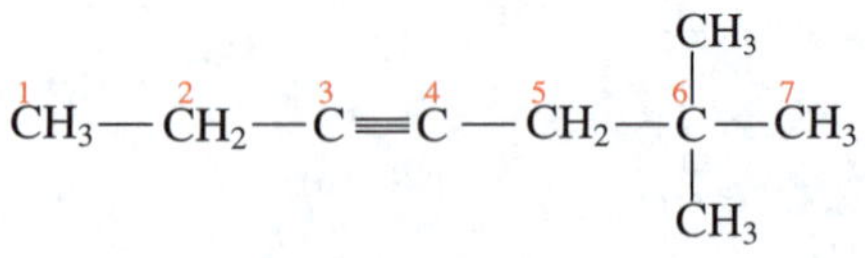

6,6- 二甲基 -3- 庚炔

三、炔烃的物理性质

炔烃的物理性质与烯烃、烷烃相似。不溶于水，易溶于石油醚、丙酮、四氯化碳和苯等有机溶剂；比水轻；沸点随碳数增加而升高。四个碳以下的炔烃为气体，$C_{5\sim18}$ 为液体，C_{18} 以上的炔烃为固体。

四、炔烃的化学性质

炔烃的化学性质与烯烃类似，也能与卤素(Cl_2 、Br_2)以及卤化氢(HCl、HBr、HI)发生亲电加成。在进行这些加成反应时，与烯烃略有不同的是每一个三键可以与两分子亲电试剂加成，且反应速度稍慢。例如：

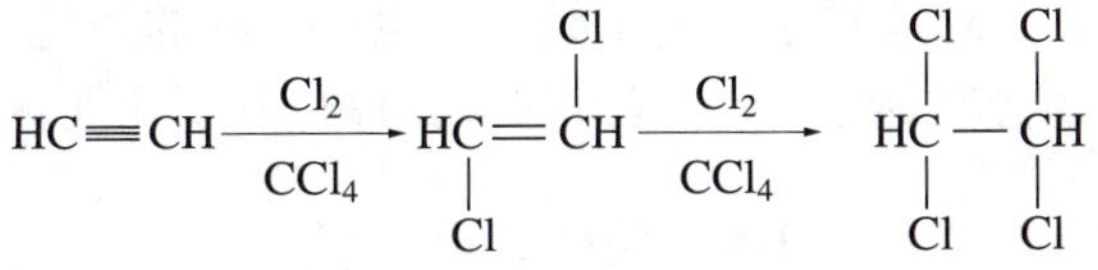

乙炔　　1, 2－二氯乙烯　　1, 1, 2, 2－四氯乙烷

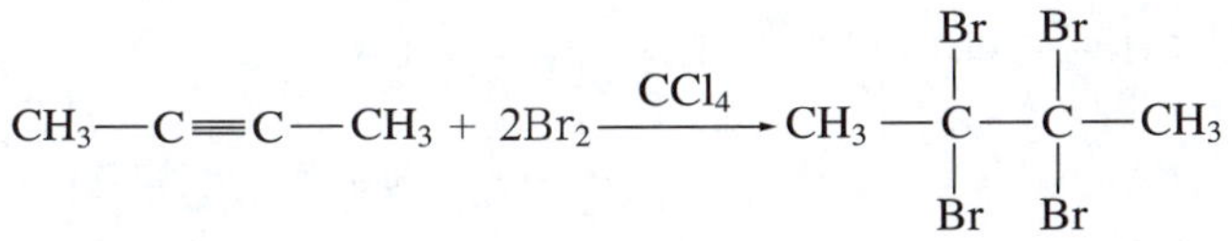

2－丁炔　　红色　　2, 2, 3, 3－四溴丁烷（无色）

炔烃与卤化氢的加成也遵循马氏规则。例如：

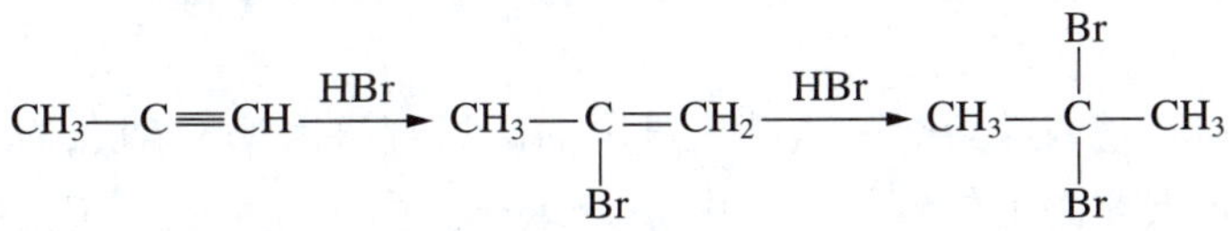

丙烯　　2－溴丙烯　　2, 2－二溴丙烷

炔烃也可通过催化氢化被还原成烷烃。例如：

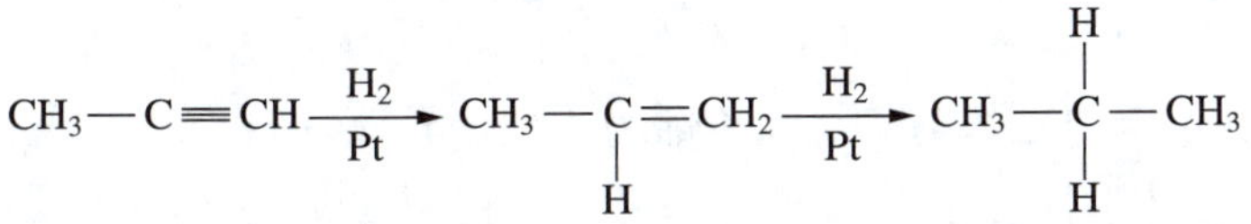

丙炔　　丙烯　　丙烷

虽然炔烃的催化氢化过程也是先打开一个π键，加一摩尔氢，还原成烯烃，然后再加一摩尔氢还原成最终产物——烷烃，但炔烃的催化氢化一般很难停止在烯烃的一步，总是直接得到烷烃。

炔烃除了有与烯烃相似的化学性质外，还有不同于烯烃的化学性质——末端炔烃氢的酸性反应。

末端炔烃的酸性反应：

碳碳三键在末端的炔烃称为末端炔烃。

末端炔烃结构通式为 R—C≡CH，R 可以是烷基也可以是 H 原子 。这种结构的炔烃，三键碳上的氢原子具有酸性，虽然这种酸性很弱，它不能使石蕊试纸变红，也不带酸味，但却有失去一个氢离子的倾向。例如：金属钠能与乙炔作用生成乙炔钠，并放出氢气。

$$HC\equiv CH + Na \longrightarrow HC\equiv C^{-}Na^{+} + \frac{1}{2}H_2$$

乙炔　　乙炔钠

氨基钠($NH_2^{-}Na^{+}$)也能与乙炔作用生成乙炔钠，并放出氨气。

$$HC\equiv CH + NH_2^-Na^+ \longrightarrow HC\equiv C^-Na^+ + NH_3$$

末端炔烃还能与 Ag^+、Cu^+ 等重金属离子结合，生成沉淀的炔化物。例如乙炔与硝酸银或氯化亚铜的氨溶液作用，生成白色的炔化银沉淀或红棕色的炔化亚铜沉淀：

$$CH_3-C\equiv CH + Ag(NH_3)_2OH \longrightarrow CH_3-C\equiv CAg\downarrow$$

丙炔银(白色)

$$CH_3-C\equiv CH + Cu(NH_3)_2OH \longrightarrow CH_3-C\equiv CCu\downarrow$$

丙炔亚铜(红棕色)

上述反应的灵敏度很高，常用于末端炔烃的鉴别，因为三键上无氢的炔烃不能发生此反应。炔化银和炔化亚铜等金属炔化物在水中稳定，但在干燥或受热及受震动时易发生爆炸。因此，实验结束后应及时加入稀 HNO_3 将其分解。

为什么乙炔和其它三键碳上有氢的炔烃具有酸性，而乙烷和乙烯等烷烃和烯烃不具有这种酸性呢?

这是因为乙炔和其它末端炔烃的碳碳三键上的碳氢键是由 *sp-s* 组成，而乙烷的碳氢键是由 sp^3-*s* 组成，乙烯的碳碳双键上的碳氢键是由 sp^2-*s* 组成。由于 *sp* 杂化轨道中 *s* 成分大(占 50%)，导致杂化轨道短，电子云离碳原子核近，结合较紧，能形成较稳定的炔烃负离子。

$$R-C\equiv C^-$$

炔烃负离子

从 pK_a 的数据就可看出乙炔与乙烷和乙烯的酸性差异。

	H_2O	$CH\equiv CH$	$H_2C=CH_2$	CH_3-CH_3
pK_a	15.7	25	44	50

pK_a 值越小，酸性相对的越强。从上述 pK_a 值可知，乙炔的酸性比水还要弱，而乙烷和乙烯可以说根本不显酸性。

第四节　芳香烃

通常将分子中含有一个或一个以上苯环的烃称为芳香烃。苯是结构最简单的芳香烃。本节首先讨论苯的结构。

一、苯的结构

苯的熔点 6℃，沸点 80℃，在室温下为无色透明液体。苯的分子式为 C_6H_6 。

从苯的分子式分析，它是一种高度不饱和的化合物，那么它应该具有像烯烃和炔烃的典型反应——亲电加成反应。然而事实证明：苯的性质非常稳定，通常很难发生加成反应和氧化反应。如苯既不能使溴的四氯化碳溶液褪色，也不能被高锰酸钾或氧气等氧化剂氧化。但苯能发生取代反应。如此异常的性质，苯的结构究竟是怎样的呢?

(一) 苯的凯库勒结构式

1865年，德国化学家凯库勒(A. Kekulé)提出了苯的结构。根据凯库勒建议，苯是由六个碳原子组成的具有单双键交替的环状六边形平面结构，每个碳原子连着一个氢原子。

凯库勒提出的苯的结构式，后来被人们称为凯库勒结构式。其结构式如下：

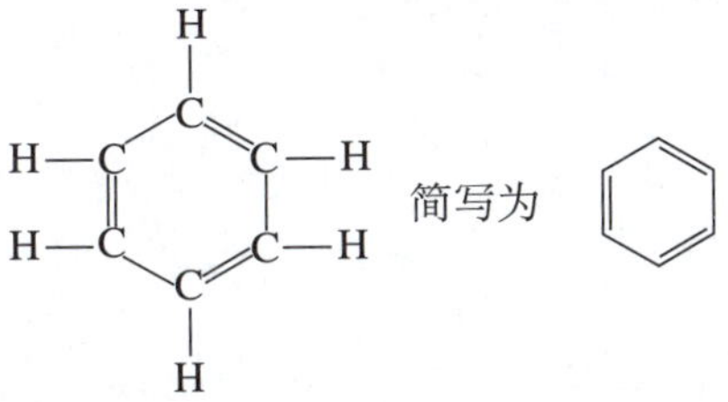

苯的凯库勒结构式

苯的凯库勒结构式中碳氢原子数目符合苯的分子式C_6H_6,也符合有机化合物分子中碳原子的四价原则。凯库勒结构式也能说明苯的取代产物只有一种的原因(即构成苯环的六个碳是等同的)。

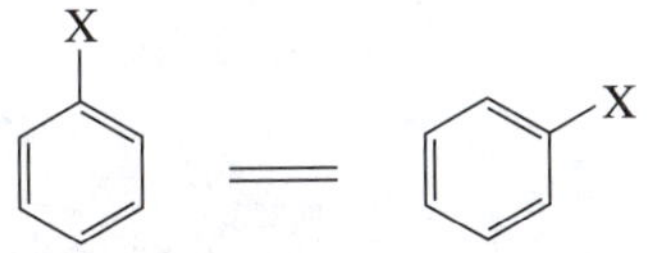

(两者为同一个化合物)

但是凯库勒结构式不能解释下列事实：

第一，按照凯库勒结构式，苯环中有三个双键，应该很容易进行加成反应和氧化反应。然而苯分子非常稳定，很难发生加成和氧化反应，却较容易发生取代反应。

第二，按凯库勒结构式，苯环上有三个双键和三个单键，那么单键与双键应该是不一样长。然而，X 射线衍射证实，苯的六个碳碳键都是相等的，键长均为 140pm 。

第三，按凯库勒结构式，苯的邻二取代苯应该有两种异构体，其一是两个取代基取代同一个“双键”两端的氢原子，其二是两个取代基取代同一个“单键”两端的氢原子。例如：邻二溴苯按凯库勒结构式就应该有下列 a 和 b 两种异构体。

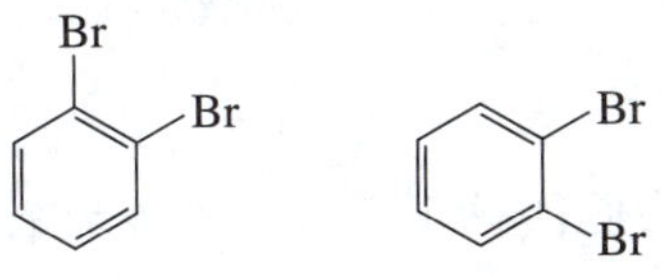

a　　b

邻二溴苯

但实验证实，苯的邻二取代物只有一种。邻二溴苯 a 和 b 是相同的化合物。上述三点说明苯的凯库勒结构式不能完全、正确地体现苯的结构。

(二) 苯的真实结构：轨道杂化理论

根据轨道杂化理论，苯分子的六个碳原子都是以 sp^2 杂化轨道相互形成 σ 键，构成一个平面的正六边形，键角均为 120°，每个碳原子还以另一个 sp^2 杂化轨道与氢原子的 *s* 轨道形成碳氢 σ 键。所有 σ 键均位于同一平面(图 9−13 a)。每个碳原子还有一个未杂化的 *p* 轨道垂直于 σ 键所在平面(图 9−13 b)。六个 *p* 轨道彼此互相平行，侧面重叠，形成环状大 π 键(图 9−13c)。

π 电子云位于 σ 键所在平面的上下，且并不局限于任意两个碳原子之间，而是均匀分布于六个碳碳σ键的上下。用化学术语说这叫电子云离域化。正是由于苯的这种特殊结构使苯分子异常稳定，同时使苯的碳碳键完全相等(均为 140pm)。也正是由于苯环上 π 电子云离域化，导致苯分子较易发生取代反应，难发生加成反应。

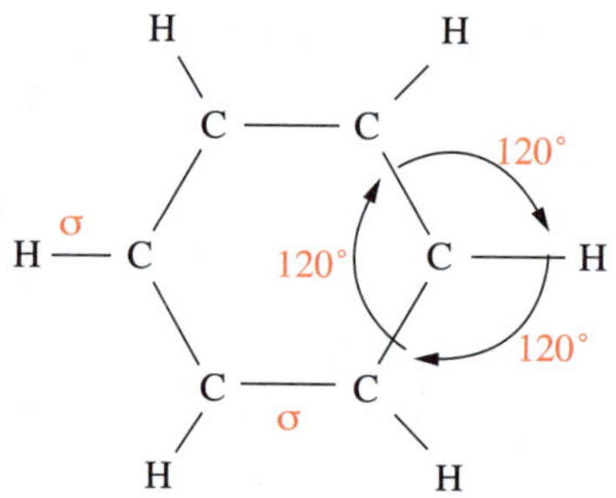

a

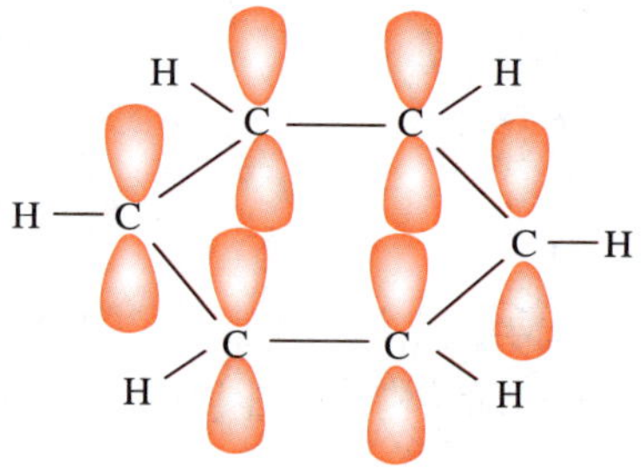

b

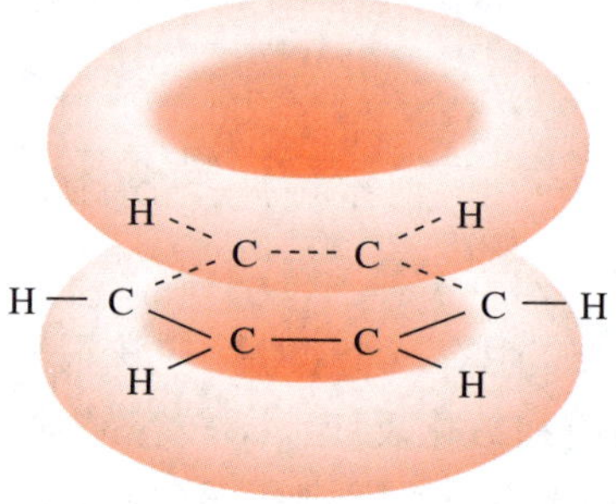

c

a. 碳碳和碳氢 σ 键，键角均为 120°

b. 六个未杂化的 *p* 轨道垂直于 σ 键所在平面

c. 六个 *p* 轨道侧面重叠，形成环状大 π 键

图 9−13　苯的结构

为方便起见，通常用一个带有圆圈的正六边形来表示苯的书写结构。

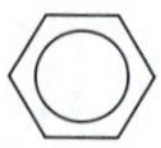

苯

上述苯的结构中，直线表示连接碳原子的σ键，圆圈表示六个离域化的 π 电子云，即环状大 π 键。

凯库勒结构式虽然不能完全正确地体现苯的结构，但由于历史的沿用，教科书中仍然继续使用，尤其在书写反应式时，往往使用凯库勒结构式。在使用凯库勒结构式书写苯的结构时，一定要切记苯环是不存在单双键的，真实存在的是环状大π键。

二、芳香烃的分类和命名

芳香烃一般可分为苯、联苯和稠环芳烃以及它们的衍生物。苯的同系物的命名是以苯作为母体，烃基为取代基来命名。例如：

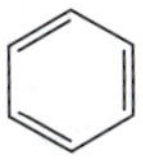

苯

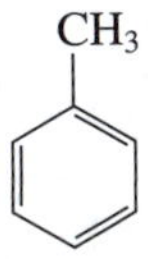

甲苯

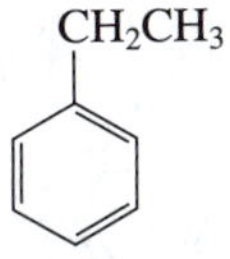

乙苯

当苯环上有两个取代基时，就有三种异构体，因此命名时要注意两个取代基的相对位置，可按最小数目编号原则，标明取代基的位置。也可用邻(*o*–)、间(*m*–)、对(*p*–)表示取代基的位置。例如：

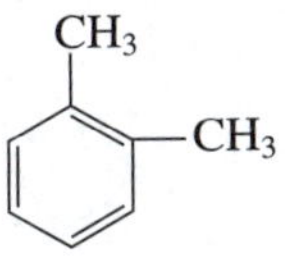

邻–二甲苯
(*o*–二甲苯)

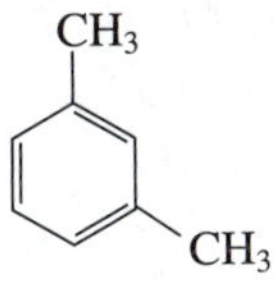

间–二甲苯
(*m*–二甲苯)

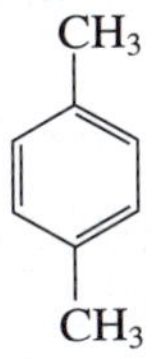

对–二甲苯
(*p*–二甲苯)

许多二取代苯化合物，既可用阿拉伯数字标明取代基位置，又可用邻、间、对标明相应取代基位置。例如：

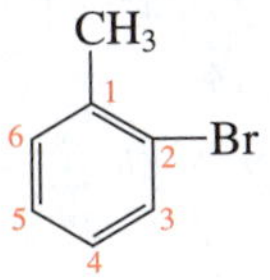

2–溴甲苯
(邻–溴甲苯)

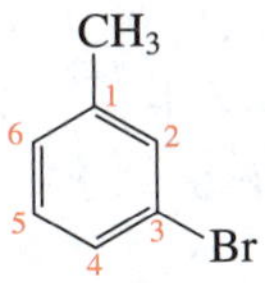

3–溴甲苯
(间–溴甲苯)

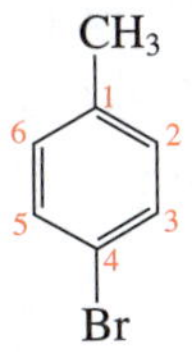

4–溴甲苯
(对–溴甲苯)

当苯环上连有三个或三个以上取代基，命名时必须按最小数目编号原则，标明取代基的位置。例如：

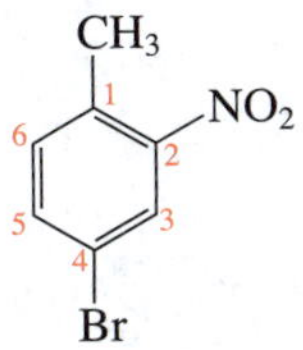

2–硝基–4–溴甲苯

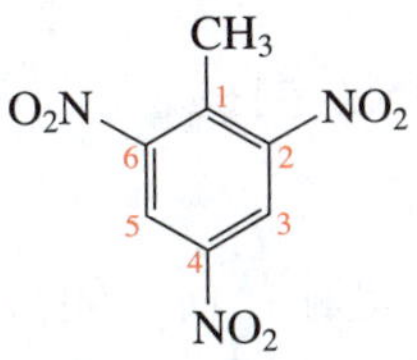

2,4,6–三硝基甲苯

常见的芳烃基的名称有以下三种:

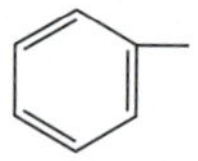

苯基

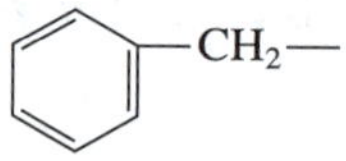

苄基

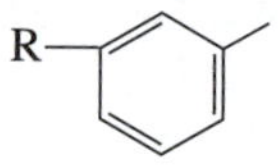

芳烃基

两个苯环间以单键连接起来的化合物称为联苯。联苯类化合物的命名是以联苯为母体，分别从两个苯环相连的碳开始编号。例如：

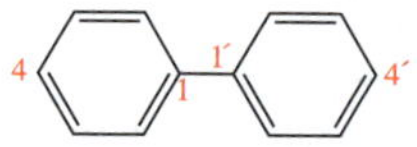

联苯

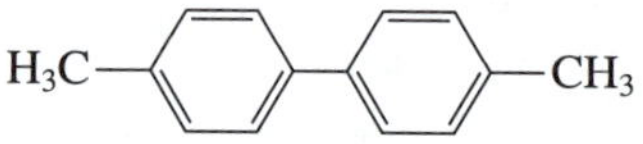

4, 4′-二甲基联苯

两个或两个以上的苯环彼此间共用两个相邻碳原子的化合物称为稠环芳烃。常见的稠环化合物的母体有下列三个稠环芳烃。它们具有特定的编号。

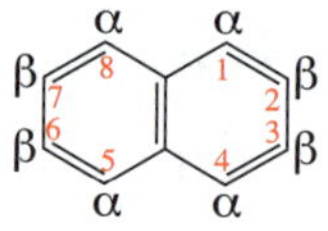

萘

(mp 80℃)

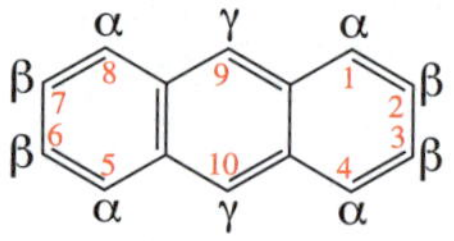

蒽

(mp 217℃)

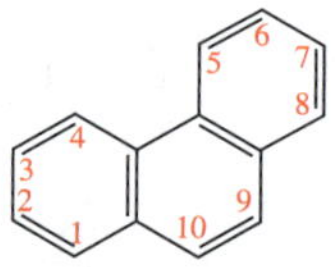

菲

(mp 99℃)

萘和蒽除了用数字编号外，还可用α、β等希腊字母标明相应碳原子的位置。例如萘分子中的1、4、5、8位为α位；2、3、6、7位为β位。在蒽分子中，除了1、4、5、8为α，2、3、6、7为β位外，还有9、10位为γ位。掌握萘、蒽和菲的编号方法有助于今后学习复杂的稠环化合物。

三、苯及其同系物的物理性质

苯及其低级(即碳数较少的)同系物都是无色透明液体，不溶于水，易溶于石油醚、四氯化碳、乙醚、丙酮等有机溶剂。烷基苯的沸点随烷基增大而升高。例如甲苯的沸点为110℃，乙苯的沸点为136℃。苯及其低级同系物密度均小于1。

苯的蒸气有毒，长期接触能损伤造血器官和神经系统，因此使用苯时，务必小心。

四、苯及其同系物的化学性质

(一) 取代反应

苯环的闭合大π键比任何非闭合的π键体系都要稳定得多。只有取代产物才能保持苯环的闭合π键体系，这也是苯具有难发生加成反应，较易发生取代反应的原因。

通过取代反应直接引入苯环的原子或基团，通常有氯、溴原子、硝基($-NO_2$)和磺酸基

($-SO_3H$)等。下面是一些取代反应的实例。

1. 卤取代反应：苯与 Cl_2 在 $FeCl_3$ 作催化剂、接近室温的条件下发生取代反应，生成氯苯。苯与溴反应需加热。

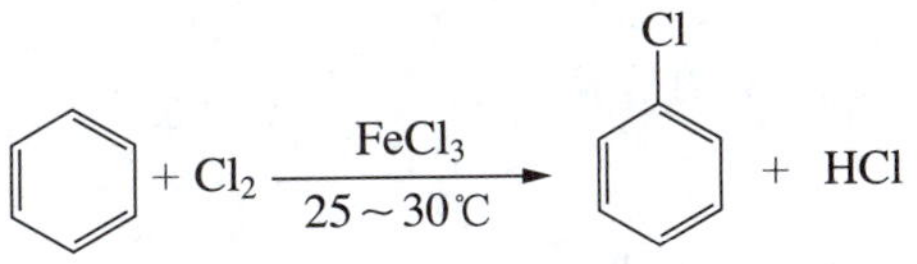

氯苯（90%）

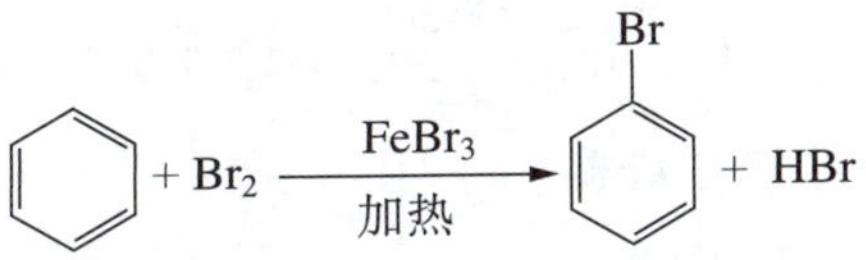

溴苯（75%）

2. 硝化反应：苯与浓硝酸在浓硫酸作催化剂的作用下，发生取代反应，生成硝基苯。

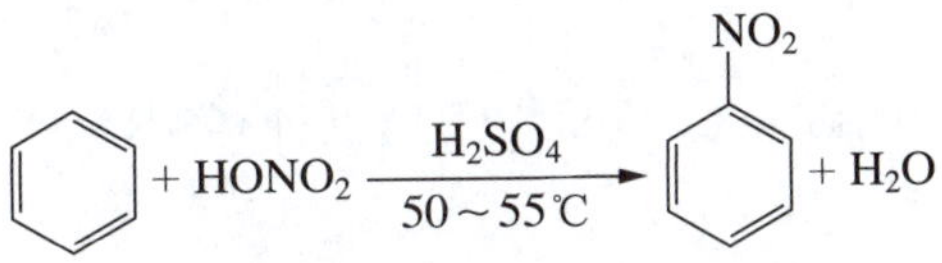

硝酸　　　　硝基苯（85%）

3. 磺化反应：苯与发烟硫酸(浓 H_2SO_4+SO_3)在室温下，发生取代反应，生成苯磺酸。

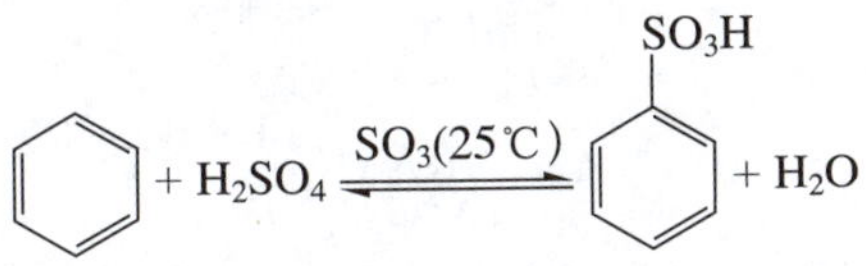

苯磺酸（56%）

磺化反应是一种可逆反应，在加热的情况下苯磺酸与水蒸气作用，会失去磺酸基。苯磺酸是一种很强的有机酸，酸的强度与 H_2SO_4 相当；磺酸基($-SO_3H$)是增加化合物水溶解度的基团。

(二) 烷基苯的氧化反应

虽然苯和烷烃都不能被常用氧化剂($KMnO_4$ 和 $K_2Cr_2O_7$ 等)氧化，但烷基连在苯环上却容易被氧化。例如用热的高锰酸钾就能将烷基侧链氧化成羧基，不管烷基侧链有多长，总是被氧化成羧基($-COOH$)。但有一点值得注意：当侧链上与苯环直接相连的碳原子上无氢原子则不被氧化。例如：

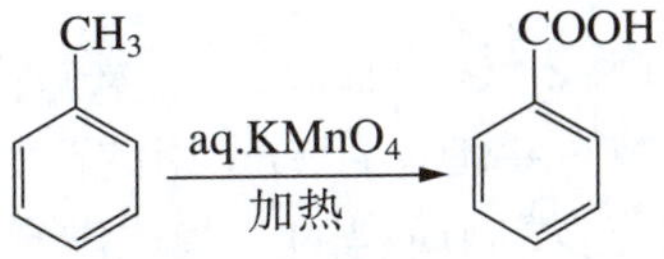

甲苯　　　　苯甲酸

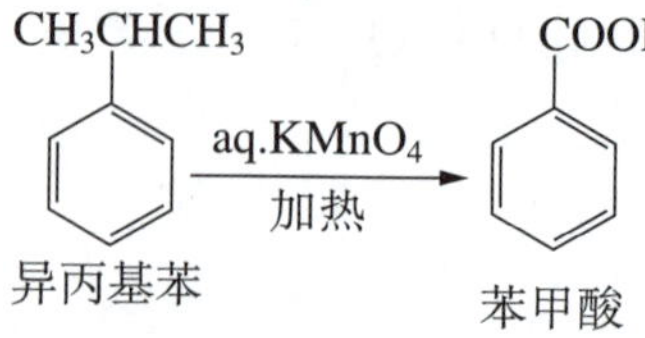

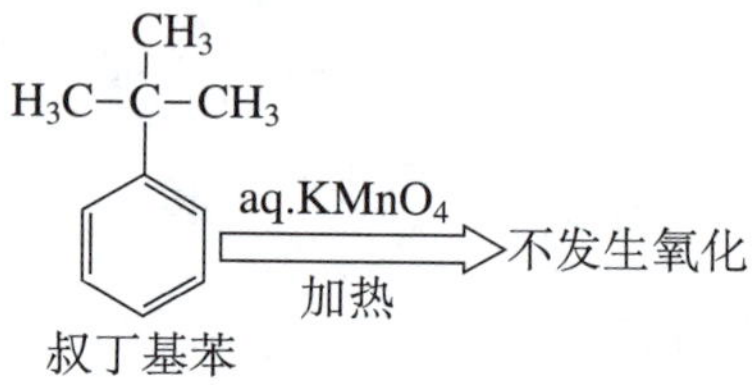

注："aq.$KMnO_4$"为高锰酸钾水溶液

阅读材料

稠环芳香烃与致癌物

有些稠环芳香烃是已知的致癌物，其中下列三种是稠环芳香烃中最强的致癌物。

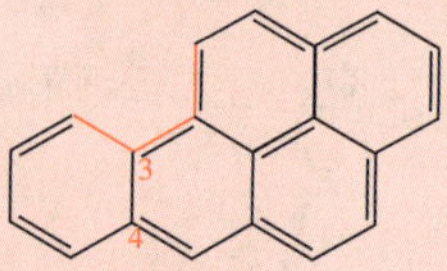

3,4–苯并芘

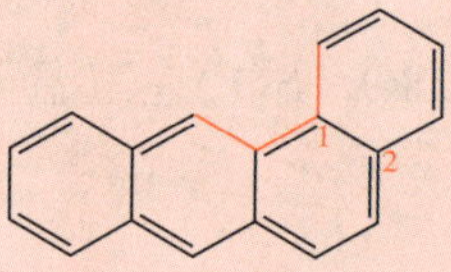

1,2–苯并蒽

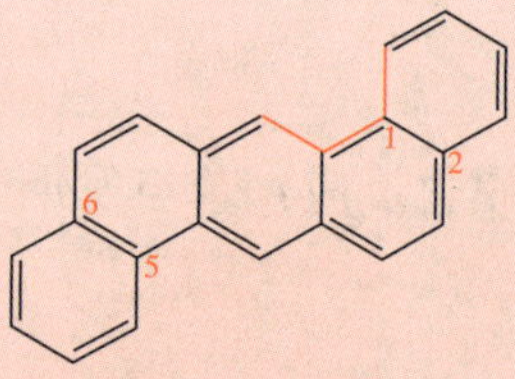

1,2,5,6–二苯并蒽

当少量的上述稠环芳香烃用于小鼠的皮肤时，在一个月之内即会引起皮肤癌。致癌芳香烃有一些共同的结构特征：都包含四个或四个以上的稠环，且都有一个弯区，即上述结构中红色显示的区域。

当烃类化合物及其衍生物被加热到高温，易导致形成稠环芳香烃，这些物质以低浓度存在于烟气中。世界卫生组织证实蛋白质、油脂和糖类等食品加热时，如果"烧焦"了则会产生 3,4– 苯并芘。汽车尾气和烟草的烟气都含有 3,4– 苯并芘。

3,4– 苯并芘容易诱发肺癌和唇癌。一个人烟吸得越多，患癌的危险性越大。

第五节　烷烃和芳香烃的来源

烷烃的两个主要来源是石油和天然气。石油是一种深黄至棕色及黑绿色的粘稠状液体。它是由于动植物和海生物腐烂,并经数百年地质应力作用的产物。分离和纯化石油各种组分的过程称为精制。表 9–3 中列出石油经过精制所得的一些非常有用的成分。

表 9–3 石油的主要成分

成 分	沸点范围(℃)	碳原子数
石油气	20 以下	C_1～C_4 (烷烃)
石油醚	30～60	C_5～C_6 (烷烃)
石脑油	60～100	C_6～C_7 (烷烃)
汽 油	40～205	C_5～C_{12} (烷烃)
煤 油	175～325	C_{12}～C_{18} (烷烃)
柴 油	270～340	C_{15}～C_{18} (烷烃)
润滑油	不挥发液体	C_{16}～C_{20} (烷烃和环烷烃)
液状石蜡	不挥发液体	C_{18}～C_{24} (烷烃)
凡士林	半固体	*
石 蜡	不挥发固体	C_{25}～C_{34} (烷烃)
沥 青	固体残渣	C_{30}～C_{40} (多环芳烃)

* 凡士林是液状石蜡和固体石蜡的混合物

天然气是由$C_{1\sim8}$低分子量的烷烃组成，主要组分：甲烷占80%，其他成分是乙烷(13%)、丙烷(3%)、丁烷(1%)、$C_{5\sim8}$烷烃(0.5%)以及氮气(2.5%)。天然气中几乎不含有石油中通常存在的硫化物，它是一种比石油清洁的燃料。

煤焦油和石油是芳香烃的两个主要来源。煤焦油是由煤经干馏(隔绝空气高温加热)得到的褐黑色的油状产物。大约在1940年以前，苯、甲苯、二甲苯、萘、蒽等各种芳香烃类化合物都是从煤焦油经蒸馏而得到。随着工业生产的发展，工业上对芳香烃类化合物的需求量远远超过了从煤焦油中可得到的量。因此，现在工业上使用的重要芳香烃类化合物 (苯、甲苯、二甲苯等)的主要来源是石油。从石油中获得烷烃和环烷烃，通过催化脱氢转化成苯和烷基苯等芳香烃类化合物。

小 结

由碳、氢两种元素组成的化合物称为烃。其中构成烷烃分子的碳原子均为sp^3杂化，呈正四面体形状。烷烃分子中只有稳定的σ键，即碳碳单键和碳氢单键。烷烃难溶于水，易溶于四氯化碳、苯和乙醚等有机溶剂。直链烷烃的沸点随分子量增大而升高，支链烷烃比直链异构体具有较低的沸点，且支链越多，沸点越低。烷烃化学性质非常稳定，通常与酸、碱、氧化剂和还原剂等都不发生反应，只有在光照或高温等条件下才能与卤素(Cl_2、Br_2)发生自由基取代反应。烷烃中碳碳单键可以“自由”旋转，但环烷烃不同，碳碳单键受环的限制不能自由转动，因此环烷烃有顺反异构体，取代在环上的两个碳原子上的两个取代基在环的同侧的为顺式异构体，在环的两侧的为反式异构体。环烷烃的化学性质中，五元环和六元环等大环与三元环和四元环的化学性质有显著的不同，大环的化学性质类似于开链烷烃，很稳定；三元环和四元环易开环发生类似于烯烃的加成反应。

在环烷烃中，环已烷分子最稳定，尽管碳环的存在，使单键的旋转受到限制，但通过环的扭动可使分子自动折曲呈适应四面体的形状，因此环已烷分子中的六个碳原子并不在同一平面上，99% 是以椅式结构存在。

含有一个或一个以上碳碳双键的烃称为烯烃。双键碳原子为 sp^2 杂化，其形状为平面三角形，相邻夹角 120°，碳碳双键是由一个σ键和一个π键构成。碳碳双键与单键不同，它不能旋转，否则π键就会断裂。为此烯烃也有顺反异构，只要两个双键碳原子各自连的原子或基团是不相同的，就有顺反异构体。当双键碳上所连的四个原子或基团均不相同时，其异构体的命名就不能用顺反命名法命名，需按 *Z*、*E* 命名法命名(见烯烃一节的“Z、*E* 构型标记法”)。

烯烃的π键电子云比较松散，受原子核约束力小，因此很易受亲电试剂进攻。烯烃的主要反应是卤素(Cl_2、Br_2)和卤化氢(HCl、HBr、HI)等对双键的亲电加成。不对称烯烃与不对称试剂的加成反应遵循马氏规则，即不对称试剂中带负电荷的部分总是加到双键中含氢较少的碳原子上，带正电荷的部分加到含氢较多的碳原子上。

含有两个或两个以上碳碳双键的烯烃称为多烯烃。在多烯烃中最重要的是共轭烯烃，例如，*β*–胡萝卜素就属于共轭烯烃衍生物。共轭烯烃通常从书写结构式上观察是呈单双键相间的结构，连续的单双键相间的部分称为共轭体系。实际上，在共轭体系中，并不存在孤立的碳碳双键，也就是说π电子云并不只局限在两个构成碳碳双键的碳原子之间，而是离域化到整个共轭体系中。自然界中存在着许多共轭烯烃衍生物。

炔烃是指分子中含有碳碳三键的烃。碳碳三键的碳为 *sp* 杂化，其夹角为 180°，呈直线形状。碳碳三键是由一个σ键和两个π键组成。炔烃的化学性质类似于烯烃，主要发生碳碳三键的加成反应，不同于烯烃的是一个碳碳三键能与两分子亲电试剂加成，这是因为碳碳三键包含两个π键，亲电试剂加成反应也比相应的烯烃略慢一些。另外，末端炔烃的氢原子具有弱酸性，因此能与 Ag^+ 和 Cu^+ 等重金属离子反应，生成不溶性的炔化物。此性质可用于末端炔烃的鉴别。

含有一个或一个以上苯环的烃称为芳香烃。苯是最简单的芳香烃。苯环具有闭合的环状大π键，它是一种高度不饱和的化合物，异常稳定，很难发生像烯烃那样的加成反应，也难氧化，只能发生取代反应，这种特殊的性质通常称为芳香性。芳香族化合物都具有芳香性。

通常取代反应能直接在苯环上引入氯原子、溴原子、硝基($-NO_2$)和磺酸基($-SO_3H$)等基团。

虽然苯和烷烃都不能被常用的氧化剂氧化，但烷基苯由于苯环的影响，侧链烷基却容易被高锰酸钾($KMnO_4$)等氧化剂氧化成羧基，不管烷基侧链有多长，它总是被氧化成羧基(−COOH)。但如与苯环直接相连的碳原子无氢原子则不被氧化。

苯和含有四个或四个以上稠环的芳香烃都有一定的毒性，有一定的致癌作用。因此使用这些化合物时务必小心。

习　题

1. 命名下列化合物。

a. 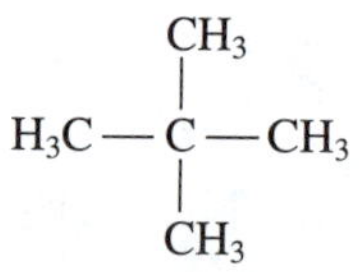

b. 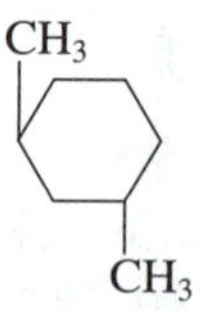

c. $CHCl_3$

d. 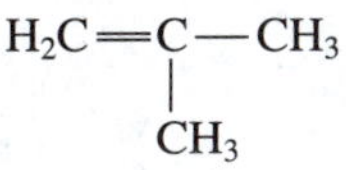

e. 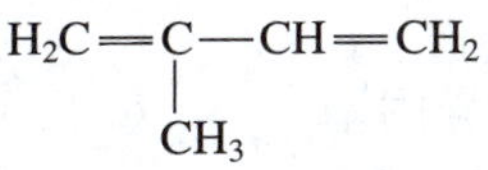

f. 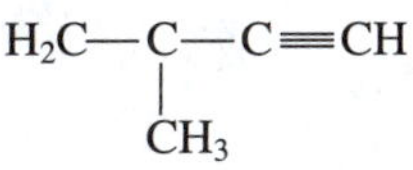

g. 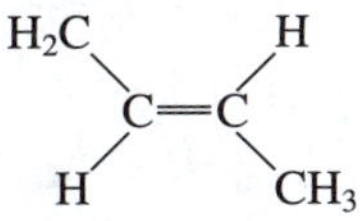

h. 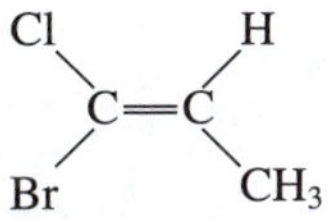

i. 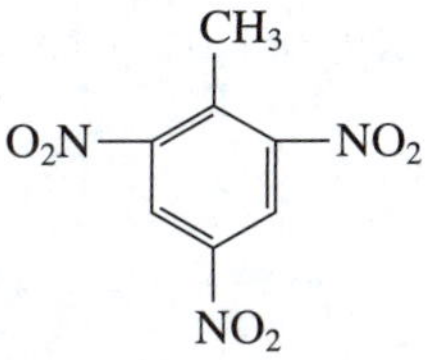

j. 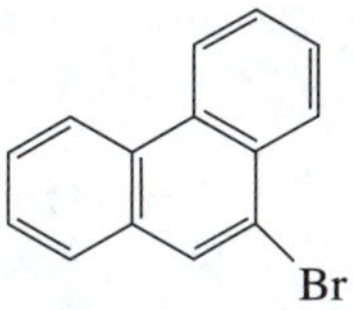

k. 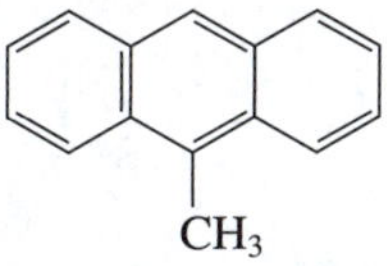

答：

a. 2,2− 二甲基丙烷或新戊烷　　b. 反式 −1,3− 二甲基环己烷

c. 三氯甲烷或氯仿　　d. 2− 甲基丙烯或异丁烯

e. 2− 甲基 −1,3− 丁二烯　　f. 3− 甲基 −1− 丁炔

g. 反式 −2− 丁烯　　h. *Z*−1− 氯 −1− 溴 −1− 丙烯

i. 2,4,6− 三硝基甲苯　　j. 9− 溴菲

k. 9− 甲基蒽

2. 指出下列化合物中标有字母的碳原子杂化类型(sp^3？ sp^2？ sp？)。

$CH_2{=}\overset{c}{C}H{-}\overset{b}{C}H_2{-}C{\equiv}\overset{a}{C}H$

答：a. sp　　b. sp^3　　c. sp^2

3. 指出下列烃基的名称。

a. CH_3-　　b. CH_3CH_2-　　c. 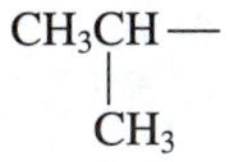

d. 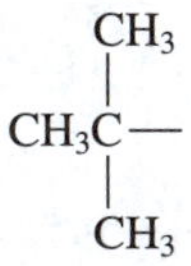　　e. 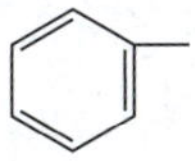　　f. 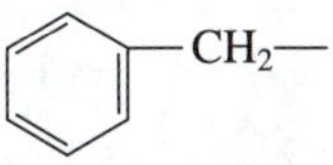

g. $CH_2{=}CH-$　　h. $CH_2{=}CH-CH_2-$　　i. 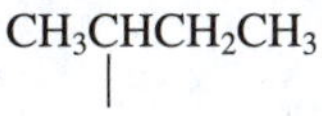

答：

a. 甲基　　b. 乙基　　c. 异丙基　　d. 叔丁基　　e. 苯基

f. 苄基　　g. 乙烯基　　h. 烯丙基　　i. 仲丁基

4. 将下列两组化合物按沸点升高排列成序(不要参考沸点表)。

(1) a. 正戊烷　　b. 正己烷　　c.正丁烷

(2) a. 正辛烷　　b. 2,2,3－三甲基戊烷　　c. 2－甲基庚烷

答：(1) c、a、b　　(2) b、c、a

5. 完成下列反应式，写出主要产物(不发生反应者应注明)。

(1) 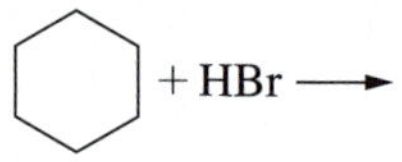

(2) 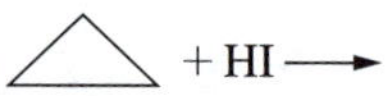

(3) $H_3C-\underset{\displaystyle CH_3}{\underset{|}{C}}=CHCH_3+HBr\longrightarrow$

(4) $H_3C-C\equiv CH+\underset{(2mol)}{HI}\longrightarrow$

(5) 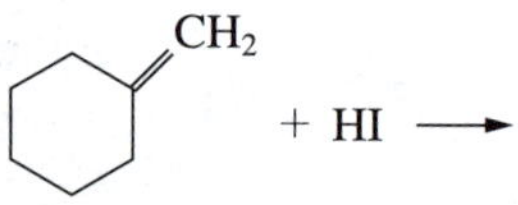

(6) 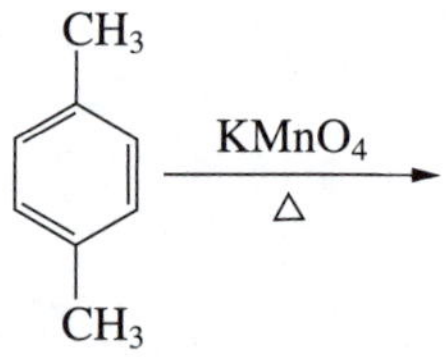

答：

(1) 不反应

(2) $CH_3CH_2CH_2I$

(3) $CH_3\overset{\displaystyle Br}{\overset{|}{\underset{\displaystyle CH_3}{\underset{|}{C}}}}CH_2CH_3$

(4) $H_3C-\overset{\displaystyle I}{\overset{|}{\underset{\displaystyle I}{\underset{|}{C}}}}-CH_3$

(5) 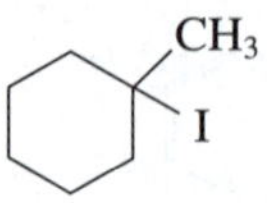

(6) 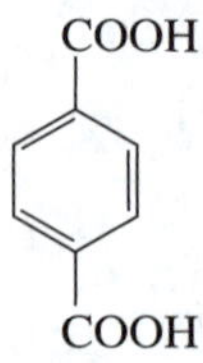

第十章　醇　酚　醚

学习要求

氧原子除了以水分子形式存在外，多数是以碳氧键结合成有机化合物存在于机体中。醇、酚和醚都是烃的含氧化合物，且均以碳氧单键相结合。含有碳氧双键的化合物将在下一章学习。

通常把有机化合物分子中能反映一类化合物特有的性质的原子或基团称为功能基(或官能团)。醇和酚具有相同的功能基——羟基(−OH)。醇羟基一般是与饱和碳原子直接相连，而酚羟基仅限于直接连在苯环上。这种结构上的差异使酚的性质与醇明显不同。醚可看作是醇或酚羟基上的氢原子被烃基取代的化合物。醇分子中的氧原子被硫原子替代的化合物称为硫醇，由于醇和硫醇的结构很相似，因此，硫醇也在本章中学习。醇、酚、醚和硫醇的结构通式如下所示：

R—OH	R—SH	Ar—OH	R—O—R 或 Ar—O—Ar
醇	硫醇	酚	醚

(R—代表烷基；Ar—代表芳烃基)

通过本章学习，要掌握醇、酚、醚和硫醇的结构特征以及各自特有的性质，了解醇、硫醇、酚和醚等一些典型化合物的生理性能和在医学上的用途。

第一节　醇和硫醇

一、醇的结构

醇的结构特征是羟基(−OH)键合在饱和碳原子上。醇分子中氧原子是 sp^3 杂化，其中两个 sp^3 杂化轨道分别与一个碳原子和一个氢原子形成σ键，其余两个 sp^3 杂化轨道各持有一对未共享电子对(即孤对电子)。图 10–1 显示了最简单的醇——甲醇的结构。

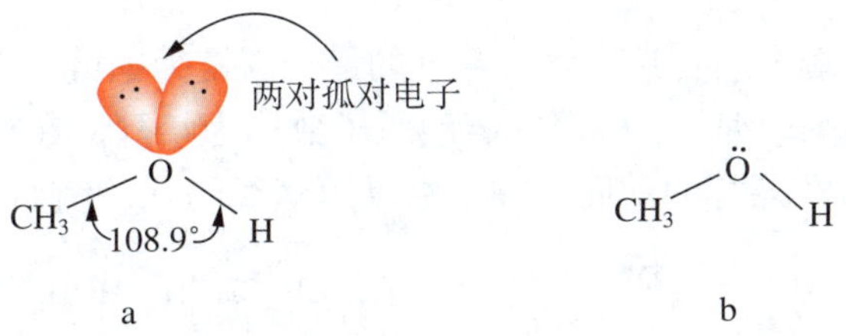

图 10–1　甲醇结构

a. 孤对电子电子云图　b. 甲醇结构式

甲醇分子中 C−O−H 键角为 108.9°，很接近正四面体角(109°28′)。

二、醇的分类和命名

(一) 醇的分类

根据羟基所连接的碳原子的不同(伯碳、仲碳和叔碳)，可将醇分为伯醇(1°)、仲醇(2°)和叔醇(3°)三类。

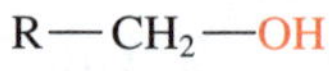

伯醇(1°)

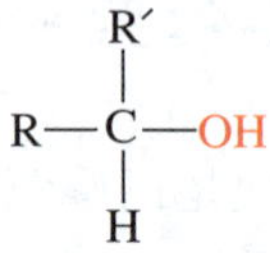

仲醇(2°)

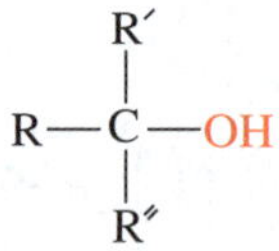

叔醇(3°)

上式中R和R′ 可以是相同的，也可以是不相同的基团，都代表烷基。

伯、仲和叔醇的分类十分重要，不同类型的醇在反应的难易程度上往往有很大的差异，尤其在醇的脱水反应和氧化反应中三者甚为不同。

醇也可根据分子中存在的羟基数目的不同分类，含有一个羟基的醇为一元醇；含有两个羟基的醇称为二元醇。分子中含有三个以上羟基的醇为多元醇。例如：

CH_3CH_2OH

一元醇
(乙醇)

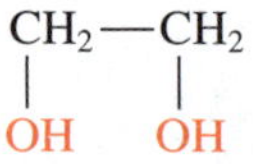

二元醇
(乙二醇)

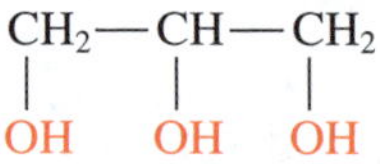

三元醇
(甘油)

通常二元醇和多元醇分子中的羟基分别连在不同碳原子上，因为两个或两个以上的羟基连在同一个碳原子上的化合物一般不稳定。

(二) 醇的命名

结构简单的醇一般用普通命名，即烷基名称后面加“醇”字。通常书写时“基”字可省略。例如：

CH_3OH

甲醇

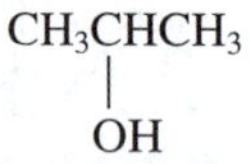

异丙醇

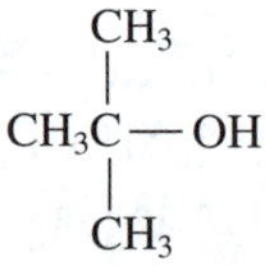

叔丁醇

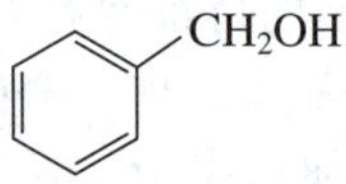

苄醇

结构较复杂的醇用系统命名：选择含有羟基的最长碳链为主链，从靠近连有羟基的碳原子一端开始，依次给主链碳原子编号，根据主链碳原子数称为某醇。在写全名时，将羟基及其取代基的位置、名称依次写在某醇的前面，并分别以短横线隔开。例如：

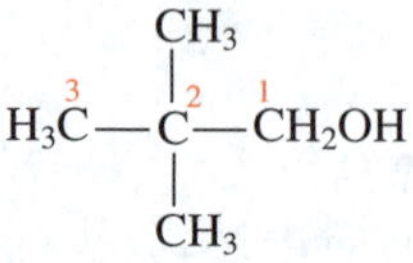

2, 2－二甲基－1－丙醇
(新戊醇)

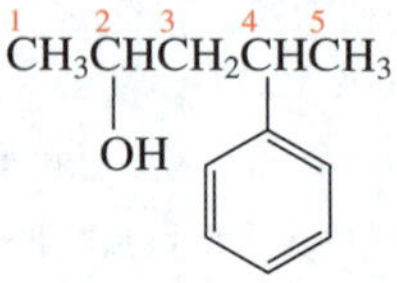

4－苯基－2－戊醇

命名含有双键或三键的不饱和醇时，应选择连有羟基及含有重键碳原子在内的碳链作为主链，从靠近羟基一端编号。例如：

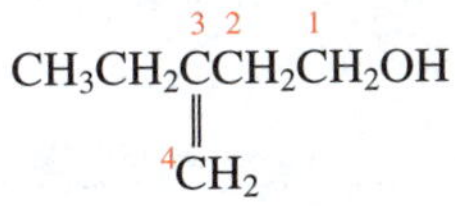

3−乙基−3−丁烯−1−醇

三、醇的物理性质

表 10−1 列出了一些醇的物理性质，从中可看出，醇的状态、沸点和溶解度等物理性质随着醇的结构变化而有规律的发生改变。

10−1 一些醇的物理性质

名 称	结构式	碳原子数	熔点(℃)	沸点(℃)	溶解度(克/100 克水)
甲 醇	CH_3OH	1	−97	64.5	∞
乙 醇	CH_3CH_2OH	2	−115	78.3	∞
正丙醇	$CH_3CH_2CH_2OH$	3	−126	97	∞
正丁醇	$CH_3(CH_2)_2CH_2OH$	4	−90	118	8.0
正戊醇	$CH_3(CH_2)_3CH_2OH$	5	−78.5	138	2.3
正己醇	$CH_3(CH_2)_4CH_2OH$	6	−52	157	0.6
正庚醇	$CH_3(CH_2)_5CH_2OH$	7	−34	176	0.1
异丙醇	CH_3CHCH_3 | OH	3	−86	82.5	∞
2−丁醇	$CH_3CH_2CHCH_3$ | OH	4	−114	99.5	12.5
叔丁醇	CH_3 | $CH_3—C—OH$ | CH_3	4	25	83	∞

从表 10−1 的数据可看出如下几个规律：

1. 直链醇的沸点随着碳原子数的增加(也可以说随分子量的增加)而升高(见表10−1)；在同分异构体醇中，支链越多的醇沸点越低。

2. 直链醇在水中的溶解度随着碳原子数的增加而降低(见表 10−1)。

醇的沸点比相对分子质量相近的烷烃高得多。例如：

	甲醇	乙烷	乙醇	丙烷
相对分子质量	32	30	46	44
沸点(℃)	64.5	−183	78.3	−187

醇分子中有羟基(−OH)，分子之间可通过氢键缔合在一起(见图10−2a)。醇的沸点比相对分子质量相近的烷烃高得多，由于需要提供一部分能量(热能形式)克服分子间的氢键作用力(约20～40kJ/mol)。随着羟基的增多，醇分子间形成氢键的数目也增多，因此多元醇具有更高的沸点。例如甘油(丙三醇)的沸点为290℃。

醇在水中的溶解度：低级一元醇($C_{1\sim3}$)能与水混溶，这也与氢键有关，醇能与水分子形成氢键，相互缔合而溶解(见图10−2b)。

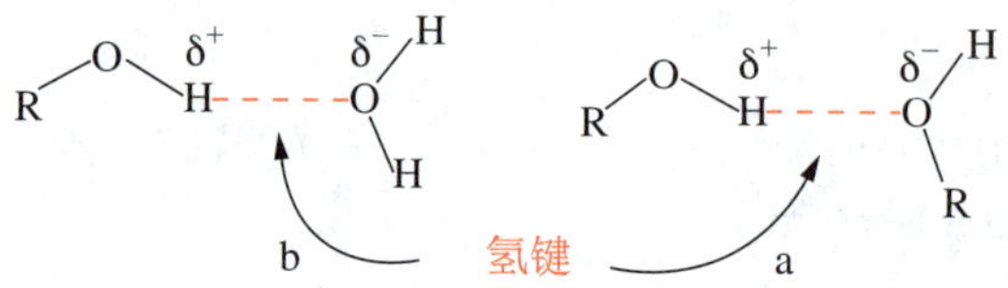

图10−2 a. 醇分子之间氢键 b. 醇与水分子之间氢键

随着碳数的增加，醇的烃基部分增大，导致醇分子的极性降低，同时烃基对羟基氧原子有屏蔽作用，阻碍醇羟基与水分子形成氢键，使醇与水分子间相互吸引力减少。因此C_7以上的醇基本不溶于水，而溶于丙酮和乙醚等有机溶剂。

四、醇的化学性质

羟基是醇的功能基，醇的化学性质主要发生在羟基。

(一) 与活泼金属的反应

醇像水一样能与Na、K等活泼金属反应，生成金属醇化物并放出氢气。例如：

$$2CH_3OH + 2Na \longrightarrow 2CH_3ONa + H_2\uparrow$$

甲醇　　　　甲醇钠

$$2CH_3CH_2OH + 2Na \longrightarrow 2CH_3CH_2ONa + H_2\uparrow$$

乙醇　　　　乙醇钠

水与金属钠的反应非常激烈，但醇与金属钠的反应较水温和，这说明醇的酸性比水还弱。醇钠是一种比氢氧化钠还强的碱。甲醇钠和乙醇钠等醇钠通常使用于非水溶剂中需要强碱催化的有机反应。

(二) 与无机含氧酸的酯化反应

醇与无机含氧酸反应生成无机酸酯。例如：

$$\underset{\displaystyle\underset{CH_3}{|}}{CH_3CH}CH_2CH_2OH + HO{-}NO \xrightarrow[0℃]{稀H_2SO_4} \underset{\displaystyle\underset{CH_3}{|}}{CH_3CH}CH_2CH_2ONO + H_2O$$

异戊醇　　　　亚硝酸　　　　亚硝酸异戊酯

亚硝酸不稳定，需临时制备。实际上，上述反应中的亚硝酸是通过将稀硫酸加入冷却的异戊醇和亚硝酸钠的混合液中，先生成亚硝酸，然后异戊醇与亚硝酸发生酯化反应，生成亚硝酸异戊酯。亚硝酸异戊酯具有缓解心绞痛的作用，但副作用大。

同样，将甘油加入到冷却的硝酸和硫酸的混合液中(硫酸作反应的催化剂)，可生成甘油三硝酸酯，即临床上用于缓解心绞痛的药——硝酸甘油。

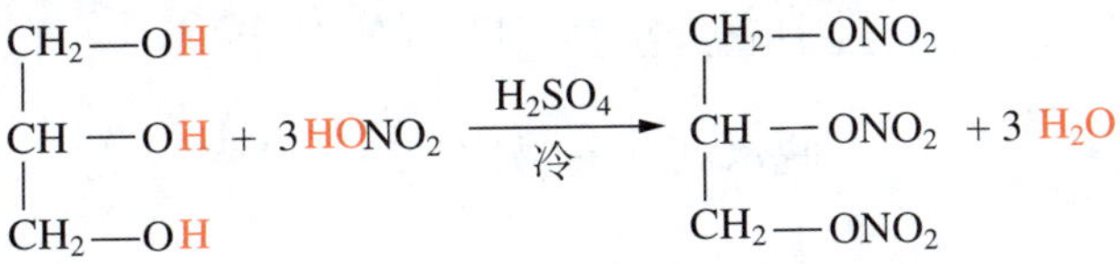

甘油　　　　甘油三硝酸酯（硝酸甘油）

磷酸也能与醇形成酯，磷酸分子中有三个游离的羟基，每一个羟基都能与醇生成酯，因此磷酸酯有一磷酸酯、二磷酸酯和三磷酸酯。下面是磷酸和三种类型的磷酸酯的结构和名称：

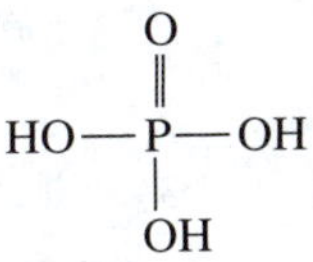

磷酸

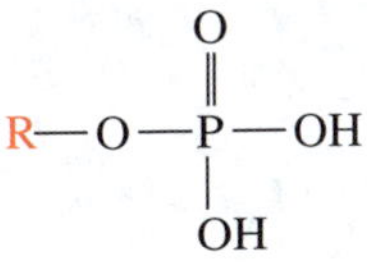

一磷酸酯

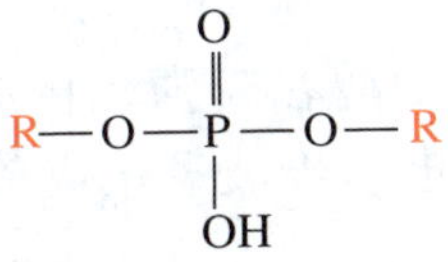

二磷酸酯

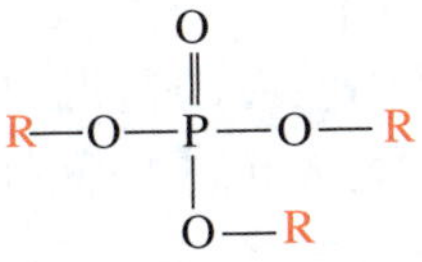

三磷酸酯

许多重要的生物分子中都含有磷酸酯的结构。例如控制生物遗传和蛋白质合成的核酸，其基本骨架就是通过磷酸酯键键合而生成的生物大分子。

(三) 脱水反应

醇能脱水生成烯，叔醇用酸(H_2SO_4)处理，最容易脱水；伯醇和仲醇则需在较高温度下才能脱水生成烯。例如：

$$CH_3CH_2OH \xrightarrow[170℃]{浓H_2SO_4} CH_2=CH_2+H_2O$$

乙醇（1°）　　　　乙烯

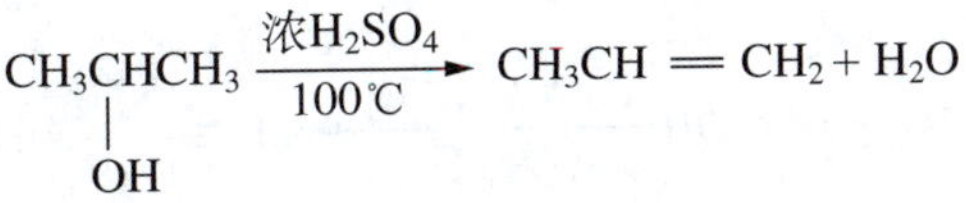

异丙醇（2°）　　　　丙烯

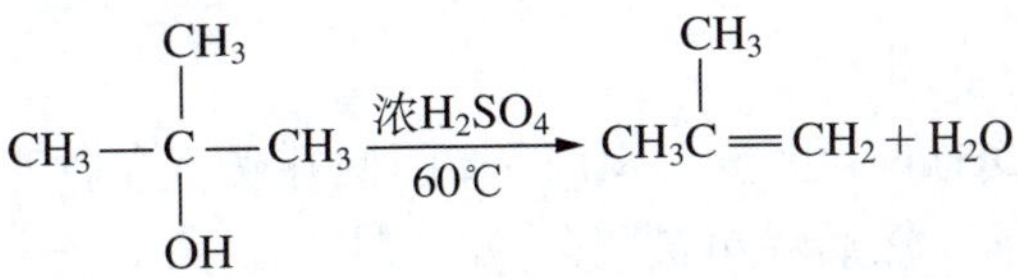

叔丁醇（3°）　　　　2-甲基丙烯

伯醇、仲醇和叔醇的脱水难易次序如下：

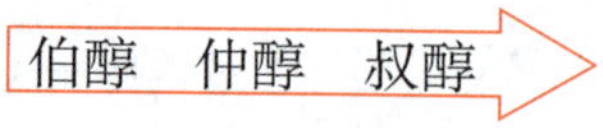

脱水难 ——→ 易次序

醇脱水形成的烯烃遵循查依采夫规则。即**主要的烯烃产物总是双键碳上烃基取代较多的烯烃**。例如：

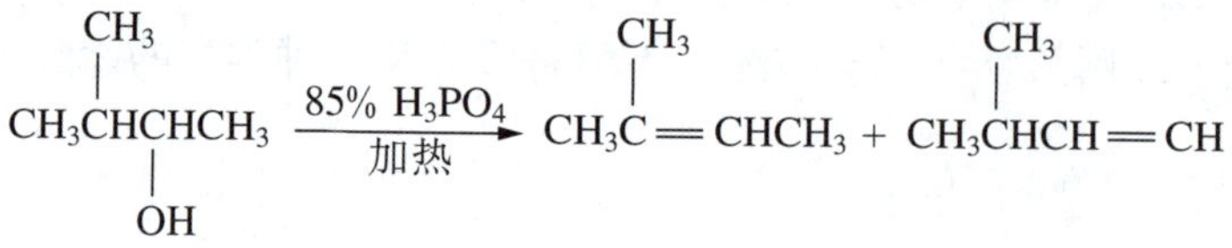

3−甲基−2−丁醇　　2−甲基−2−丁烯（主要产物）　　3−甲基−1−丁烯（次要产物）

(四) 氧化反应

不同类型的醇发生氧化反应的情况是不同的：伯醇在较强氧化剂(如 $KMnO_4$)的作用(需加热)下被氧化生成羧酸(先形成中间体——醛，进一步被氧化成羧酸，不能停留在醛的一步)。

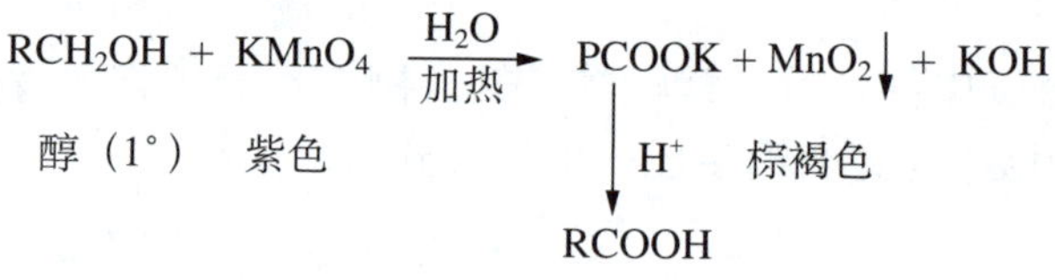

羧酸

仲醇的氧化产物是酮。通常用重铬酸(将重铬酸钠加至浓硫酸中制得)氧化仲醇。从反应液的颜色由橙红色变成绿色就可确知发生了氧化反应。例如：

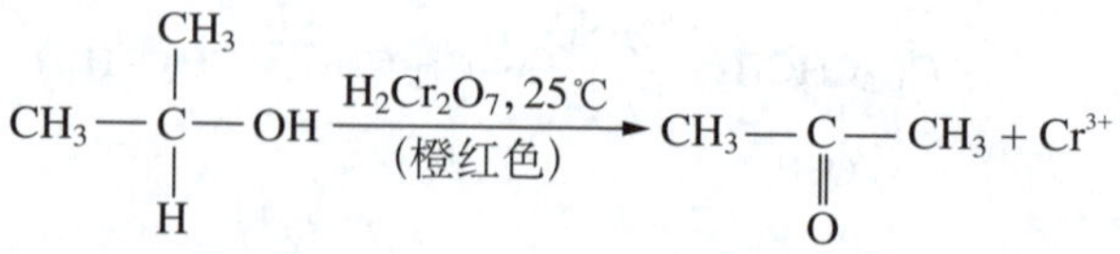

异丙醇(2°)　　丙酮　　绿色

叔醇连有羟基(−OH)的碳上没有氢原子，因此在碱性条件下不会被氧化。如果在酸性条件下，叔醇易脱水生成烯，然后烯再被氧化。

阅读材料

甲醇和乙醇的功能及毒性

甲醇又称木醇，因为从前甲醇是由木材干馏获得(干馏是指一种物质隔绝空气加强热)。工业上采用被称作水煤气的一氧化碳和氢气的混合物在高温和高压下生产甲醇。甲醇是科学研究和化学生产中不可缺少的化学试剂，也是重要的工业原料(如作抗凝剂等)。但甲醇毒性很高，一旦进入体内，很快被肝脏的脱氢酶氧化成甲醛。甲醛在机体内能破坏代谢途径中的酶体系。吸入或饮入 10ml 甲醇可引起双目失明，30ml 能使人致死。

饮料中的乙醇由糖(来自粮食)发酵得到。工业上大量使用的乙醇是由乙烯水合得到(见第九章中“烯烃的化学性质”)。工业乙醇比饮料酒便宜，为防止有人用工业乙醇作为饮料，通常在工业乙醇中加入少量甲醇(称为变性醇)。

过量饮酒对人的健康是极其有害。下表为人体血液中不同乙醇量的临床症状(5ml～10ml 乙醇能使血液中乙醇的浓度约达到 0.01%)。

血液中乙醇达到的浓度(%)	临床症状
0.010	神志清醒，呼吸正常，口腔和喉咙粘膜有轻微的刺痛。
0.020	头后部轻微的阵阵抽痛，头昏眼花。
0.030	轻度欣快，毫无愁闷感，自吹自擂。
0.040	力气异常大，狂暴无礼。
0.100	有知觉的摇摇晃晃，站立不稳。
0.300	昏迷，不省人事。
0.400	深度麻木，可致死亡。

五、硫醇的结构和功能

本章开始已经简要地介绍了硫醇的结构特征：硫醇可看做是醇羟基(−OH)中的氧原子换成硫原子的化合物。硫醇的通式：R—SH，SH(巯基)是硫醇的功能基。

生物体内存在许多具有重要生理功能的巯基化合物，如半胱氨酸和辅酶 A 等。

硫醇的命名与醇类似，只需将相应碳数醇的名称中的“醇”字改成“硫醇”即可。例如：

CH_3SH	CH_3CH_2SH	$CH_3CH_2CH_2CH_2SH$
甲硫醇	乙硫醇	1−丁硫醇

对较复杂的硫醇，可将巯基作为取代基命名。例如：

$HSCH_2CH_2OH$

2−巯基乙醇

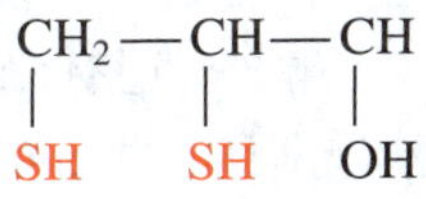

二巯基丙醇

硫醇形成氢键的能力比醇小，因此，硫醇的沸点和水溶度都比相应的醇低(见表 10−2)。

表 10–2 硫醇与醇沸点对照表

硫 醇	沸点(℃)	醇	沸点(℃)
甲硫醇	6	甲醇	64.5
乙硫醇	35	乙醇	78.3
1–丁硫醇	98	1–丁醇	117

一般硫醇的沸点比相应的醇的沸点约低40～60℃。硫醇很易挥发，并且具有非常难闻的气味，即使量很少，气味也很明显。但随着硫醇相对分子质量的增大，臭味逐渐变弱。工业上常把相对分子质量低的硫醇作为臭味剂使用。如燃料气(无臭气味)中加入很少量乙硫醇等低分子质量的硫醇作为漏气的“警报”。

由于硫的原子半径大于氧，其原子核对核外电子控制力较小，外层电子云的可极化性大，因此，硫醇分子中的硫氢键(S–H)比醇分子中的氧氢键(O–H)容易解离。因此硫醇的酸性比醇强。从两者的 pK_a 值就可以证实这一点。

	CH_3CH_2SH	CH_3CH_2OH
pK_a	10.6	15.9

硫醇具有弱酸性，能溶于 NaOH 水溶液，生成稳定的钠盐。

$$CH_3CH_2SH + NaOH \longrightarrow CH_3CH_2SNa + H_2O$$

乙硫醇　　　　乙硫醇钠

硫醇与重金属盐或氧化物反应，生成水中不溶的硫醇盐。

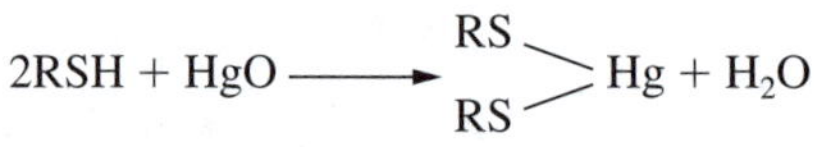

硫醇　氧化汞(剧毒)　硫醇汞盐

人体内许多酶含有巯基，若误食入重金属离子，就会导致蛋白质沉淀，从而失去酶的活性而出现中毒症状，例如汞中毒、铅中毒等。

二巯基丙醇是临床上用的一种砷、汞等重金属中毒解毒剂，其分子中含有两个活性巯基，能与重金属离子结合，形成不易解离的配合物，可由肾脏排出。由于二巯基丙醇与金属离子的亲和力大于酶与重金属离子的亲和力，因此不仅能阻止重金属离子与酶的巯基结合，而且能夺取已与组织中酶结合的重金属离子，使酶恢复活性，从而解除中毒症状。但若酶的巯基与重金属离子结合过久，酶活性则难以恢复，故需及早用药。

重金属解毒剂除了二巯基丙醇外，还有二巯基丁二酸钠和二巯基丙磺酸钠等。它们的结构特征是分子中含有的两个巯基分别连在相邻的两个碳原子上。

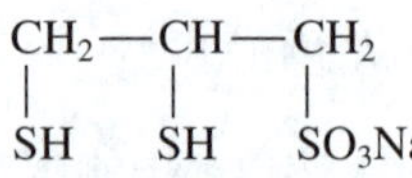

二巯基丙磺酸钠

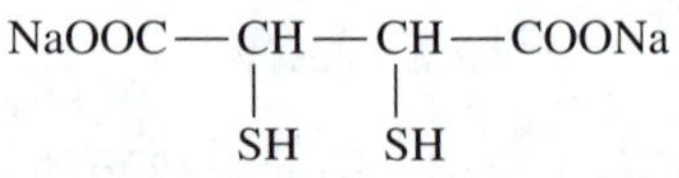

二巯基丁二酸钠

另外，硫醇极易被氧化成二硫化物。空气中的氧就能将硫醇氧化成二硫化合物。

$$R{-}SH + R{-}SH \xrightarrow{O_2} R{-}S{-}S{-}R$$

硫醇　　二硫键（二硫化合物）

二硫键是许多生物分子(如蛋白质)中重要的功能键。

由于硫醇中的巯基对氧化反应如此敏感，因此含有巯基的药物在贮存期间要绝对避免与空气接触。

第二节　酚

酚类化合物在室温条件下，一般为低熔点的固体或油状液体。大多数酚类化合物只微溶于水。许多酚化合物具有防腐和消毒的功能，最简单的酚是苯酚，它是一种无色的低熔点(41℃)固体。

1%～5%的苯酚溶液可杀灭细菌繁殖体、真菌和部分亲脂性病毒，多用于环境的消毒。

一、酚的结构和命名

酚的结构特征是羟基(−OH)直接与苯环相连。酚类化合物的命名一般以苯酚为母体，其他基团作为取代基，有些酚类化合物还常使用俗名。例如：

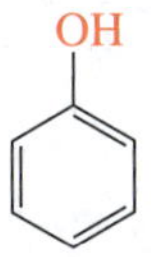

苯酚（石碳酸）

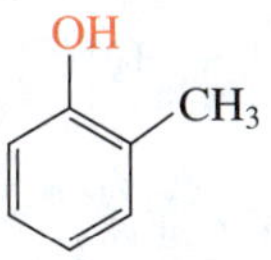

邻－甲苯酚

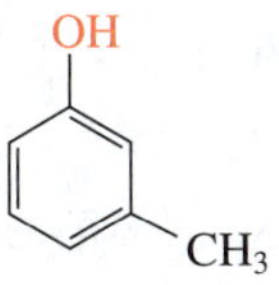

间－甲苯酚

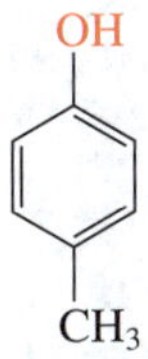

对－甲苯酚

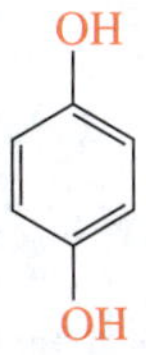

对－苯二酚（氢醌）

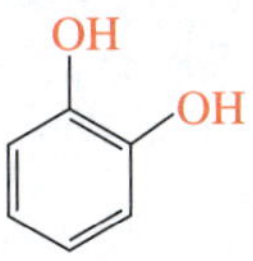

邻－苯二酚（儿茶酚）

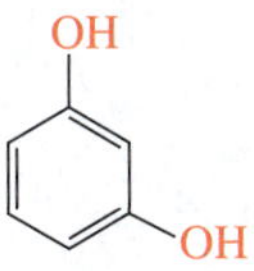

间－苯二酚

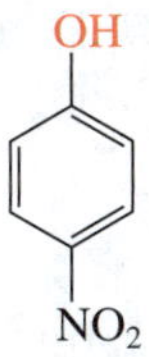

对－硝基苯酚（雷锁辛）

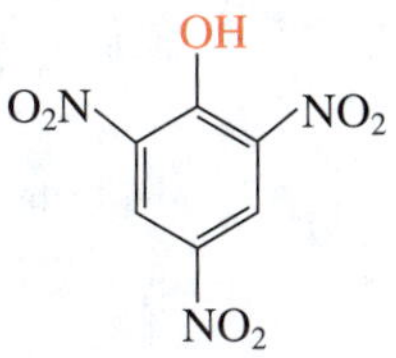

2, 4, 6－三硝基苯酚（苦味酸）

羟基与萘相连的化合物称为萘酚。一元萘酚有两种同分异构体——α－萘酚和β－萘酚。

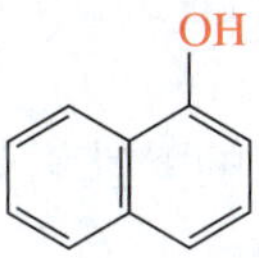

α－萘酚

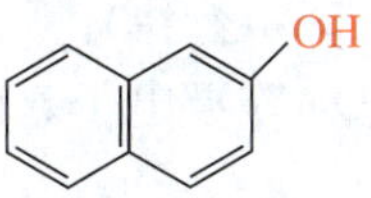

β－萘酚

二、酚的酸性与成盐

酚和醇虽然都含有羟基(−OH)，但两者在化学性质上却有着相当大的差异，其中最重要的差异是酚的酸性比醇强得多。比较苯酚与乙醇及环己醇的pK_a就可确知它们酸性强弱的悬殊程度。

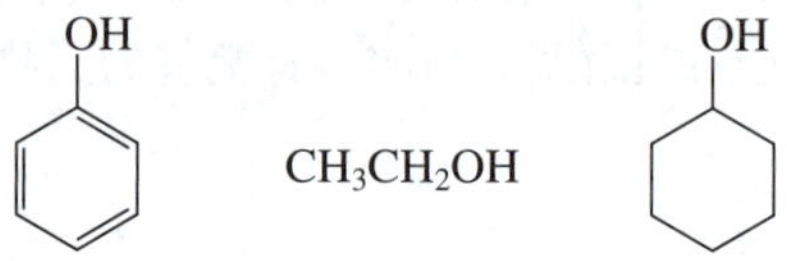

pK_a　　9.98　　15.9　　≈16

化合物的pK_a值越小，酸性越强。从上述pK_a值可知苯酚的酸性比乙醇强约10^6倍，比环己醇强一百万倍。

为什么酚和醇的酸性强弱程度如此悬殊？醇类化合物的羟基是与饱和碳原子相连，酚类化合物的羟基是与苯环直接相连，酚羟基受芳香环的影响，在水溶液中易解离出氢离子(H^+)。

尽管苯酚的酸性比醇强得多，但苯酚还是只具有弱酸性，它的酸性比碳酸(pK_a = 6.4)弱，因此，苯酚只能与强碱如氢氧化钠的水溶液作用，生成苯酚钠盐。

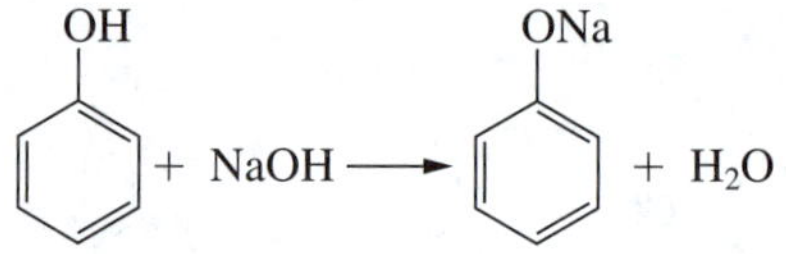

苯酚（微溶于水）　苯酚钠（易溶于水）

酚类化合物的钠盐或钾盐在水溶液中的溶解度比相应的游离酚大。因此许多酚类药物以钠盐或钾盐形式存在。

苯酚酸性比碳酸弱，不能与碳酸氢钠反应，因此苯酚不溶于碳酸氢钠的水溶液。如在苯酚钠盐的水溶液中通入二氧化碳，可使苯酚游离析出。

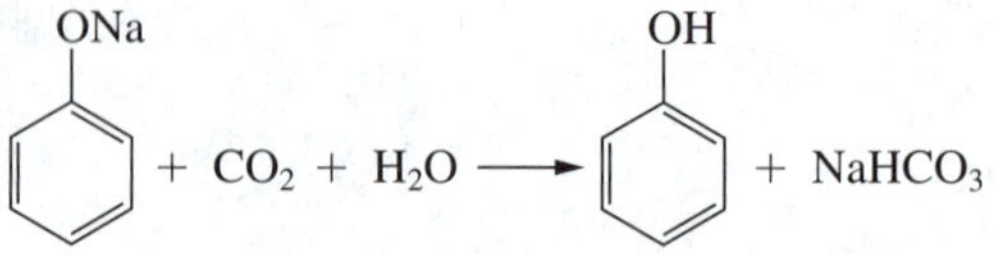

利用酚呈弱酸性的性质，可将酚类与其他非酸性有机物分开，通常是加稀的 NaOH 溶液(如 10%)使酚化合物转变成水溶性的酚盐，这样就可以与不溶于水的非酸性有机物分开。在得到的酚钠水溶液中再加入无机酸如稀盐酸，即可析出酚化合物。利用酚的弱酸性也可以将酚与羧酸的混合物分开(将在第十二章介绍)。

当苯酚环上带有硝基($-NO_2$)等吸电子基团时，酚的酸性增强。例如：

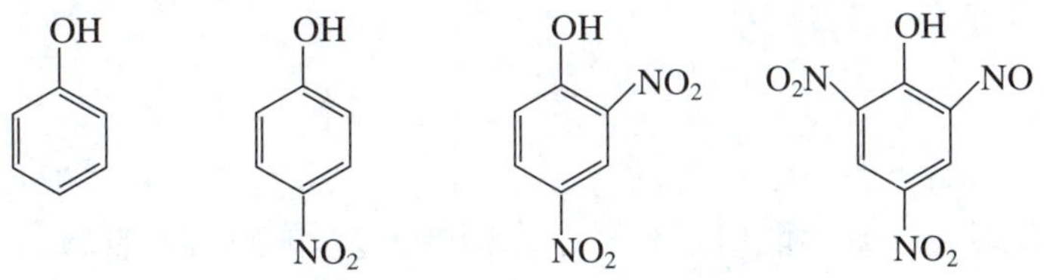

苯酚　对－硝基苯酚　2，4－二硝基苯酚　苦味酸

	苯酚	对－硝基苯酚	2，4－二硝基苯酚	苦味酸
pK_a	9.98	7.16	4.00	0.25

酸 性 增 强 次 序 →

显然苦味酸(2，4，6－三硝基苯酚)的酸强度接近无机强酸。

当苯酚环上带有甲基、乙基等给电子基团(或称斥电子基团)时，酚的酸性降低。例如：

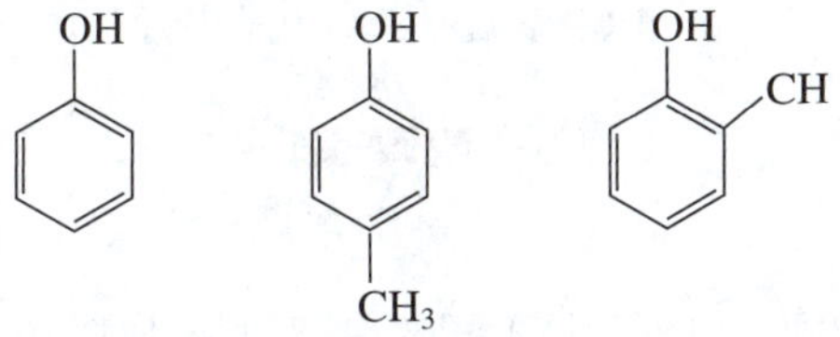

pK_a	9.98	10.26	10.29

三、酚的氧化反应和显色反应

纯的苯酚为白色晶体，但市售苯酚往往都带有颜色，浅者略带粉红色，深者呈紫色。这是为什么？由于酚类化合物极容易被氧化，空气中的氧很容易氧化酚，并且多元酚更容易被氧化。氧化产物主要是具有颜色的醌类化合物。例如无颜色的对－苯二酚和儿茶酚与空气接触过久就会被氧化成有颜色醌类化合物。

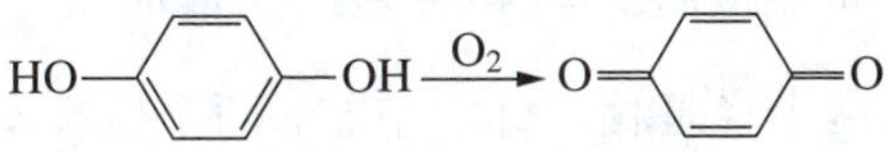

对－苯二酚　对－苯醌

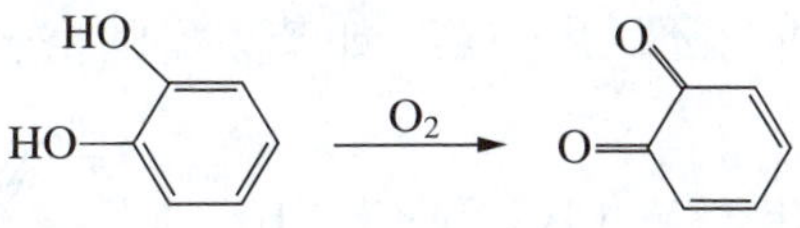

儿苯酚　邻－苯醌

醌类化合物的结构特点是具有共轭体系的环已二烯二酮类化合物。

由于酚类化合物极容易被氧化，因此含有酚羟基的药物应避光保存，并尽量避免与空气接触。

另外，大多数酚类化合物与三氯化铁有特殊的颜色反应，而且不同的酚产生不同的颜色。多数酚呈现红、蓝、紫或绿色。例如，适量三氯化铁水溶液(1%)与苯酚溶液作用，呈现蓝紫色。

第三节 醚

1842年醚类第一次成功地用于外科手术麻醉剂。如今恩氟烷(恩氟醚)和异氟烷(异氟醚)等醚类药物仍然是临床上使用的全身麻醉药中的佼佼者。醚类化合物除有些作麻醉外，有的是科学研究和工业生产中不可缺少的化学试剂。

一、醚的结构和命名

醚是两个烃基通过氧原子连接起来的化合物，也可看做是醇或酚羟基上的氢原子被烃取代后的化合物。

醚的通式： R—O—R 或 Ar—O—R

(R代表烷基；Ar代表芳烃基)

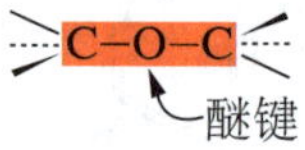

醚分子中的烃基可以相同，也可以是不同的烷基和芳烃基。醚键是醚的官能团。醚键中的氧原子为 sp^3 杂化，C—O—C间的键角约112°，氧上还有两对孤对电子，可以接受质子(见图10–3)。

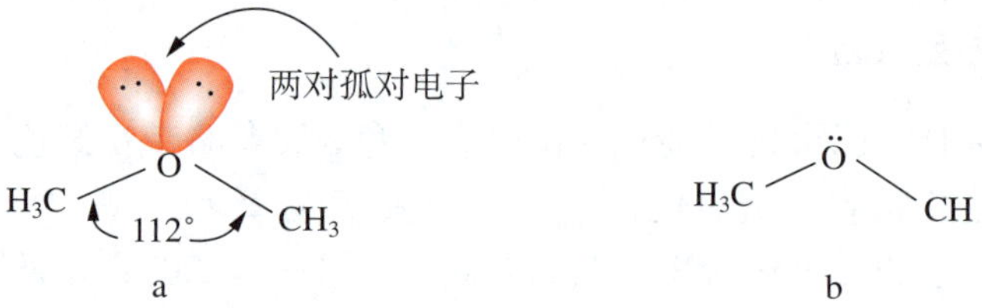

图10–3 甲醚的结构

a. 氧的两对孤对电子的电子云图 b. 甲醚结构式

醚分子中与氧原子相连的两个烃基相同称为单醚，两个烃基不同称为混醚；醚的烃基中有一个或两个是芳烃基(Ar–)称为芳香醚。结构简单的醚命名是在名称后加“醚”字(“基”字也可省略)。混醚的命名：将较小烃基的名称放在较大的烃基名称前面，但芳香醚命名是将芳烃基名称写在脂肪烃基之前。有些芳香醚还常用俗名，如苯甲醚的俗名为“茴香醚”。

例如：

单醚

CH_3OCH_3
二甲基醚
(甲醚)

$CH_3CH_2OCH_2CH_3$
二乙基醚
(乙醚)

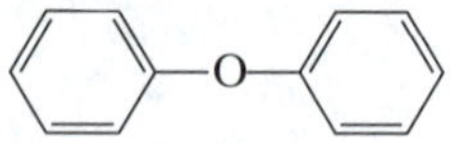
二苯基醚
(二苯醚)

混醚

$CH_3—O—CH_2CH_3$
甲基乙基醚
(甲乙醚)

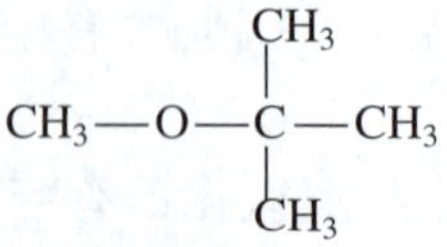
甲基叔丁基醚

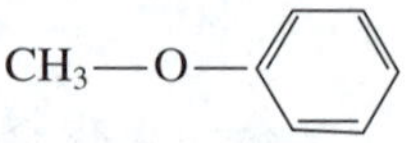
苯甲醚
(茴香醚)

结构比较复杂的醚命名：以烃为母体，烷氧基作为取代基，主链编号从靠近烷氧基一端开始。例如：

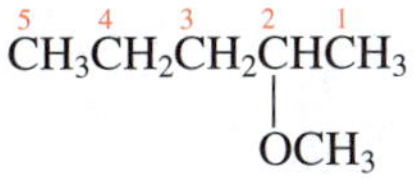

2−甲氧基戊烷

另外，还有环状醚，常见的环状醚有四氢呋喃和 1, 4 —二氧六环：

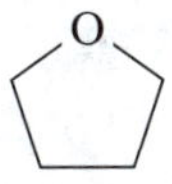

四氢呋喃

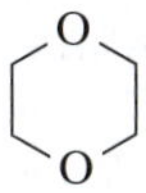

1,4−二氧六环

有的醚类化合物按照外文译音命名，例如：

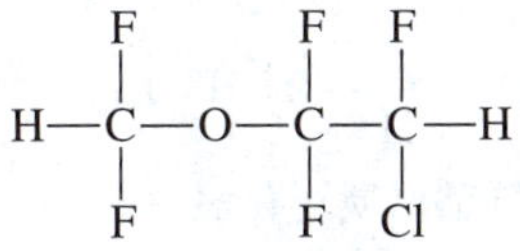

恩氟烷
(enflurane)

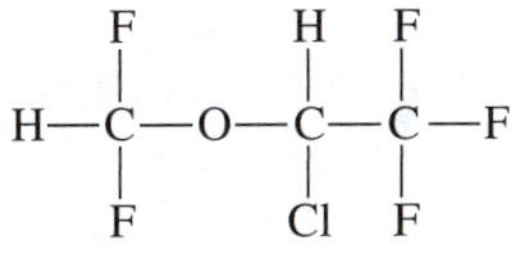

异氟烷
(isoflurane)

恩氟烷和异氟烷互为同分异构体，均是目前临床广泛使用的全身麻醉药。

二、醚的物理性质

在常温下，甲醚和甲乙醚为气体，其余多数醚为液体，醚分子中没有直接与氧相连的氢原子，分子间不能形成氢键，故低级醚的沸点比同碳数醇的沸点低，与分子量相当的烷烃接近。例如从表 10−3 可见，乙醚和正丁醇相对分子质量相等，均为 74，然而正丁醇的沸点为 118℃，而乙醚的沸点只有 35℃，与其分子量相近的正戊烷的沸点相同。

表 10−3 醇、醚、烷沸点及溶解度的比较

名 称	结 构	相对分子质量	沸点(℃)	溶解度(克 /100 克水)
丙 烷	$CH_3CH_2CH_3$	44	−42	不溶
甲 醚	CH_3OCH_3	46	−24	溶
乙 醇	CH_3CH_2OH	46	78	∞
正丁烷	$CH_3CH_2CH_2CH_3$	58	−0.5	不溶
甲乙醚	$CH_3CH_2OCH_3$	60	8	溶
正丙醇	$CH_3CH_2CH_2OH$	60	97	∞
正戊烷	$CH_3CH_2CH_2CH_2CH_3$	72	35	不溶
乙 醚	$CH_3CH_2OCH_2CH_3$	74	35	7.5
正丁醇	$CH_3CH_2CH_2CH_2OH$	74	118	7.9

尽管醚分子间不能形成氢键，但醚键的氧原子上有孤对电子，仍然能与水分子形成氢键(图10–4)，因此低级醚在水中都有一定的溶解度。例如乙醚和正丁醇沸点相差很大，但两者在水中的溶解度几乎相等。

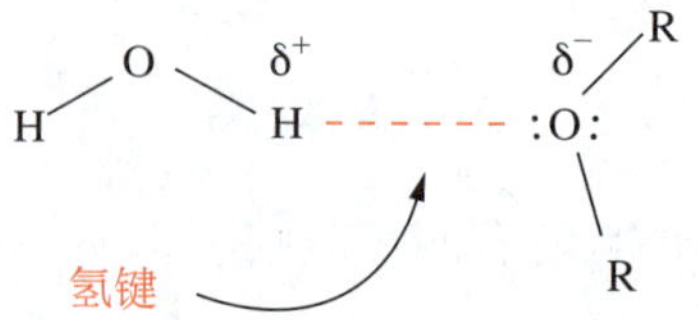

图 10–4 醚与水形成氢键

三、醚的化学性质

除了三元环的环氧乙烷类外，其他醚的性质十分稳定，稳定性仅次于烷烃。醚键对碱、强氧化剂和还原剂(如 Na)等都不起反应。醚能溶于浓硫酸等强酸中，生成鎓盐。

$$\underset{\text{醚}}{R-\ddot{O}-R} + H_2SO_4 \longrightarrow \underset{\text{鎓盐（质子化醚）}}{[R-\underset{H}{\ddot{O}}-R]^+HSO_4^-}$$

这是由于醚键上氧原子的孤对电子能接受质子(H^+)而形成鎓盐。鎓盐能溶于浓硫酸，烷烃不溶于浓硫酸。因此用此反应可以区别醚和烷烃。例如乙醚和正戊烷具有相同的沸点，但只有乙醚能溶于硫酸。当正戊烷与浓硫酸混合则得到两个明显的液层。

$$\underset{\text{乙醚}}{CH_3CH_2-\ddot{O}-CH_2CH_3} + H_2SO_4 \longrightarrow \underset{\text{鎓盐（溶于硫酸）}}{[CH_3CH_2-\underset{H}{\ddot{O}}-CH_2CH_3]^+HSO_4^-}$$

$$\underset{\text{戊烷}}{CH_3CH_2CH_2CH_2CH_3} + H_2SO_4 \longrightarrow \text{不反应(分层)}$$

虽然乙醚是很稳定的化合物。但是低级醚如乙醚，沸点低、易挥发、非常容易着火，因此在实验室使用乙醚时，周围要避免明火，以防引起火灾。另外乙醚与空气接触过久会形成过氧化物。

$$\underset{\text{乙醚}}{CH_3CH_2-O-CH_2CH_3} + O_2 \longrightarrow \underset{\text{过氧化乙醚}}{CH_3\underset{OOH}{\underset{|}{C}}H-O-CH_2CH_3}$$

过氧化物很不稳定，受热有发生爆炸的危险。因此蒸馏乙醚时务必注意不要蒸干，以免发生事故。

四、环氧乙烷的性质和在医学上的用途

含有一个氧原子的三元环化合物通常称为环氧化合物。环氧乙烷是最简单的环氧化合物。环氧化合物结构通式：

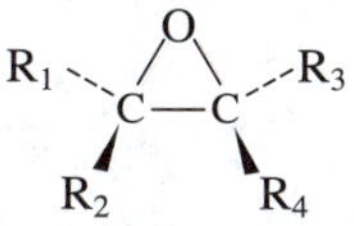

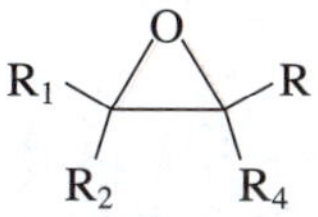

简化式

R_1、R_2、R_3、R_4代表H、烷基或其他取代基，可以是相同的，也可以是不同的。

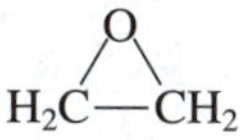

或

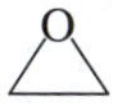

环氧乙烷

环氧化物的性质不同于一般的醚，三元环的存在使它的化学性质非常活泼。如与酸、碱水溶液作用很容易破坏。

环氧乙烷又称氧化乙烯，常温下为气体，沸点11℃。临床上主要作为气体杀菌剂，它穿透力强，可杀灭各种微生物，属于高效灭菌剂。主要用于医疗器械、内镜及一次性使用的医疗用品的消毒。

小　结

醇、酚、醚都是以碳氧单键(C—O)相连的含氧有机化合物。结构通式如下所示：

$$\underset{\text{醇}}{R-OH}\qquad \underset{\text{酚}}{Ar-OH}\qquad \underset{\text{醚}}{R-O-R}$$

硫醇可看作是硫原子替代了醇羟基中的氧原子所形成的一类化合物，其结构通式为RSH。

醇、酚、醚三者功能基部分虽然都含有氧原子，然而由于结构的差异导致三者在化学性质上有显著的不同：

醇能与活泼金属如金属钠反应，生成一种金属醇化物——醇钠(RONa)，其碱性比氢氧化钠还要强；醇类，尤其是叔醇，在酸催化下受热，很容易发生脱水反应，形成烯。醇脱水生成烯烃遵循查依采夫规则，即**主要的烯烃产物总是双键碳上烃基取代较多的烯烃**。例如：

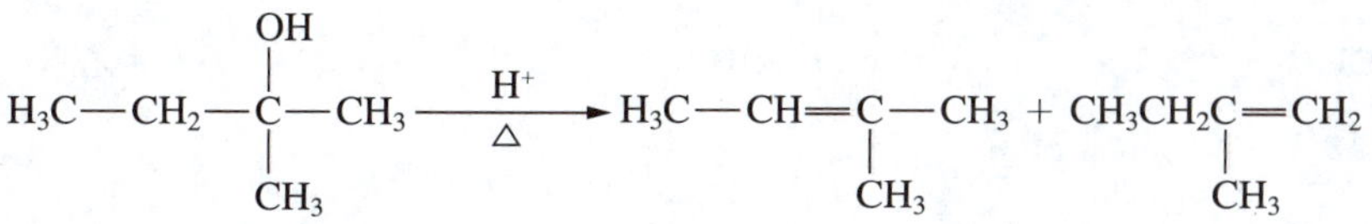

2-甲基-2-丁一醇　　2-甲基-2-丁烯（主要产物）　　2-甲基-1-丁烯（次要产物）

醇脱水成烯，是发生了碳氧键断裂的反应(C ┊ O)；醇能发生氧化反应，一般需要在强氧化剂如高锰酸钾($KMnO_4$)或重铬酸等作用下。不同类型的醇氧化产物是不同的：通常伯醇氧化成羧酸(最终产物)，仲醇氧化成酮，叔醇不被氧化。但在酸存在下，在实验过程中，也可观察到“假”的氧化现象，例如用重铬酸钠的硫酸溶液与叔醇作用，橙红色的重铬酸钠变成了绿色，此现象似乎是叔醇发生了氧化，其实并非如此，实际上是叔醇在酸作用下首先脱水成烯，然后烯再被氧化。

硫醇的结构与醇很相似，但硫醇有明显的弱酸性，能与重金属盐或氧化物(如HgO)反应，生成水中不溶的重金属硫醇盐。此化学性质是临床上将二巯基化合物作为重金属中毒解毒剂的化学基础。另外，硫醇极易被氧化成二硫化物(R—S—S—R)，许多生物分子(如蛋白质等)都含有二硫键结构。

酚类化合物由于酚羟基与苯环或芳香环直接相连，因此酚的性质有别于醇，与酚羟基相连的碳氧键(Ar—OH)很难断裂；酚类化合物一般具有弱酸性，它的酸性比碳酸还要弱，因此，酚类通常只能与氢氧化钠水溶液反应，生成酚钠盐，而不能与碳酸氢钠溶液作用。但是，一旦酚类化合物的苯环上带有如同硝基($-NO_2$)等吸电子基团，其酸性将显著增强。例如，苦味酸(2, 4, 6—三硝基苯酚)的酸强度接近无机较强酸的酸强度。

另外，酚类化合物极易被氧化，通常空气中的氧就能使其氧化。其氧化产物主要是带有颜色的醌类化合物(如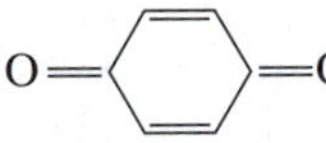)。

醚键(C—O—C)是醚类化合物的功能基。醚类化合物除了三元环的环氧化合物外，化学性质都十分稳定，通常与强碱、强氧化剂和强还原剂(如金属钠)都不发生反应。它只能溶于浓的强酸(如浓H_2SO_4)，生成鎓盐。醚的稳定性仅次于烷烃。

具有三元环的环氧化合物，如环氧乙烷，性质非常活泼，在酸或碱性介质中都容易破环。

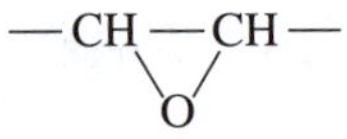

环氧化合物

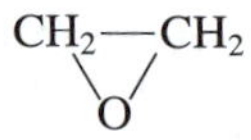

环氧乙烷

习　题

1. 指出下列化合物所属类型(醇？酚？醚？硫醇？)。

A. 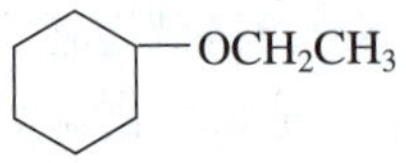

B. 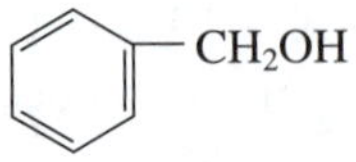

C. 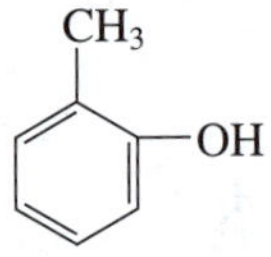

D. 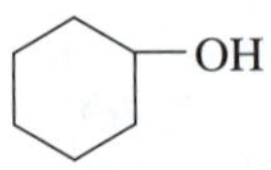

E. $CH_3CH_2CH(CH_3)SH$

F. 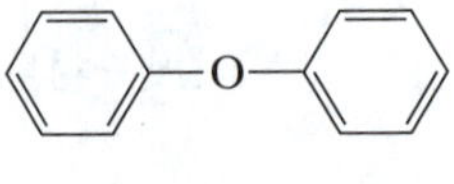

答：A、F 醚　B、D 醇　C 酚　E 硫醇

2. 命名第一题中各化合物。

答：A. 乙基环己基醚　B. 苯甲醇(或苄醇)　C. 邻－甲苯酚

D. 环己醇　E. 2－丁硫醇　F. 二苯醚(或二苯基醚)

3. 完成下列反应式，写出主要产物。

A. $CH_3-\underset{\displaystyle OH}{\underset{|}{CH}}-CH_2CH_3 \xrightarrow[H_2SO_4]{K_2Cr_2O_7}$

B. $2CH_3CH_2SH + HgO \longrightarrow$

C. 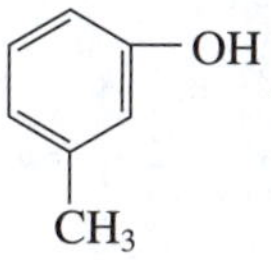 $+ NaOH \longrightarrow$

D. 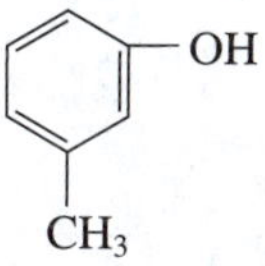 $+ NaHCO_3 \longrightarrow$

E. $CH_3-O-CH_2CH_3 + \underset{(浓)}{H_2SO_4} \longrightarrow$

答：主要产物：A. $CH_3-\underset{\displaystyle O}{\underset{\|}{C}}-CH_2CH_3$　B. $(CH_3CH_2S)_2Hg$　C. 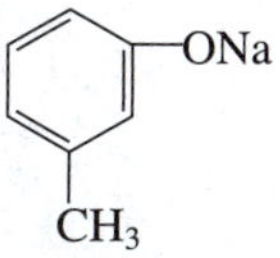

D. 不发生反应　E. $[CH_3\underset{H}{O}CH_2CH_3]^+HSO_4^-$

4. 按沸点升高顺序排列下列各组化合物顺序。

A. (a) 乙醇　(b) 丙烷　(c) 1－戊醇

B. (a) 丁烷　(b) 甘油　(c) 1, 2－丙二醇

C. (a) 1－戊醇　(b) 1－己醇　(c) 1, 2－己二醇

答：A. (b)、(a)、(c)　B. (a)、(c)、(b)　C. (a)、(b)、(c)

5. 按在水中溶解度增加顺序排列第四题中各组化合物的顺序。

答：A. (b)、(c)、(a)　B. (a)、(c) ≈ (b)　C. (b)、(a)、(c)

6. 选择两种简便的化学方法区别甲苯酚(有邻、间、对三种甲苯酚的异构体)与己烷(甲苯酚和己烷均为无色液体)。

答：A 法：利用甲酚的酸性，己烷的无酸性(呈中性)

甲苯酚 + NaOH(10%) ⟶ 生成甲酚钠盐溶液

己烷 + NaOH(10%) ⟶ 分层(己烷在上层，碱的水溶液在下层)

B 法：利用酚类化合物能与 $FeCl_3$ 显色的性质。酚与 $FeCl_3$ 显紫色，甲苯酚显蓝色。

甲苯酚 + $FeCl_3$ ⟶ 呈蓝色
(无色) (1% 溶液)

己烷 + $FeCl_3$ ⟶ 无颜色变化
(无色) (1% 溶液)
(淡黄绿色)

第十一章　醛　酮

学习要求

醛和酮都含有羰基($>$C═O)。醛是羰基碳分别与烃基及氢原子相连的化合物(甲醛例外，其羰基碳与两个氢原子相连)；醛的功能基(—CHO)通常称为醛基；酮是羰基碳与两个烃基相连的化合物。烃基可以是烷基或芳烃基等。醛和酮的结构通式如下：

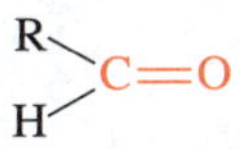

醛

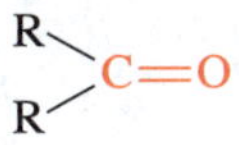

酮

酮分子中羰基碳上连的两个烃基(—R)，可以是相同的，也可以是不相同的。

不少醛、酮药物广泛应用于临床，例如，戊二醛由于具有较强的广谱杀菌作用，医学上用于灭菌或消毒医疗器械，如膀胱镜、支气管镜、橡胶和塑料制品等。再如中药麝香的有效成分就是含十五个碳的环酮——麝香酮。

通过本章学习，掌握醛、酮的结构特征；醛、酮的命名方法；醛、酮与醇及氨的衍生物的亲核加成反应以及醇醛缩合反应；醛、酮两者在氧化性能、加成反应难易程度上的差异；了解一些在医学上常用的醛、酮化合物。

一、醛、酮的命名

简单脂肪醛可用普通命名法命名，即按分子内碳原子数称为某醛。例如：

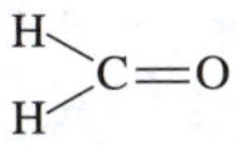

甲醛

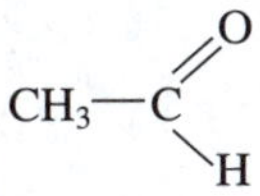

乙醛

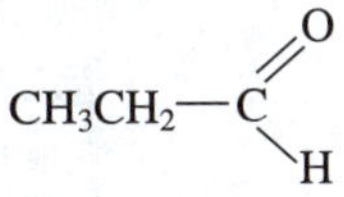

丙醛

结构较复杂的脂肪醛用系统命名：选择含有醛基的最长碳链作为主链，编号从醛基碳原子开始(在普通命名法中常用α、β、γ、δ等希腊字母表示)，例如：

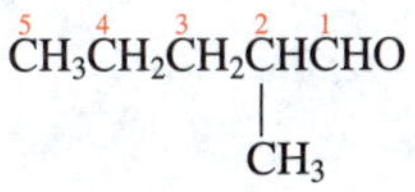

2–甲基戊醛（α – 甲基戊醛）

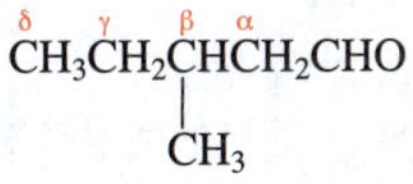

3–甲基戊醛（β – 甲基戊醛）

芳香醛的命名：可将芳烃基作为取代基，如苯甲醛、苯乙醛等。也有的用俗名，例如茴香醛、肉桂醛等。

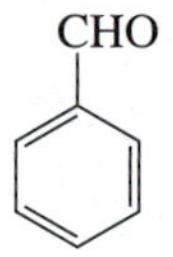

苯甲醛

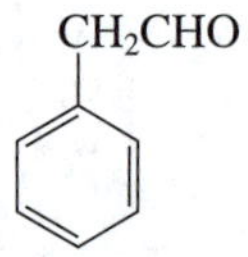

苯乙醛

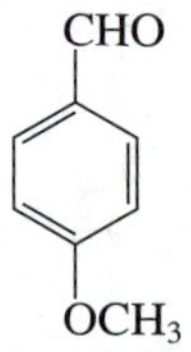

茴香醛

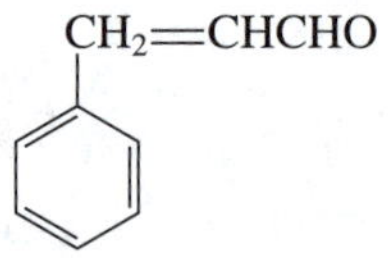

肉桂醛

最简单的脂肪酮是丙酮(含三个碳原子)。其他结构简单的脂肪酮的命名一般用普通命名法，即写出连在羰基上的烃基名称(小基团在前)，后加“酮”字。例如：

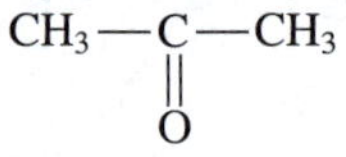

丙酮

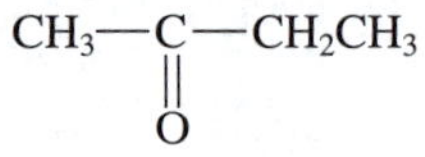

甲乙酮

结构较复杂的脂肪醛用系统命名：选择含有羰基的最长碳链为主链，从离羰基最近的一端开始给主链碳原子编号，表示羰基的编号写在取代基名称之后，“酮”名称之前，并标明与主链相连取代基的名称和位置。例如：

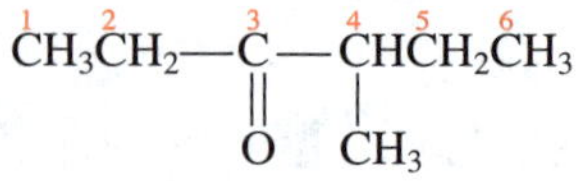

4–甲基－3–己酮

芳香酮的命名类似于简单脂肪酮的命名，也有的用习惯名。例如：

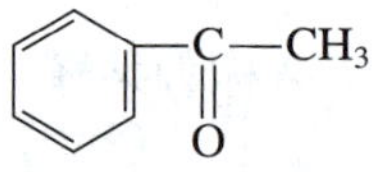

苯乙酮（习惯名）

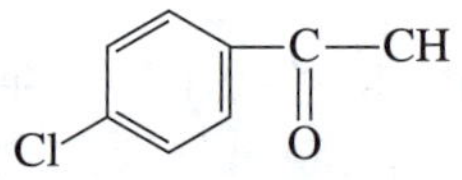

对－氯苯乙酮

二、羰基的结构

醛和酮的羰基碳为 sp^2 杂化，碳原子的 3 个 sp^2 杂化轨道分别与氧及其他 2 个氢原子形成三个 σ 键，这三个 σ 键处于一个平面，羰基碳余下的一个未杂化的 p 轨道与氧的 $2p$ 轨道彼此平行，侧面重叠，形成 π 键，π 电子云分布在 σ 键所在平面的上下。最简单的羰基化合物——甲醛的结构如下：

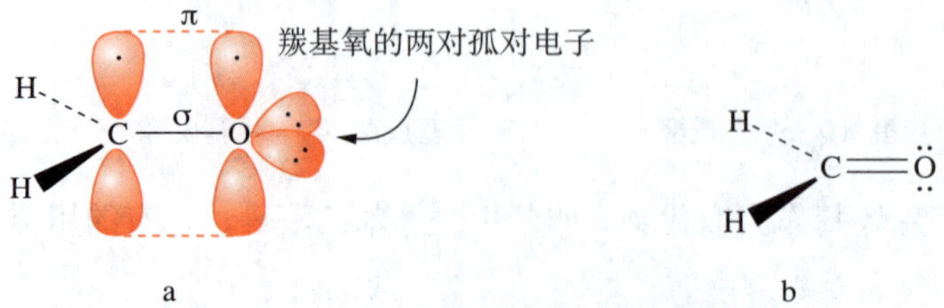

图 11–1 甲醛结构

a.羰基的电子云图 b.甲醛结构式

羰基的碳氧双键(C ═ O)有类似碳碳双键(C ═ C)双键的一面，两者均由一个σ键和一个π键构成。但氧的电负性比碳强，羰基中的碳氧双键的电子云分布更多地偏向氧原子一方。因此羰基中的碳氧双键是极性不饱和键，羰基氧带部分负电荷，羰基碳带部分正电荷。通常用下式表示羰基的极性：

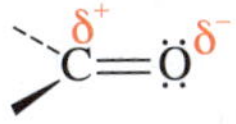

三、醛、酮的物理性质

羰基的极性使醛、酮为极性化合物。分子的极性引起分子间的相互吸引，这种吸引力称为“偶极－偶极作用力”。即一个分子的羰基氧的部分负电荷与另一分子羰基碳的部分正电荷之间相互吸引。如下所示：

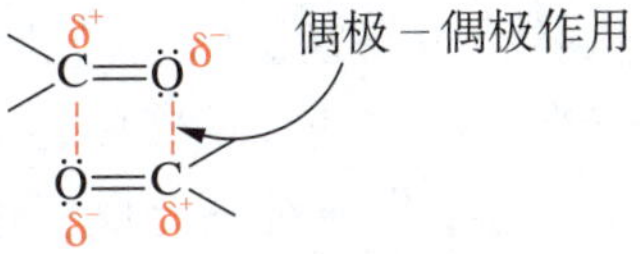

偶极－偶极作用力比氢键作用力弱，但比非极性化合物间的范德华力强。因此醛、酮的沸点低于相应分子量(或相近分子量)的醇，高于相应分子量的烃类化合物。例如：

	相对分子质量	沸点(℃)
正丁醇	74	118
2－丁酮	72	80
正戊烷	72	36

虽然醛、酮本身不能形成分子间氢键，但醛、酮分子的羰基氧能与水分子形成氢键，因此低级的醛、酮易溶于水。例如，常用试剂——丙酮能以任意比例与水互溶。但六个碳以上的醛、酮基本不溶于水。醛和酮一般都溶于乙醚、二氯甲烷等有机溶剂。

表 11－1 常见醛、酮的一些物理性质

名称	结构式	熔点(℃)	沸点(℃)	溶解度(克 /100 克水)
甲醛	HCHO	−117	−19	极易
乙醛	CH_3CHO	−123	21	极易
苯甲醛	C_6H_5CHO	−26	179	0.3
丙酮	CH_3COCH_3	−94	56	∞
苯乙酮	$C_6H_5COCH_3$	21	202	不溶

四、醛、酮的化学性质

(一) 羰基的亲核加成反应

前面已经讨论了羰基的结构，它是一种高度极化的基团，羰基碳上带部分正电荷(δ^+)，氧上带有部分负电荷 (δ^-)。由于羰基的极化使其具有两个反应部位：带部分正电荷的羰基碳倾向与富裕电子的试剂(即亲核试剂)结合，带部分负电荷的羰基氧易与缺电子试剂 (亲电试剂)结合。因为带负电荷的氧通常比带正电荷的碳稳定，所以醛酮羰基总是优先与亲核试剂(:Nu^-)键合，形成正四面体结构的氧负离子，然后氧负离子很快与亲电试 E^+(通常是氢质子)结合。如下所示：

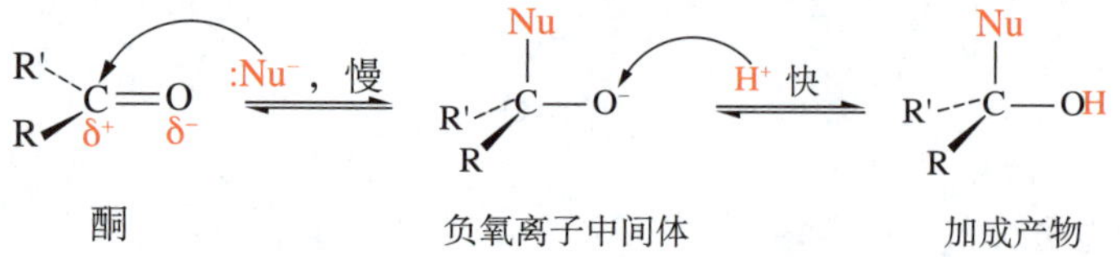

:Nu^- 代表亲核试剂(可以是富裕电子的负离子或分子，如 H_2O、ROH、RNH_2 等)

显然此反应分两步进行：第一步是具有富裕电子对的亲核试剂Nu^-进攻带部分正电荷的羰基碳，亲核试剂 Nu^- 与羰基碳成键的同时，碳氧之间的键打开，电子对转向氧上，氧获得一个负电荷，原为平面三角形的羰基结构转化成正四面体结构的负氧离子。第二步，负氧离子与亲电试剂(H^+)结合，得到稳定的加成产物。在这两步反应中，第一步是富裕电子的试剂进攻带部分正电荷的羰基碳，是反应速度慢的一步，也就是决定反应速度的一步。因此羰基加成反应又称为亲核加成反应。

一般羰基的亲核加成反应是可逆的，然而在许多情况下，通过最初的加成产物的变化，可使反应趋向完全。

通常醛的亲核加成反应比酮快。这是由于酮有两个烃基，空间位阻大，不利于亲核试剂的进攻。

1. 醛、酮与水的加成

水可以与醛、酮的羰基加成形成水合物，由于水是弱亲核试剂，生成的水合物——偕二醇不稳定，容易失水，反应平衡主要偏向反应物一方。

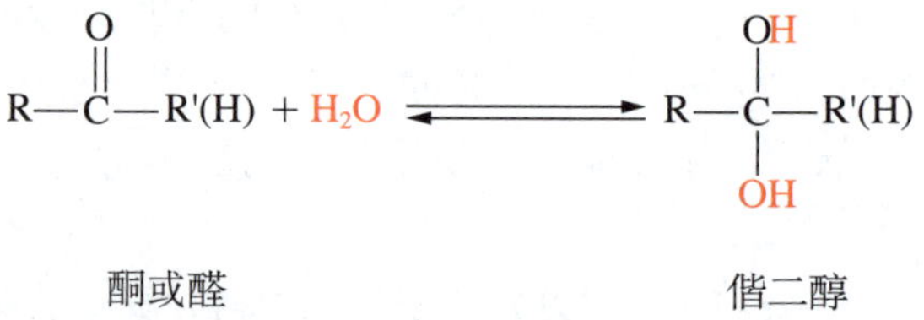

大部分水合物是不稳定的，一般是不能分离的。例如在常温下甲醛水溶液 99%是以水合物形式存在。反应的平衡常数约为 10^3。

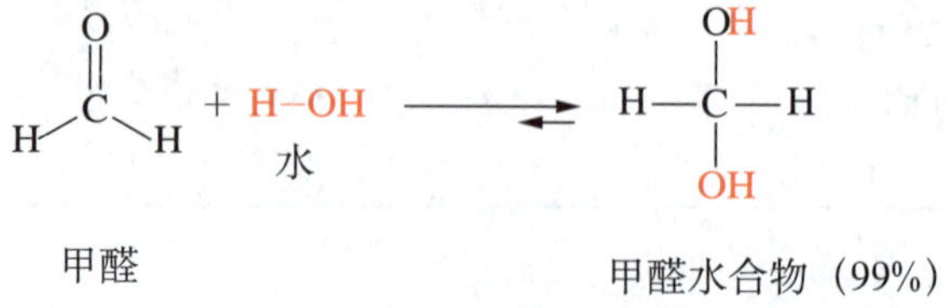

尽管甲醛在水溶液中几乎全部以水合物的形式存在，但此水合物不能分离，因为在分离过程中很易失水。

乙醛和大多数其他醛形成水合物的能力比甲醛弱，平衡常数接近 1。对于大多数酮，形成水合物的能力比醛更弱，平衡常数只有10^{-3}，甚至更小。因此，在水溶液里，酮几乎完全是以酮式存在。

当羰基与强吸电子基团相连时，由于羰基碳的正电性增大，可以生成较稳定的水合物，例如：水合氯醛(三氯乙醛的水合物)、水合六氟丙酮(六氟丙酮的水合物)和水合茚三酮(茚三酮的水合物)等均为稳定的羰基水合物。

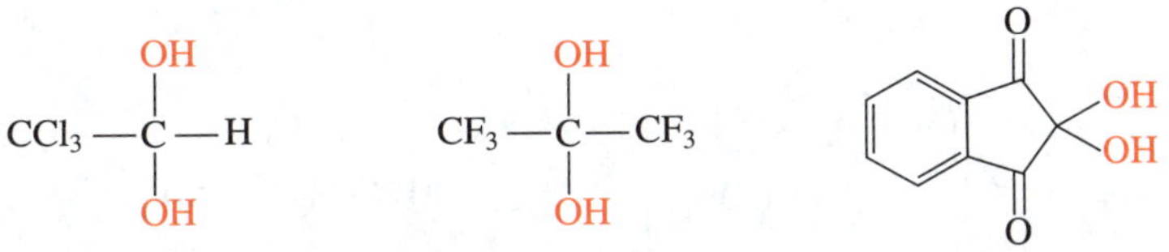

水合氯醛　　水合六氟丙酮　　水合茚三酮

2. 醛、酮与醇的加成

在无水酸(通常是干燥的氯化氢)存在下，醇与醛的羰基加成先生成半缩醛(不稳定)，接着在同样条件下，半缩醛再与醇反应生成稳定的缩醛。

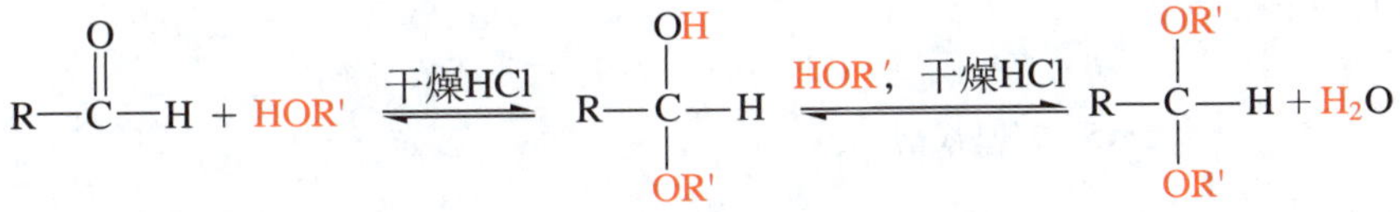

醛　　醇　　半缩醛　　缩醛

例如：在无水酸存在下，1mol 乙醛与 2mol 乙醇作用，得到的最终产物就是缩醛。

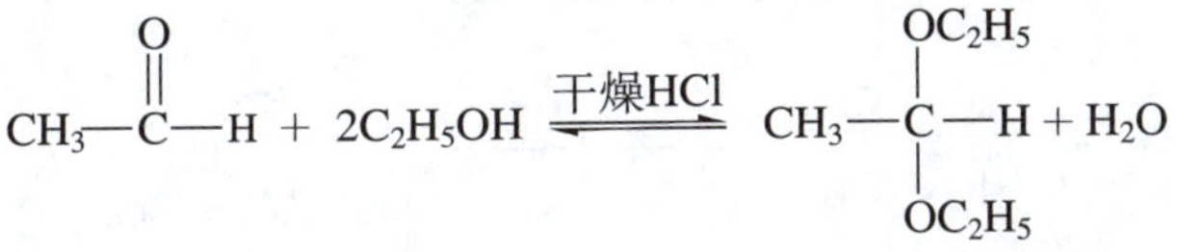

乙醛　　乙醇　　乙醛二乙基缩醛

干燥的氯化氢(含有微量H^+)是作为酸催化剂，可使羰基氧质子化，增加羰基碳的正电性，有利于亲核试剂——醇的进攻。

半缩醛的结构特点是羟基(−OH)和烷氧基(−OR)连在同一个碳上，缩醛是两个烷氧基连在同一个碳上：

半缩醛　　缩醛

缩醛对碱稳定，遇稀酸分解成原来的醛和醇。

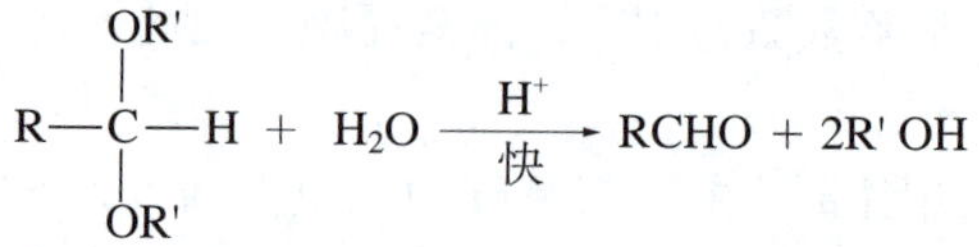

绝大多数半缩醛很不稳定，一般不能分离。但γ−羟基醛和δ−羟基醛经分子内羟基和醛基加成形成的五元环和六元环状半缩醛是稳定的。例如δ−羟基醛几乎完全以六元环环状半缩醛存在。

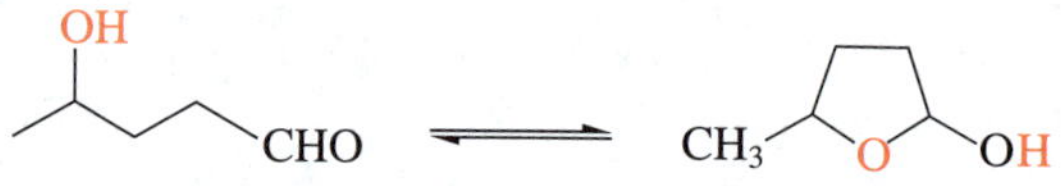

γ −羟基戊醛 (4−羟基戊醛)　　五元环状半缩醛 (稳定)

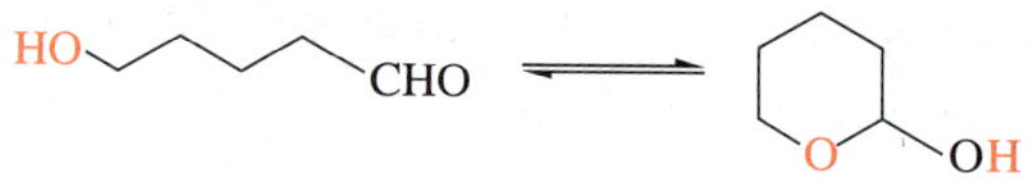

δ−羟基戊醛 (5−羟基戊醛)　　六元环状半缩醛 (稳定)

缩醛和半缩醛的性质是学习糖类化学的基础，葡萄糖主要以环状半缩醛形式存在(详见第十五章)。

酮与醇的反应制备缩酮常常是很困难，但是环状的缩酮却比较容易形成。例如：酮与过量的乙二醇在少量无水酸存在下可形成环状的缩酮。

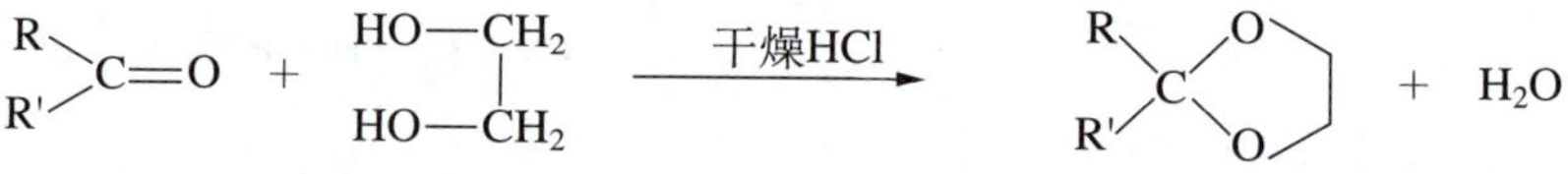

酮　　乙二醇　　环状缩酮

缩酮的性质与缩醛相同，对碱稳定，遇稀酸分解成原来的酮和醇。

3. 醛、酮与氨和氨的衍生物的加成

醛和酮的羰基可以与许多种氨的衍生物(如羟胺、肼、2, 4−二硝基苯肼等)加成，先生成氨基醇中间体，紧接着失去一分子水，生成含有 $\gt C=N-$ 双键的N−取代亚胺。若用G代表不同氨的衍生物的取代基，反应通式如下：

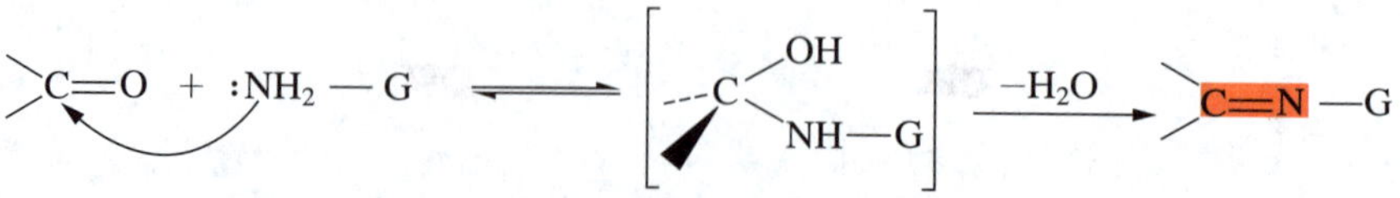

醛或酮　　氨衍生物　　氨基醇中间体　　N−取代亚胺

例如：丙酮与2，4−二硝基苯肼加成，反应式如下：

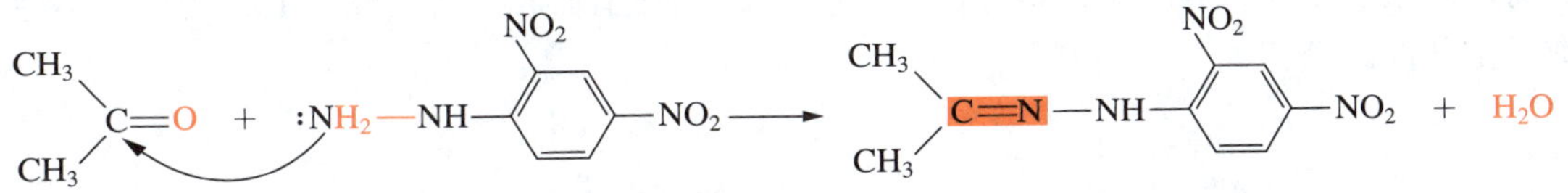

丙酮　　2,4−二硝基苯肼　　丙酮2,4−二硝基苯腙（橙黄色，mp：126℃）

2,4−二硝基苯腙为橙黄色固体，各自具有固定的熔点。因此，2,4−二硝基苯肼是一种特别有用的鉴别羰基化合物的试剂，既可以鉴别不同的羰基化合物，也可以将羰基化合物与其他化合物区别开来。例如，2,4−二硝基苯肼与醛或酮作用，生成2,4−二硝基苯腙(黄色或橙红色沉淀)，而醇、酚、醚、烷烃、烯烃和炔烃等与2,4−二硝基苯肼均不发生反应。表11−2列举了几种氨衍生物与醛或酮反应的产物。

表11−2　氨衍生物及其和醛、酮反应的产物

氨衍生物		氨衍生物与羰基(>C=O) 反应产物	
H_2N-R	(有机胺)	>C=N−R	(希夫碱)
H_2N-OH	(羟胺)	>C=N−OH	(肟)
H_2N-NH_2	(肼)	>C=N−NH_2	(腙)
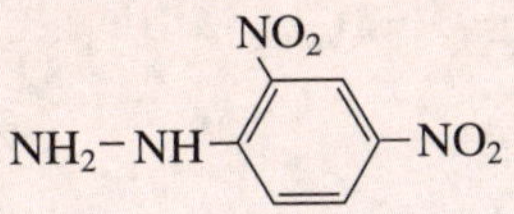	(2，4−二硝基苯肼)	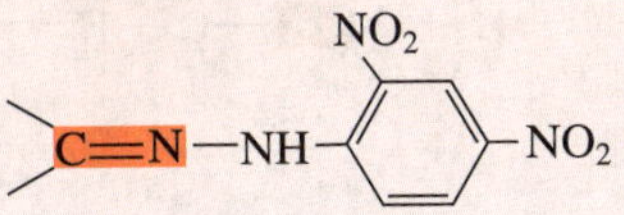	(2,4−二硝基苯腙)

(二) 醇、醛的缩合反应

醛或酮分子中与羰基直接相连的碳原子称为α−碳，与α−碳直接相连的氢原子称为α−氢(α−H)。

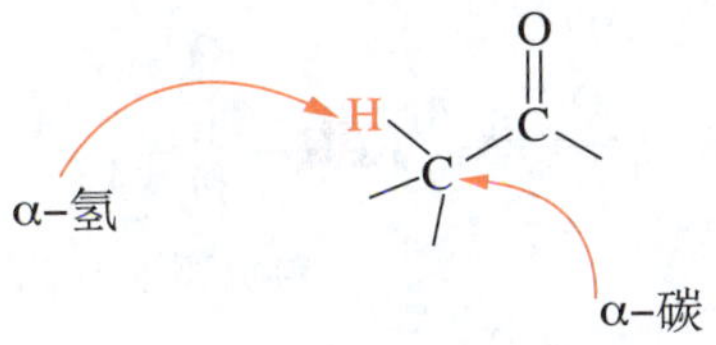

醛酮的α−H受羰基(>C=O)的影响具有一定的弱酸性。比较一下丙酮与乙烷的pK_a值，对于醛酮的α−H弱酸性就一目了然了。

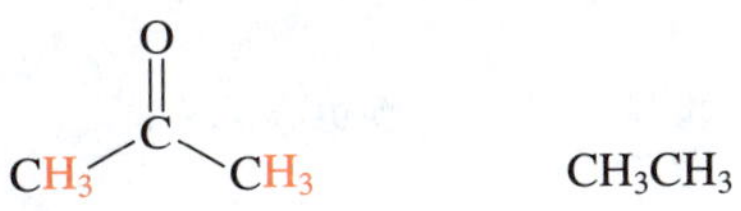

pK_a　　19.3　　60

从 pK_a 值可见,羰基的存在使丙酮的α–H 酸强度比乙烷增加约 10^{40} 倍。由于醛、酮的α–H 具有弱酸性，在稀碱溶液中，具有α–H 的醛或酮能发生加成缩合反应，生成α，β– 不饱和醛或不饱和酮。例如：

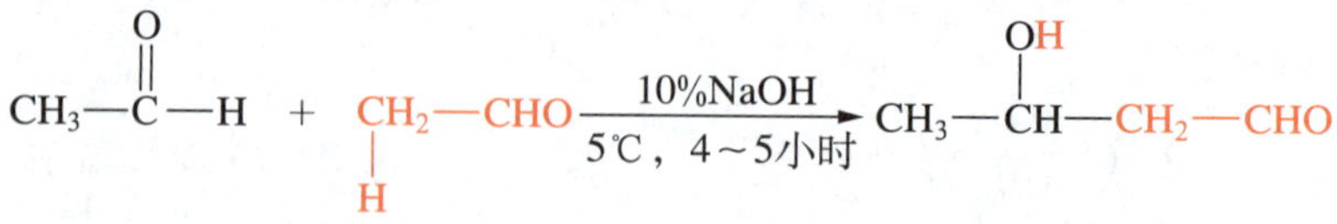

乙醛　　　乙醛　　　β–羟基丁醛

由于反应产物分子中既含有羟基又有醛基，所以称为醇醛缩合反应。β–羟基醛通过加热或者用稀酸处理很容易脱去1分子水，生成α，β– 不饱和醛。这是由于最终产物包含与羰基共轭的碳碳双键。例如：

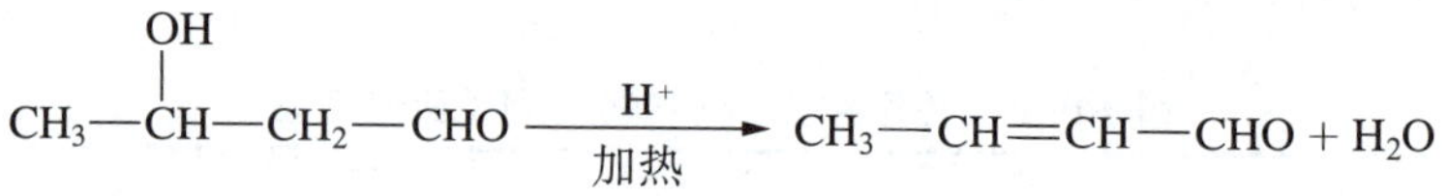

β–羟基丁醛　　　α，β–不饱和丁醛（2–丁烯醛）

凡是含有α–H 的醛与稀碱作用，都能发生醇醛缩合反应。总的反应式如下：

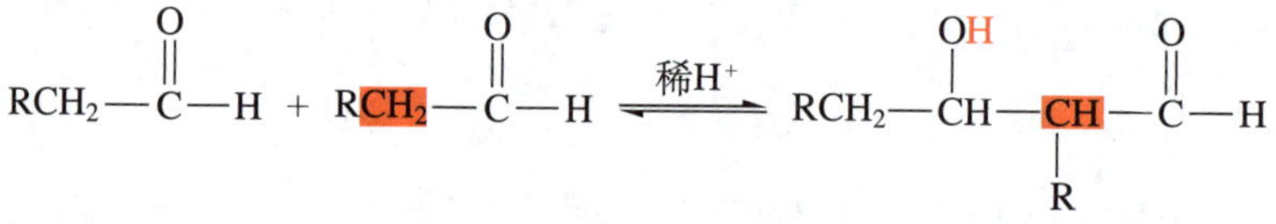

醇醛缩合反应机制：第一：稀碱(OH^-)从醛的α– 碳上夺取一个氢质子(H^+)，形成碳负离子。第二：碳负离子作为亲核试剂进攻另一分子未质子化醛的羰基碳，形成氧负离子加成物，此步是最慢的一步，也就是决定反应速度的一步。最后一步是氧负离子与水分子很快结合，生成β–羟基醛。

第一步

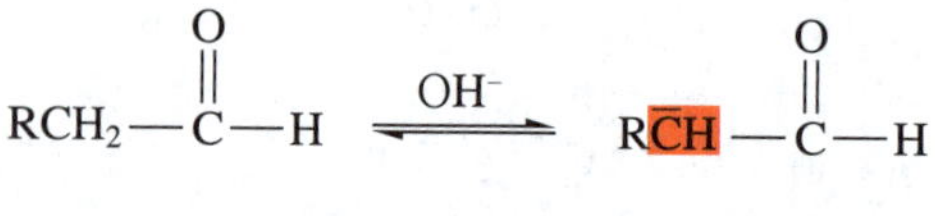

醛　　　碳负离子

第二步

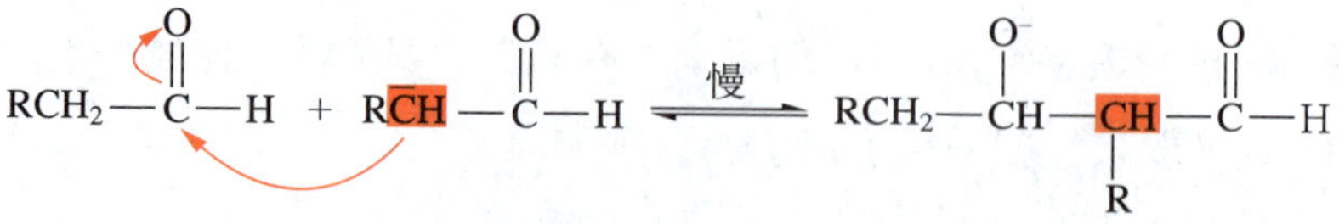

未质子化醛　　　碳负离子　　　氧负离子加成物

第三步

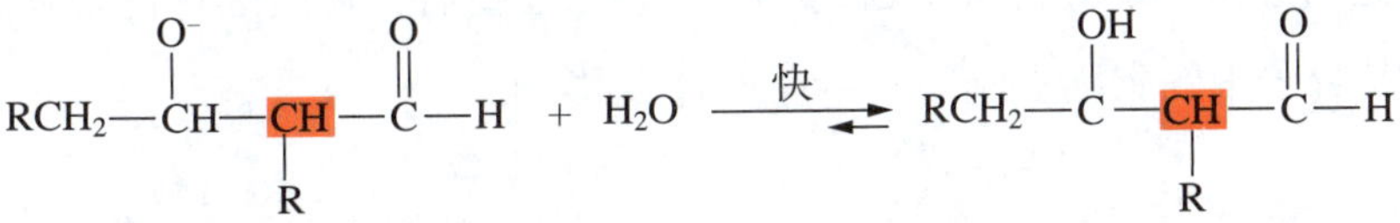

氧负离子加成物　　　　β–羟基醛

两种不同醛(均具有α–H)的混合物，在稀碱作用下，也能发生醇醛缩合反应，一般得到四种β–羟基醛的混合物(哪四种？)，因此没有实用价值。

对于有α–H的酮也能发生醇醛缩合反应，但要比醛难。这主要是由于酮羰基空间位阻大，导致作为亲核试剂的碳负离子不易进攻的缘故。

(三) 醛、酮的氧化还原反应

1. 氧化反应

醛极容易被氧化成羧酸，在室温下，空气中的氧就能逐渐使醛氧化。酮一般不被氧化。对于含有醛基的药物要尽量避免与空气接触。

利用醛、酮氧化性能上的差异，可以鉴别醛与酮。实验室中，可利用弱氧化剂——土伦(Tollens)试剂(即硝酸银的氨溶液)和斐林(Fehling)试剂(由硫酸铜与酒石酸钾钠的碱性溶液混合而成)能氧化醛而不能氧化酮的性质，鉴别醛与酮。

土伦试剂与醛作用时，$Ag(NH_3)_2^+$ 被还原成金属银沉积在试管壁上形成银镜，故称银镜反应。

$$R—CHO + 2[Ag(NH_3)_2]OH \xrightarrow{加热} R—COONH_4 + 2Ag\downarrow + 3NH_3 + H_2O$$

醛　　土伦试剂（无色）　　银镜

斐林试剂与醛一起加热，Cu^{2+} 被还原成砖红色的氧化亚铜，析出沉淀。

$$R—CHO + Cu^{2+} \xrightarrow[加热]{碱性溶液} R—COONa + Cu_2O\downarrow$$

醛　　蓝色　　氧化亚铜（砖红色）

芳香醛不与斐林试剂反应，故利用斐林试剂也可鉴别脂肪醛与芳香醛。

2. 还原反应

醛和酮都可以被还原，醛经催化氢化，还原成伯醇，酮被还原成仲醇。

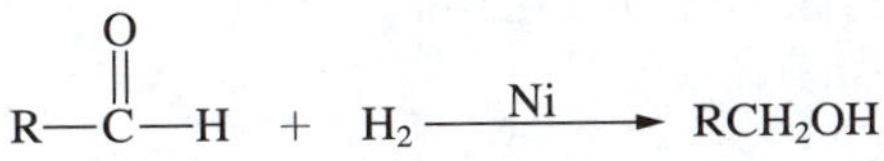

醛　　伯醇

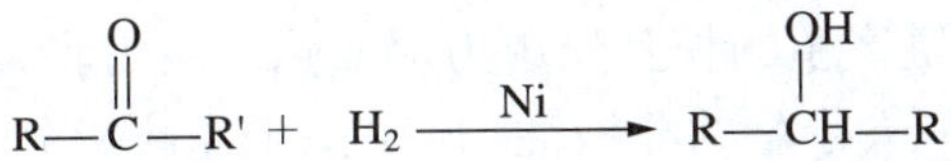

酮　　仲醇

若用氢化铝锂($LiAlH_4$)、氢化硼钠($NaBH_4$)等金属氢化物能选择性地还原醛、酮的羰基($>C=O$)，其分子中的碳碳双键($>C=C<$)不受影响。

阅读材料

甲醛的功能与毒性

甲醛是由甲醇催化氧化生产的。常温下是一种具有强烈刺激气味的无色气体，易溶于水。36%~40%的甲醛水溶液称为福尔马林(formalin，通常还包含8%~15%的甲醇，以防止甲醛聚合)。甲醛水溶液和甲醛气体均有广谱杀菌作用，对细菌繁殖体、结核杆菌、乙肝病毒和真菌等都有较强的杀灭作用。特别适用于忌热、忌湿物品和塑料及皮革等制品的消毒。不适用于食品消毒。甲醛也是保存解剖标本的防腐剂。

甲醛对人体有一定的毒性和刺激性，当室内甲醛含量为$0.5mg/m^3$时可刺激眼睛引起流泪；$0.6mg/m^3$时引起咽喉不适或疼痛；浓度再高可引起恶心、呕吐、咳嗽、胸闷、气喘等症状；当空气中达到$230mg/m^3$时可致人死亡。

生产胶合板、纤维板、油漆和贴墙纸等使用的胶粘剂(如脲醛树脂类)中夹杂有未反应的残留甲醛，这是室内空气中甲醛的主要来源。其残留甲醛含量的多少取决于装饰材料的质量的优劣。我国《居室空气中甲醛的卫生标准》规定：居室空气中甲醛的最高允许浓度为$0.08mg/m^3$。

甲醛已被世界卫生组织确定为致癌和致畸物质。使用甲醛时须倍加小心和注意防护。

小　结

醛和酮都含有羰基($>C=O$)，结构通式分别如下所示：

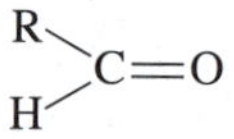

醛

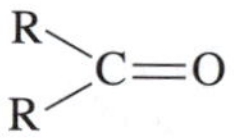

酮

醛、酮分子中的羰基($>C=O$)是由一个σ键和一个π键组成。由于氧的电负性比碳大，因此π键电子云不是平均分配在碳氧之间，而是偏向于氧，即羰基的π键是极化的。通常用下式表示羰基氧的部分负电荷和羰基碳的部分正电荷。

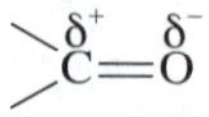

羰基的极性使醛、酮成为极性化合物，分子之间以“偶极—偶极”作用力相互吸引。由于偶极—偶极作用力不如由氢键产生的相互作用力那么强，但比非极性分子之间的范德华力强，因此，醛、酮的沸点高于相应分子量的非极性的烷烃，低于相应分子质量的醇的沸点。醛、酮本身不能形成分子间氢键，但羰基氧可与水分子形成氢键，因此低碳数的醛、酮如甲醛、乙醛和丙酮等都易溶于水。

羰基的极化性导致醛酮能发生烯烃碳碳双键所不能发生的反应——亲核加成反应。醛与醇在无水酸催化下，能发生亲核加成反应，生成半缩醛和缩醛。其结构通式分别如下：

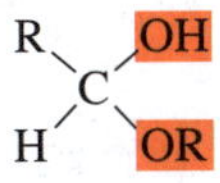

半缩醛

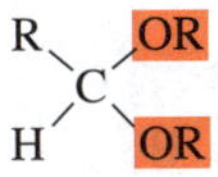

缩醛

R基团可以相同，也可以不同。半缩醛通常是不稳定的，一般不能分离。但五元和六元环状半缩醛是稳定的。

酮与醇的反应，生成简单缩酮常常是很困难的，只有环状的缩酮较容易形成。

缩醛和缩酮化合物，均对碱、氧化剂等稳定，遇稀酸很易分解成原来的醛(或酮)和醇。例如：

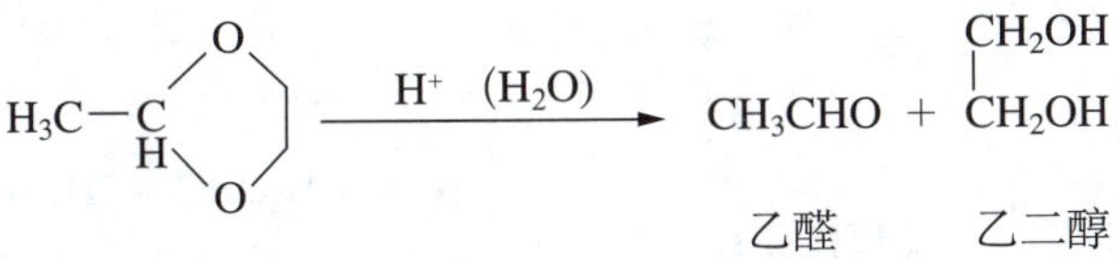

乙醛 乙二醇

醛和酮能与氨的衍生物(如2, 4- 二硝基苯肼等)发生羰基加成反应，最终生成含碳氮双键(>C=N—)的化合物，反应很灵敏，常用于羰基化合物的鉴别。

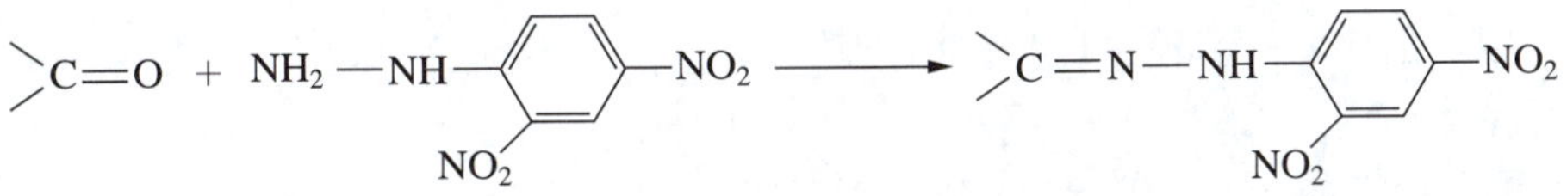

醛或酮 2, 4–二硝基苯肼 2, 4–二硝基苯腙

醛、酮分子中的α–氢由于受邻近羰基的影响，显得非常活泼。凡是具有α–H的醛在稀碱作用下，均能发生分子间的缩合反应，生成既含有羟基又有醛基的缩合产物。此反应通常称为醇醛缩合反应。例如：

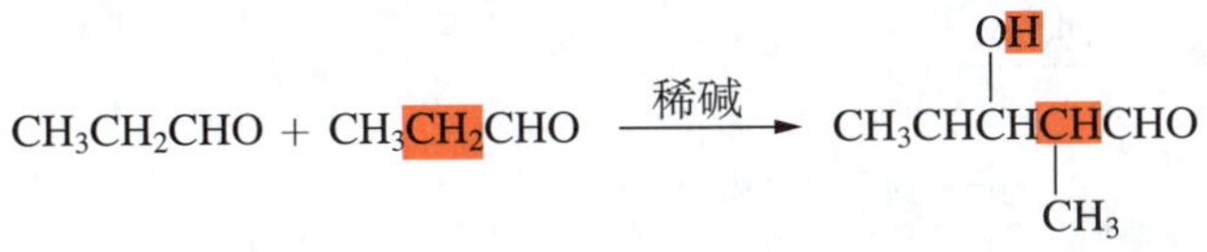

3–羟基–2–甲基戊醛

对于有α–氢的酮也能发生醇醛缩合反应，但比醛要难，这主要由于酮羰基连有两个烃基，空间位阻较大。

醛和酮之间对弱氧化剂(如Ag^+或Cu^{2+}等)的氧化性能也有很大的差异。醛很容易被弱氧化剂氧化，酮则不被氧化。但醛和酮的羰基都能被催化氢化，还原成醇。醛被还原成伯醇($R—CH_2OH$)，酮被还原成仲醇(R_2CHOH)。

习 题

1. 写出下列化合物的结构式。

A. 3－甲基环己酮　B. 对－甲氧基苯甲醛(茴香醛)　C. 对－硝基苯乙酮

D. 对－羟基苯乙酮　E. 二仲丁基酮　F. 5－甲基己醛

答：A.

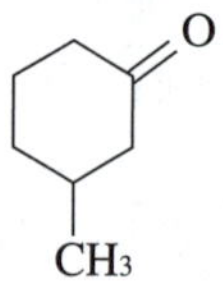

B.

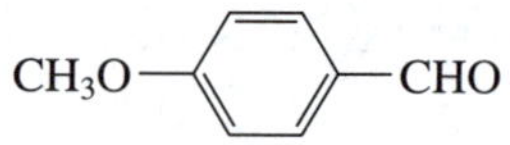

C.

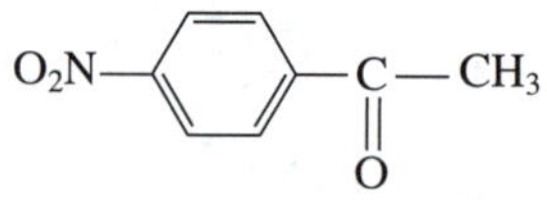

D.

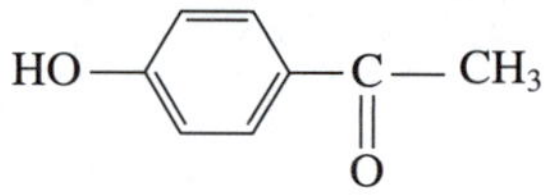

E.

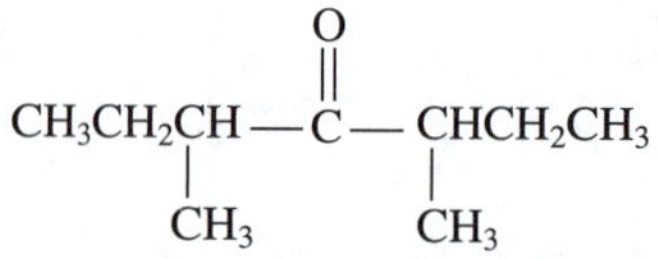

F.

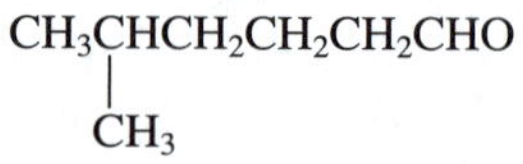

2. 按沸点升高顺序排列两组化合物的顺序。

A. 乙醛、丙烷、乙醇、1－丙醇

B. 丙酮、甲乙酮、1－丁醇、1,4－丁二醇

答：A. 丙烷、乙醛、乙醇、1－丙醇

B. 丙酮、甲乙酮、1－丁醇、1,4－丁二醇

3. 由难易次序排列下列醛、酮化合物在水溶液中形成水化物的顺序。

甲醛、丙酮、乙醛

答：甲醛最容易形成水化物，乙醛次之，丙酮则很少形成水化物。因此三者的易→难顺序是：甲醛、乙醛、丙酮

4. 完成下列反应式，写出主要的反应产物。

A. $CH_3CH_2CHO + 2CH_3CH_2OH \xrightarrow{\text{无水酸}}$

B.

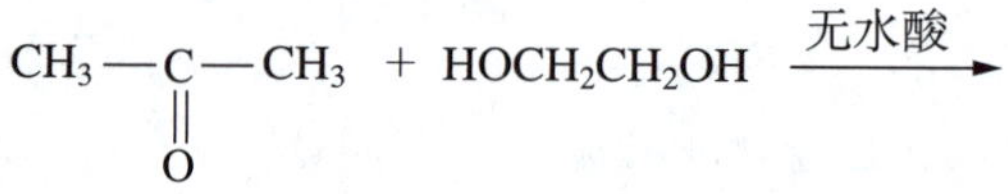

C.

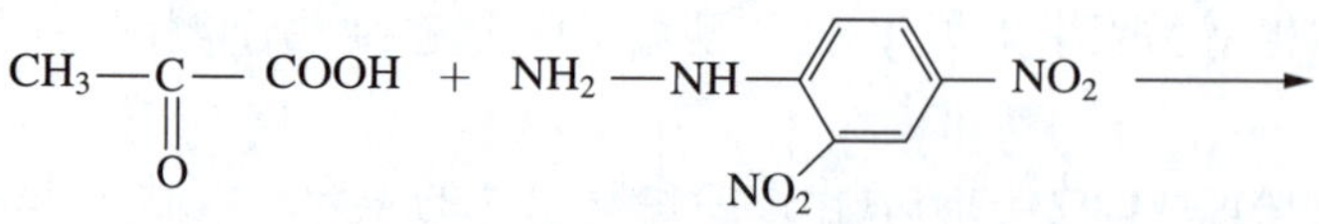

丙酮酸　　2，4－二硝基苯肼

D. $CH_3CH_2CHO + CH_3CH_2CHO \xrightarrow{\text{稀}OH^-}$ a (　　　　　　　)

↓ 加热

b (　　　　　　　)

E. 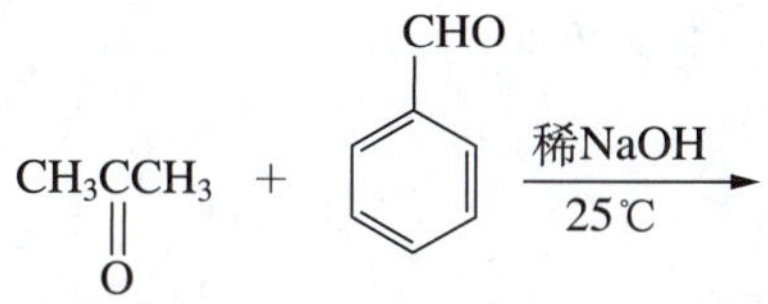

过量

答：主要产物分别如下：

A. 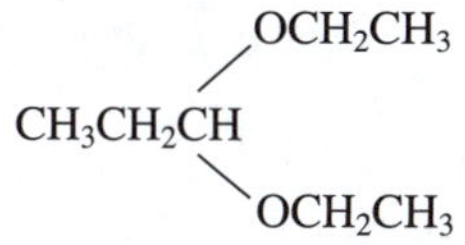

B. 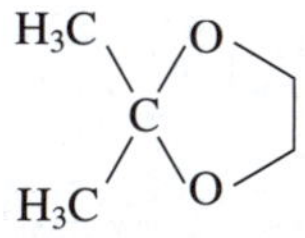

C. 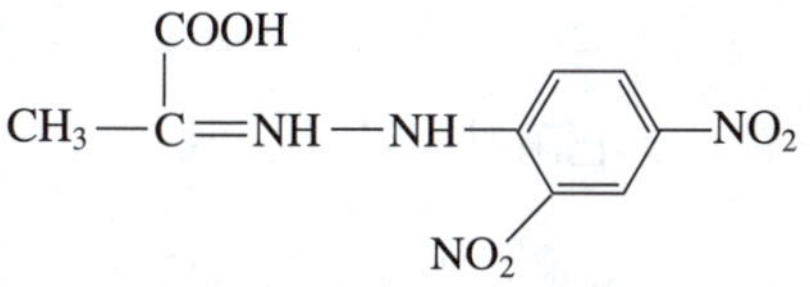

注：羧基(—COOH)中的羰基不具有羰基的活性。因此，得到的加成产物是酮羰基与2，4−二硝基苯肼加成。

D. a. 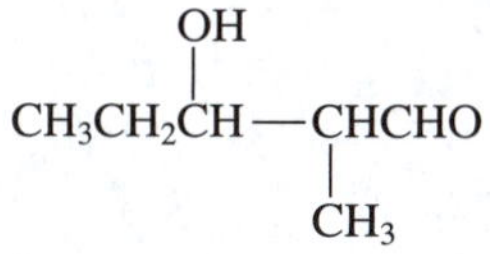

b. 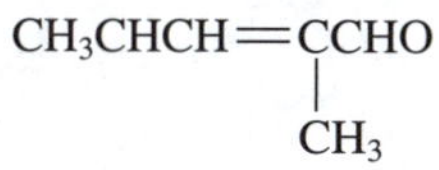

E. 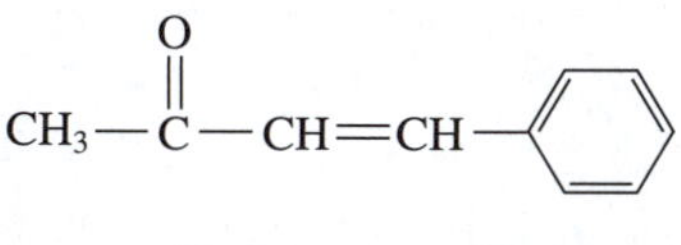

注：由于生成的加成缩合物双键与羰基及苯环都共轭，所以特别稳定，因此在碱性条件下就能直接得到。

5. 分别用最简便的化学方法区别下列每一对化合物，并说明观察到的现象，写出能发生的反应式。

A. 环己酮与苯甲醛　B. 环己醇与环己酮

答：A.　环己酮 $\xrightarrow{Ag(NH_3)_2^+ OH^-}$ 不反应

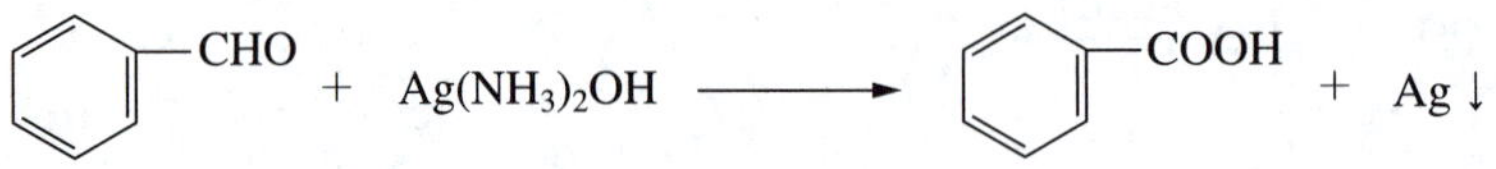

B. a 法:

$$\text{环己酮} \xrightarrow{\text{2, 4−二硝基苯肼}} \text{环己酮−2, 4−二硝基苯腙(橙黄色}\downarrow\text{)}$$

$$\text{环己醇} \xrightarrow{\text{2, 4−二硝基苯肼}} \text{不反应}$$

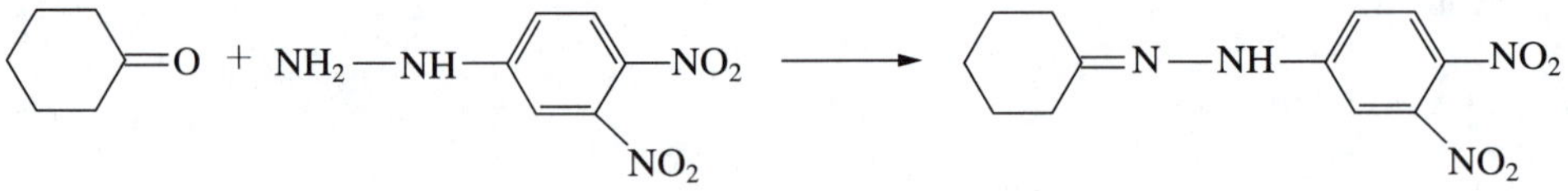

b 法:

$$\text{环己酮} \xrightarrow[\text{室温}]{NaCr_2O_7,\ H_2SO_4} \text{不反应}$$

$$\text{环己醇} \xrightarrow[\text{室温}]{NaCr_2O_7,\ H_2SO_4} \text{环己酮}$$

现象：重铬酸钠的硫酸溶液由原来的橙红色变成绿色(Cr^{3+})。

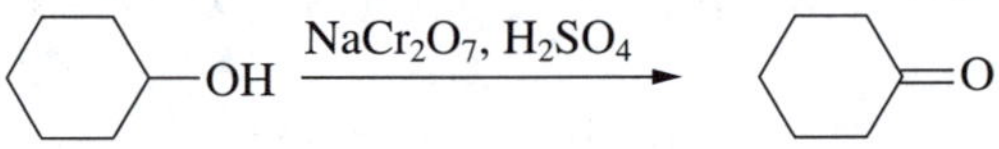

第十二章　羧酸和羧酸衍生物

学习要求

分子中含有羧基(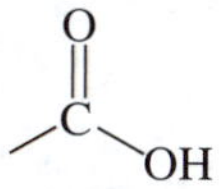)的化合物称为羧酸。羧酸分子中羧基上的羟基被其他原子或基团取代的化合物为羧酸衍生物。

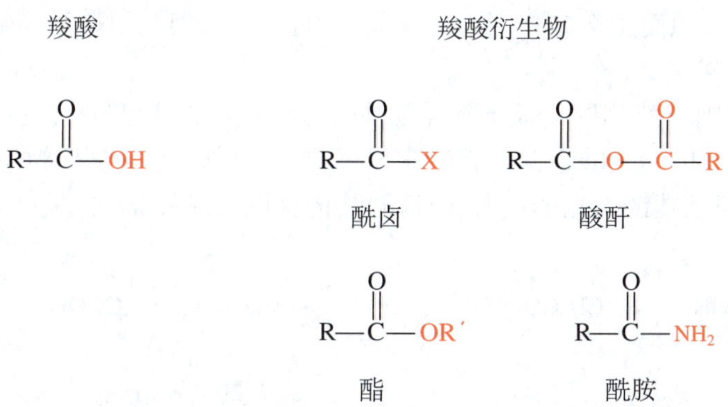

本章主要学习羧酸和羧酸衍生物的结构、命名和性质，以及化合物的互变异构。重点掌握羧酸的酸性与成盐、酯化反应；$\beta-$酮酸的脱羧反应；羧酸衍生物的水解反应；乙酰乙酸乙酯互变异构。

第一节　羧酸

一、羧酸的结构

羧基(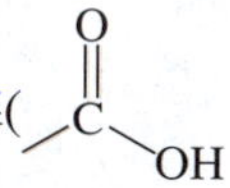)是羧酸的功能基(或称官能团)。仅从羧基的结构式看，似乎是由醛、酮的羰基(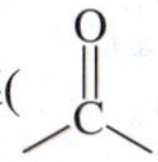)和醇的羟基(−OH)组成的。然而羧基中的羰基和羟基与醛、酮的羰基和醇的羟基在性质上有显著的差异：羧基中的羰基不能发生像醛和酮那样的亲核加成反应；羧基中的羟基在水溶液中容易解离，其酸强度大约是醇的 10^{11} 倍。

羧基的结构决定了羧酸的性质。羧基的羰基碳也是 sp^2 杂化，碳氧双键(C = O)也是由一个 σ 键和 π 键组成，但由于羟基与羰基碳直接相连，羟基氧上的孤对电子能离域化到羰基上(即与羰基的 π 键共轭)，导致羰基碳的正电性减弱，羟基的氧氢键的极性增强(即成键电子云更偏向氧原子)。见图 12−1 羧酸的结构：

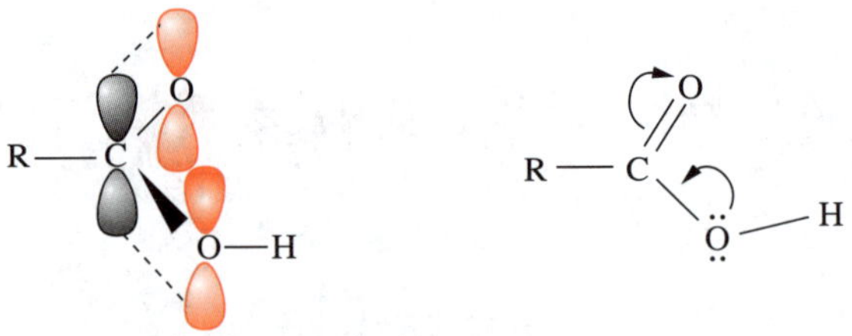

a　　　　b

图 12–1　羧酸的结构

a. 羧基的电子云图　b. 羧酸的结构式

二、羧酸的命名

有些羧酸习惯根据来源而用俗名。例如甲酸最初得自蚂蚁，因此甲酸又叫蚁酸；再如乙酸因存在于醋中而称为醋酸。

羧酸的系统命名原则与醛相同，即选择含羧基的最长碳链作主链。从羧基开始用阿拉伯数字给主链编号。结构简单的羧酸也常用希腊字母标位，即与羧基直接相连的碳为α，依次为β、γ、δ等，ω常用于表示碳链末端的位置(羧基的结构也可写成简化式“COOH”)。例如：

HCOOH　　CH_3COOH

甲酸（蚁酸）　　乙酸（醋酸）

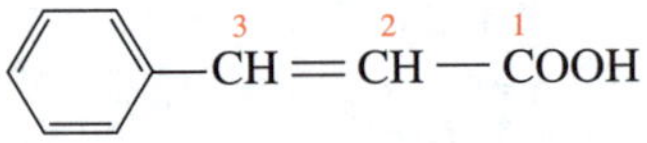

3–苯基–2–丙烯酸（肉桂酸）

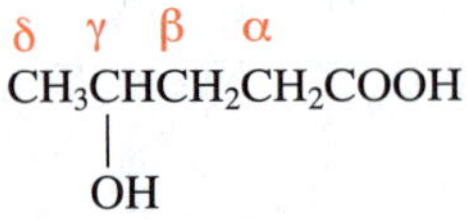

4 – 羟基丁酸（γ–羟基丁酸）

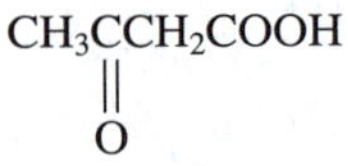

β– 丁酮酸

命名二元酸，要选择包含两个羧基的最长碳链作主链。例如：

HOOC—COOH　　$HOOCCH_2CH_2COOH$

乙二酸（草酸）　　丁二酸（琥珀酸）

芳香酸(指羧基与苯环直接相连的羧酸)的命名：通常以苯甲酸为母体命名，有的也有俗名。例如：

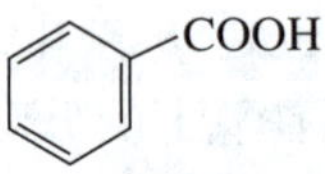

苯甲酸

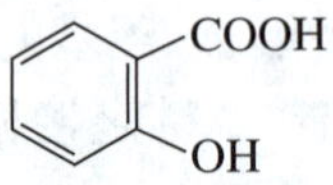

邻–羟基苯甲酸（水杨酸）

三、羧酸的物理性质

低分子量的羧酸是液体，溶于水。具有高分子量的羧酸是蜡状固体，难溶于水。芳香酸是结晶固体，在水中溶解度不大。二元羧酸也是结晶固体，部分溶于水。羧酸的沸点比相同或相近的相对分子质量的醇沸点高。例如：

	相对分子质量	沸点(℃)
乙酸	60	118
正丙醇	60	98

这是因为羧酸中羰基氧的电负性较强，使电子偏向氧，大多数羧酸分子间能以氢键缔合，形成二聚体。

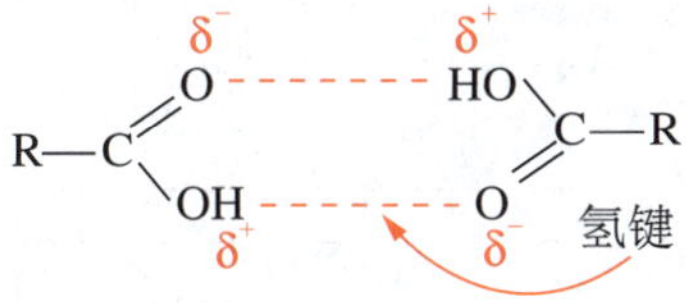

羧酸二聚体

羧酸二聚体有较高的稳定性。在固态及液态时，羧酸皆以二聚体形式存在，甚至在气态时，分子量较小的羧酸如甲酸、乙酸也以二聚体存在。

在一般情况下，羧酸的沸点随碳链上的亚甲基($-CH_2$)增加而升高。每增加一个亚甲基，沸点大约升高 18℃。表 12–1 列出一些直链羧酸的物理性质。

表 12–1　一些直链羧酸的物理性质

名 称	结 构 式	相对分子质量	沸点(℃)	熔点(℃)	溶解度(g/100g 水)
甲 酸	HCOOH	46	100	8.4	∞(非常易溶)
乙 酸	CH_3COOH	60	118	17	∞
丙 酸	CH_3CH_2COOH	74	141	−22	∞
丁 酸	$CH_3(CH_2)_2COOH$	88	163	−5	∞
戊 酸	$CH_3(CH_2)_3COOH$	102	187	−35	4
己 酸	$CH_3(CH_2)_4COOH$	116	205	−1.5	0.8
庚 酸	$CH_3(CH_2)_5COOH$	130	224	−10	不溶

四、羧酸的化学性质

(一) 酸性与成盐

与无机酸相比，一般羧酸的酸性是很弱的。在水溶液中羧酸是不完全电离的，未电离的羧酸与溶液中的羧酸根负离子之间存在平衡。

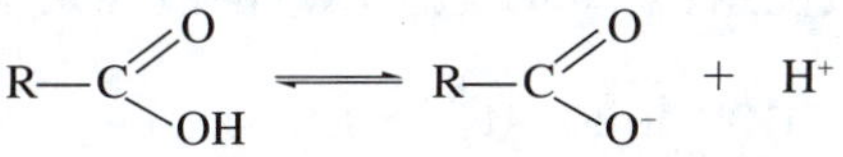

羧酸　　　羧酸根负离子

尽管羧酸的酸性很弱，但羧酸的酸性比碳酸和苯酚强。乙酸、碳酸和苯酚的 pK_a 值如下：

	乙酸	碳酸	苯酚
pK_a	4.74	6.38	9.98

取代羧酸的酸性还与取代基的性质有关，吸电子基团(常见的有硝基 $-NO_2$ 和卤素 $-F$、$-Cl$、$-Br$ 等)使酸性增强。例如：

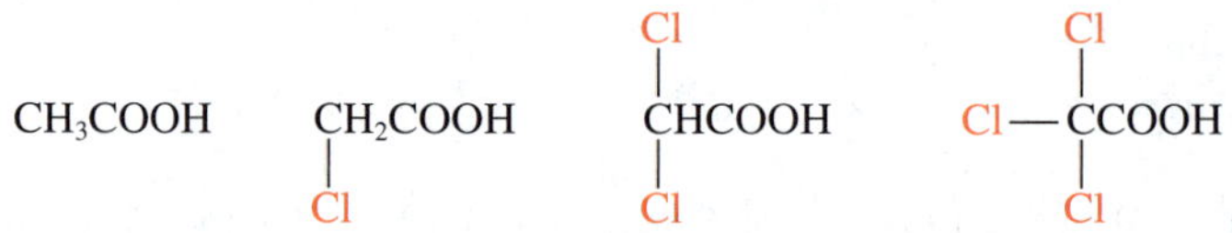

	醋酸	一氯醋酸	二氯醋酸	三氯醋酸
pK_a	4.74	2.81	1.48	0.64

弱酸 ⟶ 强酸

显然一氯醋酸的酸性比醋酸强接近 100 倍，三氯醋酸比醋酸要强 10^4 倍。

斥电子基团或称为给电子基团(常见的有甲基、乙基等烷基)使羧酸的酸性减弱。例如：甲酸($pK_a = 3.74$)的酸性是乙酸($pK_a = 4.74$)的 10 倍。表 12–2 列出了几种常见物质的酸碱性(以 pH 表示)。

表 12–2 几种常见物质的 pH 值

名　称	pH	名　称	pH
柠 檬 水	2.7	碱性矿泉水	8.5
柚　　汁	3.0	西 红 柿	4.0
橙　　汁	3.7	泡 菜 水	3.8
百事可乐	4.6	阿司匹林	4.5
咖　　啡	5.2	胃　　液	1.8
牛　　奶	6.5	人体血液	7.35
纯　　水	7.0		

由于羧酸具有酸性，所以所有的羧酸，不管它们是否易溶于水，都能定量地与 NaOH、KOH 等强碱溶液反应，生成盐。反应通式如下：

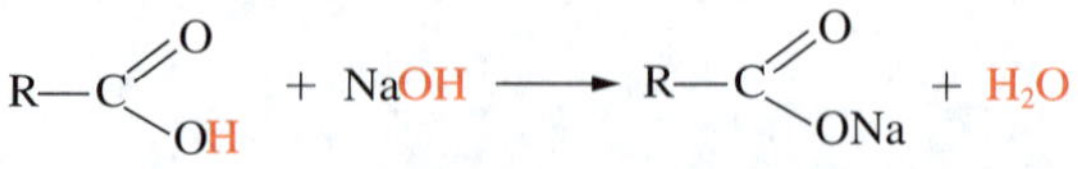

羧酸　　　　羧酸钠（盐）

也可简化写成下列反应式(注意：NaOH 通常以水溶液形式参与反应)：

$$RCOOH + NaOH \longrightarrow RCOONa + H_2O$$

羧酸　　　　羧酸钠(盐)

例如：

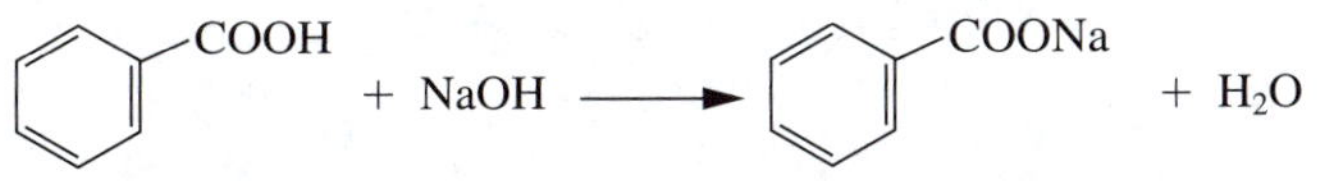

苯甲酸（微溶于水）　　苯甲酸钠（易溶于水）

羧酸钠盐、钾盐等都是离子型化合物，像NaCl、KNO_3等无机盐一样具有高熔点、稳定、无气味和易溶于水的特点。较低分子质量的这些羧酸钠盐、钾盐都易溶于水。例如：

	苯甲酸	苯甲酸钠
溶解度(g/100g 水)	0.34	66

许多含有羧基的药物往往都是以钠盐或钾盐形式使用(如青霉素)，正是由于羧酸钠盐和钾盐具有上述优越的性质。

羧酸也能与碳酸氢钠溶液反应。例如：

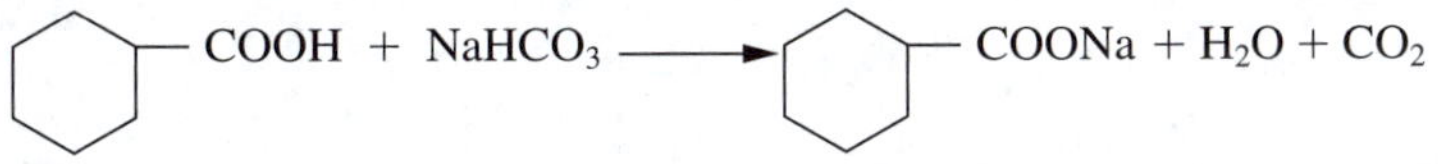

环己基甲酸　　环己基甲酸钠

利用此性质可用以羧酸与一般酚类、醇类的鉴别和分离，因为后两者不能与碳酸氢钠反应。

(二) 酯化反应

羧酸和醇在酸(如H_2SO_4)催化下，生成酯和水的反应称为酯化反应。反应通式如下：

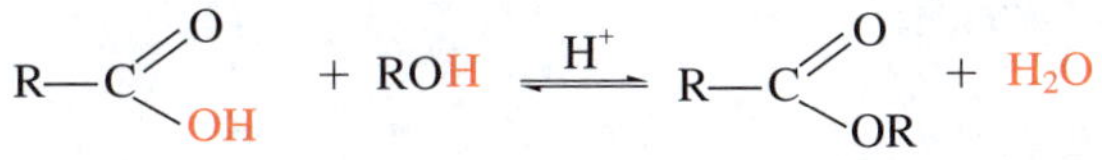

羧酸　　醇　　酯

例如：

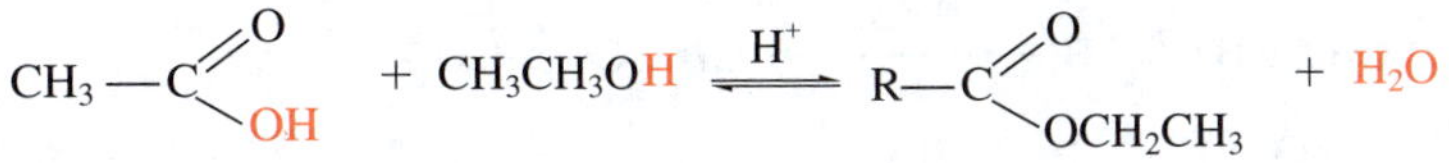

乙酸　　乙醇　　乙酸乙酯

酯化反应是可逆反应，只有在酸的催化下才有利于酯的生成。当反应达到平衡时，酯、水和反应物(羧酸和醇)共存于反应体系中。欲使反应完全趋向于产物的一边，可采用加过量的羧酸或醇，或者设法在反应过程中不断地除去生成的水，以达到平衡右移。

酯化反应不仅能发生于羧酸与醇分子间成酯，对于γ-羟基酸和δ-羟基酸很容易发生分子内酯化反应。前者失去一分子水形成五元环内酯，后者为六元环内酯。例如：

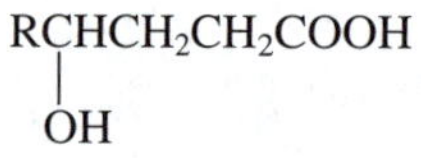

γ-羟基酸

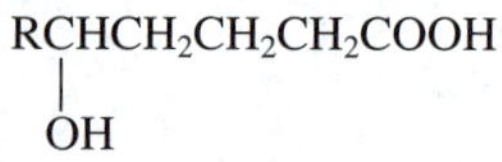

δ-羟基酸

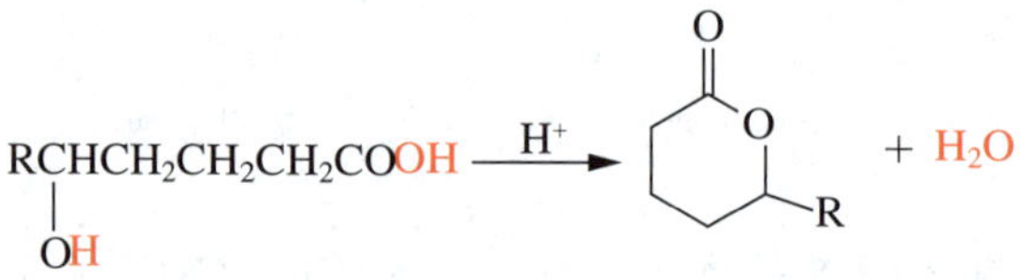

δ-羟基酸 δ-环内酯

R 可以是 H、$-CH_3$、$-CH_2CH_3$ 等基团。

(三) 脱羧反应

羧酸的羧基以放出CO_2的方式脱去的反应称为脱羧反应。一般一元羧酸很难发生脱羧反应。草酸和丙二酸类易发生脱羧反应。例如：

$$HOOC-COOH \xrightarrow[\text{(熔点以上)}]{\text{加热}} HCOOH + CO_2$$

草酸 甲酸

$$HOOC-CH_2-COOH \xrightarrow[\text{(熔点以上)}]{\text{加热}} CH_3COOH + CO_2$$

丙二酸 乙酸

另一类能发生脱羧反应的羧酸是β-酮酸。此类化合物更容易脱羧，一般温热就能发生脱羧反应。β-酮酸结构通式如下：

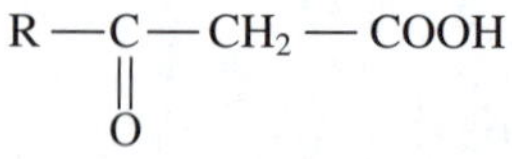

β-酮酸

例如：

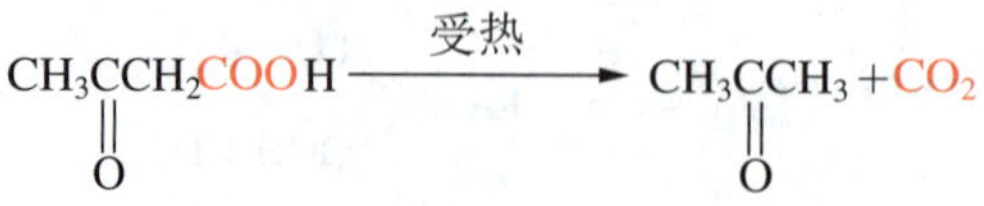

β-丁酮酸 丙酮

β-丁酮酸(又称为乙酰乙酸)和它的还原产物——β-羟基丁酸是由脂肪酸在肝脏内部分氧化合成的，两者和丙酮共同称为酮体。在健康人血液中酮体的浓度大约为0.01mol/L。然而对于遭受饥饿的人和糖尿病患者血液中酮体浓度可增加到健康人的500多倍，在这种情况下，β-丁酮酸自动发生脱羧反应，形成丙酮和CO_2。丙酮在人体内不能代谢，只能通过肾脏和肺排泄。因此严重的糖尿病患者呼吸中往往有丙酮的气味——烂苹果甜味(sweetsmeell)。

阅读材料

前列腺素

前列腺素的名称源于首次从前列腺中分离得到，几乎所有的哺乳动物的组织和体液中均有微量前列腺素存在。前列腺素有着极广泛的生物活性，它是人体多种功能的调节剂，它能调节机体的免疫、降血压等生理功能。近年科学家又发现它能预防血块的形成，这是非常有临床意义的信息，它为人类心血管疾病的防治带来了福音，为心血管药物的研究和开发提供了捷径。

前列腺素是一类含20个碳原子的羧酸，分子中有一个五元环，环上连有两个长侧链，至少有一个双键和几个含氧的功能基。其中前列腺素E和前列腺素F更为引起人们的关注。五元环的C_{-9}位上有一个羰基、C_{-11}位上有一个羟基的为E类；C_{-9}位和C_{-11}位上均连有羟基的为F类，其中F_1的C_{-5}和C_{-6}为饱和碳原子。下列为前列腺素E_2的分子结构式：

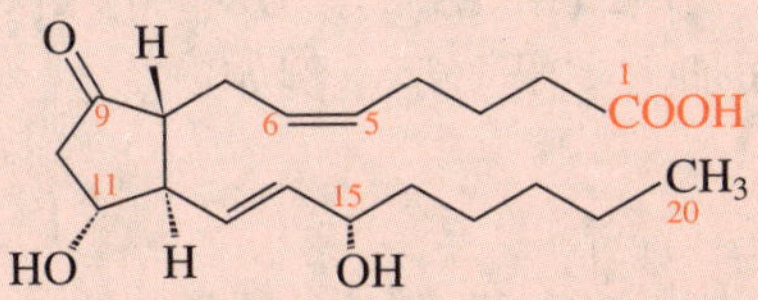

前列腺素E_2
(Prostaglandin E_2)

E_2中的"2"指分子中C_{-5}与C_{-6}之间和C_{-13}与C_{-14}之间各有一个双键(前列腺素E_1分子中C_{-5}和C_{-6}均为饱和碳原子，也就是说分子中只有一个碳碳双键，其他结构与E_2相同)。

前列腺素E_2和F_1是最具有广泛的生物活性，为人体多种功能的调节剂。

第二节　羧酸衍生物

酰卤、酸酐、酯和酰胺是通常所指的四种羧酸衍生物。一般的结构通式如下：

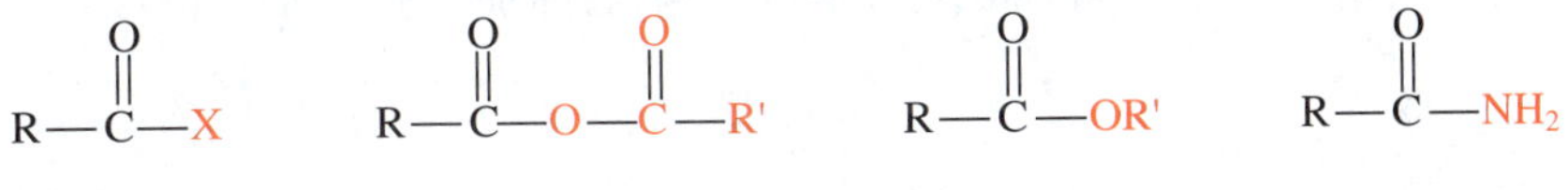

酰卤　　酸酐　　酯　　酰胺

上述四种羧酸衍生物的结构通式可看作是羧酸分子中羧基上的羟基分别被卤原子(X = F、Cl、Br、I)、酰氧基(—O—C(=O)—R)、烷氧基(—OR)和氨基(—NH_2)的取代产物。

一、羧酸衍生物的命名

羧酸衍生物在结构上有一共同特点：都含有酰基(R—C(=O)—)。酰基可看作羧酸分子中的羧基去掉羟基所剩余的基团。酰基的命名可依据相应的羧酸名称，将"酸"字去掉，加上"酰基"二字即为酰基的名称。例如：

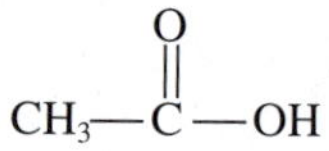

乙酸

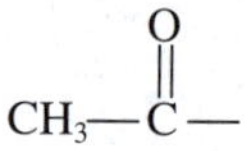

乙酰基

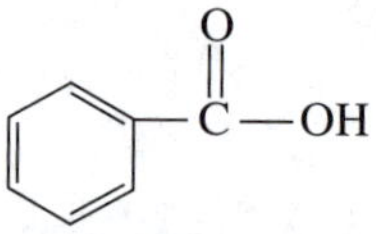

苯甲酸

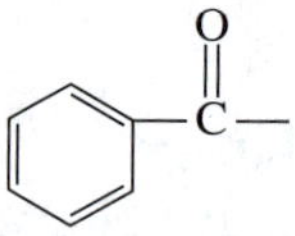

苯甲酰基

酰卤的命名：酰基的名称加上卤原子的名称。例如：

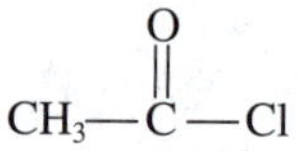

乙酰氯

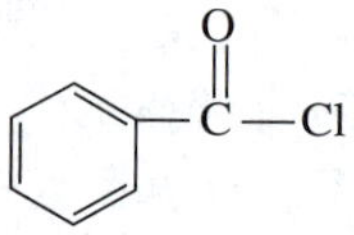

苯甲酰氯

酸酐通常是羧酸脱水而成。常见的酸酐一般为对称酸酐，即由同一种羧酸脱水而成。酸酐的命名：相应羧酸的名称后面加上“酐”字。例如：

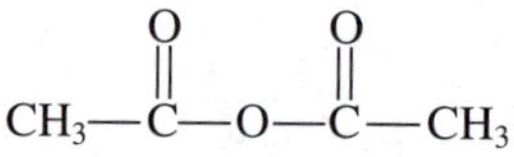 也可简写成 $(CH_3CO)_2O$

乙酸酐（醋酐）

酯的命名：根据生成酯的酸和醇的名称为依据。命名顺序是：酸的名称加上醇的烃基名称(通常“基”可省略)，最后加“酯”字。例如：

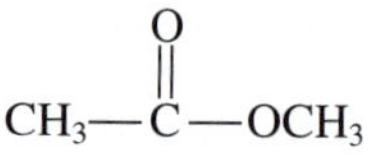

乙酸甲酯

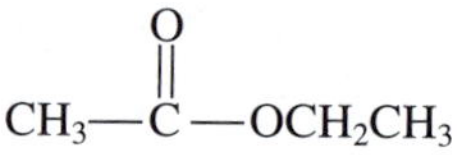

乙酸乙酯

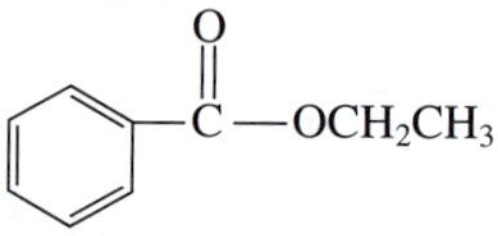

苯甲酸乙酯

酰胺的命名：通常是酰基的名称(“基”字可省略)后面加“胺”字。例如：

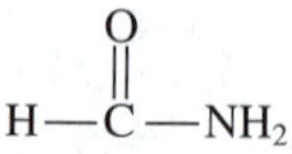

甲酰胺

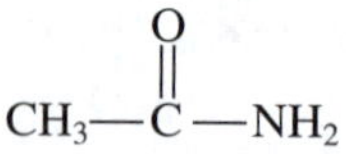

乙酰胺

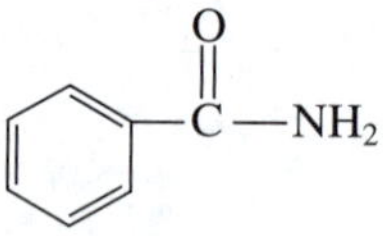

苯甲酰胺

当酰胺分子中氨基($-NH_2$)上的氢原子被一个或两个烷基取代，命名时须标明烷基取代的位置。例如：

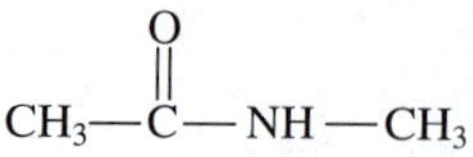

N–甲基乙酰胺

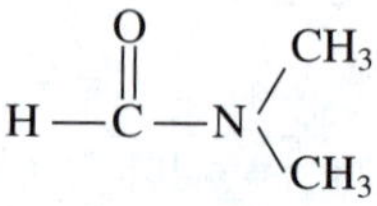

N，N–二甲基甲酰胺

二、羧酸衍生物的水解反应

酰氯、酸酐、酯和酰胺都能与水作用，通常称为水解反应。但各自的水解反应速度是不同的。一般顺序是：

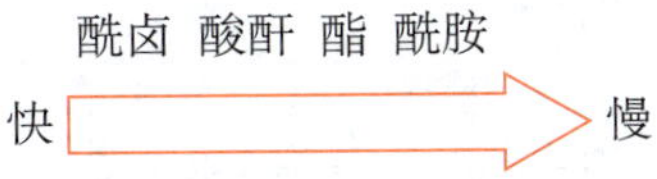

酰氯非常容易水解，例如乙酰氯遇水立即剧烈水解，生成乙酸和氯化氢。

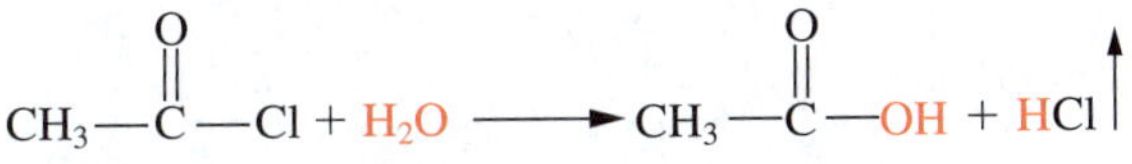

乙酰氯　　　　乙酸

酸酐也容易水解，不过比起相应的酰氯，反应略缓和些。例如乙酸酐遇水水解，生成乙酸。

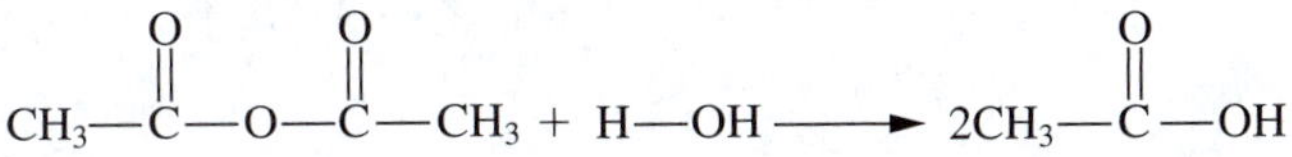

乙酸酐　　　　水　　　　乙酸（醋酸）

一般酯的水解需要在酸或碱催化下方能进行。水解产物为羧酸和醇。酸催化的酯水解反应实际上是酯化反应的逆反应，因此也是可逆反应。为了使酯水解完全，可适当多加水，或设法在水解过程中将生成的醇不断地移除，以达到平衡右移，有利于水解的进行。

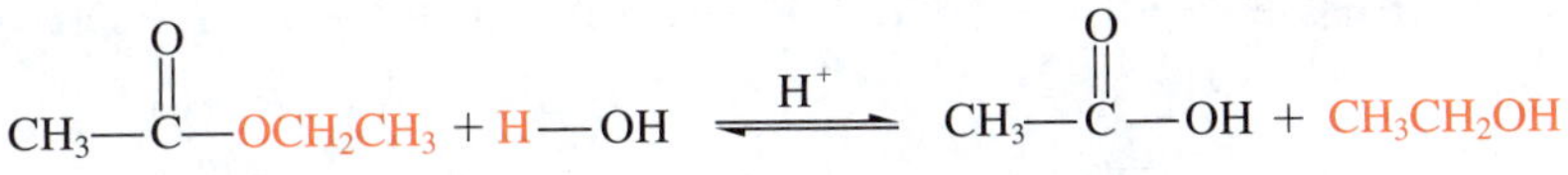

乙酸乙酯　　　　乙酸　　　　乙醇

酯的水解在碱催化下可以加快，这是由于生成的水解产物是稳定的羧酸根负离子及醇。实际上变成了不可逆反应，反应可以一直进行到终了。

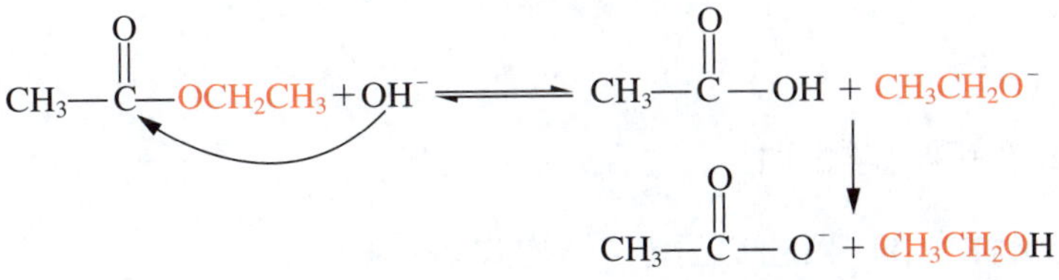

稳定的乙酸根负离子　　乙醇

酯的水解通常是在碱催化下进行。

酰胺的稳定性比酯大，但活性比酯低。因此酰胺的水解也需要酸或碱催化，而且需要更强烈一些的条件，反应时间也需更长一些。例如：乙酰胺用1mol/L浓度的NaOH水溶液水解需3小时，乙酸乙酯在同样条件下只需几分钟。酰胺的水解通式如下：

酸催化水解：

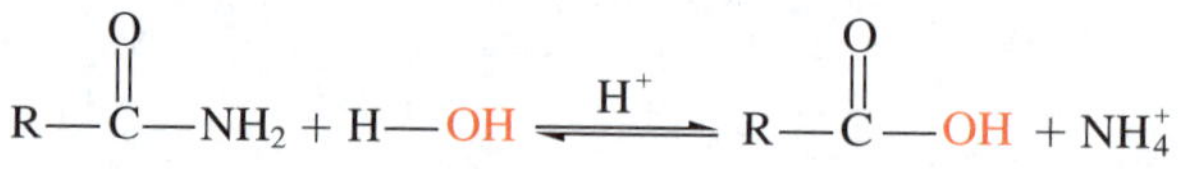

酰胺　　　　羧酸

碱催化水解：

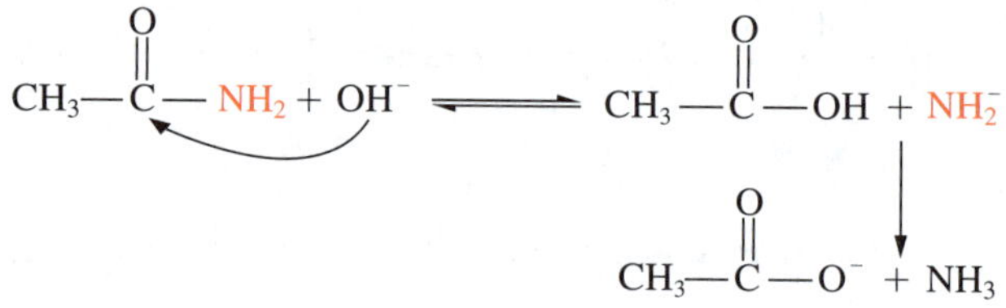

稳定的乙酸根负离子

三、磷酸酐

两个磷酸分子脱去一分子水而结合成的化合物称为磷酸酐(又叫焦磷酸)。磷酸酐分子中的游离羟基还可以进一步与另一分子磷酸脱去一分子水，生成三磷酸酐，简称三磷酸。磷酸酐包含一个磷酸酐键，三磷酸酐包含两个磷酸酐键。

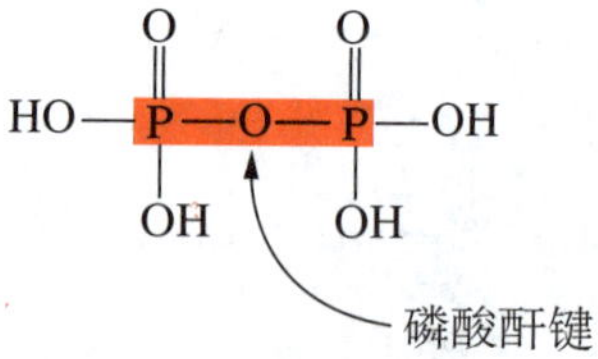

磷酸酐（焦磷酸）

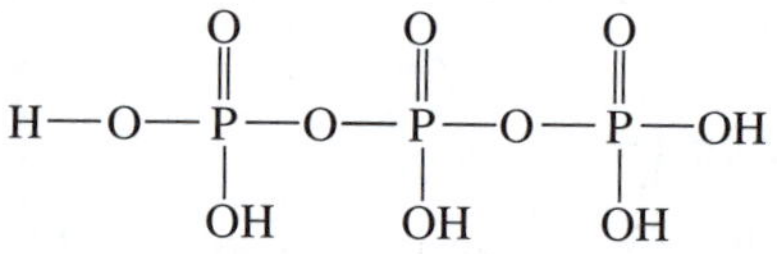

三磷酸酐（三磷酸）

磷酸酐键也是非常活泼的化学键。机体中的细胞能量源——三磷酸腺苷分子中含有两个磷酸酐键，系高能键。

第三节　互变异构现象

一、乙酰乙酸乙酯的特殊化学性质

乙酰乙酸乙酯又称为β-丁酮酸乙酯，结构式如下：

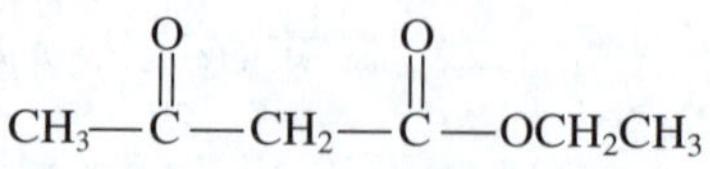

乙酰乙酸乙酯

乙酰乙酸乙酯是具有香味的液体，沸点180℃，溶于乙醇、乙醚等有机溶剂。它的化学性质比较特殊，既具有酮的性质：能与羰基试剂2，4−二硝基苯肼反应，生成2，4−二硝基苯腙沉淀，表明有酮羰基存在；又有烯醇的性质：加入溴的四氯化碳溶液，溴的红色消退，表明有双键存在，加入三氯化铁溶液即呈紫色，表明有烯醇存在。为什么会有这些特殊性质呢？

二、乙酰乙酸乙酯的互变异构现象

乙酰乙酸乙酯分子中的亚甲基(—CH_2—)的氢原子(α−H)由于受酮羰基和酯羰基的影响具有酸性($pK_a = 11$)，能在分子内发生质子转移，导致以两种形式(酮式和烯醇式)呈动态平衡存在于同一个体系。

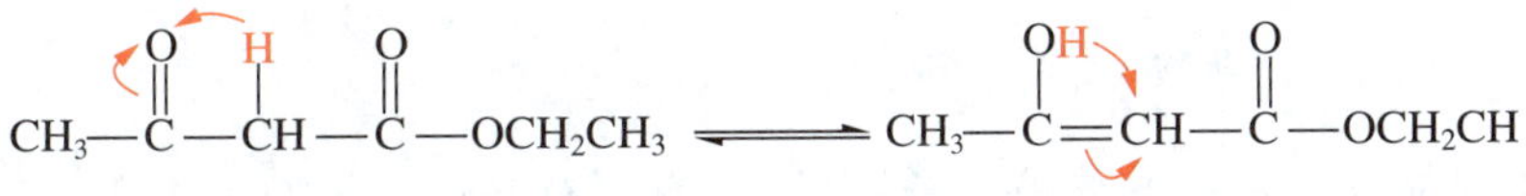

酮式（93%）　　　　烯醇式（7%）

像这种处在动态平衡中的同分异构现象称为互变异构现象。**互变异构是指两种(或两种以上)异构体能互相转换，并能按一定比例以动态平衡存在于同一个体系的现象。**

乙酰乙酸乙酯在达到平衡状态的体系中，酮式异构体占93%，烯醇式异构体占7%。异构体的含量比例随温度、浓度和溶剂的不同也会略有变化。

一般说来，分子中具有酮羰基和α−氢的结构单元($-\overset{\overset{\large O}{\|}}{C}-CH_2-$)的化合物，理论上都可以发生酮式与烯醇式的互变异构，但结构上的差异往往会显著影响互变异构体存在的比例。例如：2，4 −二戊酮中的酮式占20%，烯醇式占80%。

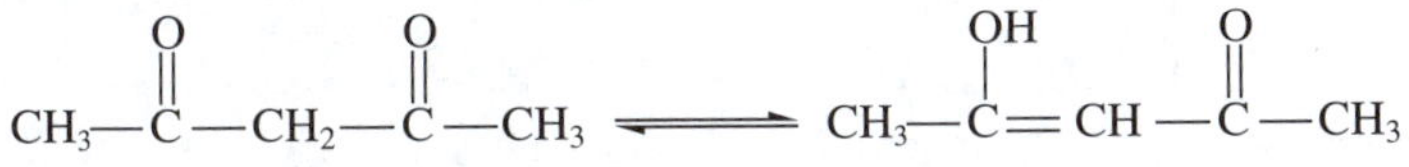

酮式（20%）　　　　烯醇式（80%）

丙酮99% 是以酮式存在。

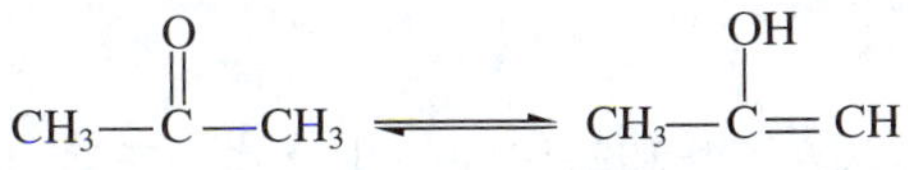

酮式（99%）　　　　烯醇式（1%）

小　结

含有羧基(−COOH)的化合物称为羧酸。羧酸具有弱酸性，但它的酸性比碳酸和苯酚的酸性要强。若羧酸的烃基链上连有吸电子基团(如$-NO_2$，−Cl等)，则酸性增强，例如三氯醋酸的酸强度与盐酸相当。相反，如果在羧基的烃基链上引入给电子基团(如$-CH_3$，$-C_2H_5$等)，则使羧酸的酸性减弱。例如甲酸的酸性比乙酸强约10倍。羧酸均能与氢氧化钠等强碱反应，生成羧酸盐。

$$R—COOH + NaOH \longrightarrow RCOONa + H_2O$$

羧酸　　　　　羧酸钠盐

较低分子质量的羧酸钠盐、钾盐等都易溶于水。

羧酸盐和无机酸(如盐酸、硫酸等)水溶液作用能重新析出原来的羧酸。

羧酸与醇在酸催化下生成酯和水的反应称为酯化反应。酯化反应是一种可逆反应，只有在酸催化下，才有利于酯的生成。

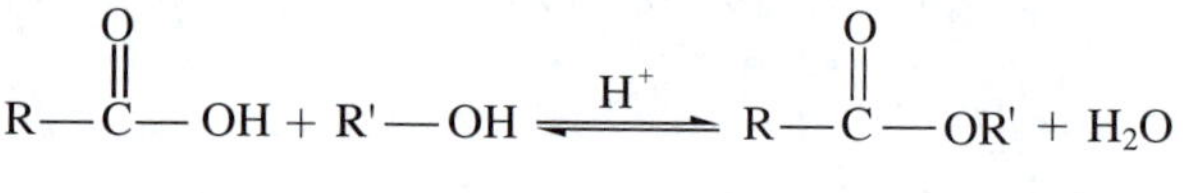

羧酸　　　醇　　　　酯

酯化反应不仅能发生在羧酸与醇分子间并生成酯，有些羟基酸如γ–羟基酸和δ–羟基酸很易发生分子内成酯。例如，γ–羟基酸分子内成酯生成γ–丁内酯。

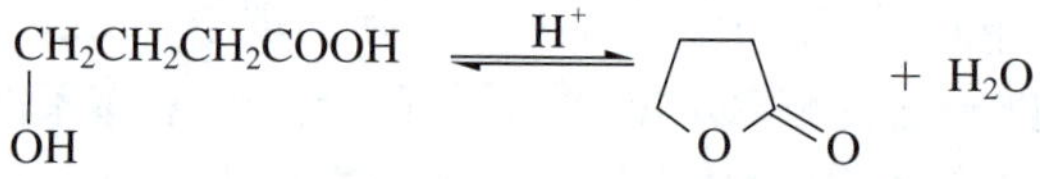

γ–羧基酸　　　　γ–丁内酯

草酸、丙二酸类和β–酮酸很易发生脱羧反应。

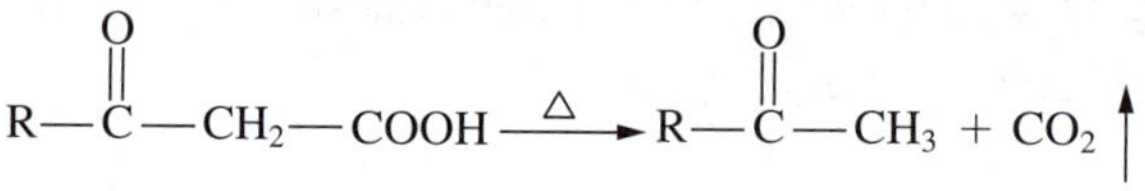

β–酮酸　　　　　酮

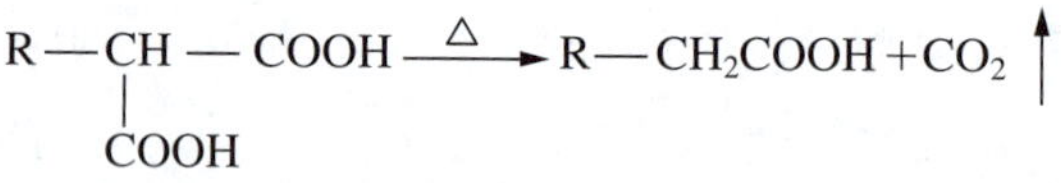

取代丙二酸　　　　　羧酸

羧酸衍生物通常指酰卤、酸酐、酯和酰胺四类化合物。下列几种化合物为典型的羧酸衍生物。

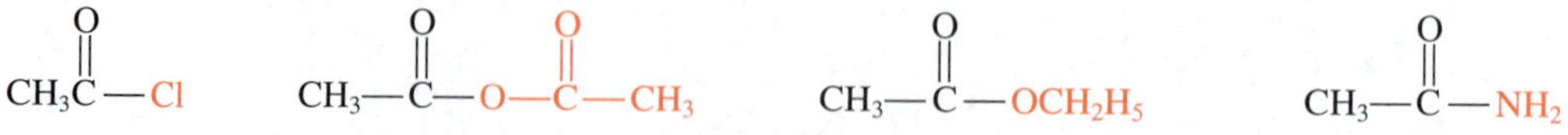

乙酰氯　　　乙酸酐(醋酐)　　　乙酸乙酯　　　乙酰胺

酰氯、酸酐、酯和酰胺都能发生水解反应。但各自的水解反应速度是不相同的。酰氯最容易水解；酸酐次之；酯要在酸(或碱)催化下才能水解；酰胺也要在酸(或碱)催化下方才能水解，反应条件要比酯更强烈一些。

磷酸分子间能形成磷酸酸酐。例如：

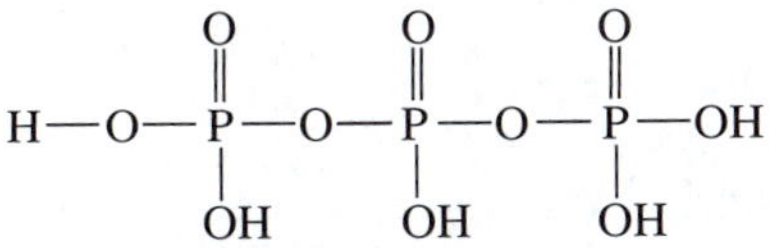

三磷酸酐（三磷酸）

乙酰乙酸乙酯($CH_3—\overset{O}{\overset{\|}{C}}—CH_2—\overset{O}{\overset{\|}{C}}—OCH_2CH_3$)分子中的亚甲基受酮羰基和酯基的影响，具有弱酸性，能发生质子转移，产生酮式和烯醇式的互变异构。

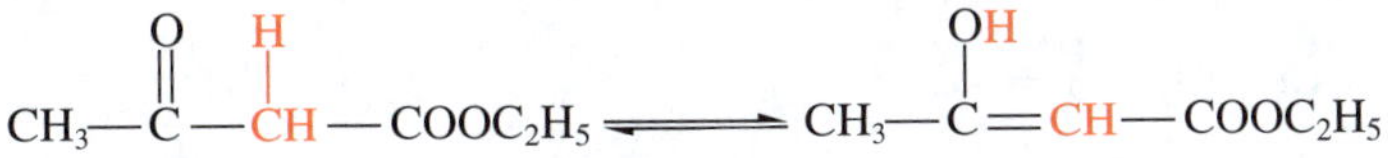

酮式　　　　烯醇式

凡是化合物分子中具有$—\overset{O}{\overset{\|}{C}}—CH_2—$结构单元的化合物，理论上都能发生酮式和烯醇式互变异构。两种异构体存在的比例大小主要取决于化合物的结构。

习　题

1. 命名下列化合物。

A. 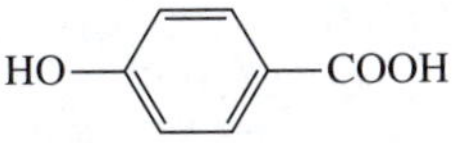

B. 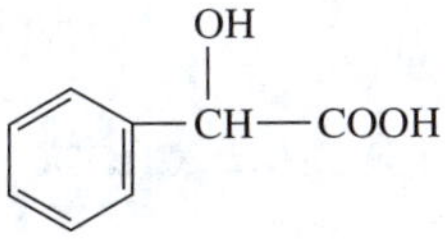

C. 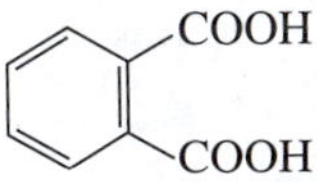

D. 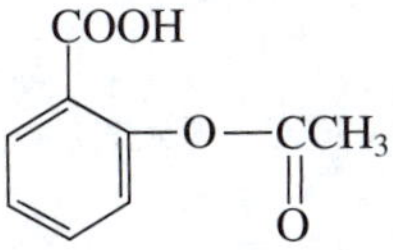

E. 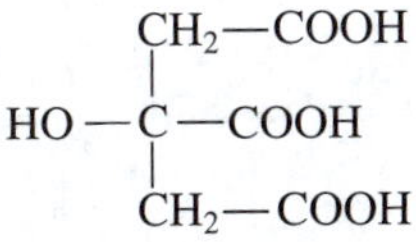

F. 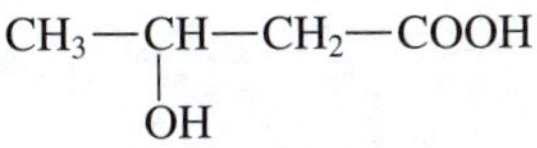

答：A：对－羟基苯甲酸　　B：α－羟基苯乙酸　　C：邻苯二甲酸
D：乙酰水杨酸(阿司匹林)　　E：柠檬酸　　F：β－羟基丁酸

2. 完成下列反应式，写出主要产物。

A. 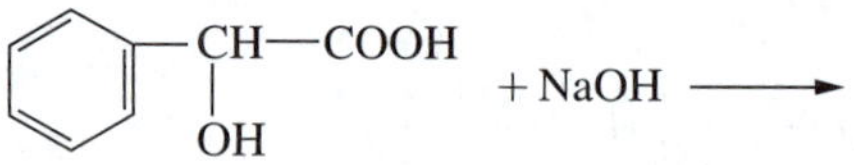

B. $CH_3-\underset{\displaystyle OH}{\underset{|}{CH}}-CH_2-COOH \xrightarrow{加热}$

C. $CH_3CH_2\underset{\displaystyle OH}{\underset{|}{C}}HCH_2CH_2COOH \overset{H^+}{\rightleftharpoons}$

D. $CH_3CH_2COOH + CH_3OH \overset{H^+}{\rightleftharpoons}$

E. $CH_3CH_2\underset{\displaystyle O}{\underset{\|}{C}}CH_2COOH \xrightarrow{温热}$

F. 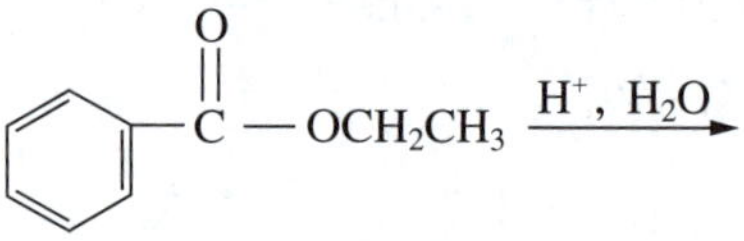

答：主要产物如下：

A. 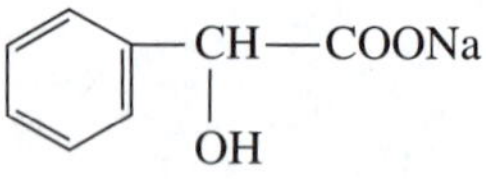

B. $CH_3CH=CHCOOH$

C. 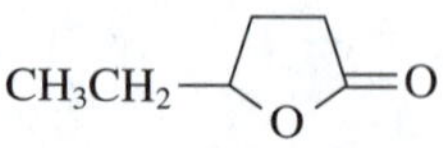

D. $CH_3CH_2\overset{\displaystyle O}{\overset{\|}{C}}-OCH_3$

E. $CH_3CH_2\underset{\displaystyle O}{\underset{\|}{C}}CH_3 + CO_2$

F. 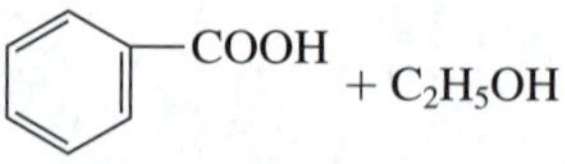

注：β-羟基酸($R\underset{\displaystyle OH}{\underset{|}{C}}HCH_2COOH$)受热总是生成α，β-不饱和稀酸($RCH=CHCOOH$)。双键与羧基共轭，产物最稳定，也最容易形成。本题B的产物就是如此。

3. 指出下列化合物中最易溶于水的和最难溶于水的化合物。

A. $CH_3(CH_2)_4CH_3$

B. CH_3CH_2COONa

C. $CH_3(CH_2)_3COOH$

答：最易溶于水的是B，最难溶于水的是A。

4. 指出下列化合物所属类型(酰氯？酸酐？酯？酰胺？)。

A. 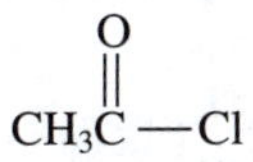

B. 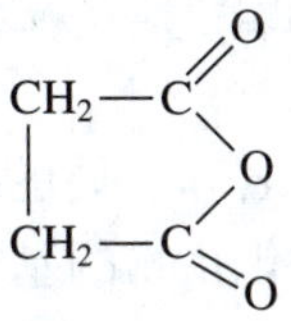

C. 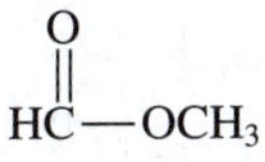

D. 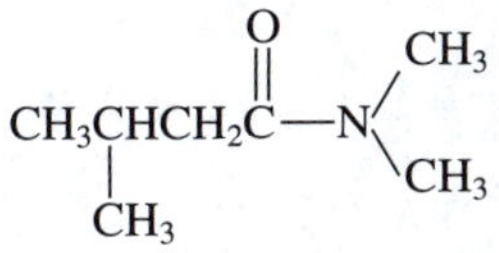

E. 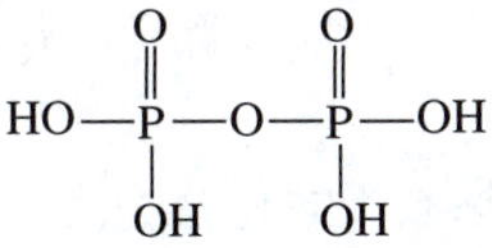

答：A：酰氯　B、E：酸酐　C：酯　D：酰胺

第十三章　胺和杂环化合物

学习要求

胺类和杂环化合物都属于有机含氮化合物。用于治疗和控制精神病患者情绪的许多药物都是胺的衍生物。另外，具有储存和传递遗传信息、支配蛋白质合成作用的核酸和抗菌消炎的磺胺药物分子中都含有绝不可缺少的杂环结构。

本章主要学习胺类和杂环化合物的基本结构、命名和主要的化学性质；重点掌握胺类和杂环化合物的碱性；熟悉胺与亚硝酸的反应以及偶氮化合物的基本结构。

第一节　胺　类

胺类是指氨分子中的氢原子被烃基取代的化合物。

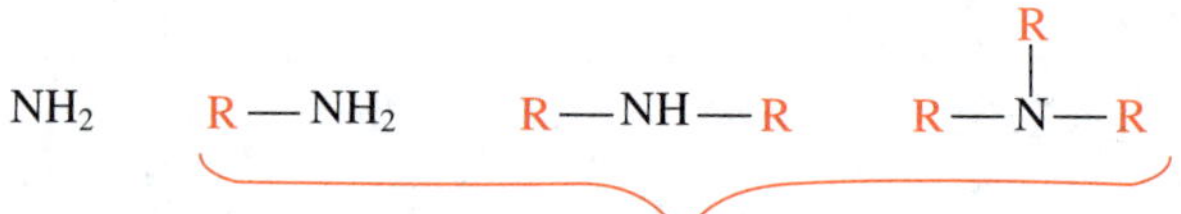

氨　　　　　　胺

R 代表烃基。连有两个以上 R 基团的胺，烃基可以相同，也可以不同。

一、胺的结构和分类

根据胺分子中氮上所连烃基的不同，可分为脂肪胺和芳香胺。氨基或取代氨基与苯环直接相连的胺称为芳香胺；氨基或取代氨基的氮原子均与饱和碳直接相连的胺称为脂肪胺。例如：

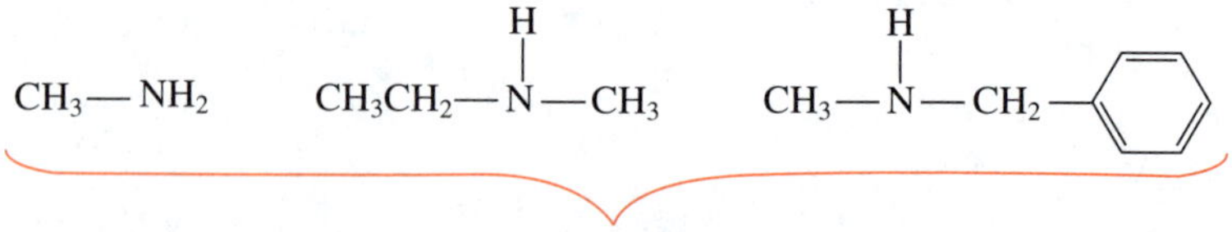

脂肪胺

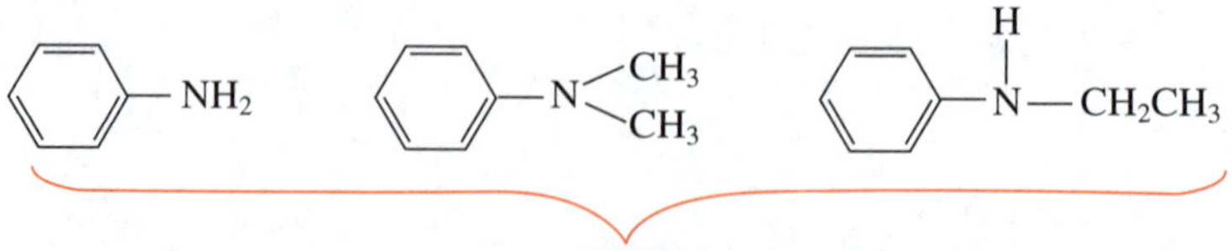

芳香胺

根据氮原子所连烃基数目的不同又可将胺分为伯、仲、叔胺三类：

$R—NH_2$　　$R—NH_2—R$　　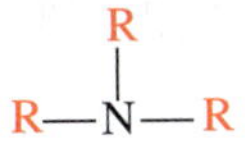

伯胺　　仲胺　　叔胺

值得注意的是，伯胺、仲胺、叔胺是依据氮原子上所连烃基数目的不同而区分的，而不取决于烃基的结构。这一分类要与醇的伯、仲、叔分类方法相区别。例如：

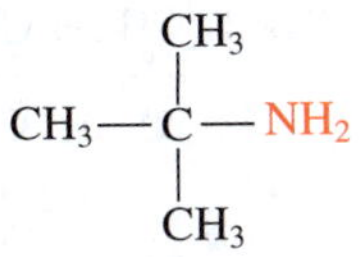

伯胺

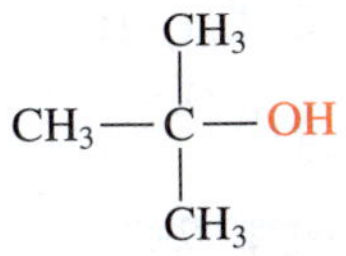

叔醇

氨分子中的氮原子为 sp^3 杂化，其中三个 sp^3 杂化轨道 (各 1 个电子)分别与氢原子的 s 轨道形成三个氮氢(N−H)单键(σ 键)，剩余一对孤对电子(未键合电子)占据另一个 sp^3 杂化轨道。氨分子的键角(H−N−H)为107.3°。脂肪胺的结构与氨类似，分子中的氮原子也是sp^3杂化。氨、甲胺和三甲胺的结构图示如下：

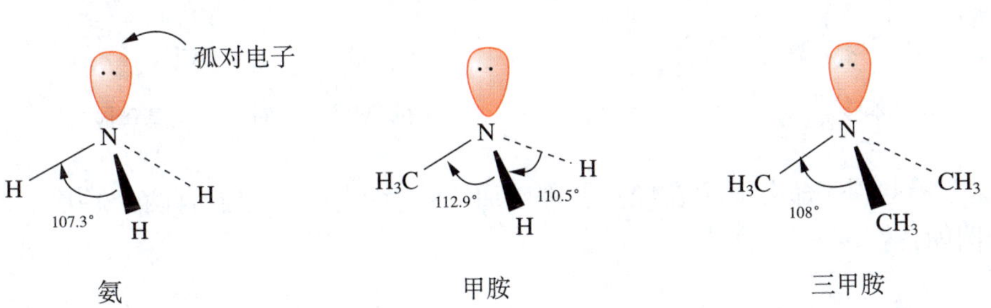

图 13−1　氨、甲胺和三甲胺的结构

从图 13−1 可见氨、甲胺和三甲胺分子均呈棱锥形结构，一对孤对电子位于棱锥体的顶端。

二、胺的命名

结构简单的脂肪胺的命名是以胺为母体，烃基作取代基，连在氮原子上的烃基名称写在“胺”字的前面(通常“基”字可省略)。例如：

CH_3NH_2　　$CH_3CH_3NH_2$　　$CH_3CH_2NHCH_2CH_3$

甲胺　　乙胺　　二乙胺

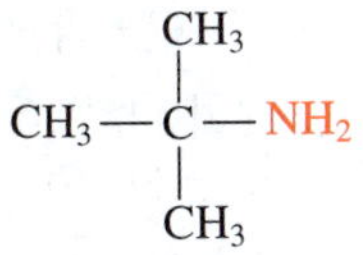

叔丁基胺

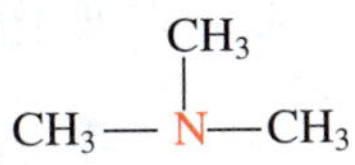

三甲胺

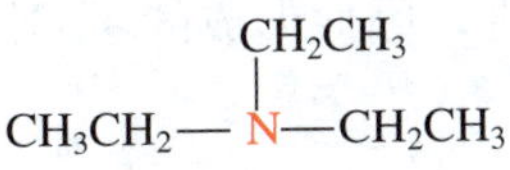

三乙胺

当氮上连有不同的烃基，书写名称时，结构简单的基团在前，较复杂的基团在后。例如：

$CH_3-NH-CH_2CH_3$

甲乙胺

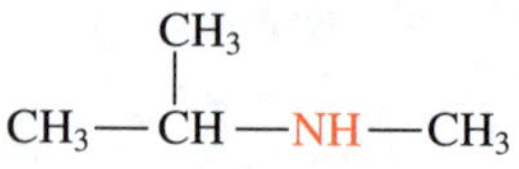

甲基异丙基胺

对于结构较复杂的胺，可用系统命名法命名，以烃为母体，氨基作取代基。例如：

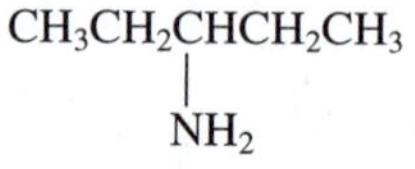

3－氨基戊烷

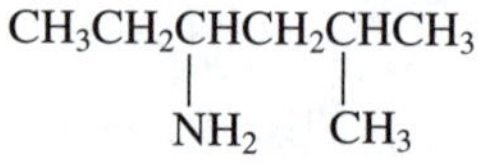

2－甲基－4－氨基己烷

最简单的芳香胺是苯胺，若在其苯环上有取代基，则以苯胺为母体命名，其他基团作为取代基，并用邻、间、对表示相对的位置。例如：

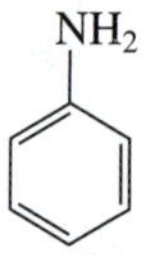

苯胺

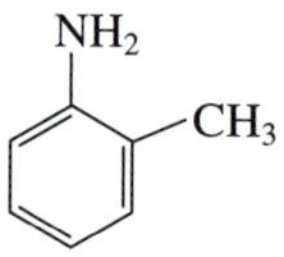

邻－甲苯胺

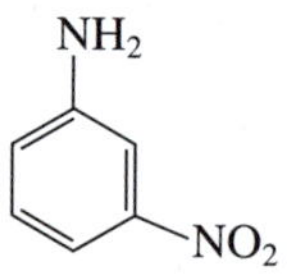

间－硝基苯胺

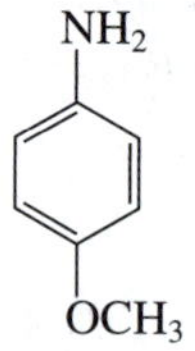

对－甲氧基苯胺

若氮上连有烃基，命名时须在烃基名称前加“N”字母为词头(连有两个烃基，字母“N”须重复写)。例如：

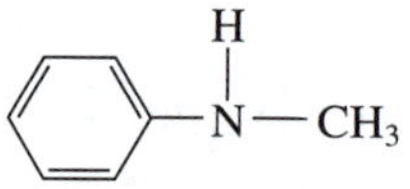

N－甲基苯胺

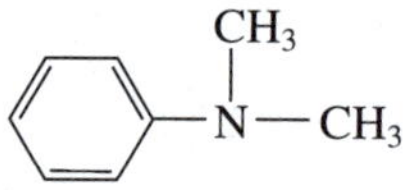

N，N－二甲基苯胺

三、胺的物理性质

甲胺、二甲胺、三甲胺和乙胺在常温下为气体，其他低级胺为液体。较低分子质量的胺都易溶于水。胺有难闻的气味，例如三甲胺有鱼腥味，己二胺和戊二胺有腐烂肉的臭味。含十一个碳原子以上的胺为固体。随着相对分子质量的增加，鱼腥气味逐渐减少。因为随着相对分子质量增加，胺的挥发性也逐渐降低。

伯胺与仲胺由于具有极性的N－H键，都能形成分子间氢键，因此，这些胺类的沸点高于相近分子质量的烷烃。由于氮的电负性小于氧，伯胺、仲胺中的N－H键的极性低于醇分子中的O—H键的极性，因此形成的氢键比醇弱，其沸点低于相近分子质量的醇。

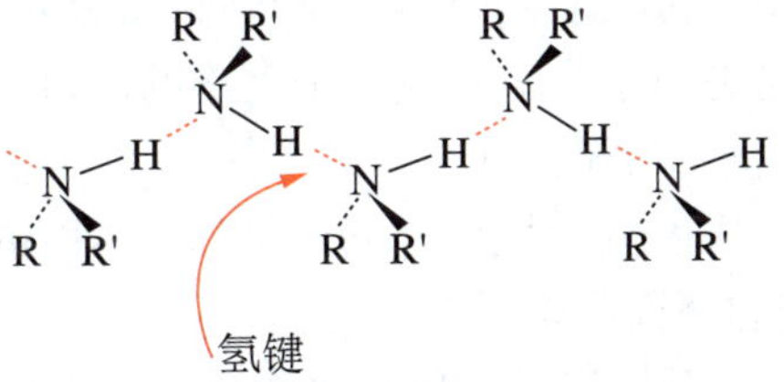

叔胺是极性分子，但由于叔胺氮原子上无直接相连的氢原子，不能形成分子间氢键。因此叔胺的沸点低于相近分子质量的伯胺和仲胺，但比相近分子质量的烷烃沸点要高。

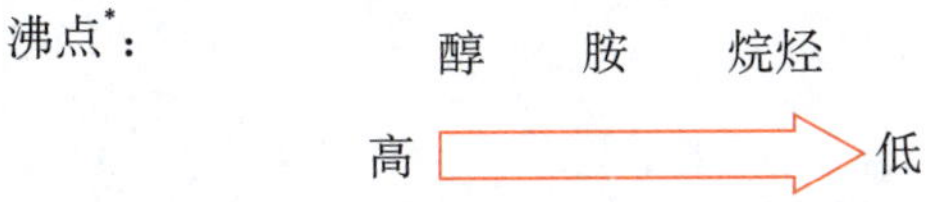

* 三者的相对分子质量相同或相近情况下的沸点

所有的胺类，不管它是伯胺、仲胺或叔胺，都能与水形成氢键，因此，五个碳以下的胺均易溶于水。表 13–1 列出一些普通胺的物理性质。

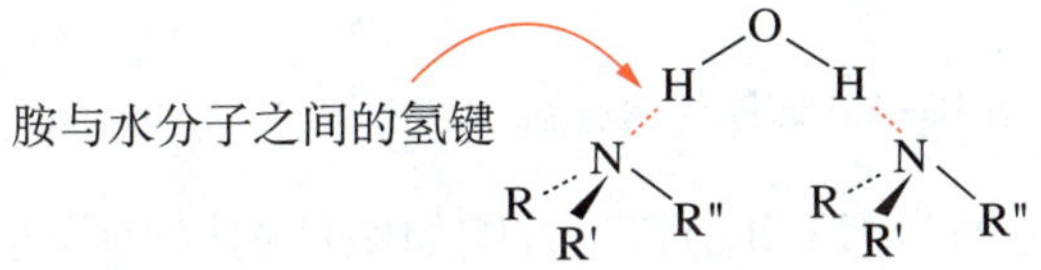

表 13–1　一些普通胺的物理性质

名　称	结构式	熔点(℃)	沸点(℃)	溶解度(g/100g 水)	pK_b
氨	NH_3			易溶	4.74
甲　胺	CH_3NH_2	−94	−6	易溶	3.36
二甲胺	$(CH_3)_2NH$	−92	7	易溶	3.29
三甲胺	$(CH_3)_3NH$	−117	3	易溶	4.28
乙　胺	CH_3CH_2NH	−81	17	易溶	3.19
二乙胺	$(CH_3CH_2)_2NH$	−48	56	易溶	3.51
三乙胺	$(CH_3CH_2)_3N$	−115	90	14	2.99
苯　胺	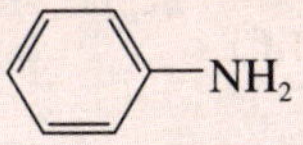	−6	184	3.7	9.38

四、胺的化学性质

(一) 碱性与成盐

胺分子的氮原子上有一对孤对电子，能接受质子(H^+)，因此显碱性。

$$R\ddot{N}H_2 + H-OH \rightleftharpoons R\overset{+}{N}H_3 + OH^-$$

胺　　　　　　　　　质子化胺

胺的碱性强弱可用 pK_b 表示，pK_b 值越小，碱性越强。从表 13－1 中一些胺的 pK_b 值可知脂肪胺的碱性比无机氨(NH_3)强。这是由于脂肪胺氮原子上连的都是斥电子(或给电子)的烷基，使氮上电子云密度增大，更有利于接受质子(H^+)。

从表 13－1 中，还可看出芳香胺的碱性比氨弱。例如，苯胺的 pK_b 为 9.38，与氨(pK_b=4.7)相差 5 个数量级，也就是说苯胺的碱性比氨要弱一万倍。

苯胺的碱性如此弱，这是由于氨基与苯环直接相连，氨基的氮原子虽然是 sp^3 杂化，但氮上的孤对电子所在的 sp^3 轨道与苯环上的 p 轨道有相当程度的共轭(即发生电子离域化)，导致氮上的电子云密度降低，苯环的电子云密度增大，也就是氮上的电子云向苯环离域化。苯胺的结构见图 13－2。

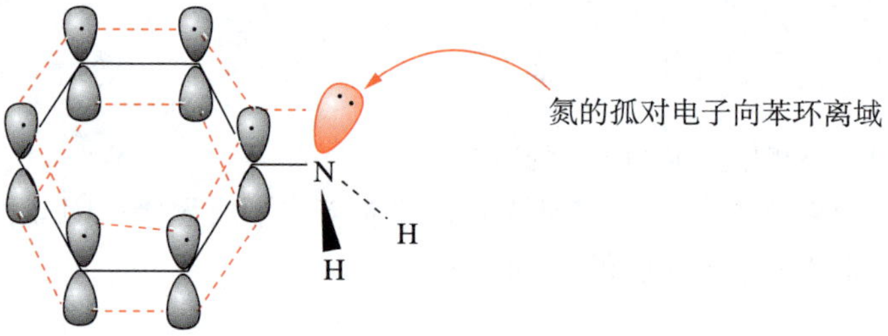

图 13－2　苯胺的轨道图

综合上述，脂肪胺、无机氨(NH_3)和芳香胺的碱性的相对强弱次序如下：

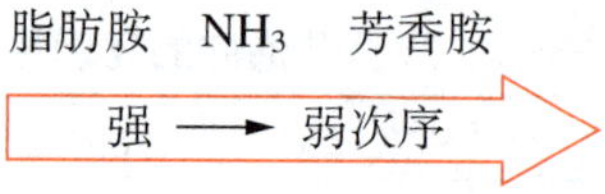

尽管脂肪胺的碱性比 NH_3 强，但比 NaOH 要弱得多。一般胺类具有弱碱性，能与强无机酸(如 HCl、H_2SO_4)反应，生成铵盐。

$$R\ddot{N}H_2 + HCl \longrightarrow R\overset{+}{N}H_3\overset{-}{Cl}$$

胺　　　　　铵盐

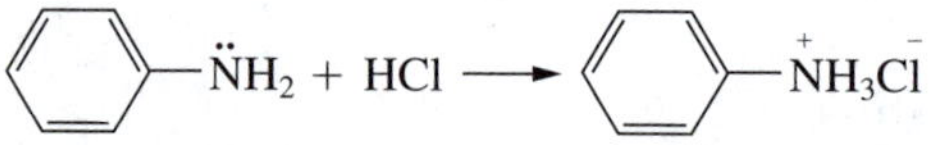

苯胺（几乎不溶于水）　　　氯化苯胺（或苯胺盐酸盐）（溶于水）

几乎所有的伯胺、仲胺和叔胺的盐酸铵盐(或硫酸铵盐)都溶于水，因此能利用胺的碱性与成盐的性质鉴别胺类与不溶于水的非碱性化合物。

铵盐与氢氧化钠等强碱水溶液作用，又能游离出原来的胺。例如：

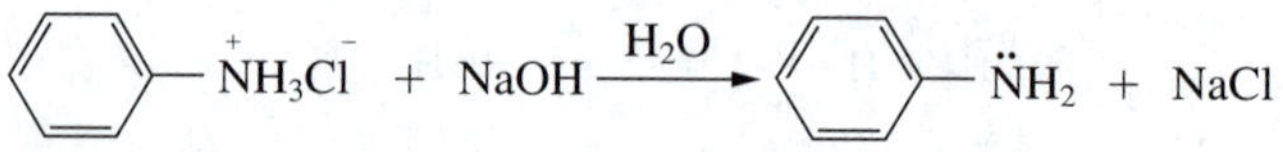

氯化苯胺　　　　　苯胺

因此利用胺的碱性与成盐的性质，又能分离纯化胺与非碱性化合物的混合物。

临床上使用的胺类药物中有许多是以铵盐形式存在的。例如，局麻药普鲁卡因是以盐酸盐形式存在。这样既有利于增加药物的水溶度，又能增加稳定性。

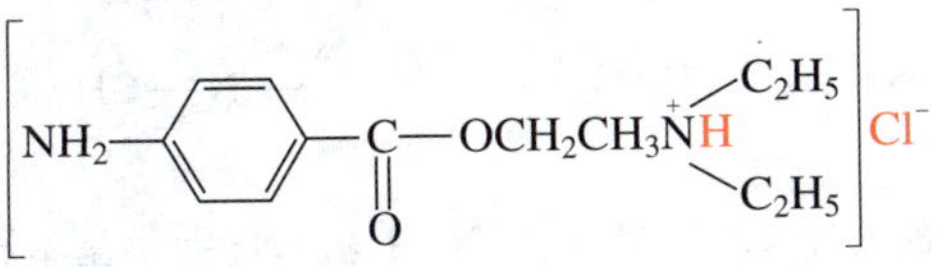

普鲁卡因盐酸盐

(二)胺与亚硝酸的反应

伯、仲、叔胺都能与亚硝酸反应，但所得产物类型各不相同。伯胺：不管是脂肪伯胺还是芳香伯胺与亚硝酸反应都首先形成重氮盐。所不同的是脂肪伯胺与亚硝酸反应形成的重氮盐很不稳定，即使在低温(0℃)也即刻分解，并定量地放出氮气。

$$RCH_2NH_2 \xrightarrow[0\sim5℃]{NaNO_2,\ HCl} RCH_2\overset{+}{N}\equiv N\overset{-}{Cl} \longrightarrow N_2\uparrow$$

脂肪伯胺　　　　脂肪重氮盐（极不稳定）

由于亚硝酸易分解，因此进行反应时，通常用亚硝酸钠与盐酸作用以产生亚硝酸。上述反应除定量地放出氮气外，还生成醇、烯等混合产物，此反应在制备上无实用价值，但由于能定量放出氮气，可用于伯氨基的定量测定，因此在氨基酸和蛋白质化学中是一种很有用的反应。

芳香伯胺与亚硝酸反应生成的芳香重氮盐较脂肪重氮盐稳定。置于0～5℃不发生放出氮气的反应。但当重氮盐受热也会放出氮气。例如：

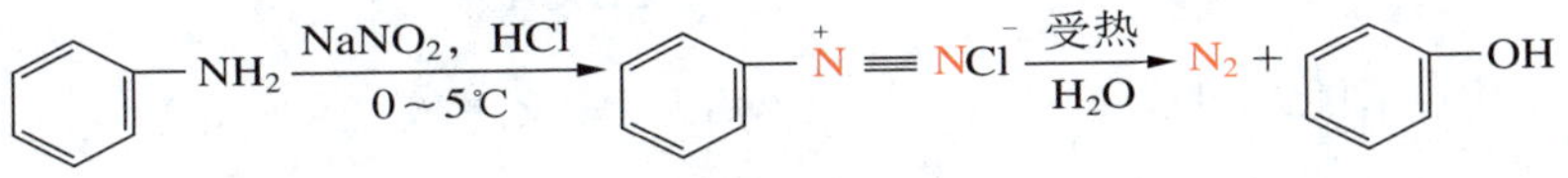

苯胺（芳香伯胺）　　氯化重氮苯（芳香重氮盐，低温稳定）　　苯酚

在合适的条件下，芳香重氮盐还可以与酚类化合物及芳香胺发生偶联反应，形成偶氮化合物。偶氮化合物都带有颜色。下列两个化合物均属于偶氮化合物。

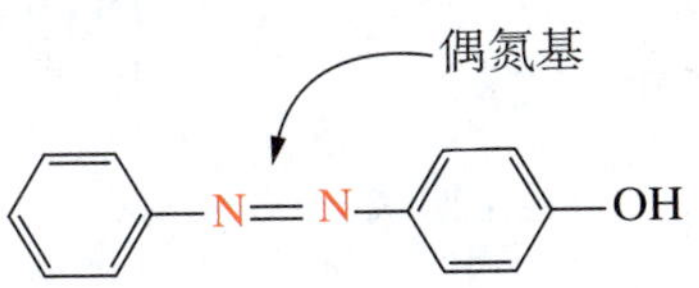

对－羟基偶氮苯（橘黄色）

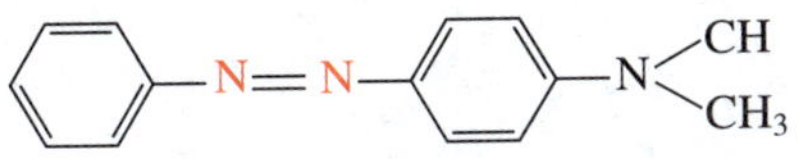

对－二甲氨基偶氮苯（黄色）

偶氮化合物均含有偶氮基，且偶氮基两端都与碳原子直接相连，这是偶氮合物的结构特征。

仲胺与亚硝酸反应生成亚硝基胺，即仲胺氮上氢原子被亚硝基(−NO)取代。脂肪仲胺和芳香仲胺与亚硝酸作用均生成亚硝基胺类化合物。例如：

$$(CH_3CH_2)_2NH + HO-N=O \longrightarrow (CH_3CH_2)_2N-N=O + H_2O$$

二乙胺　　亚硝酸　　N-亚硝基二乙胺

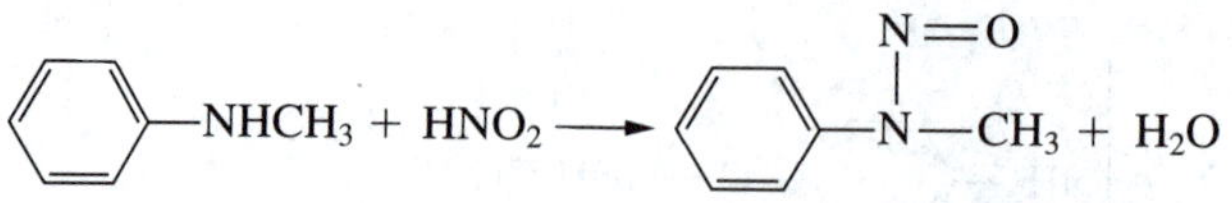

N-甲基苯胺　　N-甲基-N-亚硝基苯胺

N-亚硝基胺化合物通常为黄色油状物(或黄色固体)，有明显的致癌作用。

脂肪叔胺与亚硝酸反应生成水溶性亚硝酸盐。例如：

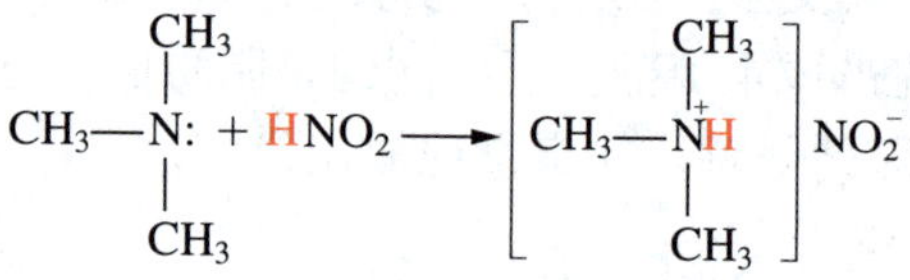

三甲铵　　亚硝酸三甲铵

芳香叔胺与亚硝酸作用，反应发生在苯环上，通常在对位引入亚硝基(−NO)。

五、季铵盐与乙酰胆碱

季铵盐可看作无机铵盐(如 NH_4Cl)分子中四个氢原子被烃基取代的产物。例如：

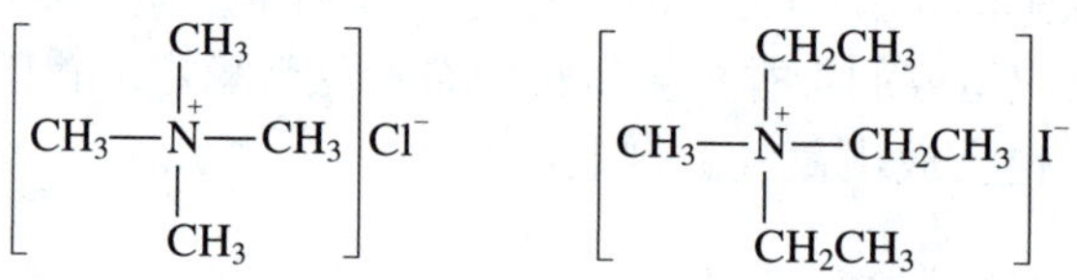

氯化四甲基铵　　碘化甲基三乙基铵

机体中最重要的季铵盐是乙酰胆碱。它是由胆碱和乙酰辅酶A在胆碱能神经末梢合成的。胆碱和乙酰胆碱的结构如下：

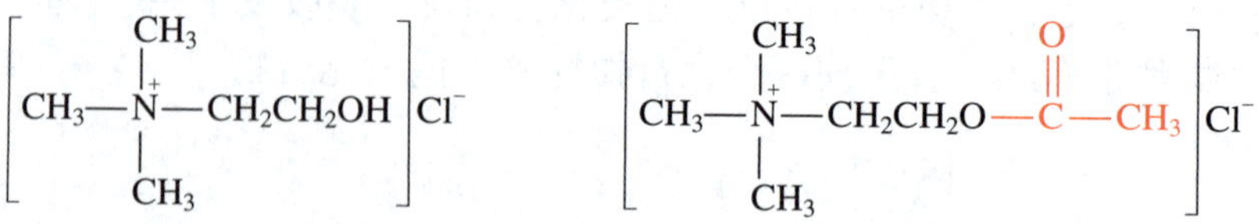

胆碱　　乙酰胆碱

胆碱和乙酰胆碱都属于季铵盐类化合物。乙酰胆碱的存在能影响细胞膜的电效应，引起细胞内神经冲动的传递。除此之外，乙酰胆碱对摄食、饮水、体温、血压等调节中枢都有特定的作用。乙酰胆碱在胆碱酯酶的催化下，又能水解生成胆碱和乙酸。

第二节 杂环化合物

杂环化合物广义的定义是指由碳原子和杂原子共同构成的环状化合物，其中最常见的杂原子是氧、硫和氮原子。本节只介绍芳香杂环。

一、芳香杂环化合物的分类和命名

芳香杂环可分为单环和稠环两大类，单环中又分为五元环和六元环两类；稠杂环是指两个或两个以上的杂环稠合(两个环共用一条边)或由苯环与杂环稠合而形成的杂环。一些重要的芳香杂环化合物的结构、名称和相应的编号可见表 13−2 。

表 13−2 一些重要的芳香杂环的结构和名称

结 构	名 称	结 构	名 称
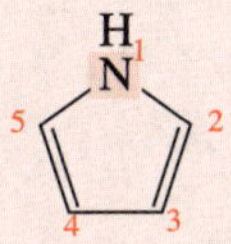	吡咯 pyrrole	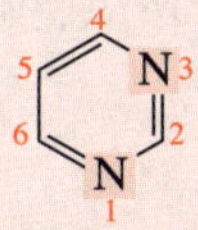	嘧啶 pyrimidine
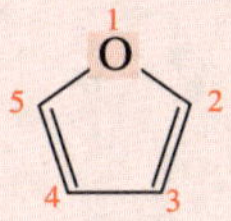	呋喃 furan	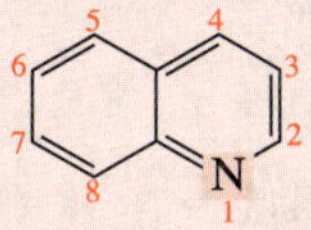	喹啉 quinoline
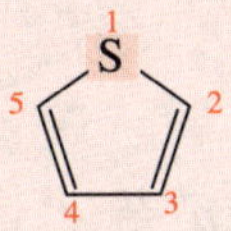	噻吩 thiophene	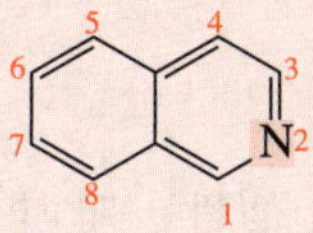	异喹啉 isoquinolin
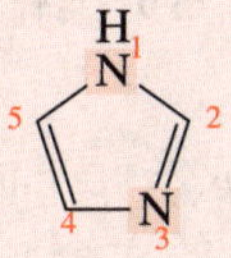	咪唑 imidazole	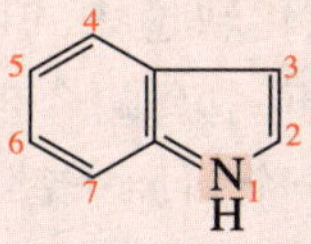	吲哚 indole
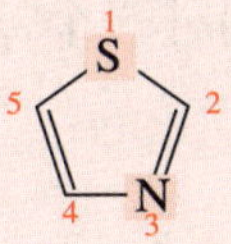	噻唑 thiazole	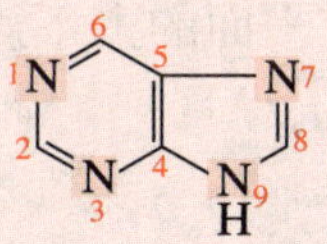	嘌呤 purine
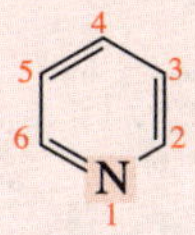	吡啶 pyridine		

杂环化合物的命名通常采用音译法，即按英文名词译音选用同音汉字加“口”字旁表示杂环名称(见表 13−2)。当杂环上有取代基时，一般以杂环为母体,并从杂原子开始(异喹啉等例外)，顺着环编号，确定取代基的位置。取代基的名称及在环上位次写在杂环母核名称前。例如：

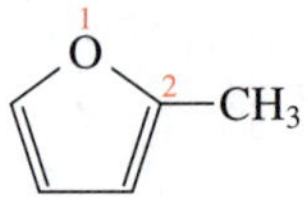

2−甲基呋喃

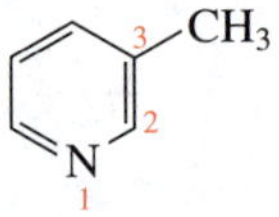

3−甲基吡啶

若环上只有一个杂原子，也可以希腊字母α、β、γ编号，靠近杂原子的碳原子为α位，依次为β、γ位。例如：

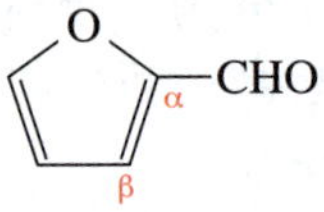

α−呋喃甲醛

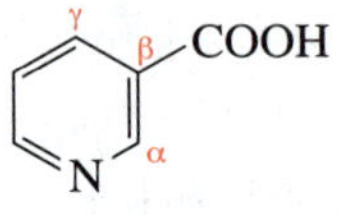

β−吡啶甲酸

当环上有两个或两个以上杂原子时，尽可能使杂原子编号最小。相同的杂原子应从连有氢的杂原子开始编号；不同的杂原子按氧、硫、氮顺序编号。例如：

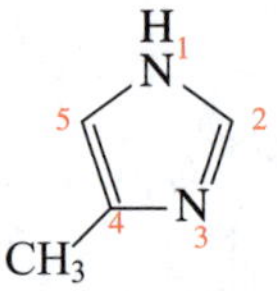

4−甲基咪唑

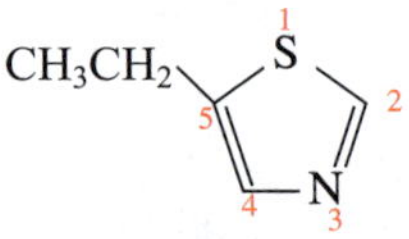

5 −乙基噻唑

二、吡啶和吡咯的结构与碱性

吡啶的结构与苯有一定的相似性。吡啶分子中的五个碳原子也都是 sp^2 杂化，不同的是氮原子为不等性的 sp^2 杂化(指各杂化轨道中的电子数不完全等同)，其中两个 sp^2 杂化轨道中各含有一个电子，另一个 sp^2 杂化轨道中有两个电子。

吡啶分子中五个碳原子和一个氮原子都以 sp^2 杂化轨道形成σ键，组成六元平面环状结构。碳原子的 p 轨道与氮原子的 p 轨道互相平行，并侧面重叠，形成一个闭合的六个π电子的共轭体系，π电子云分布在σ键所在平面的上下。氮原子的一孤对电子占据另外一个 sp^2 杂化轨道，不参与环的共轭体系 (图 13−3a)。

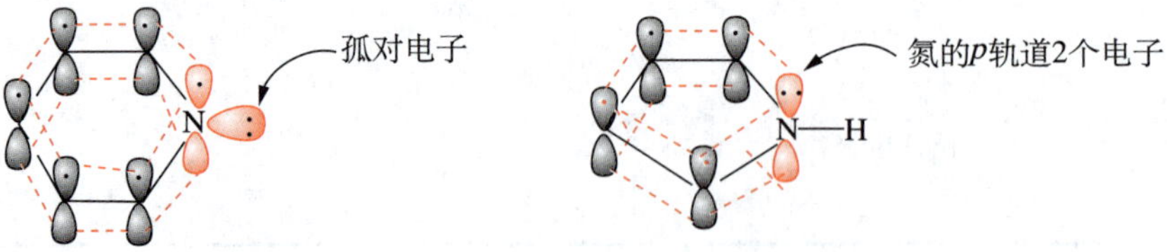

a b

图 13−3　电子云图

a. 吡啶　b. 吡咯

由于吡啶分子中的氮原子有一对孤对电子未参与环上的共轭体系，因此能与质子(H^+)结合而显碱性，能与盐酸成盐。

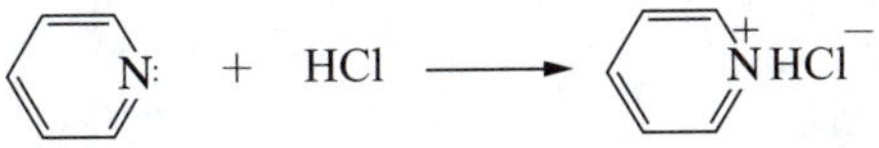

吡啶　　　　吡啶盐酸盐

吡啶的碱性比苯胺强，但比脂肪胺弱。比较相应化合物的 pK_b 值就可证实。

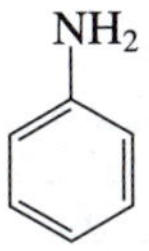
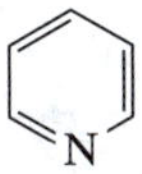
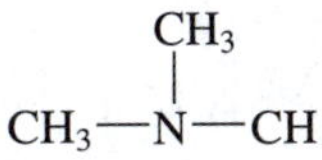

	苯胺	吡啶	三甲胺
pK_b	9.38	8.81	4.28

嘧啶和嘌呤衍生物分子中均有类似于吡啶分子中氮原子的结构，因此均显一定的碱性。这是它们构成核酸碱基的化学基础。

吡咯为五元杂环化合物，四个碳原子和一个氮原子构成五元环。碳原子与氮原子均以 sp^2 杂化轨道相互键合成 5 个 σ 键，呈平面环状结构。每个碳原子剩下的一个未杂化的 p 轨道(各含一个电子)和氮的未参与杂化的 p 轨道(含 2 个电子)相互平行，侧面重叠，形成一个闭合的六个 π 电子的共轭体系。氮原子的另外一个杂化轨道(含一个电子)与一个氢原子的 s 轨道形成 σ 键。吡咯的结构见图 13−3b 。

吡咯的碱性非常弱，弱到了不能与强酸成盐(遇强酸易破环)的地步。吡咯的碱性比苯胺还要弱得多，与相应的饱和化合物(四氢吡咯)相比，四氢吡咯的碱性比吡咯强接近 10^{11} 倍。

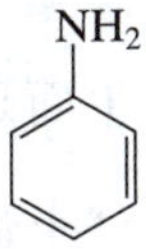
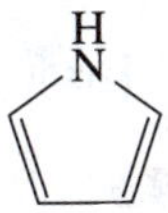
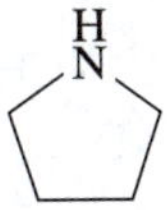

	苯胺	吡咯	四氢吡咯
pK_b	9.38	13.6	2.89

吡咯的碱性如此弱，是由于吡咯氮上的孤对电子参与了环的共轭体系。若吡咯的氮原子与质子(H^+)结合，就会破坏共轭体系。

小　结

胺可看作是无机氨分子中的氢原子被烃基取代的产物，通式为 R—NH_2 或 R—NH—R 及 $(R)_3N$。胺的最重要的性质是具有碱性。通常脂肪胺的碱性比氨(NH_3)强，芳香胺的碱性则比氨弱。但一般胺的碱性都比氢氧化钠和氢氧化钾等要弱得多。

胺都能与强的无机酸——盐酸和硫酸等作用生成铵盐。例如：

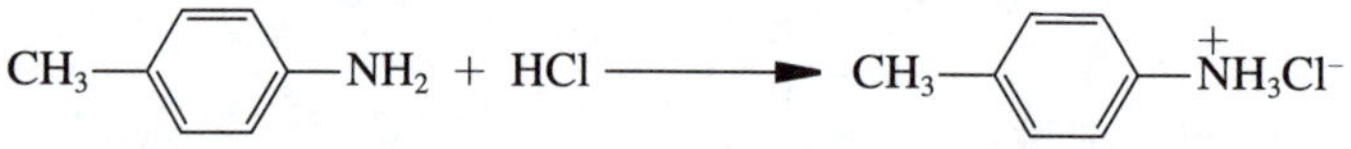

对甲基苯胺（不溶于水）　　　氯化对甲基苯铵（溶于水）

几乎所有的伯、仲、叔胺的盐酸铵盐(或硫酸铵盐)都溶于水。铵盐与氢氧化钠等强碱水溶液作用，又能析出原来的胺。例如氯化对甲基苯胺溶液中加入10%的氢氧化钠溶液，原来的对甲基苯胺就会游离出来。见下列反应式：

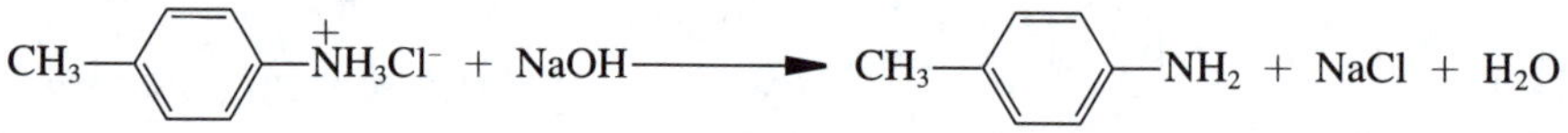

氯化对甲基苯铵　　　对甲基苯胺

胺类还可以与亚硝酸反应。不同类型的胺与亚硝酸反应所得产物是不同的：脂肪伯胺形成不稳定的重氮盐($R-\overset{+}{N}\equiv NCl^-$ 或简写成 $RN_2^+Cl^-$)，并立即分解，定量地放出氮气(N_2)；芳香伯胺与亚硝酸反应，在低温(0～5℃)条件下，能得到芳香重氮盐($Ar-\overset{+}{N}\equiv NCl^-$或简写成$Ar-\overset{+}{N_2}Cl^-$，Ar 代表芳烃基)。芳香重氮盐受热也能很快分解放出氮气。在合适的酸、碱介质中，芳香重氮盐还可以与酚类及芳香胺类化合物发生偶联，形成偶氮化合物。

偶氮化合物分子中都含有偶氮基(—N═N—)，偶氮基的两端均与碳原子直接相连。例如下列化合物就属于偶氮化合物。

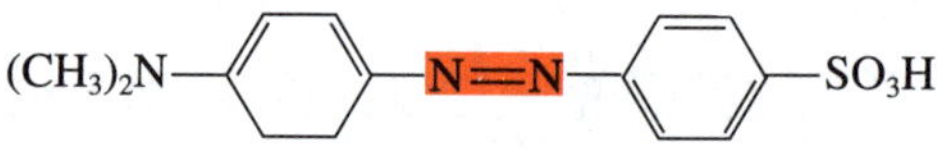

甲基橙
（指示剂）

仲胺与亚硝酸反应均生成N－亚硝基胺类化合物。下面是亚硝基胺化合物的结构通式：

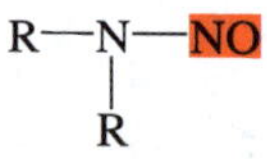

脂肪族亚硝基胺

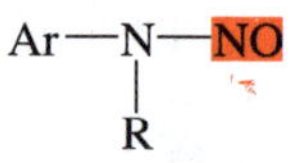

芳香族亚硝基胺

亚硝基胺类化合物均有明显的致癌活性，接触此类化合物时务必小心。

季铵盐可看作是无机铵盐中的四个氢原子被烃基替代的产物。结构通式为：

$NH_4^+X^-$

铵盐

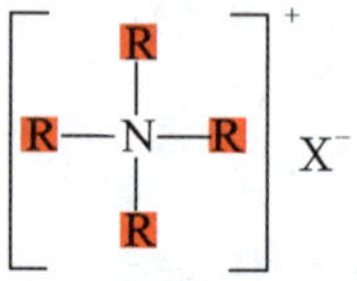

季铵盐

季铵盐为白色结晶离子型化合物，易溶于水。生物体内最重要的季铵盐为乙酰胆碱，其结构见本章正文。

杂环化合物通常指由碳原子和杂原子共同构成的具有芳香结构特征的环状化合物，其中最常见的杂原子为O、S、N。一些常见的杂环化合物的结构和名称见表13–2。

杂环化合物最重要的性质是碱性，不同结构的杂环化合物之间碱性差异较大，例如，吡啶的碱性比吡咯强约10^5倍。

习 题

1. 写出下列化合物的结构。

A. 苄胺　　B. 甲基苄基胺　　C. N– 乙基苯胺

D. 叔丁胺　　E. N– 甲基 –N– 亚硝基苯胺

答：A. 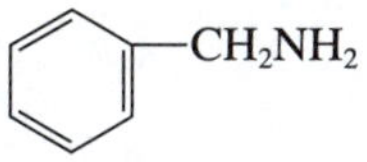

B. 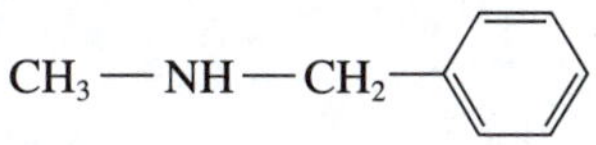

C. 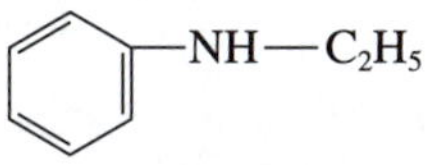

D. 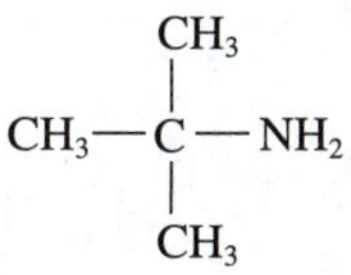

E. 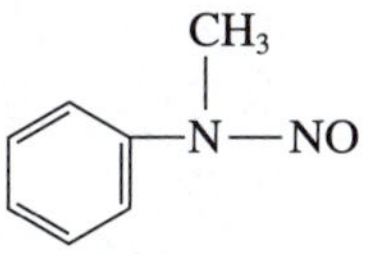

2. 按碱性增强的顺序排列下列化合物。

A. NH_3　　B. CH_3NH_2　　C. 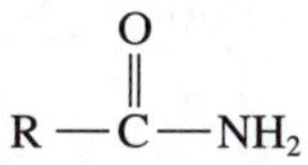

D. 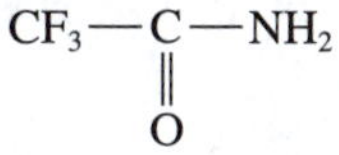　　E. 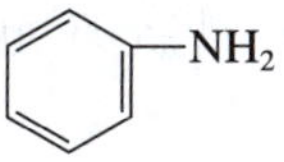

答：D、C、E、A、B

注：C、D是属于酰胺类化合物，由于酰基的影响，使氨基(—NH_2)氮上电子云密度显著降低，通常具有 $R-\overset{O}{\overset{\|}{C}}-NH_2$ 结构的酰胺呈中性。化合物D分子中有三个强拉电子的氟原子，因此N上的电子云密度降低的程度更大。

3. 完成下列反应式，写出主要产物。

A. 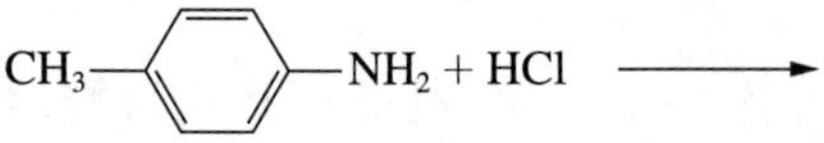

B. 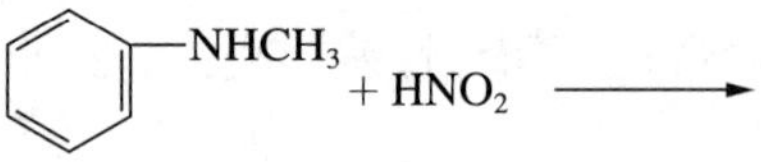

C. 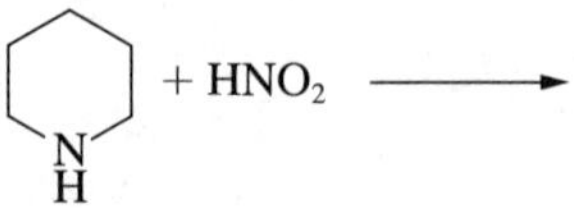

D. $CH_3CH(CH_3)CH_2CH_2NH_2 + HCl \longrightarrow$

答：主要产物：

A. 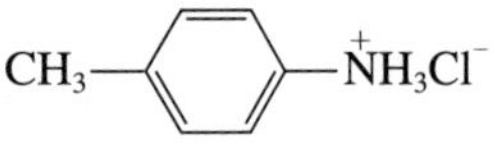

B. 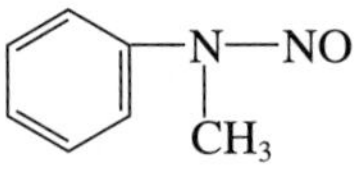

C. 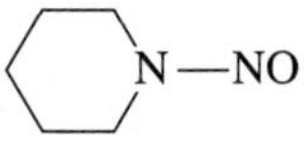

D. $CH_3CH(CH_3)CH_2CH_2\overset{+}{N}H_3Cl^-$

4. 按碱性由小到大的顺序，排列组织胺中的标号氮原子。

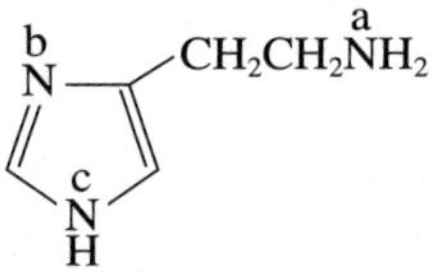

答：c < b < a

5. 磺胺药是由磺胺(对氨基苯磺酰胺)分子中的磺酰胺基与一些杂环相连构成。下列是磺胺以及两个磺胺药物的结构式，指出后者各含有的杂环名称。

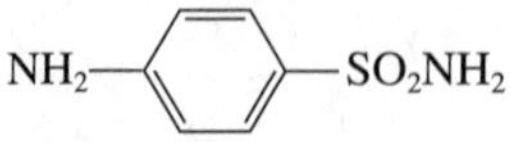

磺胺
（对氨基苯磺酰胺，
磺胺药物母体）

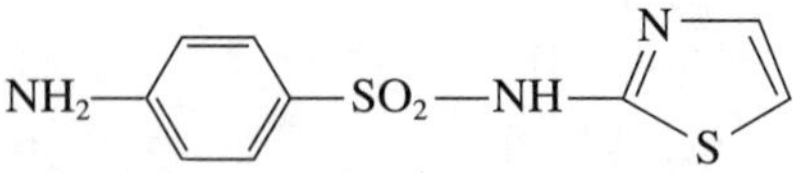

磺胺噻唑（ST，消炎药）

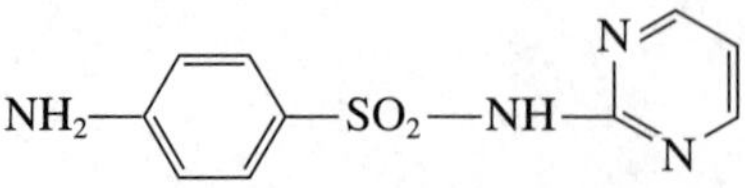

磺胺嘧啶（SD，消炎药）

答：ST 含有噻唑环，SD 含有嘧啶环

第十四章　立体化学基础：手性分子

学习要求

立体化学是从三维空间揭示分子的结构和性能。手性分子是立体化学中极其重要的部分之一。本章着重学习怎样区分手性分子和非手性分子；怎样判断对映体、非对映体、外消旋体和内消旋体的存在，以及构型命名方法；比较它们之间性质上的异同点；了解手性分子在生物体中的作用。学习手性分子为学习糖类、脂类、氨基酸、蛋白质和核酸等各种活性分子奠定必要的立体化学基础 。

第一节　手性分子和对映体

同分异构在有机化学中是极为普遍的现象。在第九章已经学习了构造异构和顺反异构，后者属于立体异构，即分子中的原子或基团在空间的排列方式不同产生的异构现象。本章要介绍另外一种立体异构现象——对映异构。下面首先回顾一下已经学过的几种异构现象：

1. 构造异构：分子式相同，分子中原子连接的次序不同产生的异构现象。例如：乙醇与二甲醚互为构造异构体。

CH_3CH_2OH 与 CH_3OCH_3

乙醇　　二甲醚

2. 顺反异构：分子式相同，分子中原子连接的次序也相同，但分子中存在着限制共价键自由旋转的因素(如环或双键的存在)，导致分子中的原子或基团在空间产生不同的排列方式。例如：1，2- 二甲基环丙烷和 2- 丁烯都存在顺反异构体。

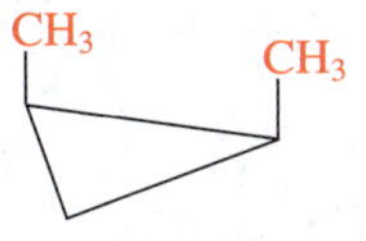

顺 -1，2- 二甲基环丙烷

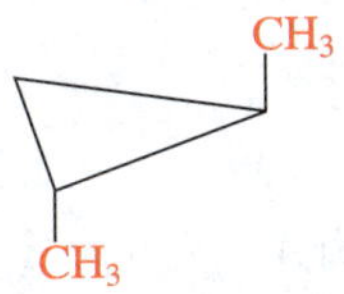

反 -1，2- 二甲基环丙烷

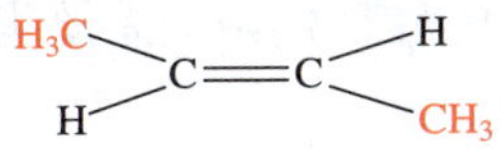

反式 2- 丁烯

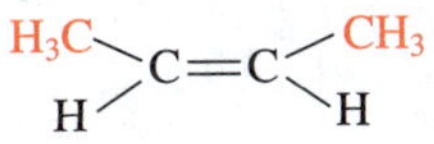

顺式 2- 丁烯

一、手性

对映异构是立体化学中极为重要的内容之一。产生对映异构现象的结构依据是手性。什么叫手性？人们的左右手似乎是没有什么差别，可是当你将一只左手的手套戴在右手上就会觉得很不舒服。这就说明左右手看上去似乎相同，实际是不同的。那么左右手到底是什么关系呢？让我们看看手性关系图(图14−1)。当你把右手(或左手)对着镜子得到的镜像恰恰像你的左手(或者右手)，然而左右手又不能重叠。

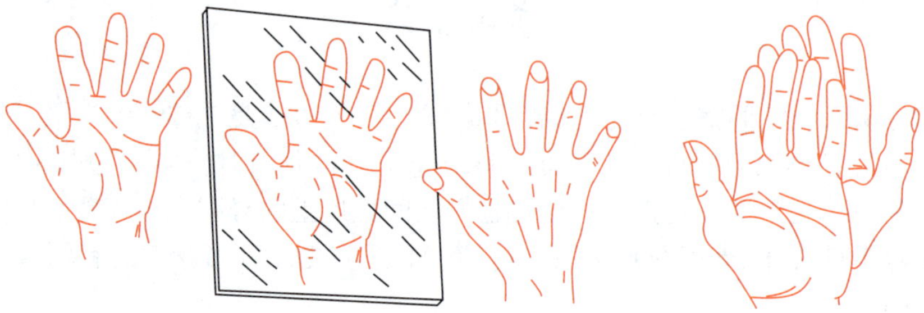

a　　　　　　　　b

图 14−1　手性关系图

a. 左右手互为镜像与实物关系；b. 左右手不能重叠

这种左右手互为镜像与实物关系，彼此又不能重叠的现象称为手性。自然界中有许多手性物，如足球、剪刀、螺丝钉等都是手性物。微观世界的分子中同样存在着手性现象，有许多化合物分子具有手性。

二、手性分子和对映体

乳酸分子结构式通常写成下列 a 形式，如果用透视式写成立体结构式就会有下列 b 和 c 两种形式。

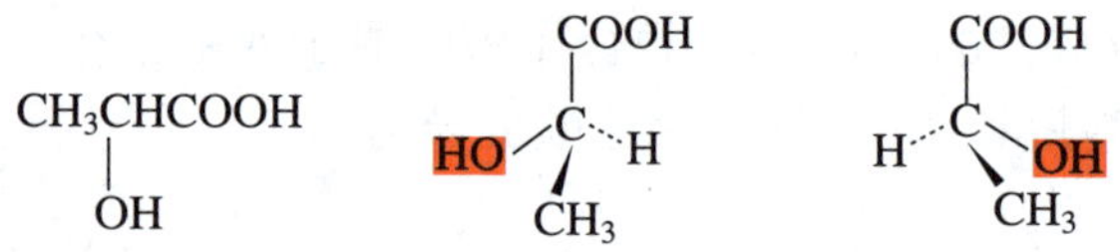

a　　　　b　　　　c

透视式是书写立体结构式常见的方法之一。应注意它的书写方法，通常实线“ — ”代表位于纸平面上的键；虚线“…”代表伸向纸平面后方的键，楔形线“╲”代表伸向纸平面前方的键。

上述两个立体结构式(b和c)之间有何种关系？它们代表相同的分子还是代表不同的分子？答案是：它们代表不同的分子。不妨观察一下 b 和 c 的球棍模型关系图(图 14−2)，两者间的真实关系也就一目了然了。

由图 14−2 可清楚地看出，乳酸分子 b 和 c 的关系正像人的左右手关系，互为镜像和实物，又不能重叠，因此是两个不同的化合物，代表着称为对映异构体的一对立体异构体。对映异构体简称为对映体，**一对对映体是一对不能重叠的镜像异构体。不能与其镜像重叠的分子称为手性分子。**乳酸分子 b 和 c 都是手性分子，互为对映体关系。

为什么乳酸存在对映体？仔细观察一下上述两个乳酸分子 b 和 c 的结构，可发现分子中有

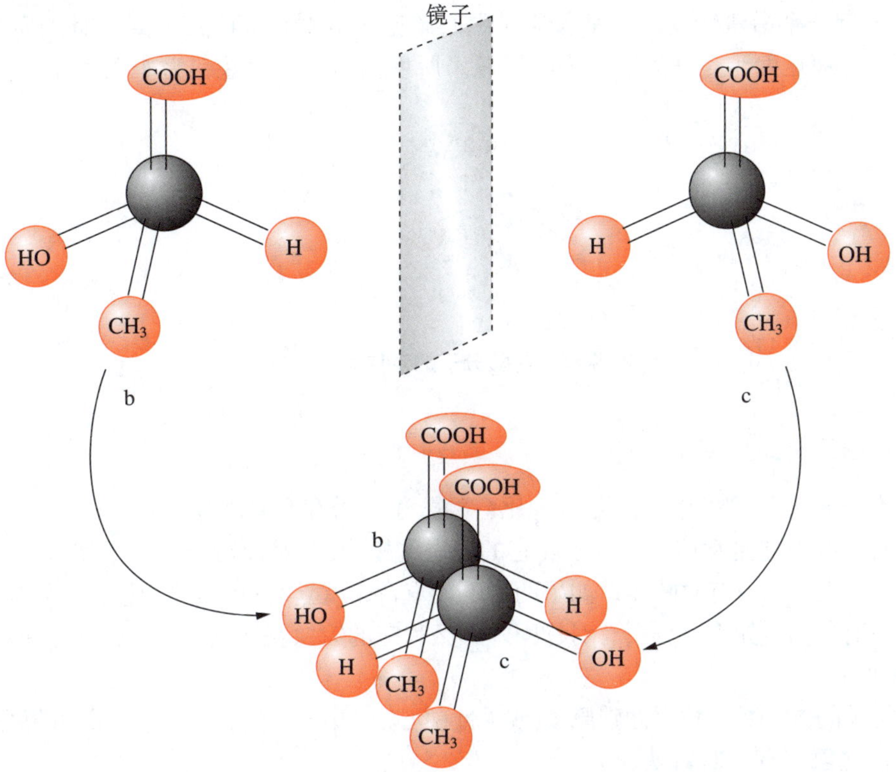

图 14–2　乳酸分子 b 和 c 的关系图(球棍模型)

一个碳原子所连的四个基团(COOH、OH、CH_3，H)均不相同。**凡是连有4个不同的原子或基团的碳原子称为手性碳原子**，也可称为手性中心。一个手性碳原子所连的4个不同原子或基团在空间上具有两种不同的排列方式(也称两种构型)，它们是彼此成镜像关系，又不能重叠的一对立体异构体，互为对映体。含有一个手性碳原子的化合物只有一对对映体。b 和 c 就是乳酸的一对对映体。

有一个手性碳的化合物必定是手性化合物，有一对对映体。两者有许多相同的性质：有相同的熔点、相同的沸点和相同的溶解度(在水和其它的普通溶剂里，即非手性试剂)等，也就是说它们的物理性质是相同的。对于化学性质，情况也类似，除了与手性试剂反应外，对映体的化学性质也是相同的。例如，一对对映体分别与普通试剂(如酸、碱等非手性试剂)作用，两者的反应速度是相同的。

一对对映体除了有前述的相同物理性质和相同的化学性质外，两者还有十分重要的不同性质。其中一个是两者对偏振光(见第三节)的作用不同；另外一个是两者在生理作用上有着显著的不同(见第八节)。这就是我们学习对映异构的重要意义所在处。

三、对称面和非手性分子

对称面就是指能将分子结构剖成互为镜像的面，如通过球心的面，将长方形盒子分成各一半的面都是对称面。有对称面的分子与它的镜像能重合，因此没有对映异构现象，称为非手性分子。

如丙酸分子有一个沿着羧基、甲基和通过中心碳原子的对称面(图 14−3)，此对称面将丙酸分子剖成两半，而这两半是互为能重叠的镜像。所以丙酸没有手性，为非手性分子。

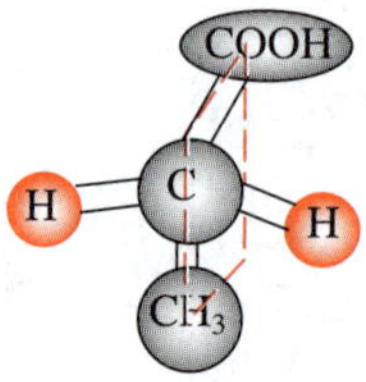

图 14−3 丙酸分子的对称面

四、判断对映体的方法

归纳起来有三种方法可以用来判断一种化合物分子是否存在对映体。

第一，最直接的方法是建造一个分子和它的镜像的模型。如果两者能重合，那么这个分子就不具有对映异构现象，没有对映体；如果两者不能重合，就具有对映异构现象，存在对映体。

第二，寻找对称面。如果这分子有对称面，那么和它的镜像就能重合。它就不存在对映体，没有对映异构现象。

第三，最简单的方法是寻找手性碳原子(或手性中心)。如果一个分子有一个手性碳原子，它就具有对映异构现象，有一对对映体。

不过对于使用第三种方法，在此还要再提醒一点：含有两个或两个以上的手性碳原子的化合物有例外情况(见第五节)。无论选用哪种方法，答案应该是相同的。

第二节 费歇尔投影式

1891年，德国化学家费歇尔(Emil Fischer，1852～1919)提出了显示连接手性碳原子的四个基团的空间排列方法。后来人们将此方法称为费歇尔投影式。下面是甘油醛和酒石酸各自的一个立体异构体的费歇尔投影式：

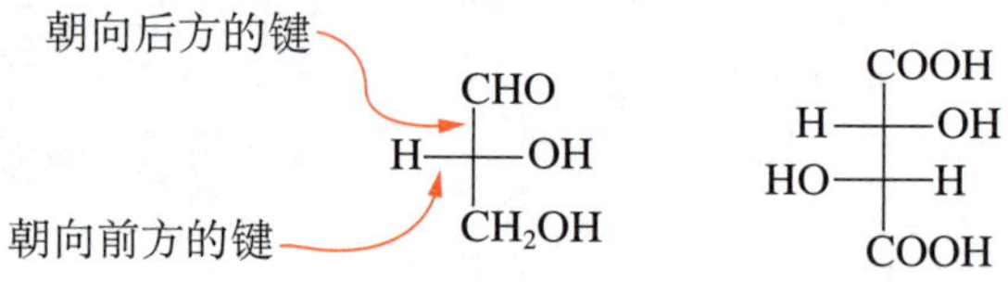

Fischer 投影式

把一个手性化合物写成费歇尔投影式时，必须记住下列要点：

(1) 水平线和垂直线的交叉点代表手性碳，位于纸平面上。

(2) 连于手性碳的横键代表朝向纸平面前方的键。

(3) 连于手性碳的竖键代表朝向纸平面后方的键。

(4) 费歇尔投影式与透视式不同，后者可以任意旋转而不会改变原分子的构型。而费歇尔投影式只能在纸平面内旋转180°，构型保持不变。换句话说，不允许把分子离开纸平面旋转。

否则就会导致改变原分子的构型，所以一定要切记。

根据费歇尔投影式，一个化合物可以写出数个投影式。但习惯将最长的碳链作为一直链垂直投影在纸面上，同时把氧化态较高的基团放在平面上方。因此，对于乳酸的一对对映体的费歇尔投影式通常写成如下两个。

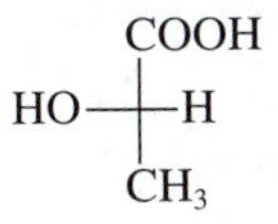

右旋乳酸

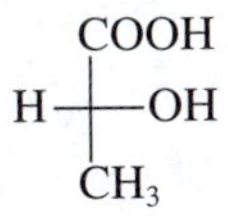

左旋乳酸

第三节　旋光性

一、偏振光和旋光性

普通光的光波振动的方向与前进的方向垂直，而且是在无数个垂直于光传播方向的平面内振动。当普通光通过尼科尔(Nicol)棱镜时，只有振动方向与棱镜轴平行的光才能通过。这种**只在一个平面上振动的光称为平面偏振光**，简称偏振光，如图 14–4 所示。偏振光的振动平面习惯称为偏振面。

当偏振光通过包含单一对映体的溶液时，偏振光的偏振面就会向右或向左旋转一定的角度。**化合物能使偏振光的偏振面旋转的性能称为旋光性**。手性化合物都具有旋光性。

二、旋光度与比旋光度

(一) 旋光度

怎样测定化合物的旋光性呢？在实际工作中通常用旋光仪测定物质的旋光性。图 14–4 为一般旋光仪的简图。它是由一个光源和两个棱镜组成的，在两个棱镜中间有一个盛放样品的旋光管。

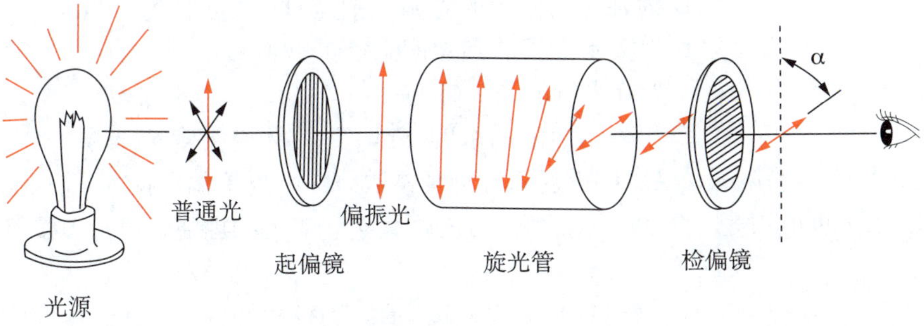

图 14–4　旋光仪的简图

α 表示旋转角；虚线表示旋转前偏振光的振动方向；
实线表示旋转后偏振光的振动方向

第一个棱镜是固定的，叫起偏镜。它的功能是把光源投射来的光变为平面偏振光。第二个棱镜可以旋转，叫检偏镜。它的作用是测定被测物质旋转偏振光的偏振面的角度。当测定旋光性物质时，可将被测物质配成溶液(若是液体化合物，可以直接用纯样品)装在旋光管里。

若被测物质无旋光性，则平面偏振光通过旋光管后，偏振光的偏振面不被旋转，它可以直接通过检偏镜(检偏镜棱轴与起偏镜棱轴相平行)，视场光亮度不会改变；如果被测定物质具有旋光性，平面偏振光通过旋光管后，偏振光的偏振面就会被旋转(向右或向左)一个角度(如图14–4所示α角)，这时的偏振光就不能通过与起偏镜棱轴相平行的检偏镜，此时视场变暗。只有检偏镜也旋转(向右或向左)相同的角度(α角度)，旋转了的平面偏振光才能完全通过，视场恢复原来的亮度。检偏镜上携带的刻度盘所旋转的角度即为该旋光性物质的旋光度。

偏振光的偏振面被旋光性化合物所旋转的角度称为旋光度，用α表示。偏振面被旋转的方向有左旋(逆时针)和右旋(顺时针)的区别。用符号"+"表示右旋，"−"表示左旋。例如：(+)–2–丁醇表示向右旋转偏振面，(−)–2–丁醇表示向左旋转偏振面。所有的旋光性化合物不是右旋的，就是左旋的。"+"和"−"仅表示旋光方向不同，并不表示旋光度数值的大小。

测定化合物的旋光度，除了使用前面介绍的普通旋光仪外，还有自动旋光仪，它可直接显示被测化合物的旋光度和旋光方向："+"或"−"。它的基本原理和普通旋光仪相似。

(二) 比旋光度

就某一化合物来说，实验中所观察到的旋光度并不是恒定值，因为它与溶液的浓度成正比，在给定的浓度下，还与旋光管的长度成正比。另外，还与测定时的温度、光源波长以及所用溶剂有关系。

为了使一个化合物的旋光度成为特征物理常数，**通常用一分米(dm)长的旋光管，待测物质的浓度为1g/ml，用波长为589nm的纳光(D-线)条件下，所测得的旋光度，称为比旋光度**，用$[\alpha]_D^t$表示。在实际工作中，常常用不同长度的旋光管盛放待测物质和不同的样品浓度，测定旋光度。然后按下列公式计算比旋光度。

$$[\alpha]_D^t = \frac{\alpha}{l \times C}$$

式中： t 为测定时的温度(℃)

D 为旋光仪使用的光源。钠光 D–线波长为 589nm

α 为实验观察的旋光值(度数)

l 为旋光管的长度(dm)

C 为表示溶液的浓度(g/ml)(纯液体用密度 g/cm^3)

比旋光度像物质的熔点、沸点或折射率等物理常数一样，也是化合物的一种物理常数。一对对映体除比旋光度值相等、符号相反(即旋光方向相反)外，其他物理性质相同。如表14–1所示：

表 14–1 一对对映体的物理性质

	(+)–2–丁醇	(−)–2–丁醇
沸点(℃)	99.5	99.5
密度(g/cm^3)	0.8080	0.8080
比旋光度	+13.9°	−13.9°

比旋光度对于鉴定未知旋光性化合物的旋光方向和旋光能力的大小以及确证已知旋光性化合物的纯度是非常重要的。因此，掌握比旋光度的表示方法及其含义是十分必要的。例如，在理化手册上查得海洛因的比旋光度值为$[\alpha]_D^{15}=-166$(甲醇)。这表示海洛因是一种旋光性化合物，它是左旋的，以甲醇作溶剂，在15℃用偏振的钠光测定的，比旋光度为−166。

例题：将胆固醇样品260mg溶于5ml氯仿中，然后将其装满5cm长的旋光管，在室温(20℃)通过偏振的钠光测得旋光度为−2.5°，计算胆固醇的比旋光度。

解：$$[\alpha]_D^t=\frac{\alpha}{l\times C}=\frac{-2.5^\circ}{(0.26\text{g}/5\text{ml})\times 0.5\text{dm}}=-96^\circ$$

答：胆固醇的比旋光度为−96°(氯仿)。

在科学文献中报道一种旋光性化合物的比旋光度值，一般在$[\alpha]_D^t$值之后，在括号内标出实验中测定旋光度时使用的溶剂和溶液的浓度，以小写c表示百分浓度。例如：地尔硫䓬(一种心血管药)，$[\alpha]_D^{20}+98.3^\circ$(c 1，$CH_3OH$)。这说明地尔硫䓬的比旋光度为右旋98.3°，测定时的温度为20℃，使用钠光D−线，溶剂为甲醇，溶液浓度为1%。

第四节　外消旋体

一对对映体的等量混合物称为外消旋体。外消旋体无旋光性。例如，人们知道的第一个旋光性化合物——乳酸，它的旋光现象就有三种不同的情况：从肌肉组织中分离出的乳酸为右旋乳酸；由左旋乳酸杆菌使葡萄糖发酵而产生的乳酸为左旋乳酸；而由一般化学反应合成的乳酸(如丙酮酸经还原反应得到的乳酸)为外消旋体，不具有旋光性。

为什么外消旋体无旋光性呢？因为一对对映体对光的影响是比旋光度值相等、旋光方向相反。因此，从微观分子考虑，当光照射到每一个分子时，一对对映体正好抵消了每一个对映体对光产生的影响。

外消旋体通常用(±)或dl表示。它的物理性质与纯的单一对映体有一些不同。它不具有旋光性，熔点、密度和溶解度等常有差异，但沸点与纯对映体相同。乳酸的三种立体异构体的一些物理性质见表14−2。

表14−2　乳酸的一些物理常数

名称	熔点(℃)	$[\alpha]_D^{20}$	pK_a	溶解度(g/100g 水)
(+)−乳酸	26	+3.8°	3.76	∞
(−)−乳酸	26	−3.8°	3.76	∞
(±)−乳酸	18	0°	3.76	∞

第五节　非对映体和内消旋化合物

一、非对映体

我们已经知道含有一个手性碳原子的化合物存在着两个立体异构体(一对对映体)。含有两个以上手性碳原子的化合物存在两个以上的立体异构体，其最大数目是2^n(n代表手性碳原子数)。

让我们看一个实例：2，3，4－三羟基丁醛，其分子中含有两个不相同的手性碳原子。

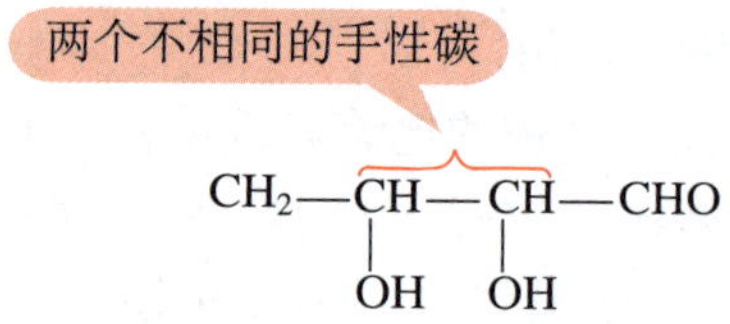

2，3，4－三羟基丁醛

2，3，4－三羟基丁醛存在四种立体异构体($2^n=2^2$)，下面是它的四种立体异构体：

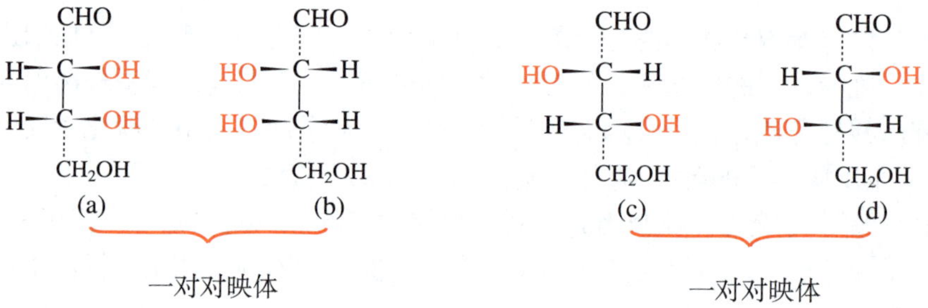

(a)和(b)是互为不能重合的镜像，代表一对对映体；同样(c)和(d)也是互为不能重合的镜像，代表另一对对映体。也就是说有两对对映体。

那么化合物(a)和(c)之间，以及(a)和(d)之间是什么关系呢？(a)和(c)是彼此不成镜像关系的立体异构体，叫作非对映体，同样,(a)和(d)之间彼此也不成镜像关系，所以，也是非对映体。**彼此不成镜像关系的立体异构体互为非对映体。**因此(b)与(c)之间，以及(b)与(d)之间也都是非对映体关系。非对映体具有不同的物理性质。例如，沸点、溶解度等都不相同。

二、内消旋化合物

酒石酸分子中有两个相同的手性碳原子。

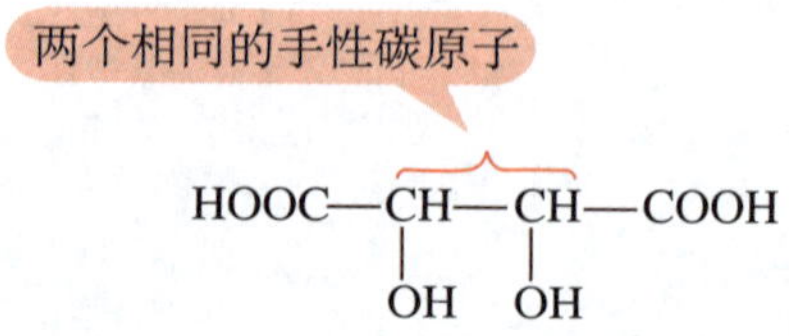

如果按照2^n规则，酒石酸分子可有四个立体异构体。但实际上酒石酸分子只有三个立体异构体。

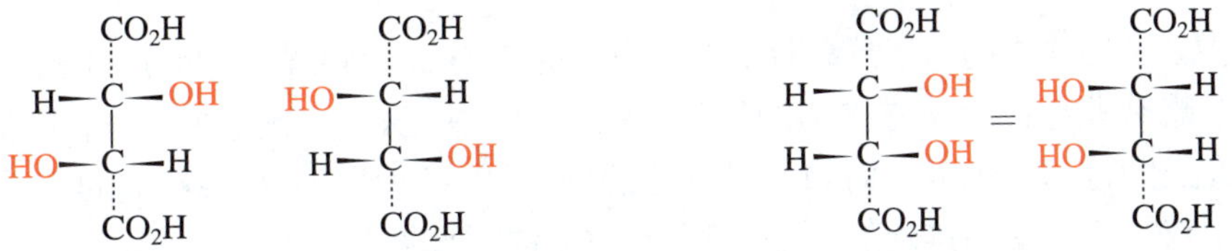

(a)　(b)　(c)　(d)

(a)和(b)是对映体，(a)和(c)是非对映体，(b)与(c) 也是非对映体，那么(c)和(d)之间是何种关系呢？两者为相同化合物。将 (d)在纸平面上旋转180°，就和(c)完全相同。像(c)这种构型的分子，虽然有两个手性中心，但作为分子整体来说是非手性的。(c) 称为内消旋化合物。

内消旋化合物不具有旋光性。有一个简单的方法可以辨认内消旋化合物，这就是它具有对称面。图 14–5 就显示了内消旋酒石酸分子中有一个对称面。对称面的上半部分是下半部分的镜像。因此分子的上下两部分对偏振光的影响相互抵消，使整个分子不表现旋光性。

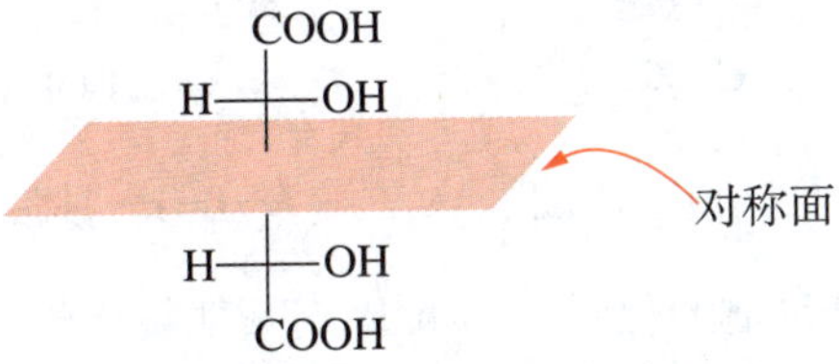

图 14–5　内消旋酒石酸

由于内消旋体的存在，酒石酸只有三种立体异构体，其数目少于按照2^n规则所预测的数目。表 14–3 为酒石酸的三种立体异构体的一些物理性质。

表 14–3　酒石酸立体异构体的物理性质

	熔点(℃)	溶解度(g/100g 水)	$[\alpha]_D^{20}$
(–) 酒石酸	170	139.0	–12°
(+) 酒石酸	170	139.0	+12°
内消旋酒石酸	140	125.0	0°
(±) 酒石酸	206	20.0	0°

第六节　构型命名

构型是指分子结构中的原子或基团在空间排列的顺序。对映异构和顺反异构都属于构型异构。不过两者略有差异：对映异构体的构型一般指手性中心(或手性碳原子)所连的四个不同原子或原子团在空间排列的顺序。而顺反异构体的构型是指分子中某些共价键的旋转受阻而导致分子中的原子或基团在空间排列的顺序。顺反异构体构型的命名已在第九章讲过。这里只介绍对映异构体的两种构型命名方法。

一、*D.L* 命名法

一个化合物的绝对构型通常指键合在手性中心的四个原子或基团在空间的真实排列方式。1951年前，人们还无法确定化合物的绝对构型。费歇尔人为地选定“(+)−甘油醛”为标准物，并规定其碳链处于垂直方向，醛基在碳链上端的投影式中，C_2上的羟基处于右侧的为*D*−构型。其对映体——(−)−甘油醛为*L*−构型。两者结构分别如下：

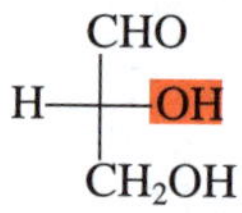

D−(+)−甘油醛

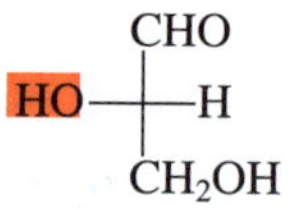

L−(−)−甘油醛

以甘油醛为标准物，通过合适的化学反应转化成其他旋光性化合物，只要在反应过程中不断裂与手性中心直接相连的化学键，那么所得的化合物的构型就与原甘油醛的构型相同。例如：

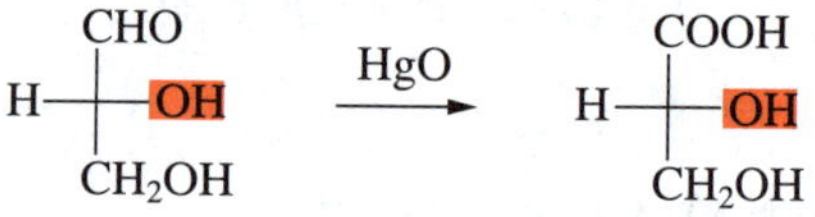

D−(+)−甘油醛　　　　*D*−(−)−甘油酸

D−(+)−甘油醛与氧化汞(HgO)反应，醛基被氧化成羧基(−COOH)，生成甘油酸。由于与手性中心(C_2)直接相连的键没有发生断裂，因此甘油酸的构型应与*D*−甘油醛相同，也是*D*构型。但甘油酸的旋光方向却为左旋。这一事实说明化合物的构型与旋光方向没有直接的对应关系。化合物的旋光方向只是通过旋光仪直接测定的。

1951年，拜捷沃特(J.M.Bijvoet)用X射线衍射技术测定了(+)−酒石酸铷钾盐的绝对构型之后，证实了原来人为规定的*D*−(+)−甘油醛的构型恰巧就是它的真实构型。当然以甘油醛为标准物，确定的其他化合物的构型，自然也是绝对构型了。

*D.L*命名法的使用有一定的局限性，它只适用与甘油醛结构类似的化合物。目前，一般用于糖类和氨基酸的构型命名(见第十五章)。

二、*R.S*构型命名法

*R.S*构型命名法广泛应用于各种类型手性化合物构型的命名。1979年IUPAC建议采用*R. S*构型命名法。方法如下：

首先按次序规则确定与手性碳相连的四个原子或基团的优先次序(或称为“大小”次序)，

再将手性碳上的四个原子或基团中按优先次序的最后一个（或称为最小的，多数是氢原子)置于远离视线的位置(即放在最远的位置)，然后观察朝向自己的其余三个基团优先次序(由大到小的顺序)。顺时针方向为*R*构型；反时针方向为*S*构型。见图14−6(手性碳相连的四个原子或基团为a、b、c、d，设定其优先次序是a、b、c、d，可以看作a最大，b最小)。

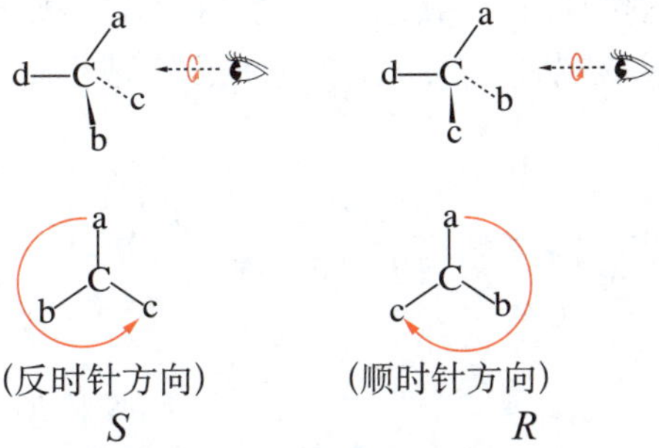

图14−6　*R.S*命名方法示图

例题1. 命名下列氯溴碘甲烷的构型。

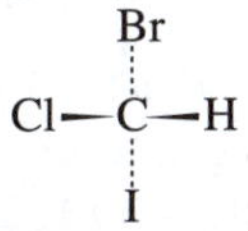

解：**次序法则1：与手性碳原子直接相连的四个不相同的原子的先后顺序取决于原子序数的大小，原子序数较大的原子较优先(也就是较大基团)**。在氯溴碘甲烷中，连接在手性碳上的四个原子的原子序数大小顺序应为I > Br > Cl > H。根据次序规则，可知在氯溴碘甲烷中，连接在手性碳上的四个原子的优先次序是I > Br > Cl > H。

将上述氯溴碘甲烷的透视式在空间作适当的转动，使其连接手性碳上的最小原子(H)置于远离自己的视线位置，其余三个原子朝向自己的视线。

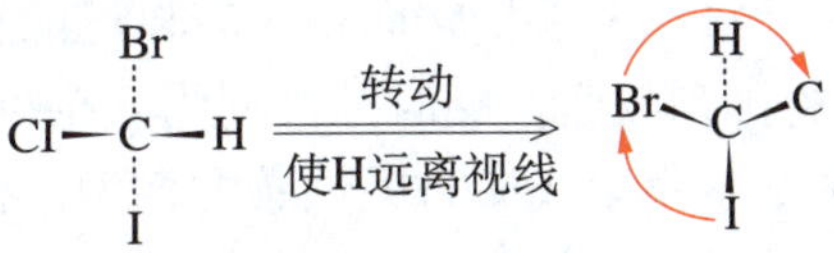

*R*构型

I → Br → Cl为顺时针方向，故为*R*构型。

例2. 命名下列2−丁醇的构型：

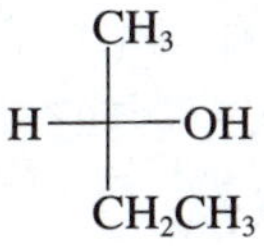

解：**次序法则2：当手性碳所连的四个原子或基团中有些基团的第一个原子相同时，则要依次看第二个甚至第三个原子，直到有差别，将其中原子序数大的排列在前面**。例如，此题中，　$—CH_3$和$—CH_2CH_3$比较，第一个原子均为碳，两者相同，于是比较该碳所连的原子或基

团，前者为H、H、H，后者为H、H、C，相比之下，后者的碳原子序数比前者大。因此$-CH_2CH_3$应排在$-CH_3$的前面。

根据次序法则，可知在上述2-丁醇的分子中，与手性碳相连的四个基团的优先次序是：HO> CH_2CH_3 > CH_3>H。将2-丁醇的费歇尔投影式在空间作适当转动，使其连接手性碳上的最小原子(H)置于远离自己的视线位置，其余三个基团($-OH$、$-C_2H_5$、$-CH_3$)朝向自己的视线(此时只是将费歇尔投影式转换成透视式，原分子构型并没有改变)。

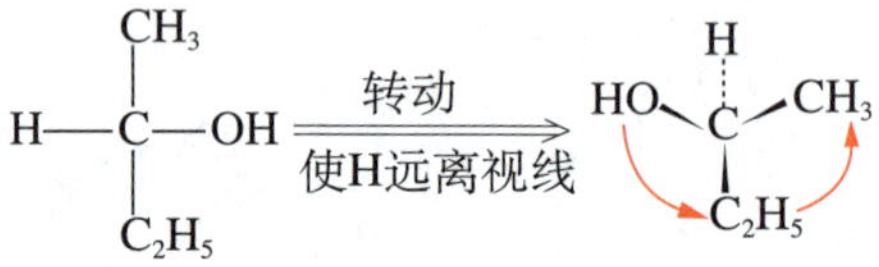

S 构型

OH → C_2H_5 → CH_3 为逆时针方向，故为 *S* 构型。

对于命名含有两个或两个以上手性碳分子的构型，同样按照前面的方法分别确定每一个手性碳的构型。唯一需要注意的是要按照命名编号原则标出每个手性碳的编号。例如：

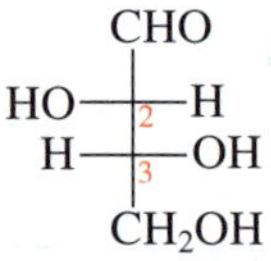

2*S*,3*R*-2,3-二羟基丁醛

*R*或*S*构型标志着手性分子的绝对构型。至今尚不知道化合物的旋光方向与构型的关系，不能把两者混为一谈。

另外，介绍一种简便实用的“手势法”：用手臂代表与手性碳相连的最小基团(通常为H原子)；用拇指、食指和中指分别指向与手性碳相连的其余三个基团，记住其各自代表的基团名称和优先顺序(或大小顺序)；然后将三个手指转向正对着自己的视线，按照高优先到低优先的顺序，观察所代表的三个基团的排列顺序。顺时针排列为 *R* 构型；反时针为 *S* 构型。

“手势法”适用于直接从费歇尔投影式命名手性碳的构型。但须注意一点：当与手性碳相连的最小基团(一般为H原子)处于竖键时，手指不需“转向”，直接观察所指向的三个基团的排列顺序，就能确定手性碳的构型。

第七节　无手性碳原子的对映体

大多数具有旋光性的化合物分子内都存在手性碳原子。但还有一些化合物虽不含手性碳原子，就整个分子而言却包含了手性因素，使其与它的镜像不能重合，导致产生一对对映体。这类分子也是手性分子。下面列举两类实例：

一种是联苯型：联苯化合物分子中两个苯环是在同一平面上，为非手性分子。但当每个苯环的邻位两个氢原子被两个不同的较大的基团取代(如$-CO_2H$、$-NO_2$等)时，两个苯环若继续处于同一个平面上，取代基空间位阻就太大。只有两个苯环处于互相垂直的位置，才能排除这种空间位阻，形成一种稳定的分子构象。这种稳定的构象包含了手性因素，产生互不重合的镜像异构体(对映体)，所以分子有手性。如6，6'－二硝基－2，2'－联苯二甲酸就是一对已经分离出的对映体。

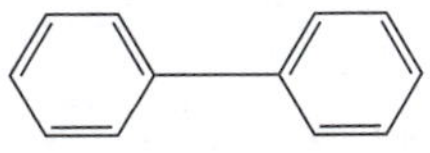

联苯（非手性分子）

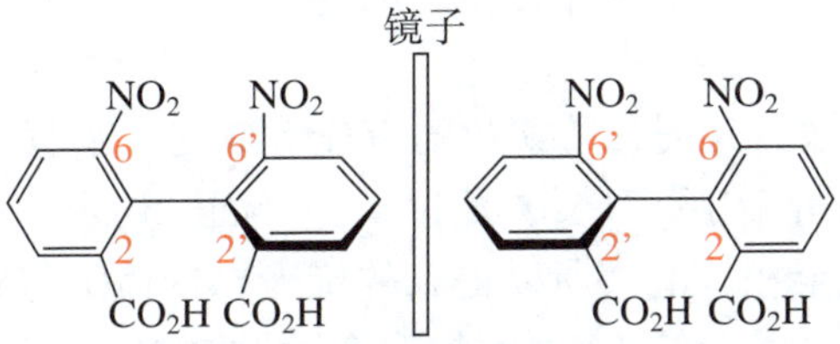

一对对映体

另一类是丙二烯型：丙二烯类化合物(> C = C = C <) 的结构特点是与中心碳原子相连的两个π键所处的平面彼此相互垂直(中心碳原子为*sp*杂化)。当丙二烯双键两端的碳原子上各连有两个不同的取代基时，就产生了手性因素，存在着对映体。

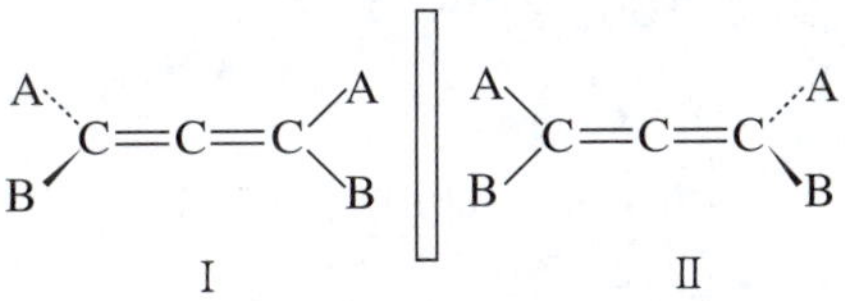

I　　　　II

当A和B为不同原子或基团时，I和II互为镜像，彼此不能重合，为一对对映体。

第八节　手性分子的形成和生物作用

一、手性分子的形成

(一) 生物体中的手性分子

在生物体内存在着许多手性化合物，而且几乎都是以单一的对映体存在。其中最为人们熟知的是由活细胞产生的生物催化剂——酶。生物体内所有的酶分子都具有许多手性中心。例如，糜蛋白酶含有251个手性中心，理论上应有2^{251}个立体异构体。但实际上，只有其中的一种对映异构体存在于给定的机体中。生命细胞中几乎每种反应都需要酶催化。被酶催化而反应的化合物称为底物，大多数底物也都是手性化合物，并且也是以单一的对映体形式存在。

(二) 非手性分子转化成手性分子

非手性分子通过化学反应也可转化成手性分子。例如，正丁烷在控制反应条件下氯化，可以得到一种较主要的取代产物——2－氯丁烷，其分子中包含一个手性碳原子，所以是手性化合物。

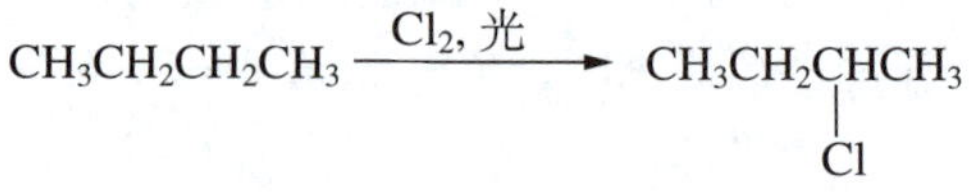

正丁烷（非手性化合物）　　2–氯丁烷（手性化合物）

2–氯丁烷是手性化合物，但实际上却不具有旋光性。这是由于这种氯化–取代产物包含两个等量的对映体。每一个单一的对映体，当然是具有旋光性，但整体产物是无旋光性，因为它是外消旋体。

为什么会形成外消旋体呢？这是由于氯化时首先形成的仲丁基自由基中间体是一平面结构(仲丁基自由基中带有单电子的碳原子是 sp^2 杂化，为平面三角形)，因此 Cl_2 从碳自由基平面的上面和下面进攻的机会是完全相等的，所以得到的旋光异构体(*R*与*S*)也是完全相等的。下面是正丁烷在光的作用下发生氯取代反应，生成外消旋化合物的反应机制：

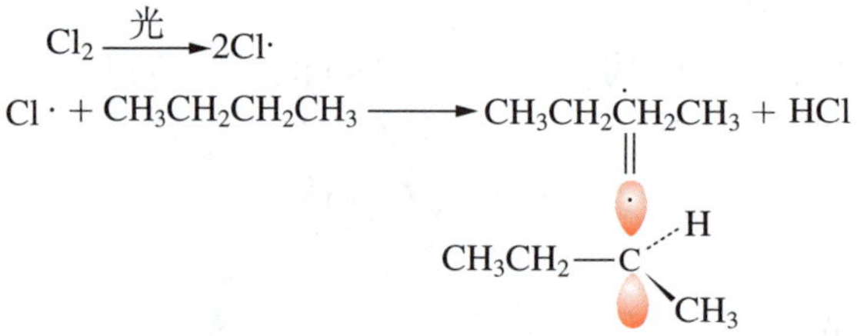

仲丁基自由基（平面结构）

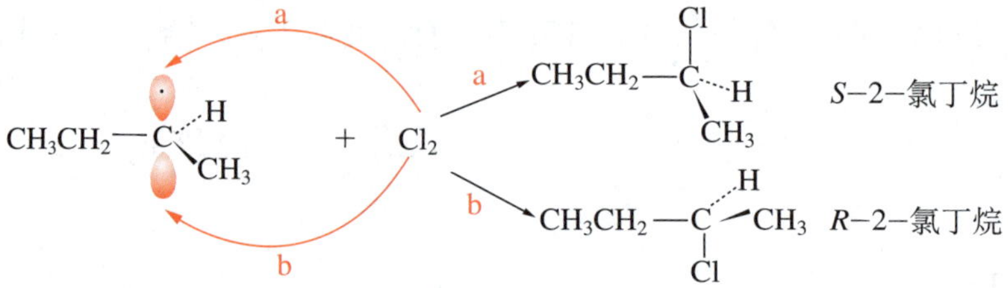

a表示 Cl_2 从仲丁基自由基平面的上面进攻，生成*S*–2–氯丁烷。b表示 Cl_2 从仲丁基自由基平面的下面进攻，生成*R*–2–氯丁烷。a和b两种进攻机会均等，因此得到的产物是*S*–2–氯丁烷和*R*–2–氯丁烷的等量混合物，也就是外消旋体(非手性化合物通过化学反应转化成手性化合物总是得到外消旋体)。

然而，从一个手性化合物通过化学反应再形成一个新的手性中心时，则生成不等量非对映体混合产物。例如，*S*–2–氯丁烷在高温条件下氯化则得到2*S*，3*S*–2，3–二氯丁烷和2*S*，3*R*–2，3–二氯丁烷(内消旋化合物)，两种互为非对映体的混合产物。

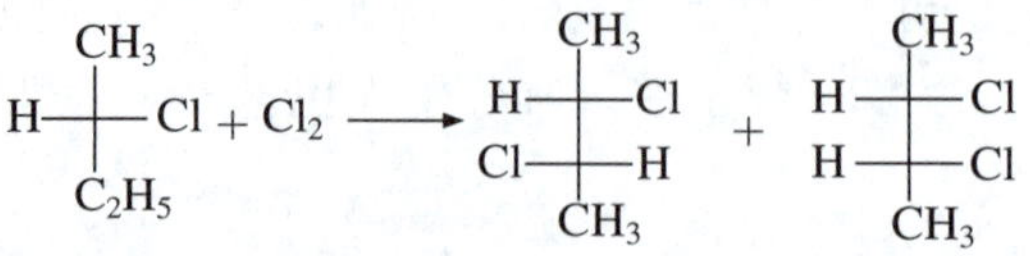

S–2–氯丁烷　2*S*,3*S*–2,3–二氯丁烷　2*S*,3*R*–2,3–二氯丁烷（内消旋化合物）

为什么生成不等量的非对映体呢？这是因为Cl_2与S–2–氯丁烷发生取代反应，形成的中间体——3–氯–2–丁基自由基已经有一个手性中心了，缺乏对称性。因此Cl_2从这一手性自由基两侧进攻的机会就不会完全相等，那么得到的两个互为非对映体的产物比例也就不会相等。

二、手性分子的生物作用

一对对映体构型上的微小差异，在生理活性上往往会产生截然不同的作用。例如多巴，它的化学名为2–氨基–3–(3，4–二羟基苯基)丙酸，分子中有一个手性中心，因此存在一对对映体——右旋多巴和左旋多巴。右旋多巴目前尚未发现生理功能，然而左旋多巴却被广泛使用于治疗帕金森病(Parkinson's disease，中枢神经系统的一种慢性病)。

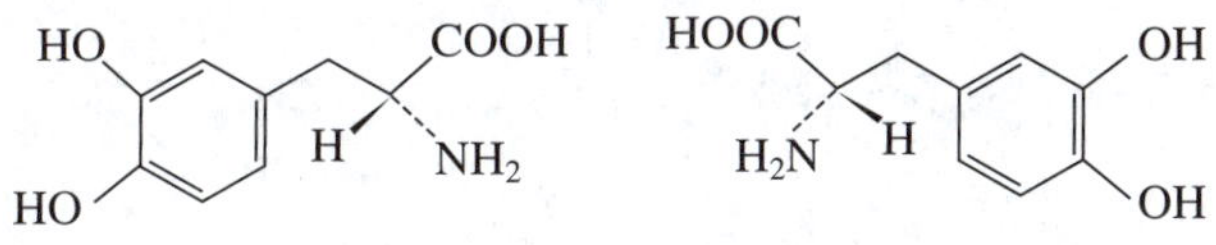

(+)–多巴（无生理效应）　　(–)–多巴（治疗帕金森氏症）

为什么一对对映体，在生理活性上会有如此大的差别？化学物质引起或改变细胞的反应，一般是通过作用于细胞的专一特定部位。在细胞上的这些特定接受部位通常称为受体靶位。受体大多为蛋白质，当然是手性物。不同受体具有不同的立体构型和构象。一个特异性手性分子的立体结构只有与特定的受体的立体结构有互补关系时，其活性部位才能适合进入受体的靶位，产生应有的生理作用。一对对映体最多只有一个单一的对映体适合进入一个特定受体靶位，产生生理效应。

图14–7显示一个手性分子和一个手性生物受体之间的相互作用，其中一个对映体的结构与受体的结构有互补关系，能与受体结合。而另一个则无互补关系，不能与受体结合。

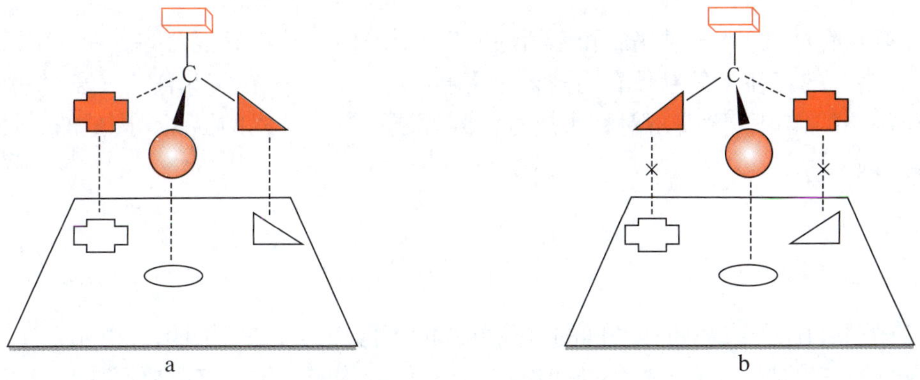

图14–7　手性分子与手性生物受体之间的相互作用

a.能与受体结合　b.不能与同一受体结合

阅读材料

手性药

临床使用的药物有许多来源，其中一部分是直接从植物或细菌中分离得到的；一部分是天然物经过化学修饰而形成的药物；还有一部分是在实验室完全通过化学合成而得到的。

直接来源于天然的药物或者天然化合物经过化学修饰而形成的药物通常是手性的，一般是单一对映体，而不是外消旋混合物。例如，青霉素V就是从青霉菌中分离得到的广谱抗生素。它具有2*S*，5*R*，6*R*构型。它的对映体不存在于天然中，但能在实验室制备，且基本无生物活性。

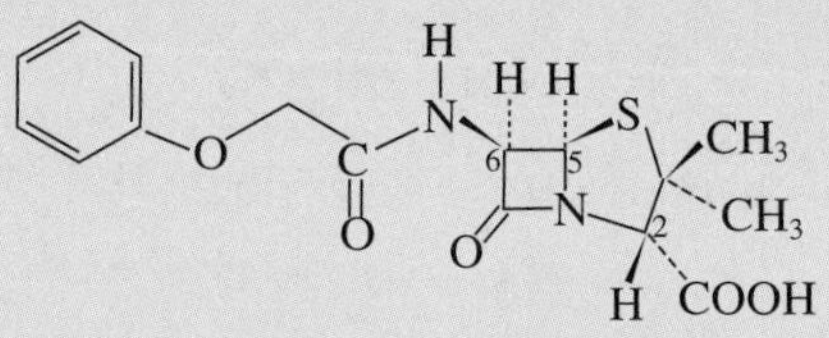

青霉素V(2*S*，5*R*，6*R*构型)

完全由化学合成的药物与天然药物相比，则大不相同，一般不是非手性的，就是外消旋混合物。例如，布洛芬(Ibuprofen， 化学名：对－异丁基－α－苯丙酸)是一种合成药，临床用于抗炎、抗风湿和解热镇痛。它含有一个手性碳，但只有*S*－对映体具有抗炎和止痛的功效，*R*－对映体无活性。

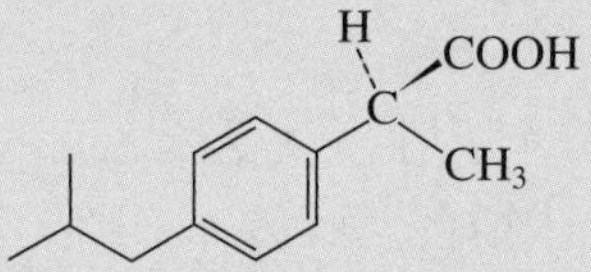

S－布洛芬

布洛芬是有活性的*S*－对映体和无活性的*R*－对映体的外消旋混合物。在外消旋混合物中，*R*－布洛芬的存在不仅导致在用药剂量上要比单一的*S*－布洛芬增加一倍，似乎还会降低*S*－布洛芬的作用。随着不对称合成方法的发展和拆分技术的提高，高效的手性药势必会越来越多。

小　　结

由于分子中的原子或基团在空间的排列方式的不同而产生的不同化合物互为立体异构体。顺反异构就属于立体异构的一种。对映异构也是立体异构的一种，它主要反映一对对映体对偏振光的作用不同。若一个是左旋体，另一个必然是右旋体。

对映异构的结构依据是手性。手性通常指镜像与实物的关系，而彼此又不能重叠的现象。判断化合物是否是手性分子，最简单的方法是寻找手性碳原子。凡是连有四个不同原子或基团的碳原子称为手性碳原子。如果一个分子结构中有一个手性碳原子，必定存在一对对映体。

一对对映体的等量混合物叫作外消旋体。外消旋体无旋光性。

含有两个或两个以上不相同的手性碳原子的化合物存在的立体异构体的数目为2^n，n为分子中包含的手性碳原子数目。分子中若包含两个相同的手性碳原子，存在的立体异构体数目少于2^n。例如，酒石酸分子中有两个相同的手性碳原子，它只有三个立体异构体，其中有一个是内消旋体。内消旋化合物不具有旋光性。

彼此不成镜像关系的立体异构体称为非对映体。非对映体之间具有不同的物理性质。例如：熔点、沸点和溶解度等都不相同。

通常采用 *R* / *S* 构型表示具有手性碳的立体异构体构型，具体方法详见本章内容。

另外，还有少数化合物分子结构中不存在手性碳原子，也具有旋光性。例如，联苯类化合物和丙二烯类化合物中，就有一些此种情况的化合物。这是由于分子结构的影响使整个分子具有不对称性，因此也能产生手性因素，导致分子具有旋光性。

由此可见，化合物产生旋光性的内因是分子结构的不对称性。手性碳原子只是分子不对称性的一种重要的因素，而不是唯一的。

习　题

1. 解释下列概念。

(1) 手性分子；(2) 手性碳原子；(3) 对映体；(4) 非对映体；(5) 内消旋化合物；(6) 外消旋体；(7) 旋光性；(8) 旋光性物质。

答案：

(1) 不能与其镜像重叠的分子称为手性分子；

(2) 连有 4 个不同的原子或基团的碳原子称为手性碳原子；

(3) 彼此成镜像关系，但不能重叠的一对立体异构体，互为对映体；

(4) 彼此不成镜像关系的立体异构体叫非对映体；

(5) 含有两个或两个以上相同的手性碳原子(或手性中心)，并且具有对称面的分子称为内消旋体或内消旋化合物；

(6) 一对对映体的等量混合物称为外消旋体；

(7) 物质能使偏振光的偏振面旋转的性能称为旋光性；

(8) 能使偏振光的偏振面旋转的物质称为旋光性物质。

2. 化合物(+)－丙氨酸和(−)－丙氨酸在下述性质方面有哪些异同点？

(a)熔点；(b)密度；(c)折光率；(d)旋光性能；(e)水中溶解度

答：(a)、(b)、(c)、(e)相同；(d)旋光方向相反，比旋光度值相等。

3. 500mg可的松溶解在100ml乙醇中，溶液放在25cm旋光管中，测得的旋光度为+2.16°。计算可的松的比旋光度是多少？

答：+173°

4. 用“手势法”命名右旋乳酸和左旋乳酸的构型。

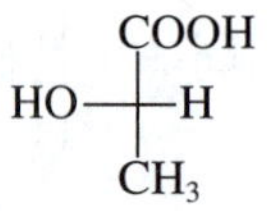

(+)−乳酸

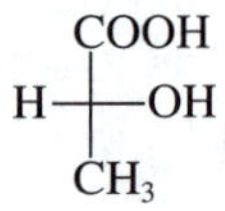

(−)−乳酸

答案：*S*−(+)− 乳酸；*R*−(−)− 乳酸

5. 下列各组化合物中，哪些存在内消旋化合物？
(a) 2，3− 二溴丁烷　(b) 2，3− 二溴戊烷　(c) 2，4− 二溴戊烷

答:(a)和(c)

6. 下面是两种抗生素药的立体结构式(透视式)，其中一个是广谱抗生素——青霉素V。另一个是氯霉素。分别指出分子中各包含几个手性碳？并用*R*.*S*构型命名法命名氯霉素分子的构型。

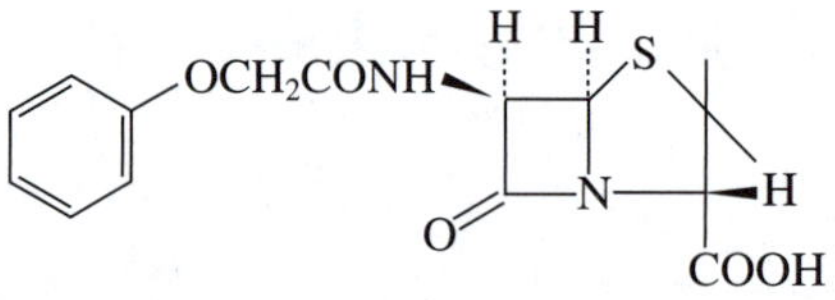

青霉素V

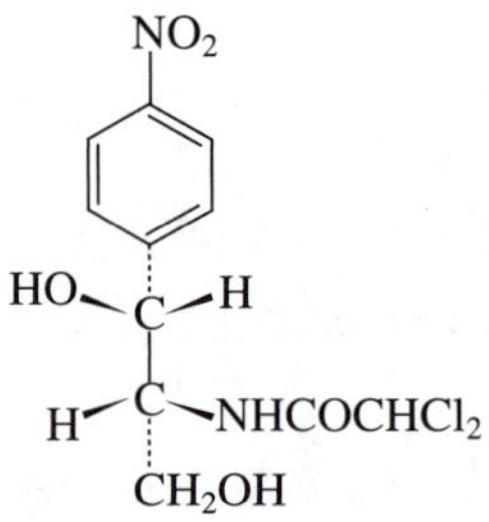

氯霉素

答：青霉素V有3个手性碳；氯霉素有两个手性碳，其构型为：2*R*，3*R*。

第十五章　生物分子

学习要求

细胞是机体生命活动的最小单位。要了解生命活动的规律，首先必须从组成细胞的化学物质(也就是生物分子)入门学习。

本章主要学习糖类、类脂和构成蛋白质的基本单位——氨基酸等的基础有机化学知识。通过学习，要求掌握或熟悉以下几点：

1. 单糖的构型；葡萄糖和核糖等直链结构和环状结构；单糖的成苷反应和氧化反应；区别还原糖和非还原糖以及糖原的概念。

2. 油脂和磷脂的结构通式以及组成油脂的主要脂肪酸的结构特点；油脂的皂化和皂化值的概念以及磷脂与细胞膜的关系。

3. 组成蛋白质的 20 种氨基酸的结构特征及其两性和等电点的概念；蛋白质的一级结构。

第一节　糖类化合物

糖类化合物又称为碳水化合物，这是因为最初发现的糖类化合物都是由碳、氢、氧三种元素组成，分子内的氢、氧的比例恰如水分子的组成。因此糖类化合物的经验公式为$C_n(H_2O)_m$。随着糖类化合物数目剧增，现在有不少糖类化合物不符合此经验公式。因此称糖类化合物并不恰当，只是沿用已久，至今仍在使用。

糖类化合物是自然界中分布最广、含量最多的一类有机物。糖是人体能量的主要来源；糖类又是细胞膜的组成成分；糖类还是遗传物质——核酸的重要结构部分。总之，生命离不开糖。生物体的生、老、病、死都与糖类化合物密切相关。

一、糖的定义和分类

糖是一类多羟基醛或多羟基酮以及能水解成多羟基醛或多羟基酮的化合物。例如：甘油醛和甘油酮就是两种最简单的糖，前者属于醛糖，后者为酮糖。

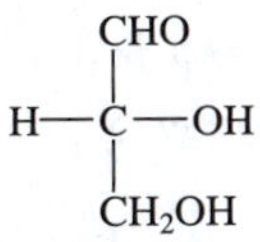

甘油醛

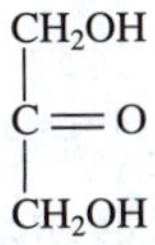

甘油酮(二羟基丙酮)

通常根据糖类是否能水解以及水解后的产物将糖类化合物分为三类——单糖、低聚糖和多糖。

单糖是不能再被水解的糖，如葡萄糖、果糖、核糖等；低聚糖又称为寡糖，通常指能被水解成2～10个单糖的糖类化合物，蔗糖、麦芽糖和纤维二糖等都属于寡糖；能被水解成10个以上单糖分子的糖称为多糖。例如淀粉、糖原和纤维素等都属于多糖。

除此之外，也可根据糖的结构分类：含有醛基的糖称为醛糖，含有酮羰基的糖称为酮糖。含有六个碳原子的醛糖叫己醛糖，含六个碳原子的酮糖叫己酮糖。其它糖以此类推。

二、单糖：结构与性质

(一) 单糖的构型

除了甘油酮外，其他所有的单糖都含有手性碳原子。糖类像含有手性碳的其它化合物一样，通常用费歇尔投影式表示构型，用“*D.L*”构型标记法命名单糖的构型。将离羰基最远的一个手性碳的构型与*D*－甘油醛相比较，构型相同的为*D*－构型糖，反之为*L*－构型糖。例如：

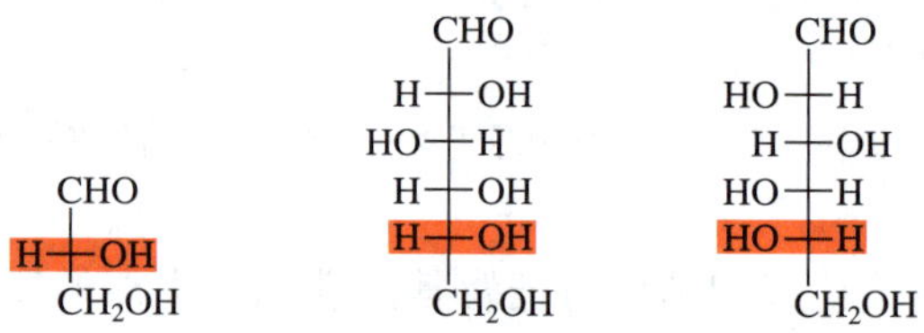

D－甘油醛　　*D*－葡萄糖　　*L*－葡萄糖

D－构型糖与*L*－构型糖也是糖的一种分类方法，但它仅仅区别了分子中末端的一个手性碳的构型，其他手性碳的构型是通过X射线衍射和波谱等科学方法确证的。

天然存在的糖和动植物体内存在的糖大多数为*D*－构型糖。下列几个单糖也是重要的*D*－构型糖。

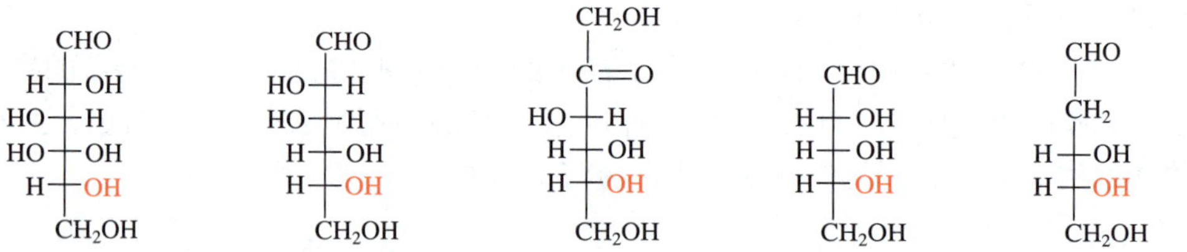

D－半乳糖　　*D*－甘露糖　　*D*－果糖　　*D*－核糖　　*D*－2－去氧核糖

(二) 变旋现象

早在1885年，药物学家坦瑞特(Tanret)就分离出物理性质不同的两种*D*－葡萄糖。一种称为α－*D*－葡萄糖，熔点为146℃，比旋光度+112°；另一种为β－*D*－葡萄糖，熔点150℃，比旋光度+18.7°。两者之中任何一种新配制的溶液，其比旋光度都会不断的改变，直到+53°达到平衡，旋光值不再变化。**糖溶液自动改变比旋光度值，最后达到恒定值。这种现象称为变旋现象。**

(三) 单糖的环状结构

D－葡萄糖为什么具有变旋现象？如果*D*－葡萄糖只存在直链结构，就无法解释它确实存在的变旋现象。在第十一章中曾学习过，γ－羟基醛和δ－羟基醛分别经分子内羟基和醛基加成形成的五元环和六元环状半缩醛是稳定的。

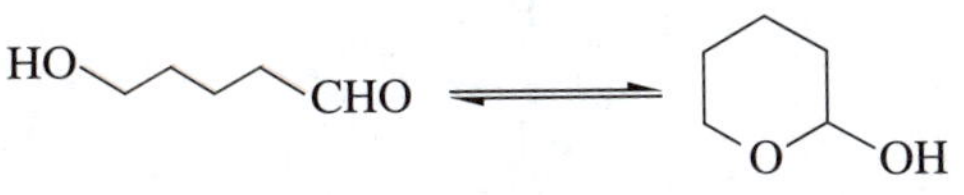

δ−羟基醛　　　　六元环状半缩醛

D−葡萄糖分子中既有醛基，又有羟基。因此也能通过分子内羟基与羰基的加成形成稳定的六元环状(或五元环状)半缩醛。

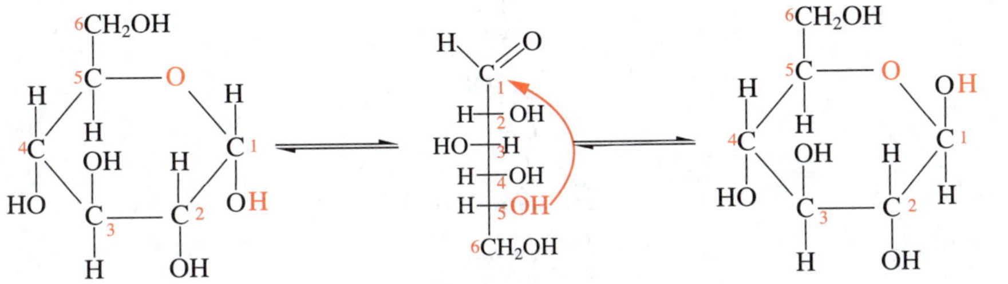

α−*D*−葡萄糖(36%)　　*D*−葡萄糖(0.02%)　　β−*D*−葡萄糖(64%)

(熔点为 146℃，比旋光度 +112°)　(开链结构)　(熔点为 146℃，比旋光度 +18.7°)

由于羰基是平面结构，开链结构 *D*−葡萄糖的 5−位羟基(OH)可以从羰基的两面进攻，得到 *α*−和 *β*−两种环状结构。*D*−葡萄糖的变旋现象是由于在水溶液里 *α*−体和 *β*−体能相互转化，直到达到平衡状态(*α*−*D*−葡萄糖 36%，*β*−*D*−葡萄糖(64%)不再改变。除了 *D*−葡萄糖外，其它能形成环状结构的单糖都具有变旋现象。

上述表示*D*−葡萄糖的环状结构式通常称为哈武斯(Haworth)式。由五个碳原子和一个氧原子组成的六元环称为吡喃环，六元环的糖通常称为吡喃糖。因此*β*−*D*−葡萄糖全称为*β*−*D*−吡喃葡萄糖。环状 *D*−葡萄糖的 C_{-1} 的羟基称为半缩醛羟基，*β*−构型糖的半缩醛羟基位于环上，与 C_{-6} 位的羟甲基(CH_2OH)总是在同侧；*α*−构型糖的半缩醛羟基位于环下，与 C_{-6} 位的羟甲基(CH_2OH)总是在异侧。

D−葡萄糖的环状结构是分子性能的体现。要从化学上了解其环状结构形成的过程，可见图 15−1。

图 15−1 中，a 为开链 *D*−葡萄糖；b 为开链 *D*−葡萄糖的弯曲形式，按照弯箭头指示方向旋转 C_4 与 C_5 之间的单键，使 C_5 上的羟基尽可能地接近醛基，即得到 c 的形式；c 中 C_5 上的羟基分别向羰基碳两面进攻得到两种构型(*α*−和 *β*−)的 *D*−葡萄糖。

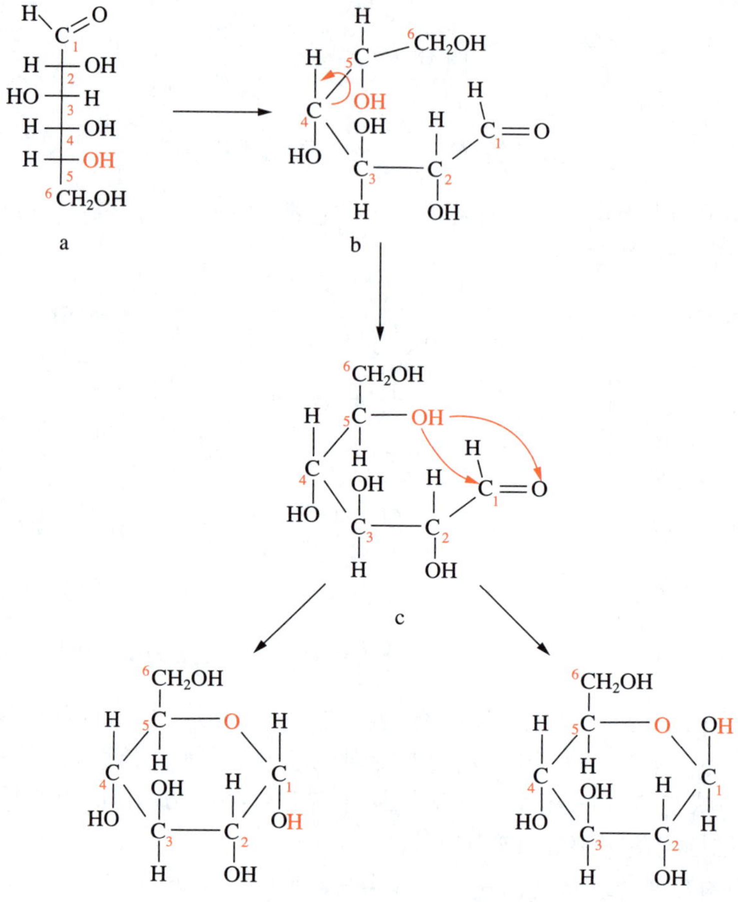

α-*D*-吡喃葡萄糖　　β-*D*-吡喃葡萄

图 15-1　*D*-葡萄糖环状结构形成过程

除了*D*-葡萄糖外，其它五碳糖和六碳糖也都可以用哈武斯式 * 表示：例如：

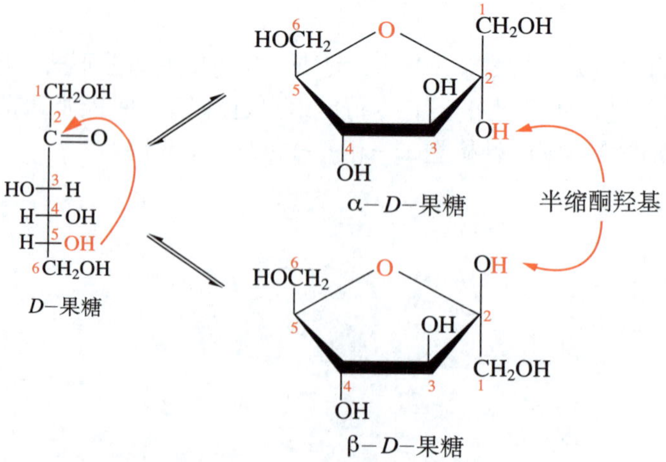

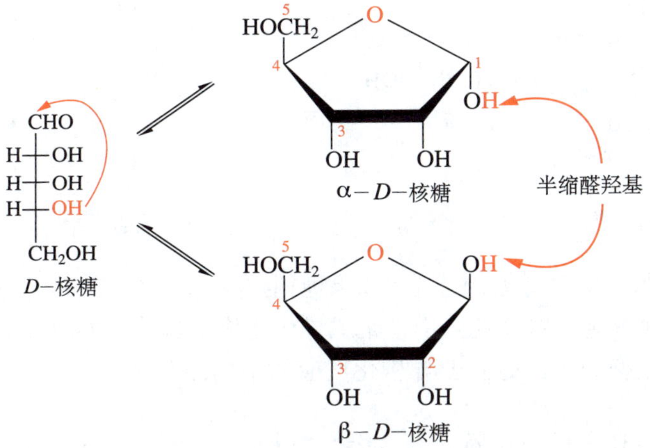

* 为便于看结构，有时书写糖的哈武斯式，常将手性碳上的氢原子省略。

由四个碳原子和一个氧原子组成的五元环称为呋喃环，五元环的糖通常称为呋喃糖。因此β−*D*− 核糖全称为 *β*−*D*− 呋喃核糖。

(四)单糖的性质

单糖都易溶于水，不溶于非极性溶剂。分子中多羟基的存在使分子间有很强的氢键缔合能力，导致结构最简单的单糖都具有很高的沸点。

单糖分子中既有醇羟基又有羰基(醛基和酮基)，因此不仅有一般醇类和醛、酮的性质，而且具有两个官能团共存于同一分子中相互影响而产生的特殊性质。下面就介绍一些特殊性质。

1. 生成苷的反应

在无水酸(如干 HCl)催化下，单糖的半缩醛羟基与醇、酚等含有羟基的化合物反应，脱去一分子水，生成糖苷。

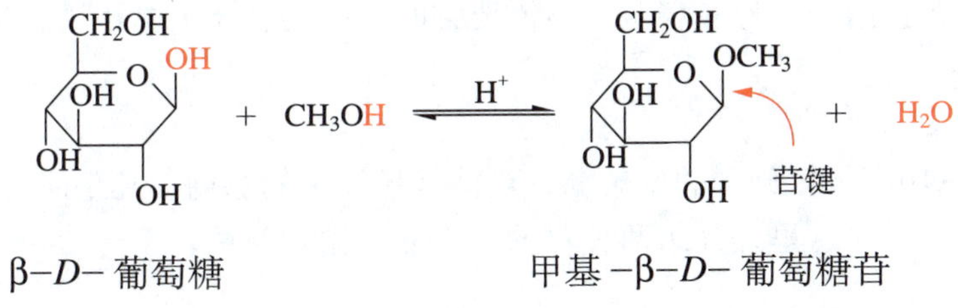

苷键对碱稳定，遇稀酸分解成原来的糖和醇。单糖形成苷后，分子中不再有游离的半缩醛(或半缩酮)羟基，因此不具有变旋现象。

2. 氧化反应

葡萄糖分子中的醛基能被弱氧化剂如土伦试剂、班尼迪试剂(包含 Cu^{2+} 的柠檬酸钠的碱性水溶液等)氧化，生成葡萄糖酸。例如：

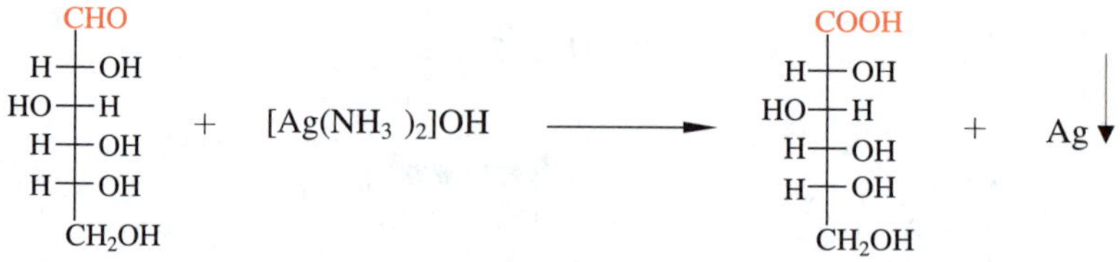

D− 葡萄糖　　　　*D*− 葡萄糖酸

不仅醛糖能被弱氧化剂氧化，酮糖(例如果糖)也能被弱氧化剂氧化。这是由于酮糖均为α−羟基酮，在碱性试剂中能发生互变异构：酮式异构化成烯醇式，再由烯醇式转化成醛糖，三者在溶液中达成动态平衡。下面是互变异构化反应的结构图示：

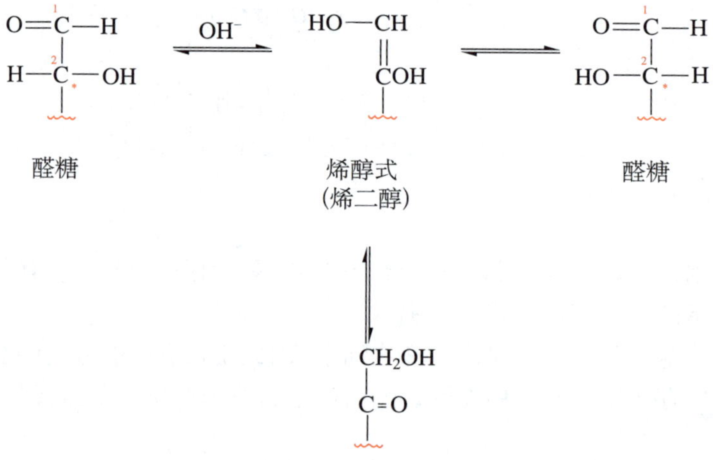

凡是能被弱氧化剂氧化的糖称为还原糖。所有的单糖都是还原糖。

班尼迪试剂为蓝色溶液，比较稳定，不需要临时配制，临床上常用于血糖和尿糖的检查。

三、寡糖

寡糖是指含2～10个单糖分子的低聚糖。双糖是最简单的寡糖。几乎所有的双糖都属于糖苷类，分子含有糖苷键。这里只介绍两种双糖——麦芽糖和蔗糖。

(一) 麦芽糖

麦芽糖通常不以游离状态存在，可从淀粉的部分水解得到。它是由两个*D*−葡萄糖单位组成。结构式如下：

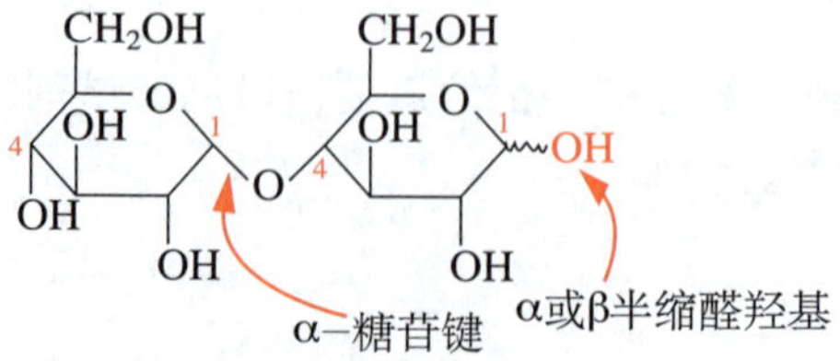

麦芽糖

从麦芽糖结构式可知：它是α–D–葡萄糖分子通过α–(1，4)–苷键结合成的双糖。麦芽糖属于还原糖，具有变旋现象。因为分子中还存在一个半缩醛羟基。麦芽糖在稀酸作用下能水成两分子D–葡萄糖。

2. 蔗糖

蔗糖就是普通食用的白糖。它是从甜菜或从甘蔗汁中得到的。蔗糖被水解(或消化)转化成等量的D–葡萄糖和D–果糖。这种等摩尔的混合物又叫转化糖。蔗糖是右旋的(+65.5°)，而变成葡萄糖–果糖混合物(1∶1)后，呈左旋的(−19.9°)。转化糖比蔗糖更甜，大量存在于蜂蜜中。蔗糖的结构如下：

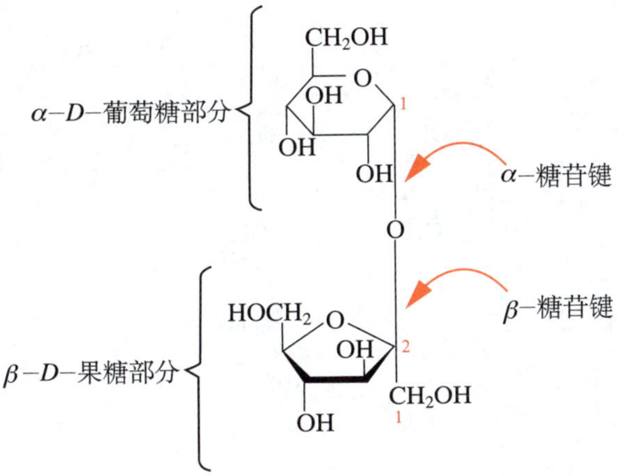

蔗糖

由上述蔗糖结构式可知，它是由α–D–葡萄糖与β–D–果糖通过α–(1，2)–糖苷键结合成的双糖；也可以说是由β–D–果糖与α–D–葡萄糖通过β–(2，1)糖苷键结合而成的双糖。蔗糖分子中的葡萄糖和果糖都不存在半缩醛羟基，因此，蔗糖是非还原糖，无变旋光现象。

四、多糖

多糖无变旋现象。这里只介绍淀粉和糖原两种多糖。

1. 淀粉

淀粉是食物中主要的糖类来源，它仅存在于植物中，尤其是植物的种子中含量更高。淀粉是由20%的直链淀粉和80%的支链淀粉组成的混合物。直链淀粉和支链淀粉都是α–D–葡萄糖组成的。

直链淀粉中，葡萄糖分子间是通过α–1，4–糖苷键连接而成的多糖。直链淀粉的重复结构单元如下：

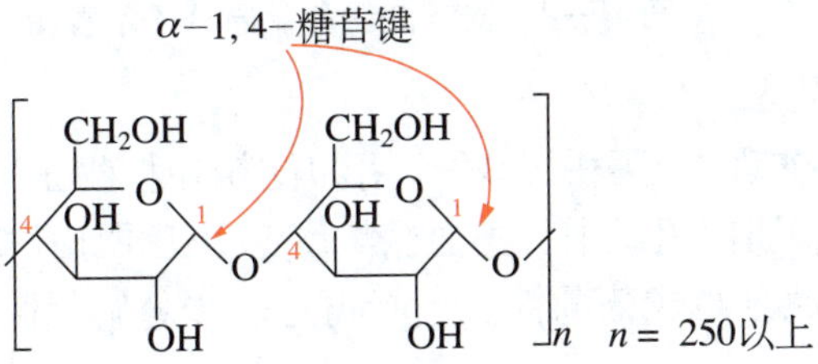

直链淀粉

支链淀粉是淀粉的另一组成成分，为有分支的多糖。每个支链淀粉分子由上千个α–D–葡萄糖单元组成，通过α–1，4和α–1，6–糖苷键连接的多糖。每隔大约25个葡萄糖残基出现一个分支(以α–1，6–糖苷键相连)。支链淀粉的部分结构如下：

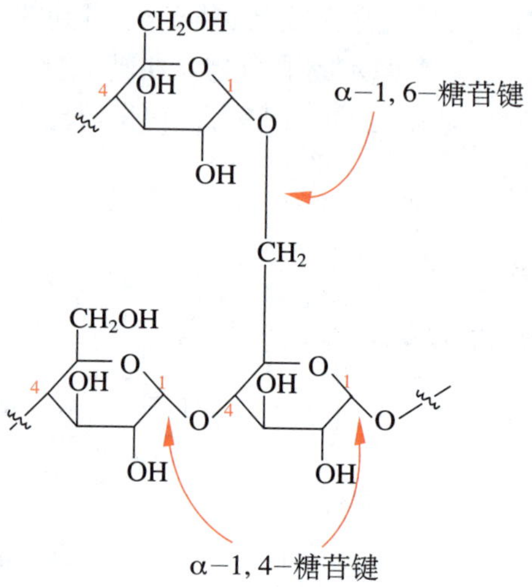

支链淀粉

2. 糖原

从结构上讲，糖原相当于支链淀粉，也是由α–D–葡萄糖单元组成，通过α–1，4和α–1，6–糖苷键连接成的多糖。主要的区别：一是糖原分子比支链淀粉更大，有上万个葡萄糖单元；二是分支更密。下面是支链淀粉和糖原分子示意图：

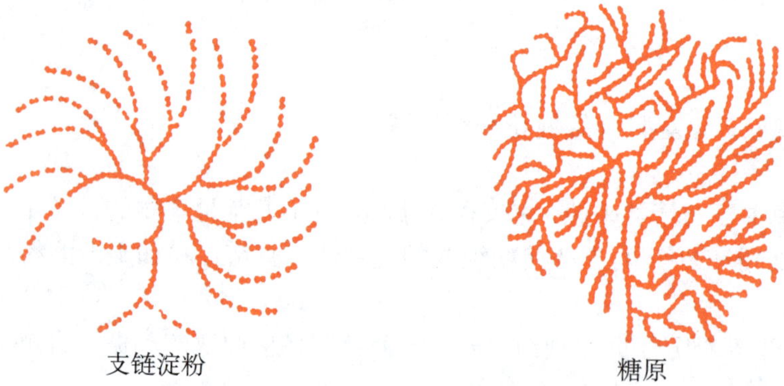

图 15–2　支链淀粉和糖原分子示意图

从功能上看，糖原在动物王国所起的作用和淀粉在植物王国中的作用一样，都作为糖的来源。糖原存在肝细胞和肌肉组织中。当血糖浓度低于正常水平时(低血糖)或者是需要能量时，在一系列酶催化下，糖原分解成葡萄糖。后者再进一步分解代谢提供机体所需的能量。

阅读材料

氨基糖与血型物质

天然氨基糖是己醛糖 C_{-2} 上的羟基被氨基或乙酰氨基取代的糖。N－乙酰氨基－*α*–*D*–葡萄糖、*α*–*D*–半乳糖、N－乙酰氨基－*α*–*D*–半乳糖和*α*–*L*–岩藻糖等是构成血型物质的组成成分之一。其结构分别如下：

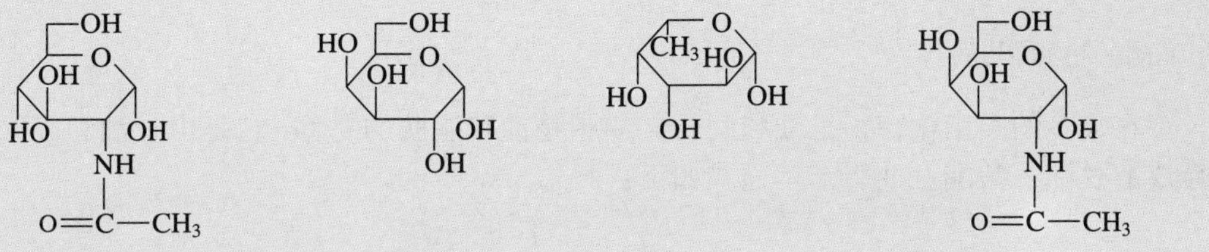

N–乙酰氨基–*α*–*D*–葡萄糖　　*α*–*D*–半乳糖　　*α*–*L*–岩藻糖　　N–乙酰氨基–*α*–*D*–半乳糖

众所周知，人的血型可分为A型、B型、AB型和O型四类。O型血能与A型、B型、AB型血匹配，但后三者却均不能成为O型血者的血源，否则将发生凝血，危及生命。这是为什么？人的红细胞膜上结合着一个寡糖链，不同的血型，血液中红细胞表面的寡糖链不同，四种血型其血液中红细胞表面的寡糖链的基本组成分别如下：

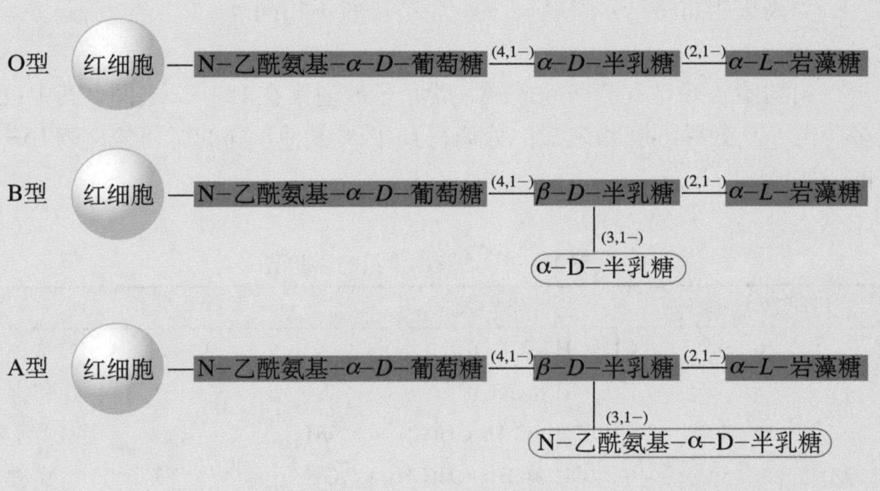

AB型　　兼有A型和B型的寡糖链

第二节 类 脂

类脂是一大类天然有机化合物，它包括种类极广的各种化合物，如油、脂肪、磷脂、胆甾醇和脂溶性维生素以及前列腺素等。类脂化合物之间并没有相同的官能团,也不存在共同的结构特征。只是基于有共同溶解性能而被归合成一大类化合物——类脂。类脂化合物都不溶于水，易溶于乙醚、氯仿等有机溶剂。

一、油脂(油和脂肪)

存在最多的类脂化合物是油和脂肪。油脂是油和脂肪的总称，它是由甘油和高级脂肪酸结合成的甘油三酸酯。油脂结构通式如下：

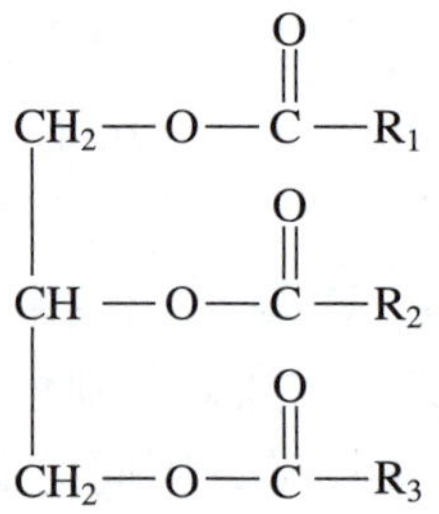

油脂结构通式

R_1、R_2、R_3 为高级脂肪酸的烃基链，三个烃基一般不相同。

(一) 脂肪酸

油脂水解得到的脂肪酸是直链一元羧酸，碳原子数通常在12～22之间，其中以16碳和18碳脂肪酸最多。至今从各种细胞和组织中分离得到了70多种不同的脂肪酸。表15−1列出了几种较为重要的脂肪酸。

表 15−1 油脂中常见的脂肪酸

名称	碳数/双键数	结构式	熔点(℃)	来源
软脂酸	16：0	$CH_3(CH_2)_{14}COOH$	63	猪、牛油
硬脂酸	18：0	$CH_3(CH_2)_{16}COOH$	70	猪、牛油
软油酸	16：1	$CH_3(CH_2)_5CH=CH(CH_2)_7COOH$	0.5	动植物油
油 酸	18：1	$CH_3(CH_2)_7CH=CH(CH_2)_7COOH$	13	橄榄油
亚油酸	18：2	$CH_3(CH_2)_4(CH=CHCH_2)_2(CH_2)_6COOH$	−5	大豆油、玉米油
亚麻酸	18：3	$CH_3CH_2(CH=CHCH_2)_3(CH_2)_6COOH$	−11	亚麻油、玉米油
花生四烯酸	20：4	$CH_3(CH_2)_4(CH=CHCH_2)_4(CH_2)_2COOH$	−50	亚麻油、玉米油

从表15−1中可看出不饱和脂肪酸的熔点比饱和脂肪酸低。且不饱和程度越大(分子中双键越多)，熔点越低。另外在天然不饱和脂肪酸中几乎都是顺式结构，反式异构体很罕见。

为什么不饱和脂肪酸的熔点比饱和脂肪酸低呢？以硬脂酸和油酸为例说明：硬脂酸含有一

个饱和的烃基链，能有规则地呈锯齿形排列，使分子之间紧密靠近，形成牢固密集的晶体；而在油酸中，碳碳双键为顺式构型，使分子有一弯曲处，此弯曲部分阻碍了油酸分子彼此紧密排列。因此熔点较低。其它不饱和脂肪酸的熔点比饱和脂肪酸低的原因也类同。

硬脂酸和油酸的结构如下：

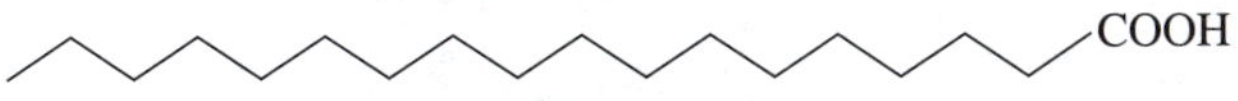

硬脂酸

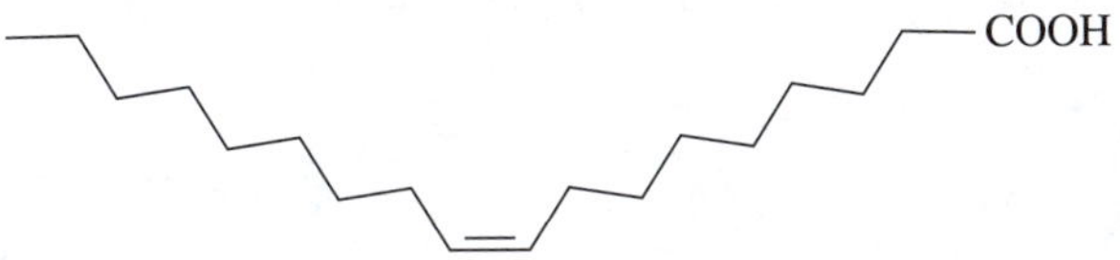

油酸

人体中的不饱和脂肪酸主要有软油酸、油酸、亚油酸、亚麻酸和花生四烯酸。机体在合成代谢过程中能从糖类(如葡萄糖)自身合成单不饱和脂肪酸(分子中只有一个碳碳双键的脂肪酸)——软油酸和油酸。**亚油酸、亚麻酸和花生四烯酸必须从食物中摄取。因此这三种不饱和脂肪酸通常称为必需脂肪酸。**

(二) 油脂的性质

油和脂肪都具有甘油三酸酯(或三酸甘油酯)的基本结构，不同来源的油脂所含有的脂肪酸有着显著的不同(见表15−2)，这与动物的饮食和植物生长的气候条件等有关。通常组成油分子的脂肪酸以不饱和脂肪酸较多，脂肪分子中的脂肪酸含有较多饱和脂肪酸。因此，可以分别给脂肪和油下这样一个定义：脂肪是含有较高比率的饱和脂肪酸的混合三酸甘油酯；油是含有较高比率的不饱和脂肪酸的混合三酸甘油酯。表15−2列出一些油和脂肪中脂肪酸的百分含量。

表 15−2 常见油脂中脂肪酸的含量(%)

油　脂	软脂酸	硬脂酸	油　酸	亚油酸	亚麻酸
猪　油	25～30	12～18	41～48	3～8	0～1
奶　油	25～30	9～12	25～35	2～5	
牛　油	25～30	14～30	35～48	2～4	0～1
豆　油	6～10	2～4	25～30	50～55	
花生油	6～9	2～6	50～57	13～26	
棉子油	19～24	1～2	20～30	45～55	
亚麻子油			20～35	15～25	45～60

在室温条件下，动物油呈固体或半固体状态，植物油呈液体。这一事实也说明植物油中不饱和脂肪酸的百分含量比动物脂肪中高(为什么？)。

油脂分子中有三个酯键，因此在酸或碱催化下均可水解。油脂在酸催化下水解，产物是甘油和三分子脂肪酸。油脂的消化是以脂酶为催化剂的。反应通式如下：

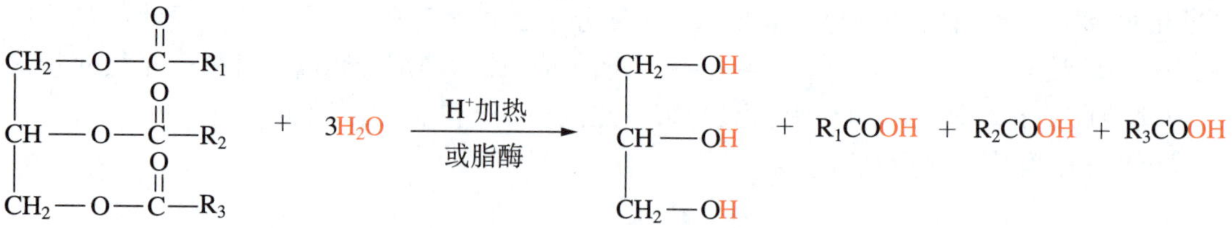

油脂　　甘油　　脂肪酸

油脂在碱催化下水解得到的产物是甘油和三分子脂肪酸盐。通常是脂肪酸钠盐或钾盐(即肥皂)。

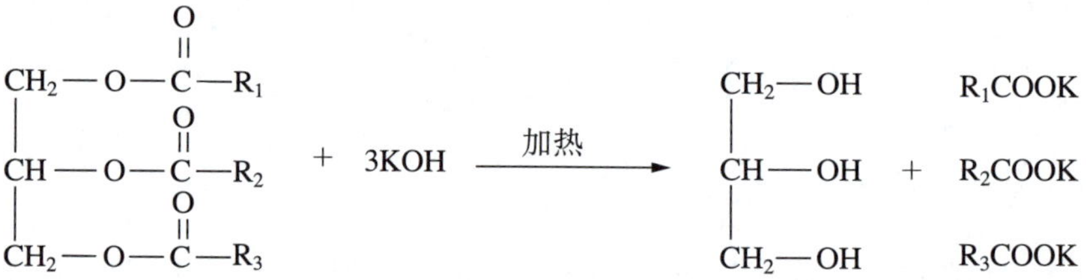

油脂　　甘油　　脂肪酸钾

油脂在碱性条件下水解称为皂化反应。一克油脂完全水解所需氢氧化钾的质量(单位：mg)称为油脂的皂化值。皂化值与油脂的平均相对分子质量成反比。因此，根据油脂的皂化值不仅可以判断油脂的平均相对分子质量，也有助于分析油脂的纯度。

二、磷脂

磷脂是含有一个磷酸基的类脂化合物。磷脂存在于绝大多数细胞膜中，尤其广泛分布脑和神经组织中。按照与磷酸酯化的醇的不同，可将磷脂分成甘油磷脂和神经磷脂。

(一) 甘油磷脂

最常见的磷脂是甘油磷脂。甘油磷脂可以看作是磷脂酸的衍生物，磷脂酸的结构如下：

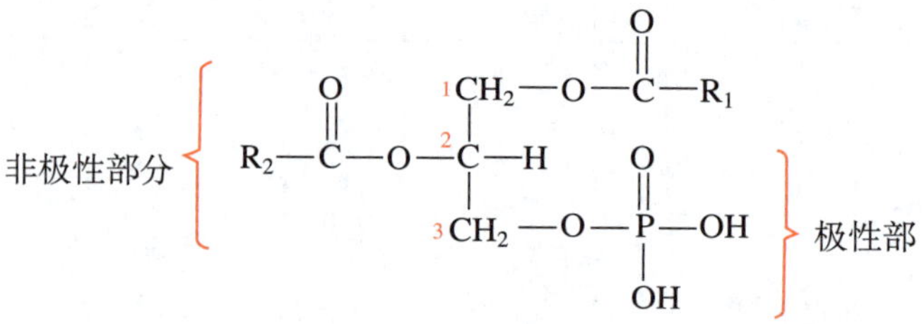

L– 磷脂酸

从上述结构可知，磷脂酸是由两个脂肪酸通过酯键连接在甘油的C_{-1}和C_{-2}位，甘油C_{-3}位的羟基与一分子磷酸酯化。游离的磷酸酯羟基可以质子化，所以磷脂酸有极性和非极性两部分。磷脂酸1、2位的脂肪酸通常是不同的，因此磷脂酸分子中的甘油部分的C_{-2}为手性碳，这就导致磷脂酸有两个可能的构型(*D*和*L*)，天然存在的磷脂酸都是*L*– 构型。

游离的磷脂酸在自然界中很少，绝大多数是以磷脂酰衍生物存在。人体内有两种主要的磷脂酰衍生物——卵磷脂和脑磷脂。

1. 卵磷脂

卵磷脂是磷脂酸和胆碱结合而成的磷脂酰胆碱。

$HOCH_2CH_2\overset{+}{N}H_2(CH_3)OH^-$

胆碱

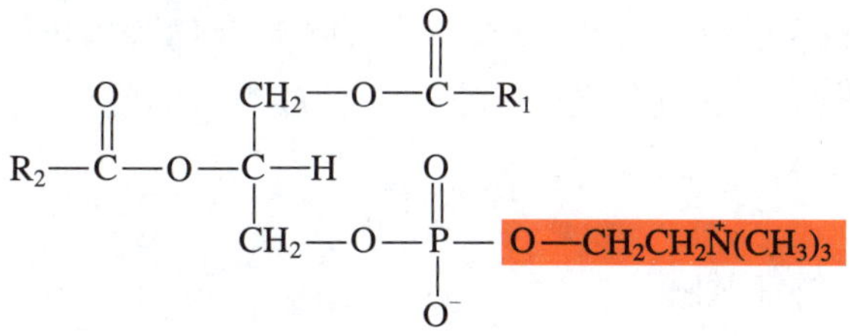

卵磷脂

2. 脑磷脂

脑磷脂主要是指磷脂酸和乙醇胺结合成的磷脂酰乙醇胺。

$HO—CH_2CH_2NH_2$

乙醇胺

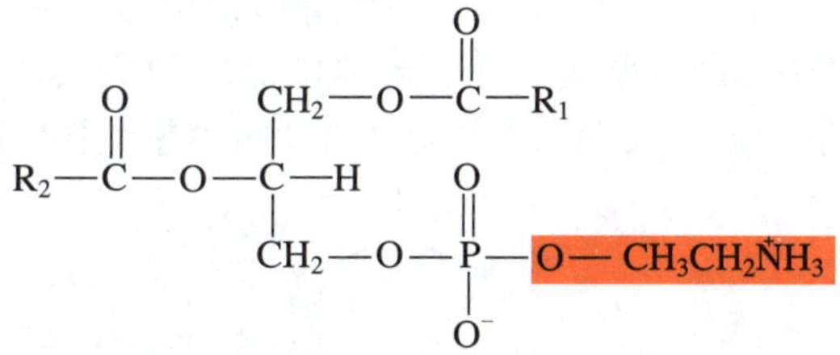

脑磷脂

上述卵磷脂和脑磷脂的结构均为在生理 pH 值(7.4)范围内的结构形式。

卵磷脂和脑磷脂是高等动植物中含量最高的磷脂。磷脂分子中的脂肪酸链的长短和不饱和程度各不相同，其中 16 个碳和 18 个碳的脂肪酸链较多。

卵磷脂是一种白色蜡状固体。不溶于水，溶于乙醚、乙醇和氯仿等有机溶剂。存在于细胞膜中的卵磷脂可通过肝脏合成。蛋黄和大豆也是卵磷脂的很好的饮食来源。

脑磷脂以高浓度存在于脑组织中，除此以外还发现存在于心脏和肝脏等组织。脑磷脂还是组成凝血激酶的重要成分之一。

(二) 神经磷脂(鞘磷脂)

神经磷脂含有一个长链不饱和醇——神经氨基醇(又称鞘氨醇)，没有像甘油磷脂分子中的甘油结构骨架。神经磷脂完全水解可得到鞘氨醇、脂肪酸、磷酸和胆碱四种化合物。神经磷脂和神经氨基醇的结构如下：

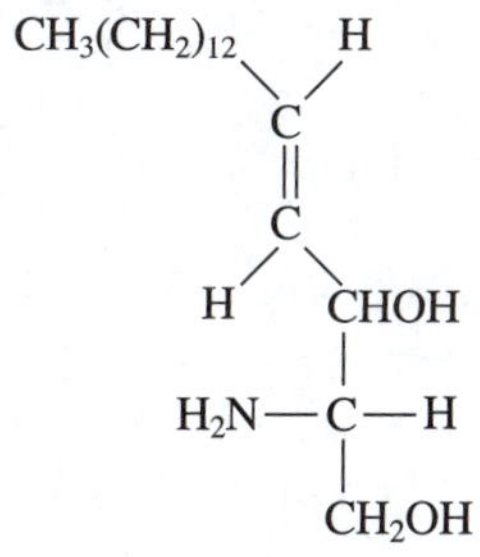

神经氨基醇(鞘氨醇)

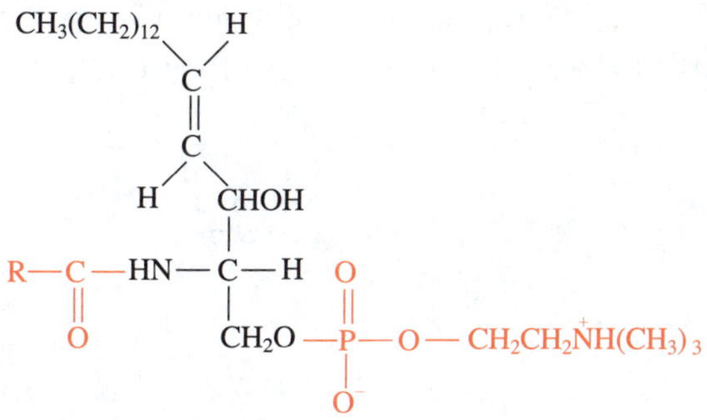

神经磷脂(鞘磷脂)

由神经磷脂的结构式可知：它是由磷酸胆碱酯基与鞘氨醇的伯醇羟基以酯键相连，高级脂肪酸酰基以酰胺键与鞘氨醇的氨基相连构成的。

神经磷脂的分子大小、形状和极性都与卵磷脂类似，存在于脑和神经组织中，是围绕神经的纤维鞘样结构的成分之一，它也是构成细胞膜的成分。

阅读材料

磷脂与细胞膜

细胞膜是细胞质外的一层薄膜，它的厚度只有7～10nm。细胞膜对细胞内环境的稳定、能量的转换、信息的传递和物质的交换等起着极其重要的作用。细胞膜的功能与其化学组成密切相关。

磷脂是构成细胞膜的主要成分之一，几乎所有的细胞膜都含有磷脂，主要是甘油磷脂和鞘磷脂，两者的含量约占整个细胞膜的50%。

细胞膜中有两层磷脂分子，疏水的脂肪酸链在膜的内部，彼此相对，而每一层磷脂分子的亲水的一端(即极性端)朝向膜的内外两侧(见图 15−3)。

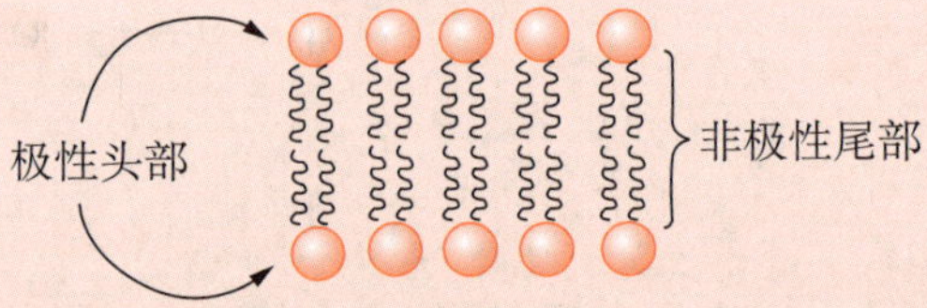

图 15−3　细胞膜双分子层示意图

构成细胞膜的磷脂中含不饱和脂肪酸越多，细胞膜的流动性越大，其正常生理功能就越好。另外，构成细胞膜的甘油磷脂与鞘磷脂的比值大小也影响细胞膜的流动性。鞘磷脂的粘度比卵磷脂大 6 倍，因此若鞘磷脂含量高，细胞膜的流动性低。衰老和动脉粥样硬化都伴有卵磷脂／鞘磷脂比值的降低。

三、甾族化合物

甾族化合物，又称为甾体化合物，广泛存在于动植物体内。人们已经从动植物体和人体内分离得到许多甾体化合物，涉及的种类繁多，但都包含由三个六元环和一个五元环稠合而成的甾体母核，通常称为环戊烷并多氢菲。四个环习惯用A、B、C、D四个字母表示。甾体化合物的母核结构和大多数甾体化合物基本结构如下所示：

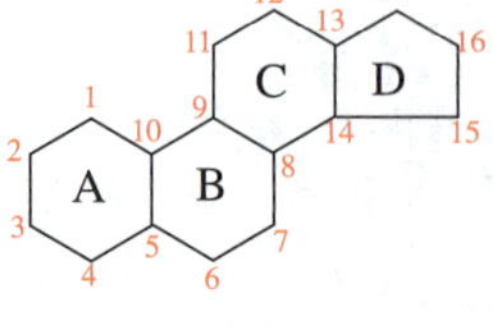

a

甾体化合物母核

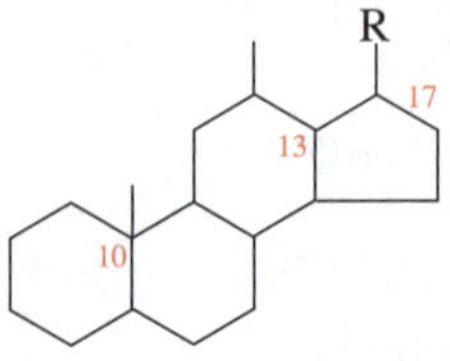

b

大多数甾体化合物基本结构

绝大多数甾体化合物母核(或母环)的10位和13位各有一个甲基(习惯称为角甲基)，17位通常连有一个不同碳原子数的碳链或含氧的取代基等。本节只介绍胆固醇、胆酸和几种甾体激素。

(一) 胆固醇

胆固醇是人体内含有的甾体化合物之一，按总质量计算，细胞膜中胆固醇高达90%，神经组织和脑组织约占10%。健康人的血浆中，每100ml血浆大约含游离胆固醇50mg，与各种脂肪酸结合成胆固醇酯约170mg。胆固醇也是胆石的主要成分之一。

胆固醇的结构如下：

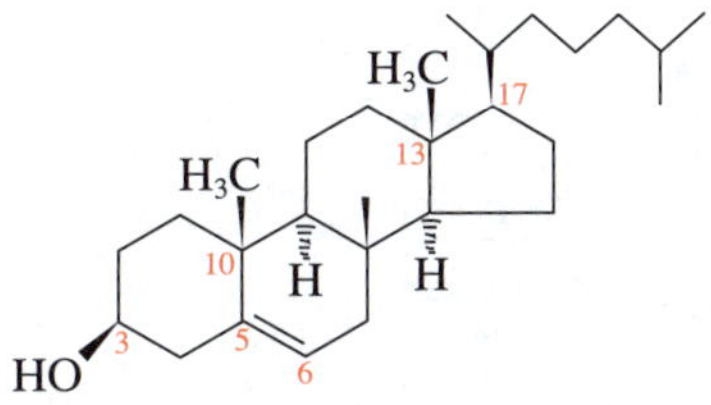

胆固醇是一种不饱和甾醇，5，6−位之间有一个双键，3−位连有一个羟基，17−位有一个八碳的烃基。胆固醇分子中有八个手性碳，按2^n计算，应有256个异构体，但由于稠环的存在，限制了键的旋转能力。因此，实际的异构体数远远少于理论计算数。

胆固醇对体内生物合成起着极其重要的作用，它是机体合成各种甾体激素、维生素和胆汁酸盐的起始物质。机体本身在合成代谢过程中能不断地产生胆固醇，动物的肝和蛋黄等也富含胆固醇。若机体代谢不正常，往往会导致“高胆固醇症”。

植物不能合成胆固醇，所以豆油、葵花子油等植物油不含胆固醇，而动物脂肪中含胆固醇。奶油、牛奶、蛋和肉类是我们饮食中的胆固醇来源。

(二) 胆酸

胆酸是胆汁酸的主要成分之一。胆酸的主要功能是能乳化小肠内的脂肪，有助于消化和吸收饮食中的脂肪。胆酸的结构如下：

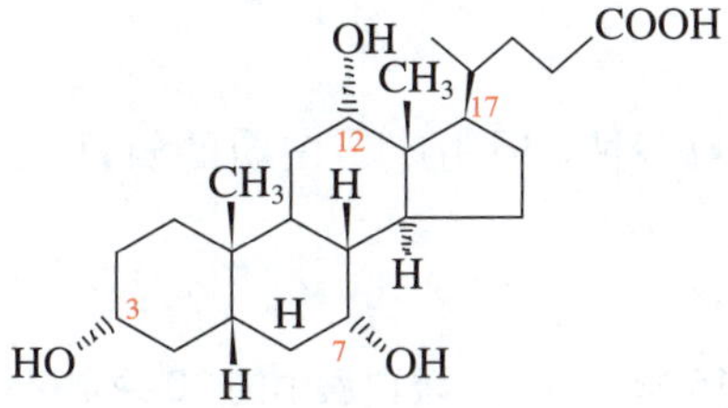

胆　酸

(三) 甾体激素

人体内激素是一类调节代谢反应速度的有机化合物，其含量甚微，而效力甚高。甾体激素是激素类化合物中的一种，它的基本结构也是含有甾体化合物母核。例如，黄体酮、可的松类等都属于甾体激素。

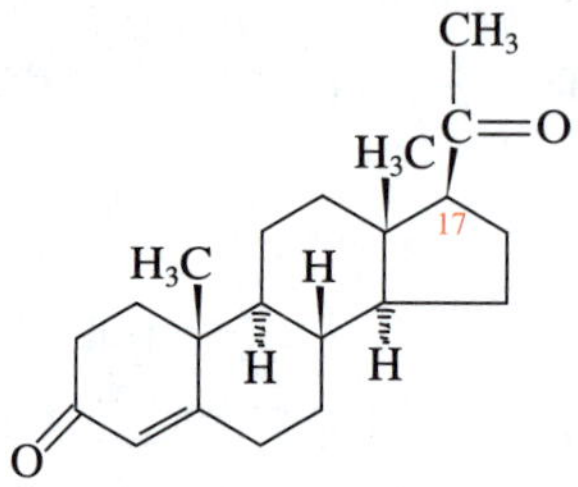

黄体酮
（一种雌性激素）

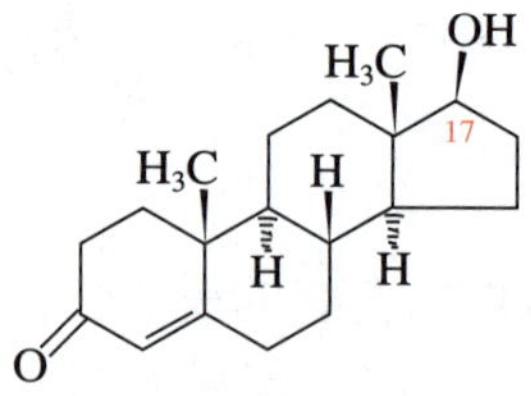

睾丸甾酮
（一种雄性激素）

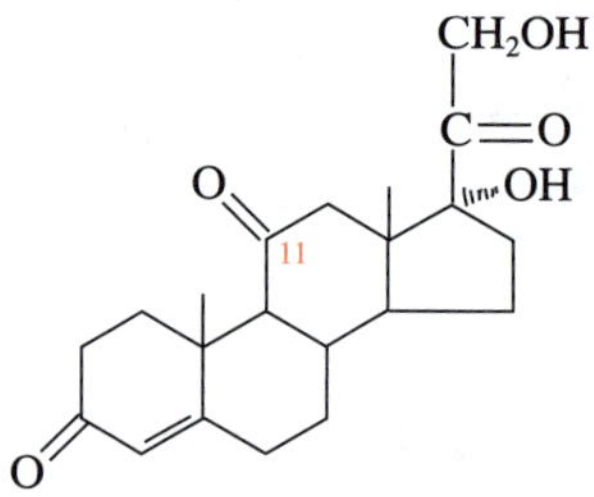

可的松

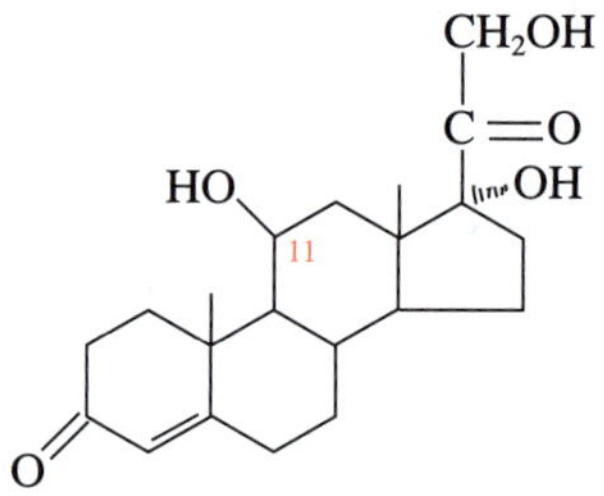

氢化可的松

第三节 氨基酸

凡是有生命的物质无不含有蛋白质，它不仅是细胞的主要组成成分，而且有的还可以作为酶催化机体的代谢反应，并作为激素调节机体的不同器官的生理功能等。总之，没有蛋白质，人就不能生存。

氨基酸是构成蛋白质的基本单位，因此要学习蛋白质的结构和性质，首先要从氨基酸的结构和性质入手学习。

一、氨基酸的命名和分类

天然存在的氨基酸约有200多种，但组成蛋白质的氨基酸一般只有20种。氨基酸的命名通常根据来源采用俗名。见表15-3：

表15-3 存在于蛋白质中的20种常见氨基酸

中文名称	结构式	英文名称	三字母缩写
甘氨酸	$H-\underset{\mid}{\overset{NH_2}{CH}}-COOH$	glycine	Gly
丙氨酸	$CH_3-\underset{\mid}{\overset{NH_2}{CH}}-COOH$	alanine	Ala

续表

中文名称	结构式	英文名称	三字母缩写
缬氨酸 *	$H_3C-CH(CH_3)-CH(NH_2)-COOH$	valine	Val
亮氨酸 *	$CH_3CH(CH_3)CH_2-CH(NH_2)-COOH$	leucine	Leu
异亮氨酸 *	$CH_3CH_2CH(CH_3)-CH(NH_2)-COOH$	isoleucine	Ile
蛋氨酸 *	$CH_3SCH_2CH_2-CH(NH_2)-COOH$	methionine	Met
脯氨酸	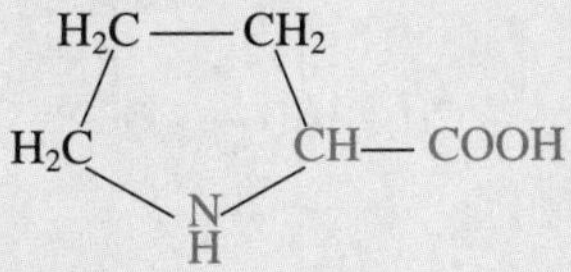	proline	Pro
苯丙氨酸 *	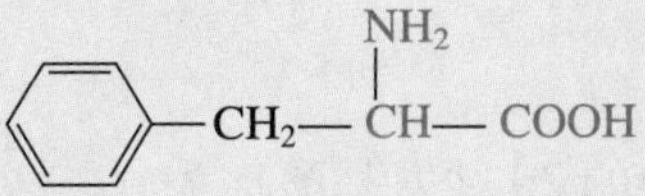	phenylalanine	Phe
色氨酸 *	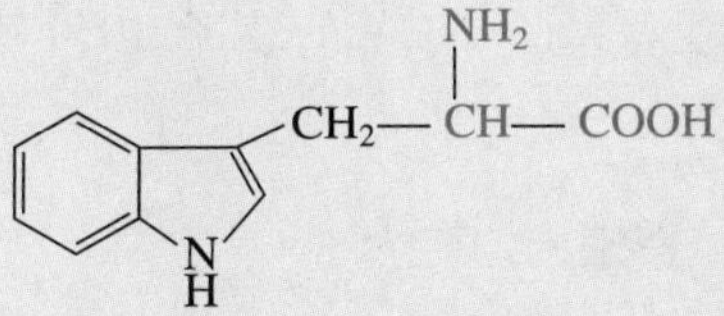	tryptophan	Trp
丝氨酸	$HO-CH_2-CH(NH_2)-COOH$	serine	Ser
苏氨酸 *	$CH_3-CH(OH)-CH(NH_2)-COOH$	threonine	Thr
半胱氨酸	$HS-CH_2-CH(NH_2)-COOH$	cysteine	Cys
酪氨酸	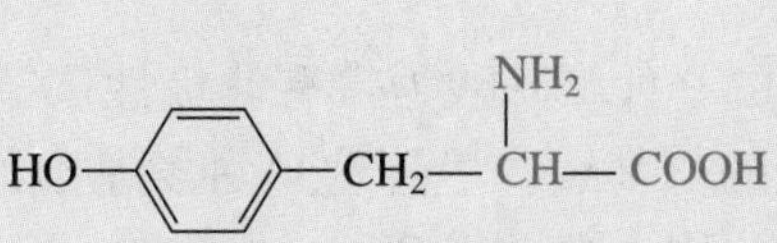	tyrosine	Tyr
天冬氨酰胺	$H_2N-C(=O)-CH_2-CH(NH_2)-COOH$	asparagine	Asn
谷氨酰胺	$H_2N-C(=O)-CH_2CH_2-CH(NH_2)-COOH$	glutamine	Gln

续表

中文名称	结构式	英文名称	三字母缩写
天冬氨酸	$HO-C(=O)-CH_2-CH(NH_2)-COOH$	aspartic acid	Asp
谷氨酸	$HO-C(=O)-CH_2CH_2-CH(NH_2)-COOH$	glutamic acid	Glu
赖氨酸 *	$NH_2-CH_2CH_2CH_2CH_2-CH(NH_2)-COOH$	lysine	Lys
精氨酸	$H_2N-C(=NH)-NHCH_2CH_2CH_2-CH(NH_2)-COOH$	arginine	Arg
组氨酸	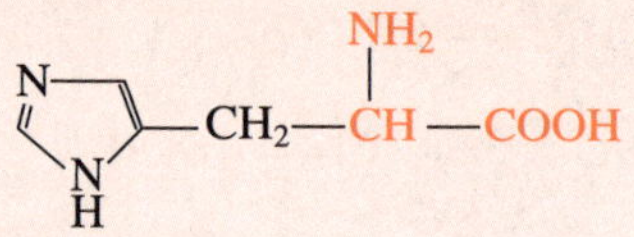	histidine	His

* 为必需氨基酸

从表 15－1 可知存在于蛋白质中的 20 种氨基酸均为 α－ 氨基酸，即 α－ 碳上都连有一个氨基。其中脯氨酸的α－ 碳上连有一个亚氨基(—NH—)，其余 19 种氨基酸α－ 碳上连有伯氨基(—NH_2)。

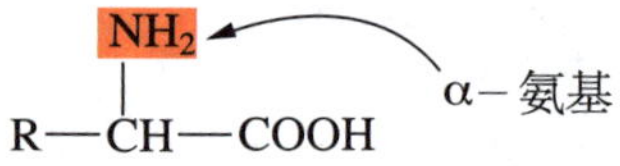

α－氨基酸

R 为α－ 氨基酸分子的侧链，可以是氢原子、烷基、芳香环或杂环等。不同氨基酸的结构差异就在于侧链结构的不同。

根据侧链(R)的极性大小以及在生理pH值(7.4)条件下氨基酸分子带电荷的情况，可将α－氨基酸分为三类:

1. 中性氨基酸

表 15－1 中，从甘氨酸到色氨酸的 9 种氨基酸为带有非极性侧链的氨基酸；从丝氨酸到谷氨酰胺的6种氨基酸为带有极性侧链的氨基酸。尽管这15种氨基酸的侧链极性有差异，但在生理 pH 值条件下侧链都不带电荷，因此称为中性氨基酸。从结构式上看，中性氨基酸分子中一般只有一个酸性的羧基和一个碱性的氨基。

2. 酸性氨基酸

天冬氨酸和谷氨酸为两种酸性氨基酸。其侧链中均带有较强极性的羧基，在生理 pH 值条件下侧链都带负电荷。从结构式上看，酸性氨基酸分子中有两个酸性的羧基和一个碱性的氨基。

3. 碱性氨基酸

赖氨酸、精氨酸和组氨酸为三种碱性氨基酸。这三种氨基酸的侧链均带有较强极性的碱性基团，在生理pH值条件下侧链都带正电荷。从结构式上看，碱性氨基酸分子中有两个碱性的氨基和一个酸性的羧基。

二、氨基酸的构型

表15−1中20种氨基酸除甘氨酸外，其余19种氨基酸的*α*−碳原子均为手性碳原子，都具有旋光性，而且都与*L*−甘油醛构型相同，即为*L*−构型。

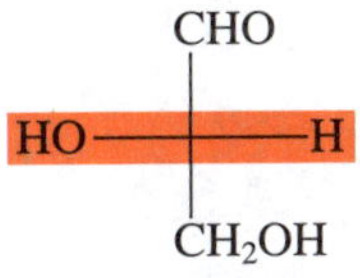

L−甘油醛

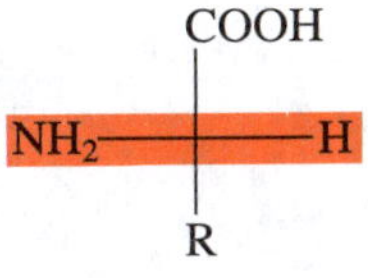

L−氨基酸

氨基酸分子中的手性碳原子的构型也可以使用前一章所学的*R.S*构型标记方法。但一般习惯用*D.L*构型命名法。存在于蛋白质中的α−氨基酸均为*L*−构型。

三、必需氨基酸

表15−1列出的20种组成蛋白质的氨基酸中有8种氨基酸(名称右上角标有“＊”)在人体内不能合成，必须从食物中摄取，才能维持机体的正常生长发育，因此这8种氨基酸称为必需氨基酸。另外，组氨酸和精氨酸在机体内虽然能合成，但量不足，也需要从食物中补充。

含有8种必需氨基酸的蛋白质称为完全蛋白质。大多数动物蛋白质为完全蛋白质。例如牛奶中的酪蛋白含有19种氨基酸，其中包含8种必需氨基酸。多数植物蛋白质是不完全蛋白质。例如，米中的蛋白质缺乏赖氨酸和苏氨酸；小麦中的蛋白质也缺乏赖氨酸；玉米中的蛋白质缺乏赖氨酸和色氨酸；大豆中的蛋白质含蛋氨酸的量很低。因此对于吃素的人必须摄取各种植物食品，以便能得到所有的必需氨基酸。

四、氨基酸的性质

1. 两性和等电点

大多数有机化合物在常温下是低熔点的固体或液体，有的还是气体。但氨基酸却均为高熔点固体，熔点都在200℃以上(分解点)；难溶于乙醚、石油醚和苯等弱极性或非极性溶剂，易溶于强酸、强碱等强极性溶剂。氨基酸的这种特殊的性质取决于它的结构。

为简便起见，表15−1中所列的氨基酸分子中的氨基和羧基均写成不解离的形式。实际上，极少以这种形式存在。氨基酸分子中既有酸性的羧基又有碱性的氨基，不仅能与无机酸碱(如HCl、NaOH)发生反应生成盐，而且氨基酸分子内能发生质子转移的酸碱中和反应，生成内盐。即羧基(—COOH)上的质子转移至氨基($—NH_2$)的氮上，形成既带正电荷又带负电荷的偶极离子结构。

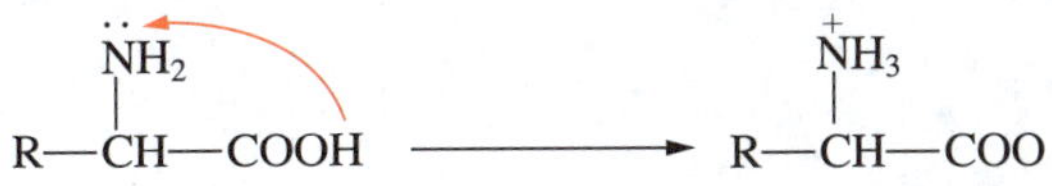

偶极离子（内盐）

氨基酸在固体状态下是以偶极离子结构存在，这就是其为高熔点固体的道理，因为偶极离子是属于内盐，凡是盐其熔点都高。

氨基酸在溶液中呈何种结构形式取决于溶液的pH值。氨基酸在强酸溶液中主要呈正离子结构形式，带正电荷；在强碱溶液中主要呈负离子结构形式，带负电荷。下面以R为非极性侧链的中性氨基酸为例，显示在不同pH值的溶液中，呈现的不同的结构形式：

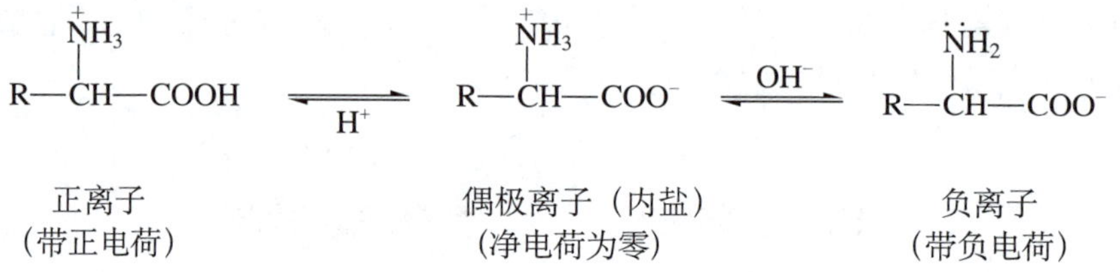

从上述平衡式可知：当偶极离子用强酸(如盐酸)处理，则羧酸根($-COO^-$)与质子结合，变成游离的羧基(−COOH)；当偶极离子用强碱(如NaOH)处理，则带正电荷的铵离子给出一个质子(H^+)，变成了不带电荷的氨基($-NH_2$)。

氨基酸在何种pH值溶液中呈偶极离子结构形式呢？

如果将一种氨基酸的水溶液的pH值适当调节，使氨基酸的铵基($-NH_3^+$)给出质子(H^+)的速率与羧酸根离子($-COO^-$)接受质子的速率相等，那么此时氨基酸主要以偶极离子结构形式存在，此时溶液的pH值称为该种氨基酸的等电点。

等电点指氨基酸在溶液里以偶极离子形式存在时溶液的pH值。不同氨基酸的等电点各不相同。中性氨基酸的等电点范围为5.10～6.3；三种碱性氨基酸有较高的等电点(His 7.59、Lys 9.74、Arg 10.76)；两个酸性氨基酸等电点较低(Asp 2.77、Glu 3.22)。

在等电点时，氨基酸的溶解度最低，因为这时偶极离子浓度最大。因此利用这一性质可以对氨基酸混合液进行初步分离和纯化。

2. 氨基酸与茚三酮的显色反应

氨基酸与水合茚三酮作用，形成紫色的化合物。

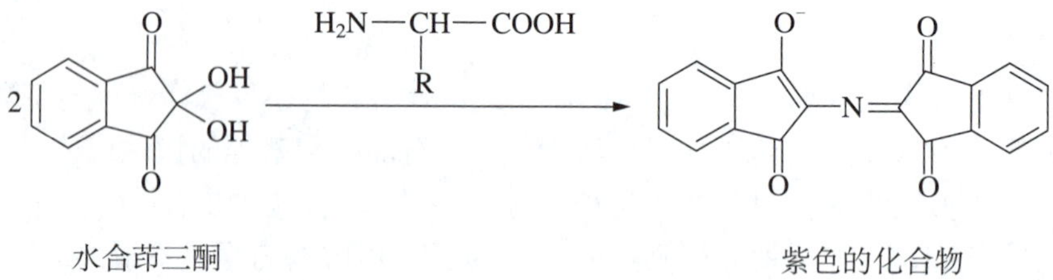

氨基酸是组成蛋白质的基本单位。蛋白质是由α−氨基酸的氨基与另一分子α−氨基酸的羧基以肽键(酰胺键)连接成的高分子化合物。人胰岛素分子就是一个小蛋白质。见图15−4：

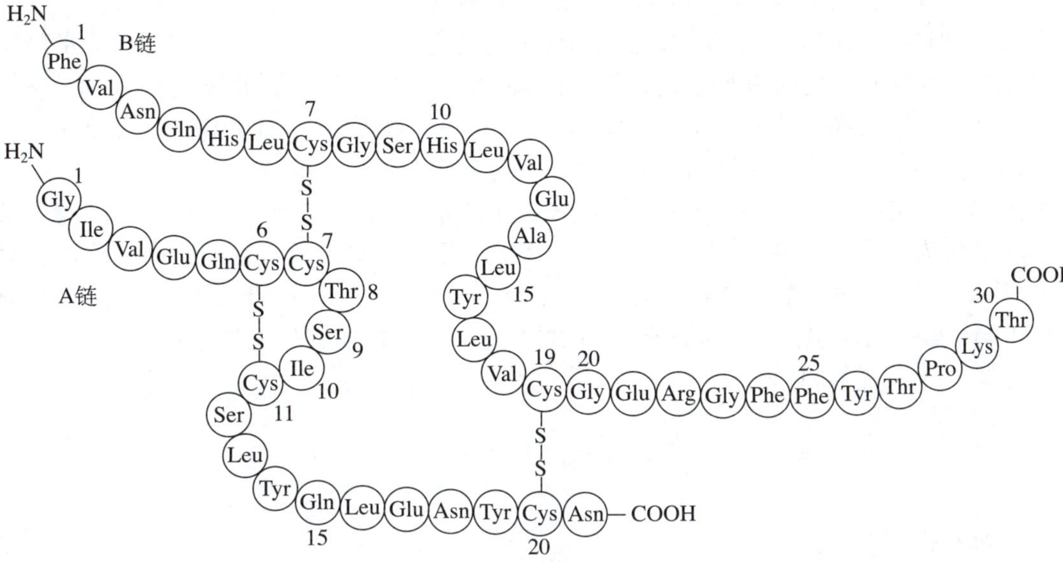

图 15-4 人胰岛素分子的一级结构

小 结

糖类、脂类、蛋白质等都是构成细胞的化学物质。

糖是一类多羟基醛、多羟基酮或者一些能水解成多羟基醛及多羟基酮的化合物。根据糖分子能否水解，可将糖分为单糖、低聚糖(或寡糖)和多糖。天然存在的糖和动植物体内存在的糖大多数为*D*–构型糖。*D*–构型的含义只表示糖分子中最后的一个手性碳的构型，它与旋光方向无关。

D–葡萄糖和其它单糖在固体状态主要以环状结构存在，在水溶液中是以两种环状结构(α和β)与开链结构共存于同一体系之中，并以一定的比例呈动态平衡。糖溶液只有达到动态平衡，旋光度不会再改变之后，才能测得恒定的比旋光度值。

单糖最重要的化学性质是成苷的反应，即在无水酸催化下，单糖的半缩醛羟基与醇或酚作用，生成缩醛(或缩酮)的反应。糖苷对碱稳定，遇稀酸就能分解成原来的单糖和醇(或酚)。单糖苷不具有变旋光现象。

醛糖和酮糖都能被弱氧化剂(如土伦试剂或班尼迪试剂等)氧化，因此单糖都是还原糖。

双糖有的属于还原糖，有的为非还原糖。例如麦芽糖是还原糖，而蔗糖为非还原糖，因为它的分子中不存在游离的半缩醛羟基(或半缩酮羟基)。多糖都是非还原糖。

类脂包括油脂、磷脂、胆甾醇和脂溶性维生素等，类脂化合物都不溶于水，易溶于乙醚、氯仿等有机溶剂。

油脂的基本结构是由1分子甘油和3分子高级脂肪酸结合成的甘油三酸酯。其中构成油脂的脂肪酸有饱和脂肪酸和不饱和脂肪酸。通常植物油含不饱和脂肪酸比例大，动物脂肪含饱和脂肪酸比例大。油脂在酸或碱催化下都能水解成甘油和高级脂肪酸(或高级脂肪酸盐)。

磷脂包括甘油磷脂和鞘磷脂，它们都是构成细胞膜双分子层的主要成分。

甾体化合物广泛存在于动植物体内，涉及的种类繁多，但共同有一个基本结构：由三个六元环和一个五元环稠合而成。胆固醇和胆酸是两个典型的甾体化合物。

组成蛋白质的氨基酸共有20种，都属于α—氨基酸，具有酸、碱两性和等电点的特殊性质。氨基酸在固体状态是以偶极离子形式存在。在水溶液中则随溶液的酸碱性变化而改变。在强碱溶液中氨基酸带净负电荷，即呈阴离子形式。在强酸溶液中带净正电荷，呈阳离子结构状态。只有在等电点时，才以偶极离子形式存在，净电荷为零，即呈等电状态。

氨基酸分子之间通过肽键(酰胺键)结合起来的化合物称为肽。通常将由10～100个氨基酸残基组成的肽称为多肽；由100个以上氨基酸残基组成的肽称为蛋白质。这种划分也不是绝对的。

由于蛋白质是由氨基酸通过肽键结合而成的高分子化合物，因此蛋白质分子也有等电点的性质，也属于酸碱两性化合物，也是带电荷的活性分子。蛋白质的带电状态除了与本身结构有关外，也取决于环境的pH值。

习　题

1. 说明下列名词的含义。

A. 己醛糖和己酮糖　　B. 吡喃糖和呋喃糖

C. 还原糖和非还原糖　　D. 单糖、寡糖、多糖

E. 变旋现象　　F. 苷键

答:(见正文第一节)

2. 写出下列糖的结构。

A. *L*− 葡萄糖(开链结构)　　B. *L*− 果糖(开链结构)

C. α−*D*− 吡喃葡萄糖　　D. β−*D*− 呋喃核糖

答:A.

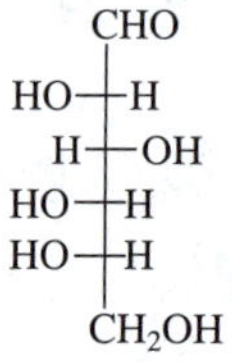

B.

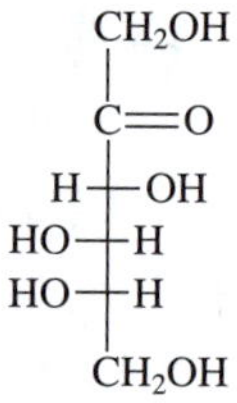

C、D结构见正文第292页和第293页。

3. 列表写出下列物质完全水解产物。

A. 卵磷脂　　B. 神经磷脂(鞘磷脂)　　C. 脑磷脂

答：各物质水解产物如下表：

名称	水解产物
卵磷脂	甘油、脂肪酸、磷酸、胆碱
神经磷脂	神经氨醇、脂肪酸、磷酸、胆碱
脑磷脂	甘油、脂肪酸、磷酸、乙醇胺

4. 按下题意写出相应的一种氨基酸的名称。

(a) 带有非极性侧链的中性氨基酸

(b) 带有极性而侧链不带电荷的中性氨基酸

(c) 酸性氨基酸

(d) 碱性氨基酸

答：(a) 丙氨酸　(b) 丝氨酸　(c) 谷氨酸　(d) 精氨酸

5. 写出丙氨酸、谷氨酸和赖氨酸在等电点时的结构状态。

答：丙氨酸　　谷氨酸　　赖氨酸

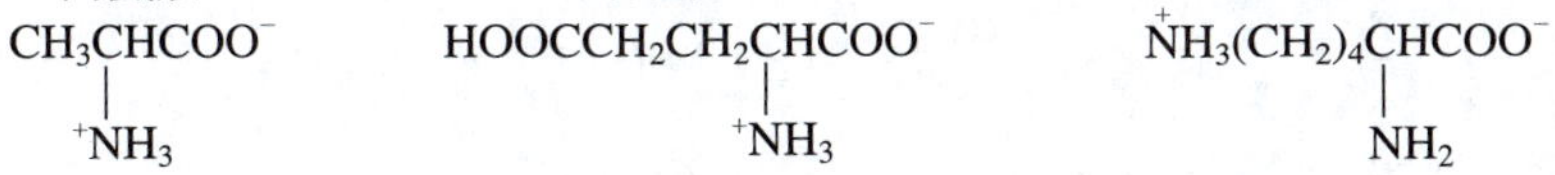

附　录

附录一　我国的法定计量单位

表 1　SI 基本单位

量的名称	单位名称	单位符号
长　度	米	m
质　量	千克(公斤)	kg
时　间	秒	s
电　流	安[培]	A
热力学温度	开[尔文]	K
物质的量	摩[尔]	mol
发光强度	坎[德拉]	cd

注：

1. 圆括号中的名称，是它前面的名称的同义词，下同。
2. 无方括号的量的名称与单位名称均为全称。方括号中的字，在不引起混淆、误解的情况下，可以省略。去掉方括号中的字即为其名称的简称，下同。
3. 本标准所称的符号，除特殊指明外，均指我国法定计量单位中所规定的符号以及国际符号，下同。
4. 人民生活和贸易中，质量习惯上称为重量。

表 2　包括 SI 辅助单位在内的具有专门名称的 SI 导出单位

量的名称	SI 导出单位		
	名　称	符　号	用 SI 基本单位和 SI 导出单位表示
[平面]角	弧度	rad	1rad = 1m/m = 1
立体角	球面度	sr	1sr = 1 m^2/m^2=1
频　率	赫[兹]	Hz	1Hz =1 s^{-1}
力，重力	牛[顿]	N	1N = 1kg · m/s^2
压力，压强，应力	帕[斯卡]	Pa	1 Pa = $1N/m^2$
能[量]，功，热量	焦[耳]	J	1 J = 1 N · m
功率，辐[射能]通量	瓦[特]	W	1 W = 1 J/s
电荷[量]	库[仑]	C	1 C = 1 A · s
电压，电动势，电位	伏[特]	V	1V=1W/A
电　容	法[拉]	F	1 F = 1 C/V
电　阻	欧[姆]	Ω	1Ω = 1 V/A
电　导	西[门子]	S	1 S = $1\Omega^{-1}$

续表

量的名称	SI 导出单位		
	名 称	符 号	用 SI 基本单位和 SI 导出单位表示
磁通[量]	韦[伯]	Wb	1 Wb = 1 V · S
磁通[量]密度	特[斯拉]	T	$1\ T=1\ Wb/m^2$
电 感	亨[利]	H	1 H=1 Wb/A
摄氏温度	摄氏度	℃	1 ℃=1 K
光通量	流[明]	lm	1 lm=1 cd · sr
[光]照度	勒[克斯]	lx	$1\ lx=1\ lm/m^2$
[放射性]活度	贝可[勒尔]	Bq	$1\ Bq=1\ s^{-1}$
吸收剂量 比授[予]能 比释功能	戈[瑞]	Gy	1Gy=1 J/kg
剂量当量	希[沃特]	Sv	1Sv=1 J/kg

表 3 SI 词头

因 数	词头名称		符 号
	英 文	中 文	
10^{24}	yotta	尧[它]	Y
10^{21}	zetta	泽[它]	Z
10^{18}	exa	艾[克萨]	E
10^{15}	peta	拍[它]	P
10^{12}	tera	太[拉]	T
10^{9}	giga	吉[咖]	G
10^{6}	mega	兆	M
10^{3}	kilo	千	k
10^{2}	hecto	百	h
10^{1}	deca	十	da
10^{-1}	deci	分	d
10^{-2}	centi	厘	c
10^{-3}	milli	毫	m
10^{-6}	micro	微	μ
10^{-9}	nano	纳[诺]	n
10^{-12}	pico	皮[可]	p
10^{-15}	femto	飞[姆托]	f
10^{-18}	atto	阿[托]	a
10^{-21}	zepto	仄[普托]	z
10^{-24}	yocto	[科托]	y

表4　可与国际单位制单位并用的我国法定计量单位

量的名称	单位名称	单位符号	与 SI 单位的关系
时　间	分	min	1 min=60s
	[小]时	h	1 h=60 min=3 600s
	日,(天)	d	1 d=24h=86 400s
[平面]角	度	°	1° = (π /180)rad
	[角]分	′	1′ = (1/60)° = (π /10 800)rad
	[角]秒	″	1″ = (1/60)′ = (π /648 000)rad
体　积	升	l，L	1 l=1dm^3
质　量	吨	t	1t=10^{3}kg
	原子质量单位	u	1u ≈ 1.660 540 × 10^{-27}kg
旋转速度	转每分	r/min	1 r/min = (1/60)s
长　度	海里	n mile	1n mile = 1 852 m (只用于航程)
速　度	节	kn	1kn = 1n mile/h = (1 852/3 600)m/s (只用于航行)
能	电子伏	eV	1eV ≈ 1.602 177 × 10^{-19}J
级　差	分贝	dB	
线密度	特[克斯]	tex	1 tex=10^{-6}kg/m
面　积	公顷	hm^2	1 hm^2=10^{4}m^2

注：

1. 平面角单位度、分、秒的符号在组合单位中采用(°)、(′)、(″)的形式。例如，不用°/s 而用(°)/s。

2. 升的两个符号属同等地位，可任意选用。

3. 公顷的国际通用符号为 ha。

附录二　一些物理和化学的基本常数

量的名称	符号	数　值	单　位	备注
电磁波在真空中的速度	c，c_0	299 792 458	$m\cdot s^{-1}$	准确值
真空导磁率	μ_0	$4\pi\times10^{-7}$ $1.256\ 637\times10^{-6}$	$H\cdot m^{-1}$	准确值
真空介电常数 $\varepsilon_0=1/\mu_0c_0^2$	ε_0	$10^7/(4\pi\times299\ 792\ 458^2)$ $8.854\ 188\times10^{-12}$	$F\cdot m^{-1}$	准确值
引力常量 $F=Gm_1m_2/r^2$	G	$(6.672\ 59\pm0.000\ 85)\times10^{-11}$	$N\cdot m^2\cdot kg^{-2}$	
普朗克常量 $\hbar=h/2\pi$	h $\hbar$	$(6.626\ 075\ 5\pm0.000\ 004\ 0)\times10^{-34}$ $(1.054\ 572\ 66\pm0.000\ 000\ 63)\times10^{-34}$	$J\cdot s$ $J\cdot s$	
元电荷	e	$(1.602\ 177\ 33\pm0.000\ 000\ 49)\times10^{-19}$	C	
电子[静]质量	m_e	$(9.109\ 389\ 7\pm0.000\ 005\ 4)\times10^{-31}$ $(5.485\ 799\ 03\pm0.000\ 000\ 13)\times10^{-4}$	kg u	
质子[静]质量	m_p	$(1.672\ 623\ 1\pm0.000\ 001\ 0)\times10^{-27}$ $(1.007\ 276\ 470\pm0.000\ 000\ 012)$	kg u	
精细结构常数 $\alpha=\dfrac{e^2}{4\pi\varepsilon_0hc}$	α	$(7.297\ 353\ 08\pm0.000\ 000\ 33)\times10^{-3}$	1	
里德伯常量 $R_\infty=\dfrac{e^2}{8\pi\varepsilon_0a_0hc}$	R_∞	$(1.097\ 373\ 153\ 4\pm0.000\ 000\ 001\ 3)\times10^7$	m^{-1}	
阿伏加德罗常数 $L=N/n$	L, N_A	$(6.022\ 136\ 7\pm0.000\ 003\ 6)\times10^{23}$	Mol^{-1}	
法拉第常数 $F=Le$	F	$(9.648\ 530\ 9\pm0.000\ 002\ 9)\times10^4$	$C\cdot mol^{-1}$	
摩尔气体常数 $pV_m=RT$	R	$(8.314\ 510\pm0.000\ 070)$	$J\cdot mol^{-1}\cdot K^{-1}$	
玻耳兹曼常数 $k=R/T$	k	$(1.380\ 658\pm0.000\ 012)\times10^{-23}$	$J\cdot K^{-1}$	
斯忒藩—玻耳兹曼常量 $\sigma=\dfrac{2\pi^5\kappa^4}{15h^3c^2}$	o	$(5.670\ 51\pm0.000\ 19)\times10^{-8}$	$W\cdot m^{-2}\cdot K^{-4}$	
质子质量常量	m_u	$(1.660\ 540\ 2\pm0.000\ 001\ 0)\times10^{-27}$	kg	原子质量单位 $1u=(1.660\ 540\ 2$ $\pm0.000\ 001\ 0)$ $\times10^{-27}kg$

附录三 平衡常数表

表1 水的离子积常数

温度(℃)	pK_w	温度(℃)	pK_w	温度(℃)	pK_w
0	14.944	35	13.680	75	12.699
5	14.734	40	13.535	80	12.598
10	14.535	45	13.396	85	12.510
15	14.346	50	13.262	90	12.422
20	14.167	55	13.137	95	12.341
24	14.000	60	13.017	100	12.259
25	13.997	65	12.908		
30	13.833	70	12.800		

本表数据录自 Lange's Handbook of Chemistry. 13th ed. 1985. 5～7

表2 弱电解质在水中的解离常数

酸化合物	温度(℃)	分 步	pK_a	K_a
砷酸	25	1	2.26	5.5×10^{-3}
	25	2	6.76	1.7×10^{-7}
	25	3	11.29	5.1×10^{-12}
亚砷酸	25		9.29	5.1×10^{-10}
硼酸	20	1	9.27	5.4×10^{-10}
碳酸	25	1	6.35	4.5×10^{-7}
	25	2	10.33	4.7×10^{-11}
铬酸	25	1	0.74	0.18
	25	2	6.49	3.2×10^{-7}
氢氟酸	25	—	3.20	6.3×10^{-4}
氢氰酸	25	—	9.21	6.2×10^{-10}
氢硫酸	25	1	7.05	8.9×10^{-8}
	25	2	11.95	1.1×10^{-12}
过氧化氢	25	—	11.62	2.4×10^{-12}
次溴酸	25	—	8.55	2.8×10^{-9}
次氯酸	25	—	7.40	4.0×10^{-8}
次碘酸	25	—	10.5	3×10^{-11}
碘酸	25	—	0.78	0.16
亚硝酸	25	—	3.25	3.0×10^{-4}
高碘酸	25	—	1.64	2.3×10^{-2}
磷酸	25	1	2.16	6.9×10^{-3}
	25	2	7.21	6.2×10^{-8}

续表

酸化合物	温度(℃)	分 步	pK_a	K_a
	25	3	12.32	4.8×10^{-13}
正硅酸	30	1	9.9	1×10^{-10}
	30	2	11.80	1.6×10^{-12}
	30	3	12.0	1×10^{-12}
硫酸	25	2	1.99	1.0×10^{-2}
亚硫酸	25	1	1.85	1.4×10^{-2}
	25	2	7.2	6.3×10^{-8}
铵离子	25	—	9.25	5.6×10^{-10}
甲酸	20	1	3.75	1.8×10^{-4}
乙(醋)酸	25	1	4.76	1.7×10^{-5}
丙酸	25	1	4.86	1.4×10^{-5}
一氯乙酸	25	1	2.85	1.4×10^{-3}
草酸	25	1	1.23	5.9×10^{-2}
	25	2	4.19	6.4×10^{-5}
柠檬酸	20	1	3.14	7.2×10^{-4}
	20	2	4.77	1.7×10^{-5}
	20	3	6.39	4.1×10^{-7}
巴比土酸	25	1	4.01	9.8×10^{-5}
甲胺盐酸盐	25	1	10.63	2.3×10^{-11}
二甲胺盐酸盐	25	1	10.68	2.1×10^{-11}
乳酸	25	1	3.86	1.4×10^{-4}
乙胺盐酸盐	25	1	10.70	2.0×10^{-11}
苯甲酸	25	1	4.19	6.5×10^{-5}
苯酚	20	1	9.89	1.3×10^{-10}
邻苯二甲酸	25	1	2.89	1.3×10^{-3}
	25	2	5.51	3.1×10^{-6}
Tris-HCl	37	1	7.85	1.4×10^{-8}
氯基乙酸盐酸盐	25	1	2.35	4.5×10^{-3}
	25	2	9.78	1.6×10^{-10}

本表数据主要录自Robert C, Weast. CRC Handbook of Chemistry and Physics. 80th ed. 1999～2000 K_a值是由pK_a换算得到。

表3 一些难溶化合物的溶度积(25℃)

化合物	K_{sp}	化合物	K_{sp}	化合物	K_{sp}
AgAc	1.94×10^{-3}	$CdCO_3$	1.0×10^{-12}	Li_2CO_3	8.15×10^{-4}
AgBr	5.38×10^{-13}	CdF_2	6.44×10^{-3}	$MgCO_3$	6.82×10^{-6}
$AgBrO_3$	5.34×10^{-5}	$Cd(IO_3)_2$	2.50×10^{-8}	MgF_2	5.16×10^{-11}
AgCN	5.97×10^{-17}	$Cd(OH)_2$	7.2×10^{-15}	$Mg(OH)_2$	5.61×10^{-12}
AgCl	1.77×10^{-10}	CdS	1.40×10^{-29}	$Mg_3(PO_4)_2$	1.04×10^{-24}
AgI	8.52×10^{-17}	$Cd_3(PO_4)_2$	2.53×10^{-33}	$MnCO_3$	2.24×10^{-11}
$AgIO_3$	3.17×10^{-8}	$Co_3(PO_4)_2$	2.05×10^{-35}	$Mn(IO_3)_2$	4.37×10^{-7}
AgSCN	1.03×10^{-12}	CuBr	6.27×10^{-9}	$Mn(OH)_2$	2.06×10^{-13}
Ag_2CO_3	8.46×10^{-12}	CuC_2O_4	4.43×10^{-10}	MnS	4.65×10^{-14}
$Ag_2C_2O_4$	5.40×10^{-12}	CuCl	1.72×10^{-7}	$NiCO_3$	1.42×10^{-7}
$Ag_2C_rO_4$	1.12×10^{-12}	CuI	1.27×10^{-12}	$Ni(IO_3)_2$	4.71×10^{-5}
Ag_2S	6.69×10^{-50}	CuS	1.27×10^{-36}	$Ni(OH)_2$	5.48×10^{-16}
Ag_2SO_3	1.50×10^{-14}	CuSCN	1.77×10^{-13}	NiS	1.07×10^{-21}
Ag_2SO_4	1.20×10^{-5}	Cu_2S	2.26×10^{-48}	$Ni_3(PO_4)_2$	4.74×10^{-32}
Ag_3AsO_4	1.03×10^{-22}	$Cu_3(PO_4)_2$	1.40×10^{-37}	$PbCO_3$	7.40×10^{-14}
Ag_3PO_4	8.89×10^{-17}	$FeCO_3$	3.13×10^{-11}	$PbCl_2$	1.70×10^{-5}
$Al(OH)_3$	1.1×10^{-33}	FeF_2	2.36×10^{-6}	PbF_2	3.3×10^{-8}
$AlPO_4$	9.84×10^{-21}	$Fe(OH)_2$	4.87×10^{-17}	PbI_2	9.8×10^{-9}
$BaCO_3$	2.58×10^{-9}	$Fe(OH)_3$	2.79×10^{-39}	$PbSO_4$	2.53×10^{-8}
$BaCrO_4$	1.17×10^{-10}	FeS	1.59×10^{-19}	PbS	9.04×10^{-29}
BaF_2	1.84×10^{-7}	HgI_2	2.90×10^{-29}	$Pb(OH)_2$	1.43×10^{-20}
$Ba(IO_3)_2$	4.01×10^{-9}	HgS	6.44×10^{-53}	$Sn(OH)_2$	5.45×10^{-27}
$BaSO_4$	1.08×10^{-10}	Hg_2Br_2	6.40×10^{-23}	SnS	3.25×10^{-28}
$BiAsO_4$	4.43×10^{-10}	Hg_2CO_3	3.6×10^{-17}	$SrCO_3$	5.60×10^{-10}
CaC_2O_4	2.32×10^{-9}	$Hg_2C_2O_4$	1.75×10^{-13}	SrF_2	4.33×10^{-9}
$CaCO_3$	3.36×10^{-9}	Hg_2Cl_2	1.43×10^{-18}	$Sr(IO_3)_2$	1.14×10^{-7}
CaF_2	3.45×10^{-10}	Hg_2F_2	3.10×10^{-6}	$SrSO_4$	3.44×10^{-7}
$Ca(IO_3)_2$	6.47×10^{-6}	Hg_2I_2	5.2×10^{-29}	$ZnCO_3$	1.46×10^{-10}
$Ca(OH)_2$	5.02×10^{-6}	Hg_2SO_4	6.5×10^{-7}	ZnF_2	3.04×10^{-2}
$CaSO_4$	4.93×10^{-5}	$KClO_4$	1.05×10^{-2}	$Zn(OH)_2$	3.10×10^{-17}
$Ca_3(PO_4)_2$	2.53×10^{-33}	$K_2[PtCl_6]$	7.48×10^{-6}	ZnS	2.93×10^{-25}

本表资料主要引自 Weast RC. CRC Handbook of Chemistry and Physics. 80th ed. 1999−2000

表 4 金属配合物的稳定常数

配体及金属离子	$\lg\beta_1$	$\lg\beta_2$	$\lg\beta_3$	$\lg\beta_4$	$\lg\beta_5$	$\lg\beta_6$
氨(NH_3)						
Co^{2+}	2.11	3.74	4.79	5.55	5.73	5.11
Co^{3+}	6.7	14.0	20.1	25.7	30.8	35.20
Cu^{2+}	4.31	7.98	11.02	13.32	(12.86)	
Hg^{2+}	8.8	17.5	18.5	19.28		
Ni^{2+}	2.8	5.04	6.77	7.96	8.71	8.74
Ag^{+}	3.24	7.05				
Zn^{2+}	2.37	4.81	7.31	9.46		
Cd^{2+}	2.65	4.75	6.19	7.12	6.80	5.14
氯离子(Cl^-)						
Sb^{3+}	2.26	3.49	4.18	4.72	(4.72)	(4.11)
Bi^{3+}	2.44	4.74	5.04	5.64		
Cu^{+}		5.5				
Pt^{2+}		11.5	14.5	16.0		
Hg^{2+}	6.74	13.22	14.07	15.07		
Au^{3+}		9.8				
Ag^{+}	3.04	5.04	(5.04)	(5.30)		
氰离子(CN^-)						
Au^{+}		38.3				
Cd^{2+}	5.48	10.60	(15.23)	(18.78)		
Cu^{+}		24.0	28.59	30.30		
Fe^{2+}						35
Fe^{3+}						42
Hg^{2+}				41.4		
Ni^{2+}				31.3		
Ag^{+}		21.10	21.7	20.6		
Zn^{2+}				16.7		
氟离子(F^-)						
Al^{3+}	6.10	11.15	15.00	17.75	19.37	19.84
Fe^{3+}	5.28	9.30	12.06		(15.77)	
碘离子(I^-)						
Bi^{3+}	3.63			14.95	16.80	18.80
Hg^{2+}	12.87	23.82	27.60	29.83		
Ag^{+}	6.58	11.74	13.68			
硫氰酸根(SCN^-)						
Fe^{3+}	2.95	3.36				
Hg^{2+}		17.47		21.23		

续表

配体及金属离子	$\lg\beta_1$	$\lg\beta_2$	$\lg\beta_3$	$\lg\beta_4$	$\lg\beta_5$	$\lg\beta_6$
Au^+		23		42		
Ag^+		7.57	9.08	10.08		
硫代硫酸根($S_2O_3^{2-}$)						
Ag^+	8.82	13.46	(14.15)			
Hg^{2+}		29.44	31.90	33.24		
Cu^+	10.27	12.22	13.84			
醋酸根(CH_3COO^-)						
Fe^{3+}	3.2					
Hg^{2+}		8.43				
Pb^{2+}	2.52	4.0	6.4	8.5		
枸橼酸根(按 L^{3-} 配体)						
Al^{3+}	20.0					
Co^{2+}	12.5					
Cd^{2+}	11.3					
Cu^{2+}	14.2					
Fe^{2+}	15.5					
Fe^{3+}	25.0					
Ni^{2+}	14.3					
Zn^{2+}	11.4					
乙二胺($H_2NCH_2CH_2NH_2$)						
Co^{2+}	5.91	10.64	13.94			
Cu^{2+}	10.67	20.00	21.00			
Zn^{2+}	5.77	10.83	14.11			
Ni^{2+}	(7.52)	(13.80)	18.33			
草酸根($C_2O_4^{2-}$)						
Cu^{2+}	6.16	8.5				
Fe^{2+}	2.9	4.52	5.22			
Fe^{3+}	9.4	16.2	20.2			
Hg^{2+}		6.98				
Zn^{2+}	4.89	7.60	8.15			
Ni^{2+}	5.3	7.64	8.5			

录自 Lange's Handbook of Chemistry. 13th ed. 1985. 5～7 。该表中括号内的数据录自武汉大学．分析化学(第四版)．北京：高等教育出版社，2000. 324～329

附录四 一些物质的基本热力学数据

298.15K 的标准摩尔生成焓、标准摩尔生成自由能和标准摩尔熵的数据

物质	$\Delta_f H_m^\theta$ / $kJ \cdot mol^{-1}$	$\Delta_f G_m^\theta$ / $kJ \cdot mol^{-1}$	S_m^θ / $J \cdot K^{-1} mol^{-1}$
Ag(s)	0	0	42.6
Ag^+(aq)	105.6	77.1	72.7
$AgNO_3$(s)	−124.4	−33.4	140.9
AgCl(s)	−127.0	−109.8	96.3
AgBr(s)	−100.4	−96.9	107.1
AgI(s)	−61.8	−66.2	115.5
Ba(s)	0	0	62.5
Ba^{2+}(aq)	−537.6	−560.8	9.6
$BaCl_2$(s)	−855.0	−806.7	123.7
$BaSO_4$(s)	−1473.2	−1362.2	132.2
Br_2(g)	30.9	3.1	245.5
Br_2(l)	0	0	152.2
C(dia)	1.9	2.9	2.4
C(gra)	0	0	5.7
CO(g)	−110.5	−137.2	197.7
CO_2(g)	−393.5	−394.4	213.8
Ca(s)	0	0	41.6
Ca^{2+}(aq)	−542.8	−553.6	−53.1
$CaCl_2$(s)	−795.4	−748.8	108.4
$CaCO_3$(s)	−1206.9	−1128.8	92.9
CaO(s)	−634.9	−603.3	38.1
$Ca(OH)_2$(s)	−985.2	−897.5	83.4
Cl_2(g)	0	0	223.1
Cl^-(aq)	−167.2	−131.2	56.5
Cu(s)	0	0	33.2
Cu^{2+}(aq)	64.8	65.5	−99.6
F_2(g)	0	0	202.8
F^-(aq)	−332.6	−278.8	−13.8
Fe(s)	0	0	27.3
Fe^{2+}(aq)	−89.1	−78.9	−137.7
Fe^{3+}(aq)	−48.5	−4.7	−315.9
FeO(s)	−272.0	−251	61
Fe_3O_4(s)	−1118.4	−1015.4	146.4

续表

物质	$\Delta_f H_m^\theta$ / $kJ \cdot mol^{-1}$	$\Delta_f G_m^\theta$ / $kJ \cdot mol^{-1}$	S_m^θ / $J \cdot K^{-1} mol^{-1}$
$Fe_2O_3(s)$	−824.2	−742.2	87.4
$H_2(g)$	0	0	130.7
$H^+(aq)$	0	0	0
HCl(g)	−92.3	−95.3	186.9
HF(g)	−273.3	−275.4	173.78
HBr(g)	−36.29	−53.4	198.70
HI(g)	26.55	1.7	206.6
$H_2O(g)$	−241.8	−228.6	188.8
$H_2O(l)$	−285.8	−237.1	70.0
$H_2S(g)$	−20.6	−33.4	205.8
$I_2(g)$	62.4	19.3	260.7
$I_2(s)$	0	0	116.1
$I^-(aq)$	−55.2	−51.6	111.3
K(s)	0	0	64.7
$K^+(aq)$	−252.4	−283.3	102.5
KI(s)	−327.9	−324.9	106.3
KCl(s)	−436.5	−408.5	82.6
Mg(s)	0	0	32.7
$Mg^{2+}(aq)$	−466.9	−454.8	−138.1
MgO(s)	−601.6	−569.3	27.0
$MnO_2(s)$	−520.0	−465.1	53.1
$Mn^{2+}(aq)$	−220.8	−228.1	−73.6
$N_2(g)$	0	0	191.6
$NH_3(g)$	−45.9	−16.4	192.8
$NH_4Cl(s)$	−314.4	−202.9	94.6
NO(g)	91.3	87.6	210.8
$NO_2(g)$	33.2	51.3	240.1
Na(s)	0	0	51.3
$Na^+(aq)$	−240.1	−261.9	59.0
NaCl(s)	−411.2	−384.1	72.1
$O_2(g)$	0	0	205.2
$OH^-(aq)$	−230.0	−157.2	−10.8
$SO_2(g)$	−296.81	−300.1	248.22
$SO_3(g)$	−395.7	−371.1	256.8
Zn(s)	0	0	41.6
$Zn^{2+}(aq)$	−153.9	−147.1	−112.1

续表

物质	$\Delta_f H_m^\theta$ / $kJ \cdot mol^{-1}$	$\Delta_f G_m^\theta$ / $kJ \cdot mol^{-1}$	S_m^θ / $J \cdot K^{-1}mol^{-1}$
ZnO(s)	−350.46	−320.5	43.65
CH_4(g)	−74.6	−50.5	186.3
C_2H_2(g)	227.4	209.9	200.9
C_2H_4(g)	52.4	68.4	219.3
C_2H_6(g)	−84.0	−32.0	229.2
C_6H_6(g)	82.9	129.7	269.2
C_6H_6(l)	49.1	124.5	173.4
CH_3OH(g)	−201.0	−162.3	239.9
CH_3OH(l)	−239.2	−166.6	126.8
HCHO(g)	−108.6	−102.5	218.8
HCOOH(l)	−425.0	−361.4	129.0
C_2H_5OH(g)	−234.8	−167.9	281.6
C_2H_5OH(l)	−277.6	−174.8	160.7
CH_3CHO(l)	−192.2	−127.6	160.2
CH_3COOH(l)	−484.3	−389.9	159.8
H_2NCONH_2(s)	−333.1	−197.33	104.60
$C_6H_{12}O_6$(s)	−1273.3	−910.6	212.1
$C_{12}H_{22}O_{11}$(s)	−2226.1	−1544.6	360.2

本表数据主要录自 Lide DR. Handbook of Chemistry and Physics. 80th ed. New York：CRC Press，1999～2000；5−1～5−60。

附录五 一些还原半反应的标准电极电位 φ^θ(298.15K)

半反应	φ^θ/V	半反应	φ^θ/V
$Li^++e^- \rightleftharpoons Li$	−3.040 1	$Cu^{2+}+e^- \rightleftharpoons Cu^+$	0.153
$K^++e^- \rightleftharpoons K$	−2.931	$SO_4^{2-}+4H^++2e^- \rightleftharpoons H_2SO_3+H_2O$	0.172
$Ba^{2+}+2e^- \rightleftharpoons Ba$	−2.912	$AgCl+e^- \rightleftharpoons Ag+Cl^-$	0.222 33
$Ca^{2+}+2e^- \rightleftharpoons Ca$	−2.868	$Hg_2Cl_2+2e^- \rightleftharpoons 2Hg+2Cl^-$	0.268 08
$Na^++e^- \rightleftharpoons Na$	−2.71	$Cu^{2+}+2e^- \rightleftharpoons Cu$	0.341 9
$Mg^{2+}+2e^- \rightleftharpoons Mg$	−2.70	$[Ag(NH_3)_2]^+ + e^- \rightleftharpoons Ag + 2NH_3$	0.373
$Al^{3+}+3e^- \rightleftharpoons Al$	−1.662	$O_2+2H_2O+4e^- \rightleftharpoons 4OH^-$	0.401
$Mn^{2+}+2e^- \rightleftharpoons Mn$	−1.185	$I_2+2e^- \rightleftharpoons 2I^-$	0.535 5
$2H_2O+2e^- \rightleftharpoons H_2+2OH^-$	−0.827 7	$MnO_4^-+e^- \rightleftharpoons MnO_4^{2-}$	0.558
$Zn^{2+}+2e^- \rightleftharpoons Zn$	−0.761 8	$AsO_4^{3-}+2H^++ 2e^- \rightleftharpoons AsO_3^{2-}+H_2O$	0.559
$Cr^{3+}+3e^- \rightleftharpoons Cr$	−0.744	$H_3AsO_4+2H^++2e^- \rightleftharpoons HAsO_2+2H_2O$	0.560
$AsO_4^{3-}+2H_2O+2e^- \rightleftharpoons AsO_2^-+ 4OH^-$	−0.71	$MnO_4^-+2H_2O+3e^- \rightleftharpoons MnO_2+4OH^-$	0.595
$2CO_2 + 2H^+ + 2e^- \rightleftharpoons H_2C_2O_4$	−0.49	$O_2+2H^++2e^- \rightleftharpoons H_2O_2$	0.695
$S+2e^- \rightleftharpoons S^{2-}$	−0.476 27	$Fe^{3+}+e^- \rightleftharpoons Fe^{2+}$	0.771
$Cr^{3+}+e^- \rightleftharpoons Cr^{2+}$	−0.407	$Ag^++e^- \rightleftharpoons Ag$	0.799 6
$Fe^{2+}+2e^- \rightleftharpoons Fe$	−0.447	$Hg^{2+}+2e^- \rightleftharpoons Hg$	0.851
$Cd^{2+}+2e^- \rightleftharpoons Cd$	−0.403 0	$2Hg^{2+}+2e^- \rightleftharpoons Hg_2^{2+}$	0.920
$Tl^++e^- \rightleftharpoons Tl$	−0.336	$Br_2(l)+2e^- \rightleftharpoons 2Br^-$	1.066
$[Ag(CN)_2]^- + e^- \rightleftharpoons Ag + 2CN^-$	−0.31	$2IO_3^-+12H^++10e^- \rightleftharpoons I_2+6H_2O$	1.195
$Co^{2+}+2e^- \rightleftharpoons Co$	−0.28	$O_2+4H^++4e^- \rightleftharpoons 2H_2O$	1.229
$Ni^{2+}+2e^- \rightleftharpoons Ni$	−0.257	$Cr_2O_7^{2-}+14H^++6e^- \rightleftharpoons 2Cr^{3+}+7H_2O$	1.232
$V^{3+}+e^- \rightleftharpoons V^{2+}$	−0.255	$Tl^{3+}+2e^- \rightleftharpoons Tl^+$	1.252
$AgI+e^- \rightleftharpoons Ag+I^-$	−0.152 24	$Cl_2(g)+2e^- \rightleftharpoons 2Cl^-$	1.358 27
$Sn^{2+}+2e^- \rightleftharpoons Sn$	−0.137 5	$MnO_4^-+8H^++5e^- \rightleftharpoons Mn^{2+}+4H_2O$	1.507
$Pb^{2+}+2e^- \rightleftharpoons Pb$	−0.126 2	$MnO_4^-+4H^++3e^- \rightleftharpoons MnO_2+2H_2O$	1.679
$Fe^{3+}+3e^- \rightleftharpoons Fe$	−0.037	$Au^++e^- \rightleftharpoons Au$	1.692
$Ag_2S+2H^++2e^- \rightleftharpoons 2Ag+H_2S$	−0.036 6	$Ce^{4+}+e^- \rightleftharpoons Ce^{3+}$	1.72
$2H^++2e^- \rightleftharpoons H_2$	0.000 00	$H_2O_2+2H^++2e^- \rightleftharpoons 2H_2O$	1.776
$AgBr+e^- \rightleftharpoons Ag+Br^-$	0.071 33	$Co^{3+}+e^- \rightleftharpoons Co^{2+}$	1.92
$S_4O_6^{2-}+2e^- \rightleftharpoons 2S_2O_3^{2-}$	0.08	$S_2O_8^{2-}+2e^- \rightleftharpoons 2SO_4^{2-}$	2.010
$Sn^{4+}+2e^- \rightleftharpoons Sn^{2+}$	0.151	$F_2+2e^- \rightleftharpoons 2F^-$	2.866

本表数据主要摘自Lide DR. Handbook of Chemistry and Physics. 80th ed. New York: CRC Press, 1999～2000